Recommendations for the Use of Antiretroviral Drugs
in Pregnant Women with HIV Infection
and Interventions to Reduce Perinatal HIV
Transmission in the United States

艾滋病病毒感染妊娠妇女治疗及预防艾滋病病毒母婴传播
美国指南

美国卫生部艾滋病病毒感染妊娠妇女治疗和母婴传播阻断专家组　编写

主　译　孙丽君　李在村　王　前

主　审　宋　莉

译　者　（排名不分先后）

张宏伟　刘　安　代丽丽　王　辉　张　雪

樊利春　沈银忠　张　峰　樊庆泊　陈丹青

张晓辉　辛若雷　朱云霞　李群辉　张京姬

王　茜　邵　英　李秋云　李建维　吴若君

刘梦轩　张孟馨

学术秘书　叶江竹

人民卫生出版社

图书在版编目（CIP）数据

艾滋病病毒感染妊娠妇女治疗及预防艾滋病病毒母婴传播美国指南 / 美国卫生部艾滋病病毒感染妊娠妇女治疗和母婴传播阻断专家组编写；孙丽君，李在村，王前主译. — 北京：人民卫生出版社，2019

ISBN 978-7-117-28941-2

Ⅰ.①艾⋯ Ⅱ.①美⋯ ②孙⋯ ③李⋯ ④王⋯ Ⅲ.①新生儿疾病 – 获得性免疫缺陷综合征 – 垂直传播 – 预防（卫生）– 美国 – 指南 Ⅳ.①R512.910.1-62

中国版本图书馆 CIP 数据核字（2019）第 210468 号

人卫智网	www.ipmph.com	医学教育、学术、考试、健康，购书智慧智能综合服务平台
人卫官网	www.pmph.com	人卫官方资讯发布平台

版权所有，侵权必究！

艾滋病病毒感染妊娠妇女治疗及预防艾滋病病毒母婴传播美国指南

主　　译：孙丽君　李在村　王　前
出版发行：人民卫生出版社（中继线 010-59780011）
地　　址：北京市朝阳区潘家园南里 19 号
邮　　编：100021
E - mail：pmph @ pmph.com
购书热线：010-59787592　010-59787584　010-65264830
印　　刷：北京铭成印刷有限公司
经　　销：新华书店
开　　本：710×1000　1/16　印张：32　字数：591 千字
版　　次：2019 年 9 月第 1 版　2023 年 4 月第 1 版第 3 次印刷
标准书号：ISBN 978-7-117-28941-2
定　　价：86.00 元

打击盗版举报电话：010-59787491　E-mail：WQ @ pmph.com
（凡属印装质量问题请与本社市场营销中心联系退换）

序

　　艾滋病是威胁人类健康的重大传染性疾病之一。在全球公共卫生领域，针对艾滋病的征战旷日持久，充满艰辛。曾经充满期待的疫苗遥遥无期，人类的认知受到极大的挑战。世界卫生组织的报告显示，艾滋病母婴传播占全球新发感染约 9%，仍然是疫情增长的重要因素之一。联合国艾滋病规划署估计，2017 年全球约有 18 万名儿童新发现感染艾滋病病毒，导致存活的感染儿童总数达到 180 万。虽然比起历史高峰时期每年新发现 50 万名儿童感染的纪录已经取得了巨大的进步，但在检测与治疗手段日臻完善的今天，这些数字还是令人扼腕叹息。

　　研究表明，在未加干预的情况下，感染了艾滋病病毒的妈妈有 15% ～ 45% 的概率通过生育把病毒传染给孩子，也就是所谓的母婴传播。而采取适当的抗病毒治疗，也就是母婴阻断，这一概率可以降至 5% 以下，甚至更低。我国高度重视预防艾滋病母婴传播的工作，充分发挥联防联控、群防群控的体制机制优势，从国家层面组织实施了预防艾滋病、梅毒和乙肝母婴传播项目，并在一些省份开展了消除艾滋病母婴传播的试点工作。到 2017 年底，我国孕产妇艾滋病的检测率达到 95% 以上，感染艾滋病的孕产妇和所生儿童的抗病毒治疗率均达到了 90% 以上，艾滋病母婴传播率从 2012 年的 7.1%下降至 2017 年的 4.9%，逐步接近欧美发达国家的水平，取得了重要进展。

　　在取得这一成就的过程中，我们的医务人员也在以严谨、求实、科学的态度累积经验、探索新知。首都医科大学附属北京佑安医院是国内领先的艾滋病定点治疗机构，门诊孙丽君主任和她的团队尤其以服务女性感染者的生育需求见长。他们开展的单阳家庭生育研究，首次证实了在资源有限地区，依靠抗病毒治疗可以采取自然受孕作为艾滋病病毒单阳夫妇的生育选择。该研究成果被《艾滋病病毒感染妊娠妇女治疗及预防艾滋病病毒母婴传播美国指南》引用，成为我国首个被国际领先的艾滋病诊疗指南引用的研究成果。

由美国卫生部发布的《艾滋病病毒感染妊娠妇女治疗及预防艾滋病病毒母婴传播美国指南》是一部高水准的专业指南，围绕女性艾滋病病毒感染者在妊娠期的咨询、检测、治疗、围产保健等方方面面给予了详细的技术参考，是很多发达国家和地区参照的首选指南。此次孙丽君主任带领团队编译此书，相信能给我国从事抗病毒治疗及妇幼保健的广大医务从业人员带来启发，使他们有机会参考、共享国际最新的诊疗理念与实践，助力我国早日实现消除艾滋病母婴传播的宏伟目标。

防治艾滋病，需要你我他 / 她，大家齐奋进、共努力。

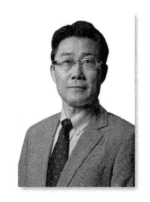

高福，中国科学院院士，美国科学院外籍院士，第三世界科学院院士，非洲科学院院士，中国科学技术协会常务委员会科学技术普及专门委员会副主任，中国生物工程学会理事长，中华医学会副会长，中国科学院大学存济医学院院长，中国科学院病原微生物与免疫学重点实验室主任，英国牛津大学客座教授，香港大学荣誉教授，中国疾病预防控制中心主任，国家自然科学基金委员会副主任。分别在山西农业大学、北京农业大学、英国牛津大学获得学士、硕士和博士学位，先后在加拿大卡尔加里大学、英国牛津大学、美国哈佛大学/哈佛医学院从事博士后研究工作，曾任英国牛津大学讲师、中国科学院微生物研究所所长。

主要从事病原微生物跨宿主传播、感染机制与宿主细胞免疫研究以及公共卫生政策与全球健康策略研究，在 SCI 国际刊物包括 Cell、Nature、Science、Lancet、NEJM 等发表学术论文 500 多篇，出版著作 10 多部。著有《寨卡病毒与寨卡病毒病》《流感病毒——躲也躲不过的敌人》等，主持翻译《通往诺贝尔奖之路》《微生物学先驱与诺贝尔奖》《创造力危机》《肿瘤：进化之光》等著作。

获得国家杰出青年科学基金资助，担任国家"973"项目首席科学家，国家自然科学基金委员会"创新研究群体"项目负责人，先后获得中国青年科技奖、谈家桢生命科学创新奖与成就奖、树兰医学奖、吴阶平 - 保罗·杨森医学奖、国家科技进步奖特等奖、一等奖和二等奖，以及中华医学会科技奖一等奖、中华预防医学会科学技术奖一等奖、何梁何利基金科学与技术进步奖、日本日经亚洲奖、第三世界科学院奖医学奖、俄罗斯加莫里亚奖章等荣誉。

主审简介

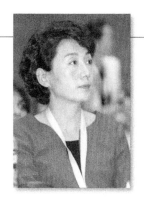

宋莉，国家卫生健康委员会妇幼健康司副司长，卫生政策与管理学博士，临床医学妇产科学硕士，哈佛大学访问学者，从事妇幼卫生管理工作近二十年。

长期以来参与组织制定了一系列妇幼卫生相关法律法规及配套文件，组织开展助产技术、产前诊断、人类辅助生殖技术等母婴保健相关政策文件的制修订工作及监督管理工作。

组织实施了若干深化医改妇幼卫生重大项目和若干国际合作项目，如预防艾滋病、梅毒、乙肝母婴传播，青少年健康与发展等重大项目。

近年来尤其结合生育政策完善和深化医改要求，对新时期妇幼健康服务资源配置和服务能力提升组织开展了系列研究和政策文件制订工作。同时，积极推动落实"一带一路"倡议、中非合作"妇幼心连心工程"、全球卫生合作，致力于推进和深化妇幼健康领域国际交流与合作。

主译简介

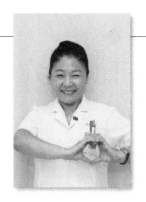

孙丽君，主任医师，首都医科大学附属北京佑安医院性病艾滋病门诊主任，国家卫生健康委艾滋病医疗专家组成员，中国性病艾滋病防治协会母婴阻断及女性关爱学组副组长，中国性病艾滋病防治协会性病学组委员，中国宫颈癌协作组成员，北京市卫健委职业暴露专家组成员，北京市卫健委预防艾滋病、梅毒、乙肝母婴传播专家，中国性病艾滋病防治协会凉山州预防艾滋病母婴传播对口技术支援项目专家组成员。

她的单阳家庭生育研究被美国 DHHS 最新指南引用，因卓越的母婴阻断工作，三次被国家总理接见，创立了艾滋病门诊"点 - 断 - 面"全程管理模式。

荣获：2019 年"第七届首都十大健康卫士"；2018 年"预防艾滋病、梅毒和乙肝母婴传播关键技术与整合策略研究"获北京市科学技术三等奖；2017 年首都劳动奖章；2016 年北京市"三八集体"奖；创新标兵，健康卫士，好大夫，央视及北京电视台"京城优秀好医生"等称号。

主译简介

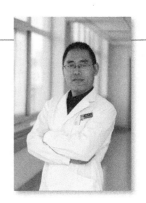

李在村，医学硕士，首都医科大学附属北京佑安医院性病艾滋病门诊主任医师，首都医科大学传染病学系副教授，硕士研究生导师。中华医学会热带病与寄生虫病分会艾滋病学组委员，中国性艾协会学术委员会预防母婴传播与女性关爱学组成员，北京市艾滋病抗病毒治疗专家组成员。

2004 年 9 月—2006 年 3 月借调中国疾病预防控制中心性病艾滋病预防控制中心治疗关怀室工作。

现承担着首都医科大学传染病学系本科生、研究生及留学生教学工作。以第一作者或者通讯作者发表论文 20 余篇（SCI 收录 3 篇）、参编（译）专著 9 部（副主编 1 部）。

曾获得北京佑安医院先进个人、首都医科大学校级优秀教师称号，连续五年获得"好大夫在线年度好大夫"称号。

主译简介

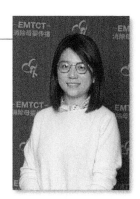

王前，博士，中国疾病预防控制中心妇幼保健中心副研究员。

中华预防医学会妇女保健分会青年委员会副主任委员，同时任《中华预防医学》《中国健康教育》等多个科技期刊的审稿专家。

从事预防艾滋病、梅毒和乙肝母婴传播工作及相关研究十余年。长期从事孕产期保健工作和项目管理工作。近三年以第一作者发表 SCI 论文 3 篇（共同第一作者 1 篇）；五年来，国内外科技期刊第一作者或责任作者发表国内外核心期刊科研论文近 20 篇。

2011 年，作为第七主要完成人所参与的"预防艾滋病母婴传播综合策略研究"获得中华预防医学科技进步奖二等奖。2017 年，作为第七主要完成人所参与的"预防艾滋病、梅毒和乙肝母婴传播关键技术与整合策略研究"获得中华医学科技奖三等奖。

指南更新内容

本指南纳入最新数据和已发表文献,更新了正文内容、参考文献和附录。婴幼儿喂养相关内容于 2018 年 3 月 27 日新增章节,标题为"美国 HIV 感染妇女母乳喂养咨询和管理指南"。指南对主要内容更改进行了概述,所有变更均在正文中突出显示。

引言
· 本节介绍有关"妊娠期妇女的 HIV 抗感染治疗"和"预防母婴传播"等内容,以及专家组如何评估妊娠期使用抗逆转录病毒药物的风险和获益,就妊娠期使用抗逆转录病毒药物提出的建议,并与撰写"成人和青少年抗逆转录病毒药物指南"的专家组合作解决妊娠期药物安全性的问题。

妊娠期妇女 HIV 检测和围产期 HIV 暴露的诊断
· 增加了一项新的建议,强调应鼓励孕妇的性伴侣在其 HIV 状况不明的情况下接受 HIV 检测。
· 应评估有妊娠计划的妇女以及既往 HIV 检测阴性的所有妊娠期女性的 HIV 暴露风险。存在 HIV 感染危险因素的女性应得到预防咨询和适当的干预措施,包括暴露前预防(满足一定条件的前提下)。
· 更新了针对孕晚期需要复测 HIV 的人群,包括监禁的妇女或需遵守居住地相关规定者。对于围产期 HIV 检测数据存在差异的人群,医疗人员应积极主动评估女性感染 HIV 的风险,并在常规检测地区以外进行孕晚期 HIV 复测。

受孕及妊娠期应用多替拉韦的安全性研究
· 美国国家卫生研究院资助的一项关于博茨瓦纳孕妇抗逆转录病毒治疗(antiretroviral therapy,ART)后分娩的观察性研究显示,受孕时接受多替拉韦(dolutegravi,DTG)抗逆转录病毒治疗的妇女所生育婴儿罹患神经管缺陷(neural tube defects,NTDs)的风险可能增加。然而,这项研究的其他数据和其他研究的相关数据支持在妊娠期启动 DTG 治疗的安全性和有效性。该研究专家小组与成人和青少年抗逆转录病毒指南专家小组协商制定了关于受孕和妊娠期使用抗逆转录病毒药物的临时建议。这些建议将根据 2019 年更为充分的数据予以修订。指南针对以下各节作了修订，列入关于妊娠期妇女和尝试妊娠者使用 DTG 的临时建议和指导：

- HIV 感染育龄妇女妊娠前咨询和保健
- 致畸性
- 妊娠期抗逆转录病毒药物的使用建议
- 从未接受过抗逆转录病毒治疗的 HIV 感染孕产妇
- 目前正接受抗逆转录病毒治疗的 HIV 感染孕产妇
- HIV-2 感染与妊娠
- 急性 HIV 感染
- 多替拉韦（DTG）

单阳或双阳家庭的生育选择
- 针对尝试通过无套性行为妊娠的血清学结果不一致的夫妇，这一节指导了应该何时进行不孕症检查。
- 增加了关于如何监测有 HIV 阳性异性性伴侣的健康男性的 HIV 状况并为其提供咨询的信息。

妊娠期使用抗逆转录病毒药物的总体原则
- 应对孕产妇进行抑郁和焦虑筛查，作为其支持治疗评估的一部分。
- 作为产前护理的一部分，医疗人员应向 HIV 感染者提供关于产程、分娩和产后预期情况的咨询，包括为围产期 HIV 暴露的新生儿提供护理建议。

致畸性
- 启动 DTG 治疗前应进行妊娠检测。妊娠女性或不能持续使用有效避孕措施的女性不应启动以 DTG 为基础的抗病毒方案。

妊娠期使用抗逆转录病毒药物的建议
- 为了涵盖孕产妇使用抗逆转录病毒药物的总体情况，而不仅仅关注从未接受抗逆转录病毒治疗的人群，专家小组修订了对建议分类的说明。除了在特殊情况下，不建议增加一个新的类别以满足某些女性的需求。
- 表 7 "针对妊娠女性和尝试妊娠的未孕女性使用抗逆转录病毒药物的具体情况建议"简要概述针对从未接受抗逆转录病毒药物治疗的孕妇、目前正在接受抗逆转录病毒药物治疗的孕妇、既往接受抗逆转录病毒药物治疗或预防、不耐受抗逆转录病毒药物治疗、未达到病毒学抑制孕妇的推荐药物。表 7 还包括对尝试妊娠的非孕女性的建议。

- 增加了题为"妊娠期使用 DTG 的临时指南"一节。表 6"HIV 抗逆转录病毒初治孕妇的初始组合方案"已根据专家组最新建议进行了修订。
- 由于担心婴儿患神经管畸形风险可能增加，**不建议妊娠头 3 个月**的孕妇（从末次月经算起，最晚 14 周内）和尝试妊娠的未孕女性使用多替拉韦。
- 多替拉韦是一种**首选**整合酶抑制剂，适用于**妊娠 3 个月后**的孕妇；证据来源于针对药代动力学（pharmacokinetic，PK）、安全性和有效性相关研究数据确定。
- 对于接受 DTG 治疗并在妊娠早期就诊的孕妇，临床医生应提供咨询，说明继续妊娠或改用另一种抗逆转录病毒药物治疗的风险和获益。
- 在分娩后继续使用 DTG 时，临床医生应推荐使用产后避孕，并与育龄期妇女共同讨论选择适当避孕措施。
- 鉴于妊娠中晚期药代动力学变化会降低药物浓度，并可能增加病毒学失败风险，因此，不推荐妊娠期使用阿扎那韦 / 考比司他、达芦那韦 / 考比司他、埃维雷韦 / 考比司他。
- 美国食品药品管理局（Food and Drug Administration，FDA）批准 bictegravir（BIC）、多拉韦林（doravirine）和伊巴利珠单抗（ibalizumab）用于成人，妊娠期使用的证据尚不足。

从未接受过抗逆转录病毒治疗的 HIV 感染孕产妇

- 在新的副标题下对反映孕妇抗逆转录病毒方案管理关键原则的相关内容进行了重组。
- 根据目前关于妊娠期使用抗逆转录病毒药物的建议，更新了本节建议。

目前正在接受抗逆转录病毒治疗的 HIV 感染孕产妇

- 本节已根据目前关于妊娠期使用抗逆转录病毒药物的建议和表 7 进行了更新。
- 对于在妊娠早期接受含 DTG 治疗方案的妇女，应通过咨询解决维持原方案或改用另一种抗逆转录病毒疗法的风险和获益。医疗人员应与患者一起回顾以下注意事项：
  - 神经管畸形（neural tube defects，NTDs）可能已经发生；
  - 根据目前孕龄，在妊娠早期发生 NTDs 的额外风险可能很小；
  - 无论是否感染 HIV，也不论哪一种抗逆转录病毒治疗方案，都存在发生 NTDs 的风险（非 HIV 感染女性和接受不含 DTG 抗病毒治疗方案的

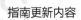

HIV 感染女性的发生 NTDs 的风险约 0.05% ~ 0.1%）。
- · 即使是妊娠早期，更换 ART 方案往往与病毒反弹相关，可能增加围产期 HIV 垂直传播风险。
- · 如果妊娠患者正在接受含有阿扎那韦 / 考比司他、达芦那韦 / 考比司他、埃维雷韦 / 考比司他等方案治疗，建议转换为妊娠期的推荐方案（见表 6 和表 7）。如果妊娠期维持原方案，则应优化药物吸收措施并密切监测病毒载量变化。

妊娠期对孕产妇和胎儿的监测
- · 初次产前检查后对 CD4 T 淋巴细胞计数监测的建议已根据"成人和青少年抗逆转录病毒指南"中的建议进行了更新。

病毒抑制失败
- · 更新了在适当治疗后评估病毒抑制失败患者的建议，包括评估随食物服用的需求的依从性和潜在的药物相互作用。
- · 目前建议在孕 34 ~ 36 周时进行病毒载量检测，以进行分娩计划，可考虑对有病毒反弹风险高的特定女性患者后期进行重复检测。

HIV/HCV（丙型肝炎病毒）共感染
- · 感染丙型肝炎病毒（HCV）的婴儿接受 HCV 检测的数据表明，有必要向患者提供咨询并说明在出生后头几年到儿科（儿童保健）进行随访和检测的重要性。

急性 HIV 感染
- · 根据妊娠期使用 DTG 的临时建议更新了这一章节。对于在妊娠早期被诊断为急性 HIV 感染的妇女，推荐使用含增效的蛋白酶抑制剂方案；对于在妊娠中晚期被诊断为急性 HIV 感染者，推荐使用以 DTG 为基础的治疗方案。
- · 妊娠和哺乳期间 HIV 感染可能性增加。应考虑采取干预措施预防 HIV 传播，其中包括妊娠期和产后的 HIV 感染女性进行暴露前预防。

母婴传播与分娩方式
- · 增加了一节关于阴道分娩时机的内容。

其他产程管理方面的考虑
- · 现在已经有了关于接受稳定的 ART 治疗的 HIV 感染母亲延迟脐带结扎的

数据。

HIV 感染者的产后随访

· 美国妇产科学会推荐所有妇女在产后 3 周内与其妇产科医生或其他产科护理人员联系。

· HIV 感染者必须在出院后的 2 ~ 4 周内与负责管理其 HIV 护理的医疗保健人员（无论是产科医生还是护理人员）进行随诊预约。

· 在讨论与婴儿喂养有关的问题时，医疗人员可参考"美国 HIV 感染妇女母乳喂养咨询和管理指南"。

围产期 HIV 感染或暴露的新生儿抗逆转录病毒治疗

· 齐多夫定＋拉米夫定＋拉替拉韦是目前推荐的一种经验性抗 HIV 治疗方案，适用于围产期 HIV 垂直传播风险较高的新生儿。这一节还增加了有关婴儿使用拉替拉韦及其安全性的内容。

· 一些专家小组成员选择在出生时 HIV 核酸检测呈阴性时停止使用奈韦拉平、拉替拉韦和 / 或拉米夫定，而另一些成员则选择继续进行为期 6 周的经验性抗 HIV 治疗。当新生儿 HIV 感染风险较高的情况下，齐多夫定疗程应持续 6 周。专家小组建议在决定 HIV 经验性治疗疗程时咨询儿科HIV 专家。

· 表 8 根据新生儿 HIV 感染风险进行抗逆转录病毒管理。表 9 根据新生儿和围产期低风险或高风险感染新生儿治疗 HIV 感染的最新建议，对"新生儿抗逆转录病毒剂量建议"进行了修订。

婴儿和儿童 HIV 感染的诊断

· 目前推荐对已知或可疑的非 B 亚型病毒或 O 组感染的孕妇使用非 B 亚型病毒或 O 组 HIV 病毒的检测方法（RNA NATs 和双目标 Total-DNA/RNA检测）。

· 增加了 <18 月龄儿童 HIV 感染不确定的诊断标准。

表 10 妊娠期 HIV 感染孕妇抗逆转录病毒药物的使用：药代动力学、毒性数据和使用建议和附录 B：妊娠期个体使用抗逆转录病毒药物的安全性和毒性

· 这些章节对每种药物进行更新，包括新配伍和固定剂量组合（fixed-dose combinations，FDCs）。在处方 FDC 时，请参阅附录 B 和表 10，以获得有关妊娠期使用个别药物成分的指导，因为许多 FDC 并没有在孕妇人群中进行研究。

· 增加了美国食品药品管理局批准用于成人三种药物的章节：bictegravir（BIC）、doravirine 和 Ibalizumab。

艾滋病病毒感染妊娠妇女治疗及预防艾滋病病毒母婴传播专家组成员

（2018 年 12 月 7 日最新更新；2018 年 12 月 7 日最新评审）
美国卫生部艾滋病病毒感染妊娠妇女治疗和母婴传播阻断专家组

美国卫生和公众服务部（Department of Health and Human Services，HHS）HIV 感染孕妇治疗和预防围产期 HIV 传播专家组（艾滋病研究咨询委员会的工作组之一）在 2017 年 11 月 14 日对《美国 HIV 感染孕妇使用抗逆转录病毒药物的建议和减少围产期传播的干预措施》（*Recommendations for the Use of Antiretroviral Drugs in Pregnant Women with HIV Infection and Interventions to Reduce Perinatal Transmission in the United States*）进行了修订。

专家组成员	
Elaine J. Abrams, MD	Columbia University, New York, NY
Jean Anderson, MD	Johns Hopkins University School of Medicine, Baltimore, MD
Brookie M. Best, PharmD, MAS	University of California, San Diego, La Jolla, CA Rady Children's Hospital—San Diego, San Diego, CA
Rana Chakraborty, MD, MS, PhD[a]	Mayo Clinic College of Medicine, Rochester, MN
Susan E. Cohn, MD, MPH	Northwestern University Feinberg School of Medicine, Chicago, IL
Susan Cu-Uvin, MD	Alpert School of Medicine, Brown University, Providence, RI
Stephanie Deyo	Seattle, WA
KhadyDiouf, MD	Brigham and Women's Hospital, Boston, MA
Judith Feinberg, MD	West Virginia University School of Medicine, Morgantown, WV

专家组成员	
Patricia M. Flynn, MD	St. Jude Children's Research Hospital, Memphis, TN
Jennifer Jao, MD, MPH	Northwestern University Feinberg School of Medicine, Chicago, IL
Gweneth B. Lazenby, MD, MSCR	Medical University of South Carolina, Charleston, SC
Judy Levison, MD, MPH	Baylor College of Medicine, Houston, TX
Robert T. Maupin Jr., MD	Louisiana State University Health Sciences Center, New Orleans, LA
Lynne M. Mofenson, MD	Elizabeth Glaser Pediatric AIDS Foundation, Washington, DC
Florence Momplaisir, MD, MSPH	Drexel University College of Medicine, Philadelphia, PA
Fatima Y. Prioleau, MA	Brooklyn, NY
Lisa Rahangdale, MD, MPH	North Carolina School of Medicine, Chapel Hill, NC
George K. Siberry, MD, MPH	United States Agency for International Development (USAID), Arlington, VA
Fatoumatta Sissoho	Windsor Mill, MD
Stephen A. Spector, MD	University of California, San Diego, La Jolla, CA Rady Children's Hospital—San Diego, San Diego, CA
Ruth Tuomala, MD	Brigham and Women's Hospital, Harvard Medical School, Boston, MA
Rodney Wright, MD, MS	Montefiore Medical Center, Albert Einstein College of Medicine, Bronx, NY

[a] 美国儿科学会儿童艾滋病联络委员会

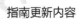

专家组主席 / 执行秘书	
NahidaChakhtoura, MD, MsGH	National Institutes of Health, Bethesda, MD

专家组共同主席	
Andrea Ciaranello, MD, MPH	Massachusetts General Hospital, Harvard Medical School, Boston, MA
Mark Mirochnick, MD	Boston Medical Center, Boston University School of Medicine, Boston, MA

前办公室成员	
Fatima Kakkar, MPH[b]	Centre Hospitalier Universitaire Sainte-Justine, Montreal, Quebec, Canada
Lealah Pollock, MD, MS	National Perinatal HIV Hotline, San Francisco, CA

[b] 加拿大儿科和围产期艾滋病研究小组联络员

美国政府成员	
Gina Brown, MD	Office of AIDS Research, National Institutes of Health, Rockville, MD
Athena P. Kourtis, MD, PhD, MPH	Centers for Disease Control and Prevention, Atlanta, GA
Steve Nesheim, MD	Centers for Disease Control and Prevention, Atlanta, GA
Prabha Viswanathan, MD	Food and Drug Administration, Silver Spring, MD
D. Heather Watts, MD	Office of the Global AIDS Coordinator and Health Diplomacy, Washington, DC

非投票观察员	
Deborah Storm, MSN, PhD	Fairfield, CA. Formerly François-Xavier Bagnoud Center, School of Nursing, Rutgers, The State University of New Jersey, Newark, NJ (retired November 1, 2016)

HIV 感染孕产妇治疗和预防围产期传播小组的健康与公共事业专家成员的财务状况公告

（报告期：2017 年 12 月至 2018 年 12 月）

姓名	专家组状态	公司	关系
Abrams, Elaine J.	M	无	N/A
Anderson, Jean	M	Gilead	股东
Best, Brookie M.	M	PPD	DSMB
		C&R Research, Inc.	DSMB
Brown, Gina	M	无	N/A
Chakhtoura, Nahida	ES	无	N/A
Chakraborty, Rana	M	无	N/A
Ciaranello, Andrea	CC	无	N/A
Cohn, Susan E.	M	Eli Lilly and Company	股东
Cu-Uvin, Susan	M	AIDS Malignancy Consortium	DSMB
Deyo, Stephanie	M	无	N/A
Diouf, Khady	M	无	N/A
Feinberg, Judith	M	Gilead	研究支持
Flynn, Patricia M.	M	Merck	安全监督协会
Jao, Jennifer	M	无	N/A
Kakkar, Fatima	ExOM	无	N/A
Kourtis, Athena P.	HHS	无	N/A

续表

姓名	专家组状态	公司	关系
Lazenby, Gweneth B.	M	无	N/A
Levison, Judy	M	无	N/A
Maupin, Robert T.	M	无	N/A
Mirochnick, Mark	CC	ViiV	DSMB
		Merck	DSMB
Mofenson, Lynne M.	M	无	N/A
Momplaisir, Florence	M	无	N/A
Nesheim, Steve	HHS	无	N/A
Pollock, Lealah	ExOM	无	N/A
Prioleau, Fatima Y.	M	无	N/A
Rahangdale, Lisa	M	无	N/A
Siberry, George K.	M	无	N/A
Sissoho, Fatoumatta	M	无	N/A
Spector, Stephen A.	M	无	N/A
Storm, Deborah	NVO	Merck	股东
		Eli Lilly and Company	股东
		Roche	股东
Tuomala, Ruth	M	无	N/A
Viswanathan, Prabha	HHS	无	N/A
Watts, D. Heather	HHS	无	N/A

续表

姓名	专家组状态	公司	关系
Wright, Rodney	M	无	N/A

缩略词： DSMB= 数据安全监测委员会；CC= 小组共同主席；ES= 执行秘书；ExOM= 前办公室成员；HHS= 卫生和公众服务部成员；M= 成员；N/A= 不适用；NVO= 无表决权

目录

美国 HIV 感染妇女母乳喂养咨询和管理指南

围产期 HIV 感染或暴露的新生儿抗逆转录病毒药物方案管理

附录 A：抗逆转录病毒干预预防围产期 HIV 传播的临床试验综述

附录 B：妊娠期个体使用抗逆转录病毒药物的安全性和毒性

附录 C：缩略词

绪论

（2018 年 12 月 7 日最新更新；2018 年 12 月 7 日最新审阅）

自 20 世纪 90 年代中期以来，关于妊娠期 HIV 筛查、对 HIV 感染孕产妇进行治疗以及使用抗逆转录病毒（antiretroviral treatment，ARV）药物实行预防 HIV 围产期母婴传播的建议在美国发生了很大变化，反映了 HIV 流行状况、预防和治疗的科学方法都发生了变化。落实普及产前 HIV 咨询和检测建议，为所有 HIV 感染孕妇提供抗逆转录病毒治疗（ART），为临产前血浆 HIV RNA>1000 拷贝 /ml 的妇女安排剖宫产，为婴儿选择正确的 ARV 方案，避免母乳喂养等。这些措施使得美国和欧洲多国 HIV 围产期传播率大幅下降到 1% 以下 [1, 2]。2013 年，美国仅有 69 例婴儿出生时感染 HIV；围产期 HIV 感染发生率约 1.8/100 000 名活产婴儿 [1]。为了响应这一成功举措，美国疾病预防控制中心制定了消灭围产期 HIV 传播的目标，即将围产期传播率降低到每 10 万名活产新生儿中新发感染 1 例以下，并将 HIV 暴露婴儿的感染率降低到 1% 以下 [3]。

据估计，在美国每年约有 5000 名 HIV 感染女性妊娠生育 [4]。预防婴儿 HIV 感染最佳办法是重点对 HIV 感染妇女进行适宜的全面医疗护理和关爱支持。这包括生殖健康、计划生育和妊娠前保健、优化的 HIV 治疗方案、孕产期 HIV 治疗及孕产期保健等综合医疗保健服务。预防 HIV 围产期传播的关键是确保在妊娠期甚至在妊娠前能接受最大限度抑制病毒复制的 ART 治疗方案。

HIV 感染孕产妇治疗和预防母婴传播专家组的关键任务是评价可供成人使用的多种 ART 药物，并评估在孕妇中使用这些药物的风险和获益。艾滋病研究咨询委员会（Office of AIDS Research Advisory Committee，OARAC）支持成立的"成人和青少年抗逆转录病毒指南"在推荐首选 ART 治疗方案时，主要考虑有效性和安全性证据。次要考虑因素包括提高依从性、耐受性和便利性，例如该方案是否可以组合使用固定剂量与每日一次剂量。在建议孕妇（或可能妊娠的妇女）使用 ARV 时，专家组通常采用在未妊娠成人中进行的有效性研究数据；然而，由于在妊娠期药物体内代谢可能会发生变化，因此仍然需要来自孕妇的直接药代动力学研究数据。

除了考虑孕妇短期安全性直接证据外，专家组还必须对胎儿安全作出判断。该专家组根据来自临床前动物实验研究的数据、接受"妊娠期抗病毒治疗登记信息系统"（Antiretroviral Pregnancy Registry）提交的报告及所有可获得的上市后监测数据进行初步评估。当强有力的证据表明胎儿（或母亲）受到伤害或接触不可接受药物时，专家组可以直接提出建议，反对使用这些药物；然而，这种情况较少见。更常见的情况是，当孕妇直接的药代动力学数据不足和／或关于妊娠早期或妊娠期 HIV 暴露的胎儿安全信息不足时，专家组需要提出 ARV 的建议。为确保孕妇不被剥夺采用现有最佳 ART 方案的机会，同时表明有些药物尚未充分评估是否存在胎儿或产妇伤害的证据，专家组采用分级方法，提出妊娠期采用 ART 方案的建议：

· 能够提供妊娠期最完整安全性信息的 ART 方案在被指定为孕妇首选初始治疗方案。
· 如果妊娠期数据不完整，没有明确的安全性或药代动力学结果，不符合上述标准的非妊娠成人首选 ART 方案可被视为妊娠妇女替代疗法的备选方案。
· 在考虑使用含有很少或没有妊娠期数据的药物进行评估时应谨慎行事。这些疗法被认为缺乏足够的数据支持妊娠期使用，但是没有准确的数据支持服药中的妊娠妇女停药。
· 除特殊情况外，有些药物被定为不推荐使用，因为专家组认识到在有些情况下，经治患者为了达到或维持病毒学抑制，或出于特殊的安全考虑，可能需要启动或继续使用安全性和有效性数据有限的药物。

对于所有药物，专家组系统地审查了从"妊娠期抗病毒治疗登记信息系统"获得的所有新信息、已发表的研究报告和其他来源数据用于更新药物建议。当对妊娠期药物安全性产生怀疑时，专家组还与"成人和青少年抗逆转录病毒指南"专家组进行协调。

这些指南更新了 2017 年 11 月的围产期指南。来自美国国立卫生研究院（National Institutes of Health，NIH）OARAC 的专家组负责制定这些指南。专家组与 NIH OARAC 关于 HIV 感染儿童的抗逆转录病毒治疗和医疗管理的同行专家组密切合作，共同制定交叉领域的规范（例如，孕产妇 HIV 检测和围产期 HIV 感染鉴别、婴儿和儿童 HIV 感染的诊断、对围产期 HIV 感染或围产期 HIV 感染的新生儿进行抗逆转录病毒治疗），以及确保准则之间的普遍协调。该准则为保健人员提供了信息，以便与 HIV 感染孕妇讨论，以便能够就妊娠期使用 ARV、使用择期剖宫产以减少 HIV 的围产期传播以及关于在 HIV 感染婴儿中使用 ARV 的决策作出协作、知情的决策。这些指南中的建议同时讨论了在临床实践中常见的各种情况以及影响治疗中应该考虑的因素。专家组认识到，预防围产期传播的战略与管理孕妇 HIV 有关的概念正在迅速演变，专家组将考虑新的证据并相应调整建议。更新的准则可在 AIDS*info* 网站查阅。美国全国围产期 HIV 热线（1-888-448-8765）是一项由联邦资助的服务，为护理 HIV 感染妇女或有 HIV 感染风险的妇女及其子女的医护人员提供免费临床咨询，并作为获得个人病例专家咨询的途径。

专家组支持关于确保妇女为自身健康和预防母婴传播获得 ART 治疗等充分受益的建议。然而，专家组承认妇女有权对妊娠期的治疗作出知情选择，即使她们的选择不同于医疗保健人员的建议。

目前的指南结构反映了母-子成对的管理，并遵循原则组织成简短的讨论以实施妊娠前保健、孕产期保健及其婴儿在产前、产中和产后期间的医疗保健。虽然 HIV 母婴传播是在全世界范围内发生的，但以上建议是根据美国的国情制定的，在其他国家可以因地制宜地对方案进行调整和修订。

◆ 指南制定过程

表 1　指南制定过程概要

主题	评论
指南目的	向美国从事 HIV 医疗保健相关人员提供指导,说明如何在 HIV 感染孕产妇中选择最佳的抗逆转录病毒药物,以治疗 HIV 感染,预防 HIV 的围产期传播,以及管理 HIV 感染婴儿
专家组成员	该专家组由大约 30 名有表决权的成员组成,他们在管理对 HIV 感染孕产妇的医疗保健等工作(例如妇产科、传染病或妇女保健方面的培训)、ARV 在妊娠期的药理学变化以及阻断围产期传播的干预措施(例如儿科 HIV 感染方面的专门培训)方面具有专门知识。以及具备孕妇 HIV 感染的相关知识以及阻断围产期传播的干预措施的社区代表。 美国政府的代表由他们的机构任命,包括至少 1 名来自以下卫生和公共服务部机构的代表:美国疾病预防控制中心、美国食品药品管理局、美国卫生资源和服务管理局和国家卫生研究院。不代表美国政府机构的成员由专家组成员在公开宣布提名后选出。每名成员均为专家组成员,任期三年,并可选择再次任命。该专家组还可包括来自围产期 HIV 热线、美国儿科学会儿童艾滋病委员会和美国妇产科医生学院的联络成员。可以在"专家组成员"部分找到所有专家组成员的列表

主题	评论
财务状况公告	专家组的所有成员都提交一份年度书面财务披露报告,报告与用于管理 HIV 感染的抗逆转录病毒药物或诊断制剂制造商的任何联系。有关最新财务披露的列表,请参阅"财务状况公告"
指南使用者	向 HIV 感染孕产妇和 HIV 感染婴儿提供医疗保健的工作人员
指南撰写者	治疗 HIV 感染孕产妇和预防围产期传播专家组——艾滋病研究咨询委员会的工作组之一
资金来源	美国国立卫生研究院艾滋病研究室
提供建议来源的证据	这些指导方针中的建议一般是以同行评议期刊上发表的研究为基础的。在某些情况下,特别是当新的信息可能影响患者的安全时,在主要会议上提出的或由美国食品药品管理局和 / 或制造商作为对公众的警告而准备的未公布的数据可能被用作修订指南的证据
推荐分级方案	见表 2
数据整合方法	准则的每一节内容都分配给在有关领域具有专门知识的专家组成员。由一名技术援助顾问进行结构化文献检索,并提供给专家组成员。专家组成员审查和综合现有的数据,并向整个专家组提出建议。专家组在每月的电话会议上讨论所有提案。根据专家组的讨论修改提案,然后连同选票分发给专家组所有成员,征求他们的同意和补充意见。如果有实质性意见或投票反对被批准,建议的修改和分歧的部分将(通过电子邮件或电话会议)由整个专家组进一步审查、讨论和进一步修改,以达成所有专家组成员都能接受的最终版本。这些最终版本中的建议代表了成员一致的意见,并作为官方的专家组建议列入指南
其他概要	指南的重点是 HIV 感染孕产妇及其婴儿。其他指南(均可在 AIDSinfo 网站上查阅)概述了在非妊娠成人和青少年 HIV 感染者中使用抗逆转录病毒制剂;在 HIV 感染婴儿和儿童中使用抗逆转录病毒制剂;在成人和青少年 HIV 感染人群(包括孕妇)中治疗和预防机会性感染;在 HIV 感染或 HIV 暴露的儿童中使用抗逆转录病毒药物治疗和预防机会性感染。HIV 职业暴露人群或非职业暴露人群。本文对育龄非妊娠妇女的妊娠前管理作了简要的论述。然而,为了更详细地讨论有关治疗未妊娠成年人的问题,工作组遵循制定这些指南的专家组提供的指定专门知识
更新计划	评估专家组每月举行电话会议,审查指南上可能需要修改准则的数据。更新可能由新的药物批准(或新的适应证、新的剂量配方和 / 或剂量频率的变化)、新的安全性或有效性数据或可能对患者的临床护理有重大影响的其他信息。如果出现可能影响患者安全性的新数据,专家组可在 AIDSinfo 网站上发布警告公告和相关建议,直至指南能够通过适当的更改进行更新

主题	评论
公众评论	在 *AIDSinfo* 网站上发布最新指南后,将有为期两周的公众评论期。专家组审查这些评论意见,以确定是否对准则作了进一步修订。公众亦可随时通过 contactus@aidsinfo.nih.gov 向事务委员会提交意见

‖ *建议依据*

这些准则中的建议是在科学证据和专家意见的基础上提出的。每一项建议都有一个字母 A、B 或 C 表示证据的力度,并用数字 Ⅰ、Ⅱ 或 Ⅲ 表示证据的质量。

表 2 建议评级方案

建议的强度	建议的证据质量
A:强烈推荐	Ⅰ:一个或多个具有临床结果和 / 或经验证的实验室终点的随机试验
B:中等强度推荐	Ⅱ:一项或多项设计良好的、非随机试验或具有长期临床结果的观察
C:选择性推荐	队列研究
	Ⅲ:专家意见

◆ 参考文献

1. Nesheim SR, Wiener J, Fitz Harris LF, Lampe MA, Weidle PJ. Brief report: estimated incidence of perinatally acquired HIV infection in the United States, 1978–2013. *J Acquir Immune Defic Syndr*. 2017;76(5):461-464. Available at: https://www.ncbi.nlm.nih.gov/pubmed/28991886.

2. Peters H, Francis K, Sconza R, et al. UK mother-to-child HIV transmission rates continue to decline: 2012–2014. *Clin Infect Dis*. 2017;64(4):527-528. Available at: https://www.ncbi.nlm.nih.gov/pubmed/28174911.

3. Nesheim S, Taylor A, Lampe MA, et al. A framework for elimination of perinatal transmission of HIV in the United States. *Pediatrics*. 2012;130(4):738-744. Available at: http://www.ncbi.nlm.nih.gov/pubmed/22945404.

4. Nesheim SR, FitzHarris LF, Lampe MA, Gray KM. Reconsidering the number of women with HIV infection who give birth annually in the United States. *Public Health Rep*. 2018;133(6):637-643. Available at: https://www.ncbi.nlm.nih.gov/pubmed/30265616.

妊娠期妇女 HIV 检测和围产期 HIV 暴露的诊断

（2018 年 12 月 7 日最新更新；2018 年 12 月 7 日最新评审）

专家组的建议

- 建议将 HIV 检测纳入对所有性活跃妇女的标准保健，并应成为妊娠前保健的常规组成部分（A Ⅱ）
- 应在每次妊娠期尽早对所有孕产妇进行检测（见"诊断 HIV 感染的实验室检测：最新建议"和"推荐的实验室 HIV 检测方法"）（A Ⅱ）
- 应鼓励孕产妇 HIV 状况不明的性伴侣接受 HIV 检测（A Ⅲ）
- 建议对初次 HIV 抗体检测呈阴性但感染风险增高的孕妇在孕晚期重复进行 HIV 检测，包括在 HIV 发病率为每年每 1 000 名孕妇感染 ≥ 1 例的地区中接受医疗保健服务的孕妇、被监禁的孕妇、居住在 HIV 感染率高的管辖区的孕妇，或所居住州需要重复检测的孕妇（见"产前和围产期 HIV 检测"和"健康护理中心对成人、青少年和孕妇进行 HIV 检测的修订建议"）（A Ⅱ）
- 应全天 24 小时为在临产或分娩时对任何 HIV 感染状况不明的妇女提供快速 HIV 检测；并应在 1 小时内提供检测结果（A Ⅱ）。如果检测结果呈阳性，则应立即开始产前 ARV 预防母婴传播（A Ⅰ），在 HIV 补充检测结果出来之前，婴儿应尽快接受适合于围产期 HIV 传播风险较高的婴儿的 ARV 方案（A Ⅱ）。见"新生儿围产期 HIV 暴露或感染的抗逆转录病毒治疗管理"，以获得指导
- 在分娩前或分娩中未接受 HIV 检测的妇女应在产后立即接受快速 HIV 抗体检测（或其新生儿应接受快速 HIV 抗体检测）（A Ⅱ）。如果母亲或婴儿的结果为阳性，则应立即启动适当的婴儿 ARV 治疗方案，除非补充 HIV 检测呈阴性，否则母亲不应母乳喂养（A Ⅱ）。初次 HIV 检测阳性的婴儿（RNA、DNA）如有必要，应将其抗病毒治疗方案改为治疗剂量的三种 ARV 药物组合方案（见"围产期 HIV 感染或暴露的新生儿抗逆转录病毒治疗"）（A Ⅱ）
- 产妇 HIV 检测的结果应记录在新生儿的医疗记录中，并传达给新生儿的初级保健人员（A Ⅲ）
- 建议对被寄养的婴儿和儿童以及母亲 HIV 状况不明的被收养者进行 HIV 检测，以确定其 HIV 状况（A Ⅲ）

专家组的建议
推荐强度评级: *A*= 强;*B*= 中等;*C*= 可选 **证据强度评级:** *I* = 在儿童 † 中进行的,临床结果和 / 或验证终点有效的一个或多个随机试验;*I* *= 一个或多个成人随机试验中的临床结果和 / 或经验证的实验室终点与儿童 † 中的相关数据来自一个或多个精心设计的、非随机的试验或具有长期临床结果的观察队列研究;*II* = 一项或多项设计良好的儿童 † 长期非随机试验或观察队列研究结果;*II* *= 在成人中进行一项或多项精心设计的非随机试验或观察性研究,其长期临床结果来自于一个或多个具有临床结果数据的类似的非随机试验或队列研究,并伴有儿童 † 的相关数据;*III* = 专家意见 † 研究包括儿童或儿童和青少年,但不限于青春期后的青少年

◆ 妊娠期的 HIV 检测

HIV 感染应在妊娠前（见"妊娠前咨询和保健"）或在妊娠早期确定。这为改善产妇健康和妊娠结局、防止婴儿 HIV 感染以及尽快明确 HIV 感染婴儿并开始治疗提供了最好的机会。美国 HIV 感染儿童的抗逆转录病毒治疗和医疗管理专家组、美国疾病预防控制中心、美国儿科学会、美国妇产科学会、美国预防医学工作组建议将自愿接受 HIV 检测纳入所有孕妇的常规标准保健[1-5]。所有的 HIV 检测都应该以符合州和地方法律的方式进行。美国疾病预防控制中心建议采用"选择退出"（opt-out），即告知孕妇，除非她们拒绝，否则 HIV 检测将作为常规保健的一部分。每道司法程序都允许孕妇在妊娠期选择"选择退出"。"选择参加"（opt-in）需要检测前征得知情同意，这导致了较低的检测率[6, 7]。还应鼓励孕妇的性伴侣在 HIV 感染状况不明时接受 HIV 检测，这符合 2006 年 CDC 关于对美国所有个人进行 HIV 检测的建议。如果孕妇被发现 HIV 感染，这将促进与护理的联系；因为在妊娠期和产后 HIV 感染的风险可能增加，如果孕妇没有 HIV 感染，这将促使特别注意预防性干预措施[8]。若干国家采用的强制性新生儿 HIV 检测方法涉及在产前或产中产妇未进行检测的情况下，无论是否经产妇同意，对新生儿进行围产期 HIV 暴露检测。

医护人员应认识到，在孕产妇 HIV 检测方面确实存在差距，这可能导致错过阻断母婴传播的机会[9-12]。如以下各节所述，孕产妇 HIV 检测应在妊娠期尽早进行，对 HIV 感染风险较高的妇女应在妊娠后期重复进行 HIV 检测。HIV 感染状况不明或无明确检验报告者应在分娩期间或分娩后进行检测[9-12]。确定产前孕妇的 HIV 状况有以下获益：

· 可使 HIV 感染的妇女获得适当的抗逆转录病毒治疗和预防机会性感染；

- 在确诊的 HIV 妇女中开始治疗，可能减少传染给其性伴侣的风险 [2, 13, 14]；
- 推荐其未感染 HIV 的性伴侣进行预防性干预治疗；
- 在妊娠和分娩期间向孕妇提供 ART，并向新生儿提供 ARV 预防治疗，以减少围产期垂直传播的风险；
- 向 HIV 感染妇女提供咨询，说明计划进行的选择性剖宫产的指征（及其可能带来的好处），以减少 HIV 的围产期传播 [15-17]；
- 向 HIV 感染妇女提供关于通过母乳喂养传播 HIV 的风险的咨询（美国不推荐 HIV 阳性母亲进行母乳喂养）[18]；
- 对 HIV 暴露的婴儿进行早期诊断评估（见"婴儿和儿童 HIV 感染诊断"），以及对性伴侣和其他儿童进行检测，以便对感染 HIV 的人立即开展 ART 治疗和任何必要的预防治疗 [1, 19-21]。

　　实验技术的改进提高了早期诊断 HIV 的能力，缩短了实验室检测的时间；检测现在可以在不到 1 小时内完成。因此，该专家组现在采用美国疾病控制与预防中心 2014 年的"诊断 HIV 感染的实验室检测方法：最新建议"[22]。指南建议，HIV 检测应从一种能够检测 HIV-1 抗体、HIV-2 抗体和 HIV-1 p24 抗原的免疫测定（称为抗原 / 抗体联合免疫分析）开始。抗原 / 抗体联合检测试验阳性的患者应进一步进行"HIV-1/HIV-2 抗体鉴别试验"（称为补充试验）。抗原 / 抗体联合检测试验阳性但抗体鉴别试验阴性的患者应使用美国食品药品管理局批准的 HIV 核酸检测（NAT）进行检测，以确定急性 HIV 的诊断（请参阅"CDC 推荐的 HIV 实验室检测方法"）。

　　抗原 / 抗体联合免疫分析是一种可供选择的快速检测方法（称为快速检测），但它需要训练有素的实验室工作人员，因此有些医院可能无法做到全天提供这种检测。当此检验不可及时，则应使用最敏感的快速测试来实施初始检测。每个分娩中心都需要能够全天进行 HIV 的快速检测（即在 1 小时内完成）。如果检测结果为阳性，则应尽快进行 HIV 确证试验（与所有初始阳性检测一样）。与抗原 / 抗体联合免疫检测方法相比，传统的抗体检测敏感性较低。因此，如果不能排除 HIV 风险，就应该考虑按照 2014 年 CDC 规定进行实验室检测。产妇 HIV 检测的结果应记录在新生儿的医疗记录中，并传达给新生儿的初级保健人员。

▍*在妊娠后期重复进行 HIV 检测*

　　对于最初 HIV 抗体检测呈阴性的孕妇 [5]，建议在妊娠 36 周之前的孕晚期重复进行 HIV 检测（见"急性 HIV 感染"）[23]。包括：

· 已知 HIV 感染风险很高（例如，静脉吸毒者或其伴侣注射吸毒者、以性换取金钱或毒品的人、性伴侣是 HIV 感染者、新的性伴侣或妊娠期有一个以上的性伴侣），或妊娠期诊断有新发性传播疾病的人。

· 正在接受医疗保健的机构中，产前筛查确定 ≥ 1/1000 妇女筛查孕妇 HIV 感染，或被监禁，或驻留在 HIV 高发的行政管辖区的 15 ~ 45 岁之间的女性（2006 年美国疾病预防控制中心的建议中列出了建议进行这种筛查的司法管辖区的清单），或居住在需要进行孕晚期检测 HIV 的州；或

· 有急性 HIV 感染的症状或体征（如发热、淋巴结肿大、皮疹、肌痛、头痛、口腔溃疡、白细胞减少、血小板减少或转氨酶升高）[2, 24-26]。

妊娠早期拒绝接受检测的妇女应在妊娠后期重新接受抗原 / 抗体联合免疫分析检测，因为该检测在急性 HIV-1 诊断中的敏感性高于传统的抗体检测方法[22, 27]。在妊娠期、分娩期间或哺乳期间怀疑感染了急性 HIV 时，应同时进行血浆 HIV RNA 检测与抗原 / 抗体联合免疫检测分析（见"成人和青少年抗逆转录病毒治疗指南"中"急性和早期 HIV 感染"部分）。

医疗人员应积极主动地评估妇女 HIV 感染风险，并根据指示在非常规开展 HIV 检测的地区进行孕晚期的 HIV 复测。巴尔的摩最近的一项研究发现，尽管马里兰州的 HIV 发病率很高，并且临床危险因素多，但只有 28% 的妇女进行了 HIV 复测[12, 28]。一项对 2007—2014 年佛罗里达州围产期 HIV 暴露婴儿的研究数据发现，与妊娠前或妊娠期明确 HIV 感染的孕妇相比，产妇在临产和分娩过程中诊断 HIV 感染的时间越晚，母婴传播的风险越高（RR 5.66；95%CI 2.31 ~ 13.91）或出生后（RR 26.50；95%CI 15.44 ~ 45.49）[28]。作者认为，诊断延误似乎主要是妊娠期急性 HIV 感染和产前保健不足所致。

◆ HIV 感染状况不明妇女分娩过程中的 HIV 检测

建议对分娩期产妇进行 HIV 检测，以筛查未登记 HIV 状况的分娩妇女，并查明婴儿 HIV 暴露的情况。在分娩过程中进行 HIV 检测是可行、准确、及时和有效的，确保及时启动产时抗逆转录病毒预防治疗（见"分娩时时抗逆转录病毒治疗与预防"）和针对母婴传播高风险婴儿的进行适宜的抗逆转录病毒治疗（见表 8）[1-3, 19, 25, 29, 30]。

必须制定策略和程序，以确保工作人员做好准备，向患者提供教育和加快 HIV 检测，在需要时提供适当的抗逆转录病毒药物，并为接受 HIV 诊断的妇女及其婴儿制定后续医疗保健程序。

如果没有抗原 / 抗体联合免疫测定法，则应采用最灵敏的快速试验进行初步检测。

快速 HIV 检测结果呈阳性后必须进行补充检测 [22]。初次快速检测呈阳性（见"分娩时抗逆转录病毒治疗与预防"）后的补充试验结果出来前 [1-4, 19, 25]，建议立即采取 ARV 预防措施（包括在分娩时静脉注射齐多夫定）以预防 HIV 的围产期传播。除非怀疑感染了急性 HIV，最初免疫测定结果阴性的标本不再需要进一步检测。

◆ 产后 HIV 检测

分娩前或分娩期间未进行 HIV 检测的妇女应在产后立即尽快提供 HIV 检测。当母亲无法进行检测时，其新生儿应接受抗原 / 抗体联合免疫分析法的 HIV 检测 [1, 19, 25]。母亲应使用抗原 / 抗体联合免疫分析法进行检测，以筛查或诊断急性 HIV-1 感染；结果应在 1 小时内获得。如果可疑 HIV-1 急性感染，应同时再进行血浆 HIV-NAT 检测。使用抗原 / 抗体联合免疫检测方法促进 HIV 暴露婴儿的诊断是至关重要的，这样可以在产后尽快启动抗病毒治疗——最好是在出生后 6 小时内开始使用，才能有效地预防围产期传播。当母亲或婴儿的初次 HIV 检测呈阳性时，强烈建议启动适用于围产期 HIV 传播风险较高的婴儿的抗逆转录病毒治疗方案，并建议开展避免母乳喂养的咨询，等待孕产妇 HIV 补充检测的确认结果和 / 或 HIV 分型结果（见"围产期 HIV 感染或暴露新生儿的抗逆转录病毒治疗"）。可以在 HIV 补充试验完成时挤出母乳，但在确证试验阴性结果出来前禁止母乳喂养。如果补充检测呈阴性，而急性 HIV 被排除，婴儿 ARV 可以停止使用。在产妇没有持续 HIV 感染情况下，可以开始母乳喂养。

‖ 母亲 HIV 检测结果未知时婴儿 HIV 检测

如果无法获得产妇 HIV 检测结果（例如，对寄养中的婴儿和儿童），或无法对其准确性进行评估（例如，对从未用英文报告检测结果的国家收养的婴儿和儿童），HIV 检测的目的是查明这些婴儿或儿童是否感染 HIV[1]。应建立机制，便于对被遗弃并由国家监护的婴儿进行及时的 HIV 筛查。检测 HIV 的方法根据儿童年龄不同而有所变化（见"婴儿和儿童 HIV 感染的诊断"）。

‖ 妊娠或哺乳期的急性 HIV 感染

在妊娠期和产后早期，HIV 感染可能性增加。应评估所有计划妊娠的妇女以及既往 HIV 检测呈阴性的所有孕产妇 HIV 的感染风险。有 HIV 感染危险因素的妇女应获得预防咨询和适当的干预措施，如有必要，包括暴露前预防（见"妊娠前咨询和保健"）[8]。妊娠或哺乳期间急性 HIV 感染的妇女所生婴儿围产期 HIV 感染风险增加 [23, 31-34]。抗原/抗体联合免疫分析比其他免疫检测更容易检测到急性感染。大约感染 10 天内可以检测到。当怀疑急性 HIV 感染时，还应送检血浆 HIV-RNA（窗口期较前者缩短数日）；可能患有急性 HIV 并正在母乳喂养的妇女应立即停止母乳喂养，直至 HIV 被证实或排除 [18]。完成 HIV 诊断检测后建议挤出母乳。如果产妇排除 HIV 感染并且没有持续接触 HIV 感染者，可以恢复母乳喂养。对急性期或早期 HIV 感染的妊娠期或哺乳期妇女及其婴儿的保健护理应遵循"围产期指南"中的建议。

◆ 其他问题

临床医生应了解其辖区内 HIV 暴露婴儿上报的公共卫生监测信息系统和相关法律法规；这是在强制报告包括婴儿在内的 HIV 携带者的基础上作出的建议。HIV 暴露婴儿报告机制可使适宜的公共卫生职能得以落实。

◆ 参考文献

1. American Academy of Pediatrics Committee on Pediatric AIDS. HIV testing and prophylaxis to prevent mother-to-child transmission in the United States. *Pediatrics*. 2008;122(5):1127-1134. Available at: http://www.ncbi.nlm.nih.gov/pubmed/18977995.

2. Branson BM, Handsfield HH, Lampe MA, et al. Revised recommendations for HIV testing of adults, adolescents, and pregnant women in health-care settings. *MMWR Recomm Rep*. 2006;55(RR-14):1-17; quiz CE11-14. Available at: http://www.ncbi.nlm.nih.gov/pubmed/16988643.

3. Chou R, Cantor AG, Zakher B, Bougatsos C. Screening for HIV in pregnant women: systematic review to update the 2005 U.S. Preventive services task force recommendation. *Ann Intern Med*. 2012;157(10):719-728. Available at: http://www.ncbi.nlm.nih.gov/pubmed/23165663.

4. U.S. Preventive Services Task Force. Screening for HIV: recommendation statement. 2013. Available at: http://www.uspreventiveservicestaskforce.org/uspstf/uspshivi.htm.

5. American College of Obstetrics and Gynecology: Committee on Obstetric Practice, HIV Expert Work Group. ACOG Committee Opinion No. 752: Prenatal and perinatal Human Immunodeficiency Virus testing. *Obstet Gynecol*. 2018;132(3):e138-e142. Available at: https://www.ncbi.nlm.nih.gov/pubmed/30134428.

6. Boer K, Smit C, van der Flier M, de Wolf F, Athena cohort study group. The comparison of the performance of two screening strategies identifying newly-diagnosed HIV during pregnancy. *Eur J Public Health*. 2011;21(5):632-637. Available at: http://www.ncbi.nlm.nih.gov/pubmed/21051473.

7. Yudin MH, Moravac C, Shah RR. Influence of an "opt-out" test strategy and patient factors on human immunodeficiency virus screening in pregnancy. *Obstet Gynecol*. 2007;110(1):81-86. Available at: http://www.ncbi.nlm.nih.gov/pubmed/17601900.

8. Thomson KA, Hughes J, Baeten JM, et al. Increased risk of HIV acquisition among women throughout pregnancy and during the postpartum period: a prospective per-coital-act analysis among women with HIV-infected partners. *J Infect Dis*. 2018;218(1):16-25. Available at: https://www.ncbi.nlm.nih.gov/pubmed/29514254.

9. Whitmore SK, Taylor AW, Espinoza L, Shouse RL, Lampe MA, Nesheim S. Correlates of mother-to-child transmission of HIV in the United States and Puerto Rico. *Pediatrics*. 2012;129(1):e74-81. Available at: https://www.ncbi.nlm.nih.gov/pubmed/22144694.

10. Ezeanolue EE, Pharr JR, Hunt A, Patel D, Jackson D. Why are children still being infected with HIV? Impact of an integrated public health and clinical practice intervention on mother-to-child HIV transmission in Las Vegas, Nevada, 2007–2012. *Ann Med Health Sci Res*. 2015;5(4):253-259. Available at: https://www.ncbi.nlm.nih.gov/pubmed/26229713.

11. Taylor AW, Nesheim SR, Zhang X, et al. Estimated perinatal HIV infection among infants born in the United States, 2002-2013. *JAMA Pediatr*. 2017;171(5):435-442. Available at: https://www.ncbi.nlm.nih.gov/pubmed/28319246.

12. Liao C, Golden WC, Anderson JR, Coleman JS. Missed opportunities for repeat HIV testing in pregnancy: implications for elimination of mother-to-child transmission in the United States. *AIDS Patient Care STDS*. 2017;31(1):20-26. Available at: https://www.ncbi.nlm.nih.gov/pubmed/27936863.

13. Cohen MS, Chen YQ, McCauley M, et al. Prevention of HIV-1 infection with early antiretroviral therapy. *N Engl J Med*. 2011;365(6):493-505. Available at: http://www.ncbi.nlm.nih.gov/pubmed/21767103.

14. Baggaley RF, White RG, Hollingsworth TD, Boily MC. Heterosexual HIV-1 infectiousness and antiretroviral use: systematic review of prospective studies of discordant couples. *Epidemiology*. 2013;24(1):110-121. Available at: http://www.ncbi.nlm.nih.gov/pubmed/23222513.

15. Jamieson DJ, Read JS, Kourtis AP, Durant TM, Lampe MA, Dominguez KL. Cesarean delivery for HIV-infected women: recommendations and controversies. *Am J Obstet Gynecol*. 2007;197(3 Suppl):S96-100. Available at: http://www.ncbi.nlm.nih.gov/pubmed/17825656.

16. Tubiana R, Le Chenadec J, Rouzioux C, et al. Factors associated with mother-to-child transmission of HIV-1 despite a maternal viral load <500 copies/ml at delivery: a case-control study nested in the French perinatal cohort (EPF-ANRS CO1). *Clin Infect Dis*. 2010;50(4):585-596. Available at: http://www.ncbi.nlm.nih.gov/pubmed/20070234.

17. Townsend CL, Cortina-Borja M, Peckham CS, de Ruiter A, Lyall H, Tookey PA. Low rates of mother-to-child transmission of HIV following effective pregnancy interventions in the United Kingdom and Ireland, 2000-2006. *AIDS*. 2008;22(8):973-981. Available at: http://www.ncbi.nlm.nih.gov/pubmed/18453857.

18. Committee On Pediatric AIDS. Infant feeding and transmission of human immunodeficiency virus in the United States. *Pediatrics*. 2013;131(2):391-396. Available at: http://www.ncbi.nlm.nih.gov/pubmed/23359577.

19. Havens PL, Mofenson LM, American Academy of Pediatrics Committee on Pediatric AIDS. Evaluation and management of the infant exposed to HIV-1 in the United States. *Pediatrics*. 2009;123(1):175-187. Available at: http://www.ncbi.nlm.nih.gov/pubmed/19117880.

20. Hegazi A, Forsyth S, Prime K, Bashh Adolescent Special Interest Group. Testing the children of HIV-infected parents: 6 years on from 'don't forget the children'. *Sex Transm Infect*. 2015;91(2):76-77. Available at: http://www.ncbi.nlm.nih.gov/pubmed/25316913.

21. Panel on Opportunistic Infections in HIV-Infected Adults and Adolescents. Guidelines for the prevention and treatment of opportunistic infections in HIV-infected adults and adolescents: recommendations from the Centers for Disease Control and Prevention, the National Institutes of Health, and the HIV Medicine Association of the Infectious Diseases Society of America. 2018. Available at: http://aidsinfo.nih.gov/contentfiles/lvguidelines/adult_oi.pdf.

22. Branson BM, Owen SM, Wesolowski LG, et al. Laboratory testing for the diagnosis of HIV infection: updated recommendations. Centers for Disease Control and Prevention. 2014. Available at: https://www.medbox.org/laboratory-testing-for-the-diagnosis-of-hiv-infection-updated-recommendations/download.pdf.

23. Birkhead GS, Pulver WP, Warren BL, Hackel S, Rodriguez D, Smith L. Acquiring human immunodeficiency virus during pregnancy and mother-to-child transmission in New York: 2002-2006. *Obstet Gynecol*. 2010;115(6):1247-1255. Available at: http://www.ncbi.nlm.nih.gov/pubmed/20502297.

24. Sansom SL, Jamieson DJ, Farnham PG, Bulterys M, Fowler MG. Human immunodeficiency virus retesting during pregnancy: costs and effectiveness in preventing perinatal transmission. *Obstet Gynecol*. 2003;102(4):782-790. Available at: http://www.ncbi.nlm.nih.gov/pubmed/14551009.

25. American College of Obstetrics: Gynecology Committee on Obstetric Practice. ACOG committee opinion no. 418: prenatal and perinatal human immunodeficiency virus testing: expanded recommendations. *Obstet Gynecol*. 2008;112(3):739-742. Available at: http://www.ncbi.nlm.nih.gov/pubmed/18757690.

26. Richey LE, Halperin J. Acute human immunodeficiency virus infection. *Am J Med Sci*. 2013;345(2):136-142. Available at: http://www.ncbi.nlm.nih.gov/pubmed/23095473.

27. Panel on Antiretroviral Guidelines for Adults and Adolescents. Guidelines for the use of antiretroviral agents in adults and adolescents living with HIV. 2018. Available at: http://aidsinfo.nih.gov/contentfiles/lvguidelines/AdultandAdolescentGL.pdf.

28. Trepka MJ, Mukherjee S, Beck-Sague C, et al. Missed opportunities for preventing perinatal transmission of human immunodeficiency virus, Florida, 2007-2014. *South Med J*. 2017;110(2):116-128. Available at: https://www.ncbi.nlm.nih.gov/pubmed/28158882.

29. Yee LM, Miller ES, Statton A, et al. Sustainability of statewide rapid HIV testing in labor and delivery. *AIDS Behav*. 2018;22(2):538-544. Available at: https://www.ncbi.nlm.nih.gov/pubmed/28986656.

30. Scott RK, Crochet S, Huang CC. Universal rapid human immunodeficiency virus screening at delivery: a cost-effectiveness analysis. *Infec Dis Obstet Gynecol*. 2018;2018:6024698. Available at: https://www.ncbi.nlm.nih.gov/pubmed/29731602.

31. Lockman S, Creek T. Acute maternal HIV infection during pregnancy and breast-feeding: substantial risk to infants. *J Infect Dis*. 2009;200(5):667-669. Available at: http://www.ncbi.nlm.nih.gov/pubmed/19627246.

32. Taha TE, James MM, Hoover DR, et al. Association of recent HIV infection and *in-utero* HIV-1 transmission. *AIDS*. 2011;25(11):1357-1364. Available at: http://www.ncbi.nlm.nih.gov/pubmed/21572305.

33. Humphrey JH, Marinda E, Mutasa K, et al. Mother to child transmission of HIV among Zimbabwean women who seroconverted postnatally: prospective cohort study. *BMJ*. 2010;341:c6580. Available at: http://www.ncbi.nlm.nih.gov/pubmed/21177735.

34. Drake AL, Wagner A, Richardson B, John-Stewart G. Incident HIV during pregnancy and postpartum and risk of mother-to-child HIV transmission: a systematic review and meta-analysis. *PLoS Med*. 2014;11(2):e1001608. Available at: http://www.ncbi.nlm.nih.gov/pubmed/24586123.

HIV 感染育龄妇女的妊娠前咨询和保健

（2018 年 12 月 7 日最新更新；2018 年 12 月 7 日最新评审）

专家组的建议

- 在所有育龄妇女健康保健过程中，应不断与她们讨论生育意愿（A Ⅲ）
- 提供关于有效和适当避孕方法等信息，以减少其计划外妊娠的可能（A Ⅰ）
- 在妊娠前咨询期间，提供有关安全性行为的信息，并鼓励戒酒、戒烟，避免滥用药物，如果无法实现，临床医生应提供适当的治疗（如美沙酮或丁丙诺啡），或就如何管理健康风险（如使用注射器服务方案）向患者提供咨询（A Ⅱ）
- 所有计划妊娠的 HIV 感染妇女都应接受抗逆转录病毒治疗（ART），其妊娠前血浆病毒载量应低于检测下限（A Ⅱ）
- 在为 HIV 感染育龄妇女选择或评估 ART 时，应考虑到治疗方案的有效性、患者的肝炎感染状况、ART 方案中药物的潜在致畸风险，以及对母亲和胎儿可能产生的不良后果（A Ⅱ）
- HIV 感染并不排除使用任何避孕方法；但是，应考虑含激素避孕药和 ART 药物间的相互作用（A Ⅱ）

建议评级：A= 强；B= 中等；C= 可选

证据评级：Ⅰ = 一项或多项具有临床结果和 / 或经验证的实验室终点的随机试验；Ⅱ = 一项或多项设计良好的非随机试验或具有长期临床结果的观察性队列研究；Ⅲ = 专家意见

◆ 概述

　　美国疾病预防控制中心、美国妇产科医师学会和其他国家级组织建议，将对所有育龄妇女提供计划生育、妊娠前咨询和保健等综合服务作为常规初级医疗保健的一部分。妊娠前保健的目的是通过明确对母亲或胎儿产生不良后果的危险因素，在妊娠前改善每一名妇女的健康，根据患者的个人需求提供教育和咨询，以及提供治疗或稳定医疗条件以优化生产结局[1]。妊娠前保健不是在单次就诊中进行的事情，这是一个将正在进行的保健和干预纳入到初级保健的过程，以满足妇女在育龄期不同阶段的需要。重要的是将全面的计划生育和妊娠前保健纳入日常健康检查，因为美国几乎一半的妊娠都是非计划的[2-10]。医疗人员应发起和记录与所有育龄妇女就其生育意愿的不加评判的对话，因为妇女可能不愿意自己提出这一点[11-14]。那些日常为 HIV 感染育龄妇女提供保健的人员在促进妊娠前健康和生育决策方面发挥着重要作用。然而，即使在向 HIV 感染妇女提供初级保健人员中，提供全面的生殖咨询服务也往往达不到目前指南要求的水平 [15]。

美国 CDC 妊娠前保健工作组提出的"改善妊娠前健康和保健的建议"中概述了妊娠前咨询和保健的基本原则。除适用于所有育龄妇女的妊娠前咨询和保健的常规内容外，HIV 感染妇女还有一些特殊需求应得到满足 [16-19]。保健人员应该：

· 讨论生育选择，在整个保健过程中不断积极评估妇女的妊娠意愿，并在适当情况下，必要时推荐 HIV 和妇女健康保健领域专家，包括生殖内分泌学专家和不孕症专家 [11, 20]。

· 接受抗逆转录病毒治疗和计划妊娠的妇女的主要治疗目标应是在妊娠前持续抑制血浆病毒载量（低于检测限度）。这对妇女的健康、减少围产期传播和减少性传播风险都很重要（见"生育选择"）。

· 就更安全的性行为（包括避孕套和 ART）向妇女提供咨询，以预防 HIV 性传播，保护妇女免受性传播感染，并减少 HIV 感染耐药株的风险（见"生育选择"）。

· 鼓励性伴侣接受 HIV 咨询和检测，以便他们在感染 HIV 时能够寻求相应的照护，或在没有 HIV 感染情况下寻求口服暴露前预防药和其他预防 HIV 感染的措施。

· 就戒酒、戒烟和避免滥用药物问题向妇女提供咨询。上述建议不能实现时可予适当治疗（例如使用美沙酮或丁丙诺啡）和管理（例如提供注射器服务方案）。

· 指导计划妊娠的妇女每天服用含有 400μg 叶酸的复合维生素，以帮助预防某些出生缺陷。与基线人群相比，生育神经管缺陷胎儿风险更高的妇女可予更高剂量的叶酸补充剂（1 ~ 4mg）。

· 对妇女进行 HIV 围产期传播的风险因素、预防策略、HIV 潜在风险或抗病毒治疗对妊娠期和分娩结局的影响等内容的咨询和健康教育，建议美国 HIV 感染妇女因可能将 HIV 病毒传染给其婴儿而应提供安全、可持续的婴儿喂养方式、避免母乳喂养。

· 在向育龄妇女提供抗病毒治疗时，应考虑治疗的有效性、患者乙型肝炎病毒（HBV）状态、潜在的致畸作用以及可能对母亲和胎儿造成的不良后果 [21-23]。

· 对于目前正在接受含 DTG 的 ART 方案或希望开始服用 DTG 的患者，在妊娠期服用 DTG 时，就神经管缺陷潜在风险提供咨询，可参照"关于受孕和妊娠期使用 DTG 时发生神经管畸形的临时建议"见"致畸形"和"妊娠期使用抗逆转录病毒药物的建议"。

· 计划妊娠的妇女可利用妊娠前时期来调整抗病毒治疗方案，以优化对病毒的抑制和尽量减少潜在的不良影响，见"妊娠期使用抗逆转录病毒药物的建议"和表 7。

· 明确围产期 HIV 感染妇女可能有特殊需求 [24]（见"围产期 HIV 感染的妇女"）。

· 评估和管理治疗相关副作用（如高血糖、贫血、肝毒性），这些可能对母婴健康结局产生不利影响。

· 按规定接种所有疫苗（见"妊娠期和哺乳期妇女疫苗接种建议指南"和"2013 年 IDSA 免疫缺陷型宿主疫苗接种临床实践指南"），包括流感疫苗、肺炎球菌疫苗、乙肝疫苗和破伤风疫苗。包括感染 HIV 在内的所有妇女在每一次妊娠期都应接种白百破疫苗。

· 向目前无妊娠意愿的所有妇女提供有效和适当的避孕方法以减少意外妊娠。HIV 感染妇女可以使用所有可用避孕方法，包括激素避孕（如避孕药、贴片、环、注射、植入物）和宫内节育器（IUD）[25]。医疗人员应认识到抗逆转录病毒药物和激素避孕药具之间潜在的相互作用，这可能会降低避孕效果（见下文表 3）。

· 酌情提供紧急避孕，包括紧急避孕药和铜制宫内节育器（见 ACOG"紧急避孕实践简报"）。担心 ARV 与含有雌激素和孕激素的紧急避孕药或仅含有左炔诺孕酮的紧急避孕药之间的药物相互作用，可能类似于将这些制剂用于常规避孕的相互作用 [26]。没有关于 ARV 与孕酮受体调节剂醋酸尤利普坦之间潜在相互作用的数据；然而，醋酸乌利普坦主要由细胞色素 P450（CYP）3A4 代谢，因此可能存在潜在的药物相互作用（见"HIV 药物相互作用核查"）。

· 在妊娠前优化妇女的保健服务（例如，确保适当叶酸摄入量，对所有性传播感染进行检测并按要求进行治疗，评估所有处方药物致畸潜力，并考虑改用更安全的药物）。

◆ 激素避孕药与抗逆转录病毒药物之间的相互作用

关于抗逆转录病毒药和含激素避孕药之间药物相互作用的数据主要来自药物说明书和有限的研究 [26-42]。左炔诺孕酮宫内节育器（Mirena）的避孕效果主要是通过局部（即宫内）释放左炔诺孕酮起作用，而不是通过系统吸收。美国疾病预防控制中心的"美国避孕药使用资格标准"将左炔诺孕酮宫内节育器（Mirena）列为已经使用宫内节育器的妇女与所有抗逆转录病毒药物相互作用的第 1 类（不受限制），并将开始使用宫内节育器的妇女列为 1/2 类（利大于弊）。

在没有其他禁忌证的情况下，激素避孕药可以与抗逆转录病毒药物一起使用。当药物相互作用已知时，可推荐其他或替代避孕方法。对于使用利托那韦增强的蛋白酶抑制剂（PI/r）的妇女，如果她们同时服用激素避孕药（如药丸、贴片、环剂）或仅含黄体酮的避孕药，则可考虑使用替代或额外的避孕方法，因为激素的药时曲线下面积（area under the curve，AUC）可能会在某些 PI/r 的作用下降低，例如达芦那韦 / 利托那韦（DRV/r）、fosampriavir/ritonavir 和洛匹那韦 / 利托那韦（LPV/r），但其他药物无相关表现（见表 3）。醋酸甲羟孕酮（DMPA）因其相对较高的剂量可不受限制地使用，有限的研究表明 DMPA 与 ARV 药物之间不存在明显的相互作用 [28, 30, 40, 43]。核苷类逆转录酶抑制剂对激含素避孕药剂量无影响。

虽然避孕植入物（如依托诺孕酮 / 左炔诺孕酮）一般可用于接受抗逆转录病毒药物治疗（ART）的妇女，但药代动力学（PK）和临床数据均表明，这些植入物在与含依非韦伦（EFV）方案一起使用时降低了避孕效果 [38, 44-46]。Scarsi 等人报告了三组乌干达 HIV 感染妇女（未接受 ART 的 17 名妇女、接受含奈韦拉平（NVP）的 ART 的 20 名妇女和接受含 EFV 的 ART 的 20 名妇女）接受左炔诺孕酮植入术的情况，并在植入后对 1、4、12、24、36 和 48 周对左炔诺孕酮药代动力学（PK）水平进行评估。观察 24 周时左炔诺孕酮（含 EFV 组对比未接受治疗组）的几何平均比值为 0.53，观察 48 周时为 0.43。EFV 组在 36 ~ 48 周之间发生 3 例妊娠（3/20，15%），而未接受 ART 治疗组和含 NVP 组未妊娠 [42]。

在对 570 名接受左炔诺孕酮植入术（即 Jadelle）的斯威士兰妇女进行的一项研究中，使用 NVP 或 LPV/r 方案的妇女（分别为 208 人和 13 人）中没有一人妊娠，而服用 EFV 的妇女有 15 人（n=121，12.4%）妊娠 [38]。在使用 EFV 的 HIV 感染女性中，植入物因其总体的效果与口服和注射避孕药一样有效或更有效。所有使用含激素避孕药的患者都比不使用避孕药者更有效 [45, 47]。一项研究收集了 5153 名 HIV 感染妇女的数据，并进行了 1 ~ 3 年的前瞻性随访。在随访期间，9% 的妇女使用了植入物（主要是左炔诺孕酮），40% 的妇女使用了注射制剂，14% 的妇女使用了口服避孕药；31% 的妇女使用了抗逆转录病毒治疗（75% 使用 NVP 或 15% 使用 EFV）。在不使用避孕药具的妇女中，接受抗逆转录病毒治疗的妇女的妊娠率为每 100 人年 13.2 例，而未使用抗逆转录病毒治疗的妇女的妊娠率为每 100 人年 22.5 例。对于接受 ART 治疗的人群，植入避孕物极大地降低了妊娠风险。接受 ART 组（aHR 0.06；95%CI 0.01 ~ 0.45），未 接 受 ART 组（aHR 0.05；95%CI 0.02 ~ 0.11）。注射和口服避孕药也降低了妊娠风险，但程度较低。使用 ART 并不会显著降低避孕效果，尽管所有方法都显示，当妇女同时使用 EFV 时，没有发现避孕效果呈统计学意义的显著降低[47]。

由于研究使用不同含激素避孕药和 ARV 治疗的妇女妊娠率的数据有限，表 3 中是根据一致的专家意见制定建议剂量。这些建议是尽可能基于现有的关于抗逆转录病毒药物与复合激素避孕药、DMPA、左炔诺孕酮和依托孕酮植入物之间药代动力学（PK）相互作用的现有数据。PK 下降最小的情况是联用 DRV/r 的替代方案时，炔诺酮降低了 14%。对于使用阿扎那韦（不含增效）的妇女（炔雌二醇 PK 增加 48%，炔诺酮增加 110%），"治疗 HIV 感染孕妇和预防围产期传播专家组"建议使用含有 ≤ 30ug 炔雌二醇的口服避孕药。专家组不建议因联用以下 ARV 药物时改变乙炔雌二醇的剂量：依非韦伦（乙炔雌二醇 PK 增加 22%）、利匹韦林（炔雌二醇 PK 增加 14%）或依地那韦（炔雌二醇 PK 增加 25%，炔诺酮增加 26%）。

表 3 逆转录病毒抑制剂与含激素避孕药之间的药物相互作用

注解：以下表格中的所有建议来自一致的专家意见。详情请参阅 2016 年美国疾病预防控制中心的"美国避孕药物使用资格标准"。

抗逆转录病毒药物	与避孕药的相互作用	临床研究	推荐剂量/临床评价 COC/P/R	推荐剂量/临床评价 POPs	推荐剂量/临床评价 DMPAa	推荐剂量/临床评价 托孕烯植入物	证据来源
非核苷类逆转录酶抑制剂							
依非韦伦	COC: · 对 EE 浓度不产生影响 · Norgestimate LN 活性代谢产物的 AUC ↓ 83%; Norelgestromin 活性代谢产物的 AUC ↓ 64%[31] · 依托孕烯 C24h ↓ 61%[37] DMPA: · 不影响 DMPA[28,30] 依托孕烯植入物: · 依托孕烯 AUC ↓ 63% ~ 82%[46,48] LN 植入物: · LN AUC ↓ 47%[42] · LN（紧急避孕）AUC ↓ 58%[26] ARV 浓度变化和/或对 HIV 的影响	COC: · 不影响受孕率[47] · 联用 EFV 比单用 COCs 妊娠率更高（13%）[45,51] · 3/16 受试者黄体酮 >3ng/ml（代表排卵）[52] DMPA · 无排卵[31] · 不增加妊娠风险[28,45,47,50] · 低孕酮[28,30,50] 依托孕烯植入物: · EFV 组妊娠率高于无 ART 组，但仍低于其他激素避孕方法[45] · 假定排卵率 5%[48]	除了这种避孕方法，还可以考虑另一种方法（或一种可靠的屏障避孕方法）	除了这种避孕方法，还可以考虑另一种方法（或一种可靠的屏障避孕方法）	不需要额外的避孕措施保护	除了这种避孕方法，还可以考虑另一种方法，一种可靠避孕方法。屏障避孕方法	对于 COCs，研究结果显示了更高的妊娠率和排卵率，而降低孕酮水平。EFV 可能降低，但临床意义尚不清楚 对于 DMPA，证据没有显示对妊娠率、排卵率或 DMPA 水平的影响。此外，对 HIV 疾病进展或 EFV 水平也没有有影响

续表

抗逆转录病毒药物	与避孕药的相互作用	临床研究	推荐剂量/临床评价 COC/P/R	推荐剂量/临床评价 POPs	推荐剂量/临床评价 DMPAa	推荐剂量/临床评价 托孕烯植入物	证据来源
	COC: · 对 EFV 浓度无影响 [31] · EFV C12h ↓ 22%;3/16 受试者的治疗阈值 [37] DMPA: · 与 HIV 病情进展无关 [28,49,50] · 不影响 EFV 浓度 [28] LN 植入物: · 与 HIV 病情进展无关 [42]	LN 植入物: · 12% 受孕率 [38] · 15% 受孕率 [15] · EFV 组妊娠率高于无 EFV ART 组,但仍低于其他激素避孕方法 [45] · 没有增加受孕率 [47]					对于植入物,研究结果表明更高的妊娠率和更低的激素水平
ETR	EE AUC ↑ 22%[53] NE: · 没有显著差异 [53]	COC: · 无排卵 [53]	不需要额外的避孕措施保护	不需要额外的避孕措施保护	不需要额外的避孕措施保护	不需要额外的避孕措施保护	
奈韦拉平	EE AUC 29% ↓ [54], EE AUC 无改变 [55]; NE AUC ↓ 18% [54]; 依托孕烯 (in COC) C24h ↓ 22%[37]	COC · 受孕率无升高 [45,47,51,59,60] · 无排卵 [52,55,60]	不需要额外的避孕措施保护	不需要额外的避孕措施保护	不需要额外的避孕措施保护	不需要额外的避孕措施保护	对于 COCs,1 项研究未发现排卵,黄体酮水平无显著变化 对于 POPs 未发现相关证据

续表

抗逆转录病毒药物	与避孕药的相互作用	临床研究	推荐剂量/临床评价 COC/P/R	推荐剂量/临床评价 POPs	推荐剂量/临床评价 DMPAa	推荐剂量/临床评价依托孕烯植入物	证据来源
	DMPA · 无显著变化 [28] LN 植入物 · LN AUC ↑ 35% [42] ARV 水平的变化和/或对 HIV 的影响 COC: · 对 NVP 浓度没有显著影响 [52,54,56] DMPA: · 对 HIV 病情进展无影响 [28,49,50,57] LN 植入物 · 对 HIV 病情进展无影响 [42,58]	DMPA · 受孕率无升高 [45,47,50,59] · 无排卵 [28] 依托孕烯植入物 · 受孕率无升高 [45] LN 植入物 · 受孕率无升高 [38,42,45,47,58]					
利匹韦林	EE AUC ↑ 14% [36] NE: · 无显著变化 [36] ARV 水平的变化和/或对 HIV 的影响	COC: · 黄体酮无变 [36]	不需要额外的避孕措施保护	不需要额外的避孕措施保护	不需要额外的避孕措施保护	不需要额外的避孕措施保护	对于 COCs,没有证据表明对排卵或黄体酮水平的影响

续表

抗逆转录病毒药物	与避孕药的相互作用	临床研究	推荐剂量/临床评价 COC/P/R	推荐剂量/临床评价 POPs	推荐剂量/临床评价 DMPAa	推荐剂量/临床评价依托孕烯植入物	证据来源
	COC: ·与历史对照相比,RPV 水平无变化 [36]						RPV 水平也没有变化 对于 POPs 未发现相关证据
含利托那韦增效的蛋白酶抑制剂							
阿扎那韦/利托那韦	EE AUC ↓ 19% [61] 诺孕酯 AUC ↑ 85% [61] POP: · NE AUC ↑ 50% [62]	N/A	不需要额外的避孕措施保护	不需要额外的避孕措施保护	不需要额外的避孕措施保护	不需要额外的避孕措施保护	对于 COCs,只有 1 项研究表明黄体酮水平升高 对于 POPs,只有 1 项研究黄体酮水平轻度升高 未发现相关证据 利托那韦抑制 CYP3A4 酶,可能可以升高避孕激素水平
达芦那韦/利托那韦	EE AUC ↓ 44% [63] NE AUC ↓ 14% [63]	N/A	可以考虑更换另一种避孕	可以考虑更换另一种避孕	不需要额外的避孕措施保护	可以考虑更换另一种避孕方法(或孕方法(或)	对于 COCs,黄体酮水平轻度降低

续表

抗逆转录病毒药物	与避孕药的相互作用	临床研究	推荐剂量/临床评价 COC/P/R	推荐剂量/临床评价 POPs	推荐剂量/临床评价 DMPAa	推荐剂量/临床评价托孕烯植入物	证据来源
			孕方法(或一种可靠的屏障避孕方法)	孕方法(或一种可靠的屏障避孕方法)		一种可靠的屏障避孕方法)	POPs 证据不足
FPV/r	EE AUC ↓ 37%[64] NE AUC ↓ 34%[64] FPV/r 水平无变化[64]	N/A	可以考虑更换另一种避孕方法(或一种可靠的屏障避孕方法)	可以考虑更换另一种避孕方法(或一种可靠的屏障避孕方法)	不需要额外的避孕措施保护	可以考虑更换另一种避孕方法(或一种可靠的屏障避孕方法)	对于 COCs，黄体酮水平降低 POPs 证据不足
洛匹那韦/利托那韦	EE AUC ↓ 55%[27] NE AUC ↓ 17% Patch: • EE AUC ↓ 45%[27] • 甲基孕酮 AUC ↑ 83%[27] DMPA: • DMPA AUC ↑ 46%[40] 依托孕烯植入物: • 依托孕烯 AUC ↑ 52%[48]	COC: •增加受孕率(但同时发生 CIs[45] Patch: •无排卵[27] DMPA: •无受孕，无排卵[40] •增加受孕率(但同时发生 CIs[45]	不需要额外的避孕措施保护	不需要额外的避孕措施保护	不需要额外的避孕措施保护	不需要额外的避孕措施保护	对于 COCs，受孕率没有显著升高，黄体酮轻度下降 对于 patch，不影响妊娠率或排卵和孕酮水平的增加

续表

抗逆转录病毒药物	与避孕药的相互作用	临床研究	推荐剂量／临床评价 COC/P/R	推荐剂量／临床评价 POPs	推荐剂量／临床评价 DMPAa	推荐剂量／临床评价 托孕烯植入物	证据来源
	ARV 水平的变化和／或对 HIV 的影响 *Patch*: • LPV/r 水平 ↓ 19%[27] DMPA: • 对 HIV 病情进展无影响[40]； • LPV/r 水平无变化[40]	依托孕烯植入物: • 受孕率无增加[45] LN 植入物: • 受孕率无增加[38,45]					对于 DMPA, 证据表明对受孕或孕酮水平的增加均无影响 对于 LN 植入物来说, 证据提示不影响妊娠率, 孕酮水平增加
SQV/r	↓ EE[65] ARV 水平的变化和／或对 HIV 的影响 COC: • SQV/r 水平无变化[66]	N/A	可以考虑更换另一种避孕方法(或一种可靠的屏障避孕方法)	可以考虑更换另一种避孕方法(或一种可靠的屏障避孕方法)	不需要额外的避孕措施(或保护)	可以考虑更换另一种避孕方法(或一种可靠的屏障避孕方法)	没有关于 CHCs 或 POPs 黄体酮水平的信息 利托那韦抑制 CYP3A4, 可能增加黄体激素水平。然而, 一些蛋白酶抑制剂可能引起黄体酮水平的下降, 因此需关注避孕药的有效性

续表

抗逆转录病毒药物	与避孕药的相互作用	临床研究	推荐剂量/临床评价 COC/P/R	推荐剂量/临床评价 POPs	推荐剂量/临床评价 DMPAa	推荐剂量/临床评价 依托孕烯植入物	证据来源
TPV/r	EE AUC ↓ 48%[67] <u>NE:</u> ·没有显著变化[67] ARV水平变化和/或对HIV的影响 <u>·TPV水平没变化[67]</u>	N/A	可以考虑更换另一种避孕方法(或一种可靠的屏障避孕方法)	可以考虑更换另一种避孕方法(或一种可靠的屏障避孕方法)	不需要额外的避孕措施保护	可以考虑更换另一种避孕方法(或一种可靠的屏障避孕方法)	对于COCS,孕激素水平没有明显的变化 对于POPs,没有足够的证据利托那韦抑制CYP3A4,这可能会增加孕激素水平。然而,一些蛋白酶抑制剂可能引起黄体酮水平的下降,因此此需关注避孕药的有效性

续表

抗逆转录病毒药物	与避孕药的相互作用	临床研究	推荐剂量/临床评价 COC/P/R	推荐剂量/临床评价 POPs	推荐剂量/临床评价 DMPAa	推荐剂量/临床评价托孕烯植入物	证据来源
含考比司他增效的蛋白酶抑制剂							
阿扎那韦/考比司他	Drospirenone AUC ↑2.3倍; EE AUC ↓22%[68]	N/A	由于可能发生高血钾而禁止使用含有激素的避孕药。考虑替代或额外的避孕方法	出于安全考虑替代方案	出于安全考虑替代方案	出于安全考虑替代方案	未发现关于POPs的证据
达鲁那韦/考比司他	Drospirenone AUC ↑1.6倍; EE AUC ↓30%[68]	N/A	由于潜在的高钾血症，建议用促肾上腺皮质激素的COCs进行临床监测考虑替代或另外的避孕方法	出于安全考虑替代方案	出于安全考虑替代方案	出于安全考虑替代方案	未发现关于POPs的证据

续表

抗逆转录病毒药物	与避孕药的相互作用	临床研究	推荐剂量/临床评价 COC/P/R	推荐剂量/临床评价 POPs	推荐剂量/临床评价 DMPAa	推荐剂量/临床评价依托孕烯植入物	证据来源
不含利托那韦的蛋白酶抑制剂							
阿扎那韦	COC: • EE AUC ↑ 48%[69] • NE AUC ↑ 110%[69]	N/A	建议口服避孕药中 EE 含量不超过 30 mcg，或推荐其他避孕方法	不需要额外的避孕措施保护	不需要额外的避孕措施保护	不需要额外的避孕措施保护	对于 COCs，雌激素和孕激素的浓度增加（仅能从产品说明书获得数据）未发现关于 POPs 的证据
FPV	COC APV: • EE AUC 无变化；C_{min} ↓ 32% • NE AUC ↑ 18%；C_{min} ↑ 45%[64] FPV 和 EE/炔诺酮： • APV AUC ↓ 22% and C_{min} ↓ 20%[64]	N/A	更换避孕方式。	可以考虑更换另一种避孕方法（或一种可靠的屏障避孕方法）	可以考虑更换另一种避孕方法（或一种可靠的屏障避孕方法）	可以考虑更换另一种避孕方法（或一种可靠的屏障避孕方法）	单独使用 FPV/ 快和快诺雌二醇/ 快诺酮可能导致病毒学失败 未发现关于 FPV 的 POPs 的证据

续表

抗逆转录病毒药物	与避孕药的相互作用	临床研究	推荐剂量/临床评价 COC/P/R	推荐剂量/临床评价 POPs	推荐剂量/临床评价 DMPAa	推荐剂量/临床评价托孕烯植入物	证据来源
茚地那韦	COC: • EE AUC ↑ 22% • NE AUC ↑ 26%[70]	COC: • 接受 IDV 和 COCs 的妇女无妊娠[51]	不需要额外的避孕措施保护	不需要额外的避孕措施保护	不需要额外的避孕措施保护	不需要额外的避孕措施保护	对于 COCs, 可以看到 EE 和黄体酮轻度升高。1 项临床研究未发现任何疗效问题 未发现关于 POPs 的证据
NFV	COC: • EE AUC ↓ 47% • NE AUC ↓ 18%[71] DMPA: • 无变化[28] NFV: • AUC ↓ 18%	COC: • 1 项研究表明联用 COCs 和 NFV 的妇女比单独使用 COCs 女性的患者受孕率更高[51] DMPA: • 未妊娠, 无排卵[28,50] • CD4 计数/HIV RNA 不变[28,50]	可以考虑更换另一种避孕方法(或一种可靠的屏障避孕方法)	可以考虑更换另一种避孕方法(或一种可靠的屏障避孕方法)	不需要额外的避孕措施保护	可以考虑更换另一种避孕方法(或一种可靠的屏障避孕方法)	对于 COCs, 观察到黄体酮和雌激素的轻度下降;1 项小规模临床研究表明, 使用 COC 和 NFV 可能会提高妊娠率 DMPA、PK 和临床数据无变化。然而,NFV AUC 略有下降 未发现关于 POPs 或植入物的证据

续表

抗逆转录病毒药物	与避孕药的相互作用	临床研究	推荐剂量/临床评价 COC/P/R	推荐剂量/临床评价 POPs	推荐剂量/临床评价 DMPAa	推荐剂量/临床评价依托孕烯植入物	证据来源
CCR5 拮抗剂							
MVC	COC: ·对 EE 或 LN 没影响[72]	N/A	不需要额外的避孕措施保护	不需要额外的避孕措施保护	不需要额外的避孕措施保护	不需要额外的避孕措施保护	对于 COCs, EE 或黄体酮水平发生变化。无临床数据 未发现关于 POPs 的证据
整合酶抑制剂							
BIC/FTC/TAF	没有发现和 EE 或诺孕酯的显著药物相互作用	N/A	不需要额外的避孕措施保护	不需要额外的避孕措施保护	不需要额外的避孕措施保护	不需要额外的避孕措施保护	无临床数据
多替拉韦	COC: ·对诺孕酯或 EE 没有显著影响 ·DTG AUC 不变[41]	N/A	不需要额外的避孕措施保护	不需要额外的避孕措施保护	不需要额外的避孕措施保护	不需要额外的避孕措施保护	对于 COCs, EE 或孕酮无变化。无临床数据 未发现关于 POPs 的证据

续表

抗逆转录病毒药物	与避孕药的相互作用	临床研究	推荐剂量/临床评价 COC/P/R	推荐剂量/临床评价 POPs	推荐剂量/临床评价 DMPAa	推荐剂量/临床评价托孕棒植入物	证据来源
EVG/c	EVG/COBI COC: · 诺孕酯 AUC ↑ 126% · EE AUC ↓ 25%[74]	N/A	不需要额外的避孕措施保护	不需要额外的避孕措施保护	不需要额外的避孕措施保护	不需要额外的避孕措施保护	采用 EVG/Cobi/FTC/TDF 四药联合方案时,P 升高,EE 略有下降。无临床数据 未发现关于 POPs 的证据
拉替拉韦	COC: · EE 没变化 · 诺孕酯 AUC ↑ 14%[73]	N/A	不需要额外的避孕措施保护	不需要额外的避孕措施保护	不需要额外的避孕措施保护	不需要额外的避孕措施保护	对于 COCs,EE 没变化,孕酮轻度升高。无临床数据 未发现关于 POPs 的证据

[a] 由于 DMPA 达到的激素水平远远高于避孕所需的激素水平,任何由于抗逆转录病毒药物引起的激素水平的微小降低都不太可能降低避孕的有效性

注解：

↑ = 增加↓ = 减少

缩略词： ART = 抗反转录病毒治疗；ARV = 抗反转录病毒药物；ATV = 阿扎那韦；ATV/c = 阿扎那韦 / 考比司他；ATV/r = 阿扎那韦 / 利托那韦；AUC = 曲线下面积；BIC = 比克替拉韦；CD4 = CD4T 淋巴细胞；CHC = 激素联合避孕；CI = 可信区间；C_{min} = 最低血浆浓度；COBI = 考比司他；COC/P/R = 口服避孕药 / 避孕贴 / 避孕环联合避孕；CYP = 细胞色素 P450 3A4；DMPA = depot 长效醋酸甲孕酮；DRV/c = 达芦那韦 / 考比司他；DRV/r = 达芦那韦 / 利托那韦；DTG = 多替拉韦；EE= 乙基雌二醇 1；EFV = 依非韦伦；ETR = 依曲韦林；EVG = 埃替拉韦；埃替拉韦 / 考比司他；FPV = 福沙那韦；FPV/r = 福沙那韦 / 利托那韦；FTC = 恩曲他滨；IDV = 茚地那韦；LN = 左炔诺孕酮；LPV/r = 洛匹那韦 / 利托那韦；MVC = 马拉韦罗；NE = 诺瑞欣；NFV = 奈非那韦；NNRTI = 非核苷类逆转录酶抑制剂；NVP = 奈韦拉平；P = 孕酮；PI = 蛋白酶抑制剂；PI/r = 蛋白酶抑制剂；PK = 药代动力学；POP = 孕酮口服避孕片；RAL = 拉替拉韦；RPV = 利匹韦林；RTV = 利托那韦；SQV/r = 沙奎那韦 / 利托那韦；TAF = 丙酚替诺福韦；TDF = 富马酸替诺福韦二吡呋酯；TPV/r = 替普那韦 / 利托那韦

资料来源：Panel on Antiretroviral Guidelines for Adults and Adolescents. Guidelines for the Use of Antiretroviral Agents in Adults and Adolescents Living with HIV. Department of Health and Human Services. Tables 15a，15b，and 15d.

◆ 参考文献

1. American College of Obstetricians Gynecologists. ACOG Committee Opinion number 313, September 2005. The importance of preconception care in the continuum of women's health care. *Obstet Gynecol*. 2005;106(3):665-666. Available at: http://www.ncbi.nlm.nih.gov/pubmed/16135611.

2. Johnson K, Posner SF, Biermann J, et al. Recommendations to improve preconception health and health care--United States. A report of the CDC/ATSDR Preconception Care Work Group and the Select Panel on Preconception Care. *MMWR Recomm Rep*. 2006;55(RR-6):1-23. Available at:http://www.ncbi.nlm.nih.gov/pubmed/16617292.

3. Cohn SE, Umbleja T, Mrus J, Bardeguez AD, Andersen JW, Chesney MA. Prior illicit drug use and missed prenatal vitamins predict nonadherence to antiretroviral therapy in pregnancy: adherence analysis A5084. *AIDS Patient Care STDS*. 2008;22(1):29-40. Available at: http://www.ncbi.nlm.nih.gov/pubmed/18442305.

4. Elgalib A, Hegazi A, Samarawickrama A, et al. Pregnancy in HIV-infected teenagers in London. *HIV Med*. 2011;12(2):118-123. Available at: http://www.ncbi.nlm.nih.gov/pubmed/20807252.

5. Kost K, Finer LB, Singh S. Variation in state unintended pregnancy rates in the United States. *Perspect Sex Reprod Health*. 2012;44(1):57-64. Available at: http://www.ncbi.nlm.nih.gov/pubmed/22405153.

6. Sun M, Peipert JF, Zhao Q, et al. Trends in contraceptive use among women with human immunodeficiency virus. *Obstet Gynecol*. 2012;120(4):783-790. Available at: http://www.ncbi.nlm.nih.gov/pubmed/22996095.

7. Sutton MY, Patel R, Frazier EL. Unplanned pregnancies among HIV-infected women in care-United States. *J Acquir Immune Defic Syndr*. 2014;65(3):350-358. Available at: http://www.ncbi.nlm.nih.gov/pubmed/24189153.

8. Finer LB, Zolna MR. Shifts in intended and unintended pregnancies in the United States, 2001-2008. *Am J Public Health*. 2014;104 Suppl 1:S43-48. Available at: http://www.ncbi.nlm.nih.gov/pubmed/24354819.

9. Salters K, Loutfy M, de Pokomandy A, et al. Pregnancy incidence and intention after HIV diagnosis among women living with HIV in Canada. *PLoS One*. 2017;12(7):e0180524. Available at: https://www.ncbi.nlm.nih.gov/pubmed/28727731.

10. Guttmacher Institute. Unintended pregnancy in the United States. 2016. Available at: https://www.guttmacher.org/fact-sheet/unintended-pregnancy-united-states.

11. Finocchario-Kessler S, Dariotis JK, Sweat MD, et al. Do HIV-infected women want to discuss reproductive plans with providers, and are those conversations occurring? *AIDS Patient Care STDS*. 2010;24(5):317-323. Available at: http://www.ncbi.nlm.nih.gov/pubmed/20482467.

12. Finocchario-Kessler S, Sweat MD, Dariotis JK, et al. Childbearing motivations, pregnancy desires, and perceived partner response to a pregnancy among urban female youth: does HIV-infection status make a difference? *AIDS Care*. 2012;24(1):1-11. Available at: http://www.ncbi.nlm.nih.gov/pubmed/21777077.

13. Finger JL, Clum GA, Trent ME, Ellen JM, Adolescent Medicine Trials Network for HIV AIDS Interventions. Desire for pregnancy and risk behavior in young HIV-positive women. *AIDS Patient Care STDS*. 2012;26(3):173-180. Available at: http://www.ncbi.nlm.nih.gov/pubmed/22482121.

14. Rahangdale L, Stewart A, Stewart RD, et al. Pregnancy intentions among women living with HIV in the United States. *J Acquir Immune Defic Syndr*. 2014;65(3):306-311. Available at: http://www.ncbi.nlm.nih.gov/pubmed/24525467.

15. Gokhale RH, Bradley H, Weiser J. Reproductive health counseling delivered to women living with HIV in the United States. *AIDS Care*. 2017;29(7):928-935. Available at: https://www.ncbi.nlm.nih.gov/pubmed/28114813.

16. Lampe MA. Human immunodeficiency virus-1 and preconception care. *Matern Child Health J*. 2006;10(5 Suppl):S193-195. Available at: http://www.ncbi.nlm.nih.gov/pubmed/16832609.

17. Aaron EZ, Criniti SM. Preconception health care for HIV-infected women. *Top HIV Med*. 2007;15(4):137-141. Available at: http://www.ncbi.nlm.nih.gov/pubmed/17721000.

18. Anderson J. Women and HIV: motherhood and more. *Curr Opin Infect Dis*. 2012;25(1):58-65. Available at: http://www.ncbi.nlm.nih.gov/pubmed/22156896.

19. Jones D, Chakhtoura N, Cook R. Reproductive and maternal healthcare needs of HIV infected women. *Curr HIV/AIDS Rep*. 2013;10(4):333-341. Available at: http://www.ncbi.nlm.nih.gov/pubmed/23918674.

20. Gosselin JT, Sauer MV. Life after HIV: examination of HIV serodiscordant couples' desire to conceive through assisted reproduction. *AIDS Behav*. 2011;15(2):469-478. Available at: http://www.ncbi.nlm.nih.gov/pubmed/20960049.

21. Cotter AM, Garcia AG, Duthely ML, Luke B, O'Sullivan MJ. Is antiretroviral therapy during pregnancy associated with an increased risk of preterm delivery, low birth weight, or stillbirth? *J Infect Dis*. 2006;193(9):1195-1201. Available at: http://www.ncbi.nlm.nih.gov/pubmed/16586354.

22. Tuomala RE, Shapiro DE, Mofenson LM, et al. Antiretroviral therapy during pregnancy and the risk of an adverse outcome. *N Engl J Med*. 2002;346(24):1863-1870. Available at: http://www.ncbi.nlm.nih.gov/pubmed/12063370.

23. Stek AM. Antiretroviral medications during pregnancy for therapy or prophylaxis. *Curr HIV/AIDS Rep*. 2009;6(2):68-76. Available at: http://www.ncbi.nlm.nih.gov/pubmed/19358777.

24. Byrne L, Sconza R, Foster C, Tookey PA, Cortina-Borja M, Thorne C. Pregnancy incidence and outcomes in women with perinatal HIV infection. *AIDS*. 2017;31(12):1745-1754. Available at: https://www.ncbi.nlm.nih.gov/pubmed/28590327.

25. Centers for Disease C, Prevention. Update to CDC's U.S. medical eligibility criteria for contraceptive use, 2010: revised recommendations for the use of hormonal contraception among women at high risk for HIV infection or infected with HIV. *MMWR Morb Mortal Wkly Rep*. 2012;61(24):449-452. Available at: http://www.ncbi.nlm.nih.gov/pubmed/22717514.

26. Carten ML, Kiser JJ, Kwara A, Mawhinney S, Cu-Uvin S. Pharmacokinetic interactions between the hormonal emergency contraception, levonorgestrel (Plan B), and Efavirenz. *Infect Dis Obstet Gynecol*. 2012;2012:137192. Available at: http://www.ncbi.nlm.nih.gov/pubmed/22536010.

27. Vogler MA, Patterson K, Kamemoto L, et al. Contraceptive efficacy of oral and transdermal hormones when co-administered with protease inhibitors in HIV-1-infected women: pharmacokinetic results of ACTG trial A5188. *J Acquir Immune Defic Syndr*. 2010;55(4):473-482. Available at: http://www.ncbi.nlm.nih.gov/pubmed/20842042.

28. Cohn SE, Park JG, Watts DH, et al. Depo-medroxyprogesterone in women on antiretroviral therapy: effective contraception and lack of clinically significant interactions. *Clin Pharmacol Ther*. 2007;81(2):222-227. Available at: http://www.ncbi.nlm.nih.gov/pubmed/17192768.

29. Hoyt MJ, Storm DS, Aaron E, Anderson J. Preconception and contraceptive care for women living with HIV. *Infect Dis Obstet Gynecol*. 2012;2012:604183. Available at: http://www.ncbi.nlm.nih.gov/pubmed/23097595.

30. Nanda K, Amaral E, Hays M, Viscola MA, Mehta N, Bahamondes L. Pharmacokinetic interactions between depot medroxyprogesterone acetate and combination antiretroviral therapy. *Fertil Steril*. 2008;90(4):965-971. Available at: http://www.ncbi.nlm.nih.gov/pubmed/17880953.

31. Sevinsky H, Eley T, Persson A, et al. The effect of efavirenz on the pharmacokinetics of an oral contraceptive containing ethinyl estradiol and norgestimate in healthy HIV-negative women. *Antivir Ther*. 2011;16(2):149-156. Available at: http://www.ncbi.nlm.nih.gov/pubmed/21447863.

32. Robinson JA, Jamshidi R, Burke AE. Contraception for the HIV-positive woman: a review of interactions between hormonal contraception and antiretroviral therapy. *Infect Dis Obstet Gynecol*. 2012;2012:890160. Available at: http://www.ncbi.nlm.nih.gov/pubmed/22927715.

33. Tseng A, Hills-Nieminen C. Drug interactions between antiretrovirals and hormonal contraceptives. *Expert Opin Drug Metabol Toxicol*. 2013. Available at: http://www.ncbi.nlm.nih.gov/pubmed/23425052.

34. Landolt NK, Phanuphak N, Ubolyam S, et al. Efavirenz, in contrast to nevirapine, is associated with unfavorable progesterone and antiretroviral levels when co-administered with combined oral contraceptives. *J Acquir Immune Defic Syndr*. 2012. Available at: http://www.ncbi.nlm.nih.gov/pubmed/23187949.

35. Atrio J, Stanczyk FZ, Neely M, Cherala G, Kovacs A, Mishell DR, Jr. Effect of protease inhibitors on steady-state pharmacokinetics of oral norethindrone contraception in HIV-infected women. *J Acquir Immune Defic Syndr.* 2014;65(1):72-77. Available at: http://www.ncbi.nlm.nih.gov/pubmed/24025339.

36. Crauwels HM, van Heeswijk RP, Buelens A, Stevens M, Hoetelmans RM. Lack of an effect of rilpivirine on the pharmacokinetics of ethinylestradiol and norethindrone in healthy volunteers. *Int J Clin Pharmacol Ther.* 2014;52(2):118-128. Available at: http://www.ncbi.nlm.nih.gov/pubmed/24161160.

37. Landolt NK, Phanuphak N, Ubolyam S, et al. Significant decrease of ethinylestradiol with nevirapine, and of etonogestrel with efavirenz in HIV-positive women. *J Acquir Immune Defic Syndr.* 2014;66(2):e50-52. Available at: http://www.ncbi.nlm.nih.gov/pubmed/24608892.

38. Perry SH, Swamy P, Preidis GA, Mwanyumba A, Motsa N, Sarero HN. Implementing the jadelle implant for women living with HIV in a resource-limited setting in sub-Saharan Africa: concerns for drug interactions leading to unintended pregnancies. *AIDS.* 2014. Available at: http://www.ncbi.nlm.nih.gov/pubmed/24401645.

39. Thurman AR, Anderson S, Doncel GF. Effects of hormonal contraception on antiretroviral drug metabolism, pharmacokinetics and pharmacodynamics. *Am J Reprod Immunol.* 2014;71(6):523-530. Available at: http://www.ncbi.nlm.nih.gov/pubmed/24521428.

40. Luque AE, Cohn SE, Park JG, et al. Depot medroxyprogesterone acetate in combination with a twice-daily lopinavir-ritonavir-based regimen in HIV-infected women showed effective contraception and a lack of clinically significant interactions, with good safety and tolerability: results of the ACTG 5283 study. *Antimicrob Agents Chemother.* 2015;59(4):2094-2101. Available at: http://www.ncbi.nlm.nih.gov/pubmed/25624326.

41. Song IH, Borland J, Chen S, Wajima T, Peppercorn AF, Piscitelli SC. Dolutegravir has no effect on the pharmacokinetics of oral contraceptives with norgestimate and ethinyl estradiol. *Ann Pharmacother.* 2015;49(7):784-789. Available at: http://www.ncbi.nlm.nih.gov/pubmed/25862012.

42. Scarsi KK, Darin KM, Nakalema S, et al. Unintended pregnancies observed with combined use of the levonorgestrel contraceptive implant and efavirenz-based antiretroviral therapy: a three-Arm pharmacokinetic evaluation over 48 weeks. *Clin Infect Dis.* 2016;62(6):675-682. Available at: http://www.ncbi.nlm.nih.gov/pubmed/26646680.

43. Weinberg A, Park JG, Bosch R, et al. Effect of depot medoxyprogesterone acetate on immune functions and inflammatory markers of HIV-infected women. *J Acquir Immune Defic Syndr.* 2016;71(2):137-145. Available at: http://www.ncbi.nlm.nih.gov/pubmed/26413850.

44. Leticee N, Viard JP, Yamgnane A, Karmochkine M, Benachi A. Contraceptive failure of etonogestrel implant in patients treated with antiretrovirals including efavirenz. *Contraception.* 2012;85(4):425-427. Available at: http://www.ncbi.nlm.nih.gov/pubmed/22036046.

45. Patel RC, Onono M, Gandhi M, et al. Pregnancy rates in HIV-positive women using contraceptives and efavirenz-based or nevirapine-based antiretroviral therapy in Kenya: a retrospective cohort study. *Lancet HIV.* 2015;2(11):e474-482. Available at: http://www.ncbi.nlm.nih.gov/pubmed/26520927.

46. Chappell CA, Lamorde M, Nakalema S, et al. Efavirenz decreases etonogestrel exposure: a pharmacokinetic evaluation of implantable contraception with antiretroviral therapy. *AIDS.* 2017;31(14):1965-1972. Available at: https://www.ncbi.nlm.nih.gov/pubmed/28692531.

47. Pyra M, Heffron R, Mugo NR, et al. Effectiveness of hormonal contraception in HIV-infected women using antiretroviral therapy. *AIDS.* 2015;29(17):2353-2359. Available at: http://www.ncbi.nlm.nih.gov/pubmed/26544706.

48. Vieira CS, Bahamondes MV, de Souza RM, et al. Effect of antiretroviral therapy including lopinavir/ritonavir or efavirenz on etonogestrel-releasing implant pharmacokinetics in HIV-positive women. *J Acquir Immune Defic Syndr.* 2014;66(4):378-385.

49. Polis CB, Curtis KM. Use of hormonal contraceptives and HIV acquisition in women: a systematic review of the epidemiological evidence. *Lancet Infect Dis.* 2013;13(9):797-808. Available at: http://www.ncbi.nlm.nih.gov/pubmed/23871397.

50. Watts DH, Park JG, Cohn SE, et al. Safety and tolerability of depot medroxyprogesterone acetate among HIV-infected women on antiretroviral therapy: ACTG A5093. *Contraception.* 2008;77(2):84-90. Available at: http://www.ncbi.nlm.nih.gov/pubmed/18226670.

51. Clark RA, Theall K. Population-based study evaluating association between selected antiretroviral therapies and potential oral contraceptive failure. *J Acquir Immune Defic Syndr.* 2004;37(1):1219-1220.

52. Landolt NK, Phanuphak N, Ubolyam S, et al. Efavirenz, in contrast to nevirapine, is associated with unfavorable progesterone and antiretroviral levels when coadministered with combined oral contraceptives. *J Acquir Immune Defic Syndr.* 2013;62(5):534-539.

53. Scholler-Gyure M, Kakuda TN, Woodfall B, et al. Effect of steady-state etravirine on the pharmacokinetics and pharmacodynamics of ethinylestradiol and norethindrone. *Contraception.* 2009;80(1):44-52. Available at: https://www.sciencedirect.com/science/article/pii/S0010782409000262.

54. Mildvan D, Yarrish R, Marshak A, et al. Pharmacokinetic interaction between nevirapine and ethinyl estradiol/norethindrone when administered concurrently to HIV-infected women. *J Acquir Immune Defic Syndr.* 2002;29(5):471-477.

55. Stuart GS, Moses A, Corbett A, et al. Combined oral contraceptives and antiretroviral PK/PD in Malawian women: pharmacokinetics and pharmacodynamics of a combined oral contraceptive and a generic combined formulation antiretroviral in Malawi. *J Acquir Immune Defic Syndr*. 2011;58(2):e40-43.

56. Muro E, Droste JA, Hofstede HT, Bosch M, Dolmans W, Burger DM. Nevirapine plasma concentrations are still detectable after more than 2 weeks in the majority of women receiving single-dose nevirapine: implications for intervention studies. *J Acquir Immune Defic Syndr*. 2005;39(4):419-421. Available at: http://www.ncbi.nlm.nih.gov/pubmed/16010163.

57. Day S, Graham SM, Masese LN, et al. A prospective cohort study of the effect of depot medroxyprogesterone acetate on detection of plasma and cervical HIV-1 in women initiating and continuing antiretroviral therapy. *J Acquir Immune Defic Syndr*. 2014;66(4):452-456.

58. Hubacher D, Liku J, Kiarie J, et al. Effect of concurrent use of anti-retroviral therapy and levonorgestrel sub-dermal implant for contraception on CD4 counts: a prospective cohort study in Kenya. *J Int AIDS Soc*. 2013;16:18448.

59. Myer L, Carter RJ, Katyal M, Toro P, El-Sadr WM, Abrams EJ. Impact of antiretroviral therapy on incidence of pregnancy among HIV-infected women in Sub-Saharan Africa: a cohort study. *PLoS Med*. 2010;7(2):e1000229. Available at: http://www.plosmedicine.org/article/fetchObject.action?uri=info:doi/10.1371/journal.pmed.1000229&representation=PDF.

60. Nanda K, Delany-Moretlwe S, Dube K, et al. Nevirapine-based antiretroviral therapy does not reduce oral contraceptive effectiveness. *AIDS*. 2013;27 Suppl 1:S17-25.

61. Zhang J, Chung E, Yones C, et al. The effect of atazanavir/ritonavir on the pharmacokinetics of an oral contraceptive containing ethinyl estradiol and norgestimate in healthy women. *Antivir Ther*. 2011;16(2):157-164.

62. DuBois BN, Atrio J, Stanczyk FZ, Cherala G. Increased exposure of norethindrone in HIV+ women treated with ritonavir-boosted atazanavir therapy. *Contraception*. 2015;91(1):71-75. Available at: https://www.sciencedirect.com/science/article/pii/S0010782414006398.

63. Sekar VJ, Lefebvre E, Guzman SS, et al. Pharmacokinetic interaction between ethinyl estradiol, norethindrone and darunavir with low-dose ritonavir in healthy women. *Antivir Ther*. 2008;13(4):563-569.

64. Fosamprenavir calcium [package insert]. Food and Drug Administration. 2016. Available at: http://www.accessdata.fda.gov/drugsatfda_docs/label/2016/021548s037,022116s021lbl.pdf.

65. Dolutegravir [package insert]. Food and Drug Administration. Available at: http://www.accessdata.fda.gov/drugsatfda_docs/label/2016/204790Orig1s008lbl.pdf.

66. Frohlich M, Burhenne J, Martin-Facklam M, et al. Oral contraception does not alter single dose saquinavir pharmacokinetics in women. *Br J Clin Pharmacol*. 2004;57(3):244-252.

67. Tipranavir [package insert]. Food and Drug Administration. 2015. Available at https://www.accessdata.fda.gov/drugsatfda_docs/label/2011/021814s011lbl.pdf.

68. Majeed SR, West SK, Jiang S, et al. Confirmation of the drug-drug interaction (DDI) potential between cobicistat-boosted antiretroviral regimens and hormonal contraceptives. Presented at: 18th International Workshop on Clinical Pharmacology of Antiviral Therapy. 2017. Chicago, IL.

69. Atazanavir [package insert]. Food and Drug Administration. 2015. Available at: http://www.accessdata.fda.gov/drugsatfda_docs/label/2015/206352s003,021567s038lbl.pdf.

70. Indinavir sulfate [package insert]. Food and Drug Administration. 2015. Available at: http://www.accessdata.fda.gov/drugsatfda_docs/label/2015/020685s077lbl.pdf.

71. Nelfinavir [package insert]. Food and Drug Administration. 2015. Available at: http://www.accessdata.fda.gov/drugsatfda_docs/label/2015/020778s040,020779s061,021503s023lbl.pdf.

72. Abel S, Russell D, Whitlock LA, Ridgway CE, Muirhead GJ. Effect of maraviroc on the pharmacokinetics of midazolam, lamivudine/zidovudine, and ethinyloestradiol/levonorgestrel in healthy volunteers. *Br J Clin Pharmacol*. 2008;65 Suppl 1:19-26. Available at: https://www.ncbi.nlm.nih.gov/pubmed/18333862.

73. Anderson MS, Hanley WD, Moreau AR, et al. Effect of raltegravir on estradiol and norgestimate plasma pharmacokinetics following oral contraceptive administration in healthy women. *Br J Clin Pharmacol*. 2011;71(4):616-620. Available at: https://www.ncbi.nlm.nih.gov/pubmed/21395656.

74. Elvitegravir/cobicitstat/emtricitabine/tenofovir disaproxil fumarate [package insert]. Food and Drug Administration. 2017. Available at: https://www.accessdata.fda.gov/drugsatfda_docs/label/2017/203100s030lbl.pdf.

单阳或双阳家庭的生育选择

（2018 年 12 月 7 日最新更新；2018 年 12 月 7 日最新评审）

专家组的建议

单阳或双阳家庭有生育意愿时：

· 建议进行专家咨询，根据夫妇的特殊需求提供指导（A Ⅲ）

· 在尝试妊娠之前，应对伴侣进行生殖道感染的筛查和治疗（A Ⅱ）

· 在尝试妊娠前，HIV 阳性的性伴侣应该获得最大程度的病毒学抑制（A Ⅰ），对 HIV 感染妇女来说，应尽量减少 HIV 母婴传播的风险（A Ⅱ）

· 对于 HIV 感染状况不同的夫妇，当 HIV 感染伴侣接受抗逆转录病毒治疗并实现持续的病毒抑制时，无避孕套性行为仅限于排卵前 2 ～ 3 天和排卵日（受孕高峰），这是一种有效避免 HIV 传播风险的受孕方法（B Ⅱ）

· 对于 HIV 感染状况不同的夫妇，在 HIV 感染者无法实现病毒抑制或病毒抑制状况未知的情况下（尽管已咨询），如果试图通过无套性交受孕，建议对未感染 HIV 伴侣进行抗逆转录病毒暴露前预防（PrEP），以减少 HIV 性传播的风险（A Ⅰ）。仍应建议夫妻将无套性行为的时间限制在受孕高峰时期（A Ⅲ）

· 当女方感染 HIV 时，在排卵期，在合适的场所使用来自非 HIV 感染伴侣的精液进行人工授精是消除将 HIV 向非 HIV 感染伴侣传播风险的一种受孕选择（A Ⅲ）

· 当男方 HIV 感染时，使用非 HIV 男子的捐赠精子是一种选择，可消除将 HIV 传染给无HIV 伴侣的风险（B Ⅲ）

· 对于 HIV 感染状况不同且试图受孕的夫妇（无套性交仅限于受孕高峰期），HIV 感染者已实现了病毒抑制，尚不清楚对非 HIV 感染方进行暴露前预防治疗是否能降低 HIV 性传播风险（C Ⅲ）

建议评级：A= 强；B= 中等；C= 可选

证据评级：Ⅰ = 一项或多项具有临床结果和 / 或经验证的实验室终点的随机试验；Ⅱ = 一项或多项设计良好的非随机试验或具有长期临床结果的观察性队列研究；Ⅲ = 专家意见

　　本节旨在为安全妊娠提供指导，同时尽最大努力预防 HIV 传染给伴侣和婴儿。对于希望在一方或双方均存在 HIV 感染情况下受孕的夫妇，建议进行专家咨询，以便根据他们的特殊需求采取相应措施。

对于配偶一方或双方都感染了 HIV 的夫妇，应建议 HIV 感染一方启动抗逆转录病毒治疗并达到持续病毒学抑制之后再尝试受孕。

在准备受孕时，双方都应该筛查生殖道感染。治疗生殖道感染很重要，因为生殖道炎症状态与 HIV 排毒有关 [1-6]。

‖ *HIV 感染状况不同的夫妇*

在尝试受孕之前，携带 HIV 的伴侣应该进行抗逆转录病毒治疗，并实现对血浆病毒载量的持续抑制（低于检测下限）。HPTN 052 是一项随机临床试验，旨在评估在 CD4 T 淋巴细胞计数为 350 ~ 550 个 /mm³ 的人群中立即启动 ART 是否比延迟 ART 更有效地防止 HIV 在不同 HIV 感染状态的夫妇之间的性传播。其中，大部分参与者来自非洲（54%），30% 来自亚洲，16% 来自北美洲和南美洲。这项研究表明，较早地开展 ART 可将 HIV 通过性行为传播给伴侣的风险降低 93%。在 46 例新发 HIV 感染病例中（病毒的基因与其 HIV 阳性性伴侣相关），有 43 例发生在 877 对延迟治疗组的夫妇中（其中感染者直至 CD4 细胞数降至 250 个 /mm³ 以下才开始 ART 治疗）；有 3 例发生在 866 对早期治疗组的夫妇中（感染后立即启动治疗）。因此，该随机试验有力地证明了 HIV 感染者早期提供治疗可以减少将 HIV 传染给其性伴侣的风险 [7]。另外，PARTNER 临床试验研究了 1166 对 HIV 感染状况不同的夫妇（包括异性与同性伴侣），在这些夫妇中，HIV 感染者接受抗病毒治疗并且病毒被抑制，期间没有使用避孕套进行性行为，1.3 年内未发生传染病例 [8]。

在 161 对 HIV 感染状况不同的夫妇中（133 对夫妇中是男方感染），HIV 感染伴侣接受了抗病毒治疗达到病毒学抑制后，夫妇选择了自然受孕，共有 144 例自然妊娠，107 名婴儿出生。没有发生性传播（向伴侣传播）或垂直传播（向婴儿传播）的病例 [9]。

重要的是要认识到，尽管 HIV 感染者在抗逆转录病毒治疗后达到持续的病毒载量抑制，性传播风险接近零，但没有任何一种方法（包括对 HIV 感染者的治疗）能完全阻断 HIV 的传播 [10]。将血浆病毒载量控制在检测水平以下的有效抗逆转录病毒治疗与降低生殖器分泌物中的病毒浓度有关。然而，据报道，血浆病毒载量与生殖器病毒载量不一致，血浆病毒载量低于检测水平以下者仍有可能在生殖器中检测到病毒 [11-15]。此外，抗逆转录病毒（ARV）药物穿透生殖道的能力各不相同 [16]。在一项对 2521 对 HIV 感染状况不同的非洲夫妇进行的前瞻性研究中，生殖器 HIV RNA 浓度越高，异性传播 HIV-1 的风险越大，这种关系与血浆 HIV 浓度无关[17]。生殖器 HIV-1 RNA 水平每增加 1 log10，HIV 传播风险增加 1.7 倍[17]。然而，在血浆病毒载量不可检测的情况下，即使生殖道可检测到 HIV，仍然没有 HIV 传播的案例发生。

HIV 感染妇女在妊娠前开始抗逆转录病毒治疗可以降低伴侣之间传播 HIV 的风险，也可以进一步降低围产期传播 HIV 的风险[18]。有证据表明，早期和持续控制 HIV 可降低围产期传播的风险[19, 20]，但并不能完全消除围产期传播的风险。关于抗逆转录病毒治疗对早产和低出生体重的可能影响，各种报道不一，一些数据显示，这类结果可能在妊娠期接受抗逆转录病毒治疗的女性中更为常见[21-23]。

应与患者夫妇讨论妊娠前开始 ART 治疗的意义，以及严格维持血浆病毒载量低于检测限的必要性。强烈建议咨询 HIV 保健领域的专家。

安全妊娠的选择

当 HIV 感染女性与其性伴侣 HIV 血清学状态不一致的情况下，在排卵期，在家中或合适场所使用来自非 HIV 感染伴侣的精液进行人工授精是消除将 HIV 向非 HIV 感染伴侣传播风险的一种受孕选择。

当 HIV 感染男性与其性伴侣处于 HIV 血清学不一致情况下，使用非 HIV 感染捐献者的精子也是一种选择，可以避免将 HIV 传染给非 HIV 感染伴侣。

然而，如上文所述，研究表明，当 HIV 感染伴侣接受抗逆转录病毒治疗并证明血浆病毒载量持续低于检测限时，非 HIV 伴侣感染 HIV 的风险很低。对 HIV 感染状况不同的夫妇，在 HIV 感染方接受抗逆转录病毒治疗并实现持续的病毒抑制的情况下，无避孕套性行为仅限于排卵前 2～3 天和排卵日（受孕高峰），这是一种有效规避 HIV 传播风险的受孕方法。使用排卵试剂盒是确定受孕高峰时间的最佳方法。

当男方明确感染 HIV，其伴侣未感染时，使用精子制备技术结合宫腔内人工授精或卵胞浆内单精子注射进行体外受精的案例已有报道。然而，在目前的情况下，尤其是考虑到其价格不菲和技术要求高，如何合理应用精液制备技术尚不清楚。精子制备技术主要是在研究证明 ART 和暴露前预防治疗可以显著降低 HIV 性传播风险之前发展起来的。精子制备技术在男性不育的情况下可能是有用的。

▌ 不同 *HIV* 感染状况夫妇暴露前预防和监测

对于 HIV 感染状况不同的夫妇，在 HIV 感染者无法实现病毒抑制或病毒抑制状况未知的情况下（尽管已咨询），如果试图通过无套性交受孕，建议对未感染 HIV 伴侣进行抗逆转录病毒暴露前预防治疗（PrEP），以减少 HIV 性传播的风险。暴露前预防是为了让抗逆转录病毒药物在非 HIV 感染者体内（血浆和生殖道）达到足够的药物浓度，足以防止 HIV 感染。目前，美国食品药品管理局批准每日联合使用富马酸替诺福韦（TDF）和恩曲他滨作为暴露前预防方案。**依从性是关键问题**。仍应建议夫妻将无避孕套的性行为限制在生育高峰时期进行。如果 6 个月内仍没妊娠，建议进行包括精液分析等不孕症检查。HIV 和 ART 都可能与较高的异常精子发生率相关，如精子数低、活力低、畸形率高和精液量少。

早期评估表明，在不孕不育的情况下，应限制无保护性交的时间 [24-28]。

北京佑安医院孙丽君等人报道了 91 例 HIV 单阳夫妇生育的研究（其中 43 例男阳女阴，48 例女阳男阴），阳性一方都接受了有效的抗逆转录病毒治疗，阴性一方接受暴露前和暴露后预防，而且在排卵期性交以最大限度降低传播 HIV 风险。总共发生 196 次无套性交，100 例自然妊娠，生产 97 个新生儿。HIV 阴性一方没有一例发生 HIV 血清转换 [29]。

一项研究随访了 1013 对肯尼亚和乌干达 HIV 血清学不一致的夫妇（67% 的夫妇是女方 HIV 阳性），他们通过性传播 HIV 的风险很高。在实施了抗 HIV 的 ART 和 PrEP 综合治疗之后，没有男性伴侣被传染。在没有接受 ART 或 PrEP 的情况下，只发生了两例女方 HIV 感染事件（HIV 发病率为每 100 人年 0.2 例）[30]。

许多研究表明，无论男性或女性，PrEP 均可降低 HIV 感染风险，并将抗逆转录病毒药物耐药的风险降至最低。可能是因为依从性不足，也有研究未能证明 PrEP 的有效性 [7, 31, 36]。表 4 总结了 PrEP 的临床试验 [37]。

表4 暴露前预防治疗的临床试验

临床试验	研究人群	地点	干预	结局	结论
TDF2	1219名性活跃成人,55%男性,45%女性,94%未婚,90%年龄约21~29岁	博茨瓦纳	每日口服TDF/FTC	63%保护率	大于30%未完成研究,不能针对不同性别分别得出明确结论
PIP	4758对HIV血清学状况不一致的异性恋夫妇,38%女方HIV阴性;62%男方HIV阴性;98%已婚;平均年龄33岁	博茨瓦纳,肯尼亚,卢旺达,南非,坦桑尼亚,乌干达,赞比亚	每日口服TDF或TDF/FTC	TDF单药67%保护率;TDF/FTC联用有75%保护率	血清学不一致的夫妻可能是独特的群体
FEM-PrEP	1951名异性恋女性,年龄18~35岁,感染高风险人群	肯尼亚,南非,坦桑尼亚	每日口服TDF/FTC	2011年4月因无价值而终止	通过每月检测药物浓度来评价依从性的措施是趋势
VOICE MTN-003	5029名异性恋女性,年龄18~45岁,居住在HIV高流行地区	乌干达,南非,津巴布韦	每日口服TDF或TDF/FTC或每日局部使用TFV凝胶	研究中没有药物可以显著降低HIV感染的风险。每日口服TDF和TDF/FTC的有效性<0(分别为-48.8%和-4.2%);TFV凝胶可降低14.7%的HIV感染风险	依从性低;TDF组检测出30%的人使用TFV;TDF/FTC组检测出29%的人使用TFV;TFV组检测出25%的人使用TFV

摘自:Kashuba et al., Pre-exposure prophylaxis for HIV prevention: how to predict success: Table Antiretroviral-based HIV prevention studies. . 2012;379(9835):2409-2411.

缩写:FTC= 恩曲他滨;TDF= 富马酸替诺福韦二吡呋酯;TFV= 替诺福韦

妊娠和母乳喂养不是接受暴露前预防治疗的禁忌证[38-43]。没有证据表明妊娠早期间接受 TDF 或 FTC 治疗导致胎儿先天畸形的发生率有所增加[44]。对 HIV 感染母亲所生婴儿并通过母乳接触 TDF 的研究数据表明药物暴露剂量有限[45-48]。研究表明，妊娠期 HIV 感染率增高，由此导致围产期发生母婴传播的概率加大，因此建议在妊娠期使用避孕套。

对于 HIV 感染状况不同且试图受孕的夫妇（无套性行为仅限于受孕高峰期），HIV 感染一方已实现了病毒抑制，尚不清楚对非 HIV 感染方进行暴露前预防治疗是否能切实降低 HIV 性传播风险。对 PrEP 在不同条件下的效用进行了建模研究。在 Hoffman 等人的一项分析中，在感染男性伴接受 ART 治疗、病毒载量受到抑制、排卵期进行无套性行为以及优化其他可改变的传播风险时，PrEP 几乎没有提供额外的好处[49]。

如果临床医生选择在 HIV 感染状况不同的夫妇中使用 PrEP，则应对夫妇进行相关健康教育，包括治疗的潜在风险和获益以及所有可用于更安全受孕的替代方案。美国疾病预防控制中心已经发布了在性活跃的异性恋成年人中使用 PrEP 的指导方针。美国疾病预防控制中心建议，如果非 HIV 感染者与 HIV 感染伴侣有生育计划，则 HIV 阴性一方应在尝试妊娠前 1 个月及尝试妊娠后 1 个月坚持每日口服 TDF 加 FTC（恩曲他滨替诺福韦片）[50]。实验室检查方面，建议在基线及其后每 3 个月进行 1 次 HIV 诊断试验和妊娠相关检测；在基线及每 6 个月检测 1 次肾功能；在 PrEP 开始前检测有无合并乙型肝炎病毒感染，未接种乙肝疫苗或缺乏 HBV 免疫能力者，应接种乙肝疫苗。接受 PrEP 治疗的个人应接受有关急性 HIV 感染相关症状的健康教育，并建议在出现症状时立即与研究人员联系进行进一步评估。HIV 阴性的伴侣应经常接受 HIV 检测，以迅速发现 HIV 感染。一旦发现 HIV 感染，应停止使用 PrEP 抗逆转录病毒药物，以尽量减少发生耐药的可能性；如果已发生妊娠，应采取措施预防围产期母婴传播；如果未妊娠，则应停止试图受孕；应立即将患者转诊至 HIV 临床专家。当 PrEP 停止时，应监测慢性乙肝患者是否可能复燃[51]。强烈建议临床医生在"妊娠期抗病毒治疗登记信息系统"登记 PrEP 治疗期间妊娠的妇女。

▎ *夫妻双方均为 HIV 感染者（双阳家庭）*

双方都应该在抗逆转录病毒而且最大限度地达到病毒抑制后尝试受孕。对一夫一妻制的夫妇来说，在排卵期的无避孕套性行为（在任何其他时候都使用避孕套）是一种合理的选择。当双方都在接受抗逆转录病毒治疗并达到血浆病毒载量完全抑制时，HIV 重叠感染或感染耐药病毒的风险可以忽略不计[52]。

对有 *HIV* 感染配偶的非 *HIV* 感染孕妇的监测

和其他所有的孕妇一样，建议配偶为 HIV 感染的非 HIV 感染妇女接受 HIV 筛查。除非拒绝，否则 HIV 检测将作为围产期保健例行检查的常规内容。建议非 HIV 感染的孕妇始终使用避孕套，以减少 HIV 感染风险，并告知其 HIV 感染伴侣应接受抗逆转录病毒治疗并获得病毒学抑制。这些妇女应至少每 3 个月进行一次 HIV 检测，如果不知道伴侣的 HIV 病毒载量，则应增加检测次数。妊娠期的急性 HIV 感染增加了母婴传播的风险（见"急性感染"）。在分娩过程中出现疑似 HIV 血清学检测阳性的妇女应接受 HIV 抗原 / 抗体联合免疫检测，并在分娩过程中接受齐多夫定药物治疗。如果在分娩后才收到 HIV 血清学检测的结果，婴儿也可以开始服用抗逆转录病毒药物，直到检测结果阴性为止。如果临床医生怀疑该孕妇可能处于 HIV 血清学转换的"窗口期"（符合急性 HIV 感染的症状和体征），应联合检测血浆 HIV-RNA 和第四代 HIV 抗原 / 抗体检测。如果血浆 HIV-RNA 阴性，则应在 2 周内重复检测。应向有 HIV 感染配偶的阴性孕妇提供关于预防 HIV 感染方法的咨询，包括暴露前预防、其伴侣采用抗逆转录病毒疗法、使用避孕套。应向妇女提供有关急性 HIV 感染临床表现的健康宣教（即发热、咽炎、皮疹、肌肉痛、关节痛、腹泻和头痛），以及如果她们出现上述症状应寻求医疗救助和检测的重要性。

通过传统或快速 HIV 检测呈结果阳性的孕妇应得到适当的评估和干预，以减少 HIV 围产期传播，包括立即启动适当的抗逆转录病毒治疗，并根据相应指南考虑选择剖宫产（见"母婴传播与分娩方式"）。例如在分娩期间进行 HIV 快速检测等无法及时获得检测结果的情况下，仍建议采取干预措施，以减少 HIV 围产期传播（见"婴儿抗逆转录病毒治疗与预防措施"）。

应继续定期向有 HIV 感染伴侣的阴性孕妇宣教持续使用避孕套，以减少通过性传播途径 HIV 感染风险。还应劝告其伴侣加强 ART 治疗的依从性并需要获得持续的病毒学抑制，以减少 HIV 通过性传播的风险。在妊娠或哺乳期间 HIV 感染妇女很有可能将 HIV 传染给婴儿[53, 54]。

建议多学科协调医疗保健工作，包括 HIV 初级包间、妇产科、计划生育、病例管理和同伴支持。建议加强备孕和避孕的生育健康咨询。

▌ 对有 *HIV* 感染女性配偶的非 *HIV* 感染男性的监测

男性未感染 HIV，但计划与其 HIV 感染的女性配偶生育。这种情况下，应坚持使用避孕套，以减少通过性传播途径感染 HIV 的风险。同时，还应对其伴侣加强接受 ART 治疗的依从性并需要获得持续的病毒学抑制的咨询和健康教育，以减少 HIV 通过性传播的风险[7]。在不带避孕套性交尝试受妊娠期间应每 3 个月进行一次 HIV 检测。

美国全国围产期 HIV 热线（1-888-448-8765）可以为 HIV 单阳 / 双阳夫妇提供生育服务机构列表的资源。

◆ 参考文献

1.　Mitchell C, Hitti J, Paul K, et al. Cervicovaginal shedding of HIV type 1 is related to genital tract inflammation independent of changes in vaginal microbiota. *AIDS Res Hum Retroviruses*. 2011;27(1):35-39. Available at: http://www.ncbi.nlm.nih.gov/pubmed/20929397.

2.　Johnson LF, Lewis DA. The effect of genital tract infections on HIV-1 shedding in the genital tract: a systematic review and meta-analysis. *Sex Transm Dis*. 2008;35(11):946-959. Available at: http://www.ncbi.nlm.nih.gov/pubmed/18685546.

3.　Anderson BL, Firnhaber C, Liu T, et al. Effect of trichomoniasis therapy on genital HIV viral burden among African women. *Sex Transm Dis*. 2012;39(8):638-642. Available at: http://www.ncbi.nlm.nih.gov/pubmed/22797689.

4.　Blish CA, McClelland RS, Richardson BA, et al. Genital inflammation predicts HIV-1 shedding independent of plasma viral load and systemic inflammation. *J Acquir Immune Defic Syndr*. 2012;61(4):436-440. Available at: http://www.ncbi.nlm.nih.gov/pubmed/22878424.

5.　Homans J, Christensen S, Stiller T, et al. Permissive and protective factors associated with presence, level, and longitudinal pattern of cervicovaginal HIV shedding. *J Acquir Immune Defic Syndr*. 2012;60(1):99-110. Available at: http://www.ncbi.nlm.nih.gov/pubmed/22517416.

6.　Wall KM, Kilembe W, Vwalika B, et al. Risk of heterosexual HIV transmission attributable to sexually transmitted infections and non-specific genital inflammation in Zambian discordant couples, 1994-2012. *Int J Epidemiol*. 2017;46(5):1593-1606. Available at: https://www.ncbi.nlm.nih.gov/pubmed/28402442.

7.　Cohen MS, Chen YQ, McCauley M, et al. Antiretroviral therapy for the prevention of HIV-1 transmission. *N Engl J Med*. 2016;375(9):830-839. Available at: http://www.ncbi.nlm.nih.gov/pubmed/27424812.

8.　Rodger AJ, Cambiano V, Bruun T, et al. Sexual activity without condoms and risk of HIV transmission in serodifferent couples when the HIV-positive partner Is using suppressive antiretroviral therapy. *JAMA*. 2016;316(2):171-181. Available at: https://www.ncbi.nlm.nih.gov/pubmed/27404185.

9.　Del Romero J, Baza MB, Rio I, et al. Natural conception in HIV-serodiscordant couples with the infected partner in suppressive antiretroviral therapy: a prospective cohort study. *Medicine (Baltimore)*. 2016;95(30):e4398. Available at: https://www.ncbi.nlm.nih.gov/pubmed/27472733.

10.　Eshleman SH, Hudelson SE, Redd AD, et al. Treatment as prevention: characterization of partner infections in the HIV prevention trials network 052 trial. *J Acquir Immune Defic Syndr*. 2017;74(1):112-116. Available at: https://www.ncbi.nlm.nih.gov/pubmed/27532476.

11.　Sheth PM, Kovacs C, Kemal KS, et al. Persistent HIV RNA shedding in semen despite effective antiretroviral therapy. *AIDS*. 2009;23(15):2050-2054. Available at: http://www.ncbi.nlm.nih.gov/pubmed/19710596.

12.　Cu-Uvin S, DeLong AK, Venkatesh KK, et al. Genital tract HIV-1 RNA shedding among women with below detectable plasma viral load. *AIDS*. 2010;24(16):2489-2497. Available at: http://www.ncbi.nlm.nih.gov/pubmed/20736815.

13.　Politch JA, Mayer KH, Welles SL, et al. Highly active antiretroviral therapy does not completely suppress HIV in semen of sexually active HIV-infected men who have sex with men. *AIDS*. 2012. Available at: http://www.ncbi.nlm.nih.gov/pubmed/22441253.

14.　King CC, Ellington SR, Davis NL, et al. Prevalence, magnitude, and correlates of HIV-1 genital shedding in women on antiretroviral therapy. *J Infect Dis*. 2017;216(12):1534-1540. Available at: https://www.ncbi.nlm.nih.gov/pubmed/29240922.

15. Pasquier C, Walschaerts M, Raymond S, et al. Patterns of residual HIV-1 RNA shedding in the seminal plasma of patients on effective antiretroviral therapy. *Basic Clin Androl*. 2017;27:17. Available at: https://www.ncbi.nlm.nih.gov/pubmed/28904798.

16. Taylor S, Davies S. Antiretroviral drug concentrations in the male and female genital tract: implications for the sexual transmission of HIV. *Curr Opin HIV AIDS*. 2010;5(4):335-343. Available at: http://www.ncbi.nlm.nih.gov/pubmed/20543610.

17. Baeten JM, Kahle E, Lingappa JR, et al. Genital HIV-1 RNA predicts risk of heterosexual HIV-1 transmission. *Sci Transl Med*. 2011;3(77):77ra29. Available at: http://www.ncbi.nlm.nih.gov/pubmed/21471433.

18. Mandelbrot L, Tubiana R, Le Chenadec J, et al. No perinatal HIV-1 transmission from women with effective antiretroviral therapy starting before conception. *Clin Infect Dis*. 2015;61(11):1715-1725. Available at: http://www.ncbi.nlm.nih.gov/pubmed/26197844.

19. Townsend CL, Cortina-Borja M, Peckham CS, de Ruiter A, Lyall H, Tookey PA. Low rates of mother-to-child transmission of HIV following effective pregnancy interventions in the United Kingdom and Ireland, 2000-2006. *AIDS*. 2008;22(8):973-981. Available at: http://www.ncbi.nlm.nih.gov/pubmed/18453857.

20. Tubiana R, Le Chenadec J, Rouzioux C, et al. Factors associated with mother-to-child transmission of HIV-1 despite a maternal viral load <500 copies/mL at delivery: a case-control study nested in the French perinatal cohort (EPF-ANRS CO1). *Clin Infect Dis*. 2010;50(4):585-596. Available at: http://www.ncbi.nlm.nih.gov/pubmed/20070234.

21. Kourtis AP, Schmid CH, Jamieson DJ, Lau J. Use of antiretroviral therapy in pregnant HIV-infected women and the risk of premature delivery: a meta-analysis. *AIDS*. 2007;21(5):607-615. Available at: http://www.ncbi.nlm.nih.gov/pubmed/17314523.

22. Rudin C, Spaenhauer A, Keiser O, et al. Antiretroviral therapy during pregnancy and premature birth: analysis of Swiss data. *HIV Med*. 2011;12(4):228-235. Available at: http://www.ncbi.nlm.nih.gov/pubmed/20726902.

23. Jao J, Abrams EJ. Metabolic complications of *in utero* maternal HIV and antiretroviral exposure in HIV-exposed Infants. *Pediatr Infect Dis J*. 2014;33(7):734-740. Available at: http://www.ncbi.nlm.nih.gov/pubmed/24378947.

24. Garrido N, Meseguer M, Remohi J, Simon C, Pellicer A. Semen characteristics in human immunodeficiency virus (HIV)- and hepatitis C (HCV)-seropositive males: predictors of the success of viral removal after sperm washing. *Hum Reprod*. 2005;20(4):1028-1034. Available at: http://www.ncbi.nlm.nih.gov/pubmed/15608027.

25. Dulioust E, Du AL, Costagliola D, et al. Semen alterations in HIV-1 infected men. *Hum Reprod*. 2002;17(8):2112-2118. Available at: http://www.ncbi.nlm.nih.gov/pubmed/12151446.

26. Cardona-Maya W, Velilla P, Montoya CJ, Cadavid A, Rugeles MT. Presence of HIV-1 DNA in spermatozoa from HIV-positive patients: changes in the semen parameters. *Curr HIV Res*. 2009;7(4):418-424. Available at: http://www.ncbi.nlm.nih.gov/pubmed/19601777.

27. Bujan L, Sergerie M, Moinard N, et al. Decreased semen volume and spermatozoa motility in HIV-1-infected patients under antiretroviral treatment. *J Androl*. 2007;28(3):444-452. Available at: http://www.ncbi.nlm.nih.gov/pubmed/17215546.

28. Jeronimo A, Baza MB, Rio I, et al. Factors associated with seminal impairment in HIV-infected men under antiretroviral therapy. *Hum Reprod*. 2017;32(2):265-271. Available at: https://www.ncbi.nlm.nih.gov/pubmed/28007791.

29. Sun L, Wang F, Liu A, et al. Natural conception may be an acceptable option in HIV-serodiscordant couples in resource limited settings. *PLoS One*. 2015;10(11):e0142085. Available at: https://www.ncbi.nlm.nih.gov/pubmed/26540103.

30. Baeten JM, Heffron R, Kidoguchi L, et al. Integrated delivery of antiretroviral treatment and pre-exposure prophylaxis to HIV-1-serodiscordant couples: a prospective implementation study in Kenya and Uganda. *PLoS Med*. 2016;13(8):e1002099. Available at: https://www.ncbi.nlm.nih.gov/pubmed/27552090.

31. Abdool Karim Q, Abdool Karim SS, Frohlich JA, et al. Effectiveness and safety of tenofovir gel, an antiretroviral microbicide, for the prevention of HIV infection in women. *Science*. 2010;329(5996):1168-1174. Available at: http://www.ncbi.nlm.nih.gov/pubmed/20643915.

32. Grant RM, Lama JR, Anderson PL, et al. Preexposure chemoprophylaxis for HIV prevention in men who have sex with men. *N Engl J Med*. 2010;363(27):2587-2599. Available at: http://www.ncbi.nlm.nih.gov/pubmed/21091279.

33. Thigpen MC, Kebaabetswe PM, Paxton LA, et al. Antiretroviral preexposure prophylaxis for heterosexual HIV transmission in Botswana. *N Engl J Med*. 2012. Available at: http://www.ncbi.nlm.nih.gov/pubmed/22784038.

34. Aaron E, Cohan D. Preexposure prophylaxis for the prevention of HIV transmission to women. *AIDS*. 2013;27(1):F1-5. Available at: http://www.ncbi.nlm.nih.gov/pubmed/22914582.

35. Baeten J, Celum C. Oral antiretroviral chemoprophylaxis: current status. *Curr Opin HIV AIDS*. 2012;7(6):514-519. Available at: http://www.ncbi.nlm.nih.gov/pubmed/22964886.

36. Marrazzo JM, Ramjee G, Richardson BA, et al. Tenofovir-based preexposure prophylaxis for HIV pnfection among African women. *N Engl J Med*. 2015;372:509-518. Available at: http://www.nejm.org/doi/full/10.1056/NEJMoa1402269#t=article.

37. Kashuba AD, Patterson KB, Dumond JB, Cohen MS. Pre-exposure prophylaxis for HIV prevention: how to predict success. *Lancet*. 2012;379(9835):2409-2411. Available at: http://www.ncbi.nlm.nih.gov/pubmed/22153566.

38. Gray RH, Li X, Kigozi G, et al. Increased risk of incident HIV during pregnancy in Rakai, Uganda: a prospective study. *Lancet*. 2005;366(9492):1182-1188. Available at: http://www.ncbi.nlm.nih.gov/pubmed/16198767.

39. Morrison CS, Wang J, Van Der Pol B, Padian N, Salata RA, Richardson BA. Pregnancy and the risk of HIV-1 acquisition among women in Uganda and Zimbabwe. *AIDS*. 2007;21(8):1027-1034. Available at: http://www.ncbi.nlm.nih.gov/pubmed/17457097.

40. Moodley D, Esterhuizen TM, Pather T, Chetty V, Ngaleka L. High HIV incidence during pregnancy: compelling reason for repeat HIV testing. *AIDS*. 2009;23(10):1255-1259. Available at: http://www.ncbi.nlm.nih.gov/pubmed/19455017.

41. Moodley D, Esterhuizen T, Reddy L, et al. Incident HIV infection in pregnant and lactating women and its effect on mother-to-child transmission in South Africa. *J Infect Dis*. 2011;203(9):1231-1234. Available at: http://www.ncbi.nlm.nih.gov/pubmed/21398393.

42. Taha TE, James MM, Hoover DR, et al. Association of recent HIV infection and *in utero* HIV-1 transmission. *AIDS*. 2011;25(11):1357-1364. Available at: http://www.ncbi.nlm.nih.gov/pubmed/21572305.

43. Mofenson LM, Baggaley RC, Mameletzis I. Tenofovir disoproxil fumarate safety for women and their infants during pregnancy and breastfeeding. *AIDS*. 2017;31(2):213-232. Available at: https://www.ncbi.nlm.nih.gov/pubmed/27831952.

44. Antiretroviral Pregnancy Registry Steering Committee. Antiretroviral pregnancy registry international interim report for 1 January 1989–31 January 2018. Wilmington, NC: Registry Coordinating Center. 2018. Available at: http://www.apregistry.com/.

45. Johnson LF, Stinson K, Newell ML, et al. The contribution of maternal HIV seroconversion during late pregnancy and breastfeeding to mother-to-child transmission of HIV. *J Acquir Immune Defic Syndr*. 2012;59(4):417-425. Available at: http://www.ncbi.nlm.nih.gov/pubmed/22193774.

46. Benaboud S, Pruvost A, Coffie PA, et al. Concentrations of tenofovir and emtricitabine in breast milk of HIV-1-infected women in Abidjan, Cote d'Ivoire, in the ANRS 12109 tEmAA study, step 2. *Antimicrob Agents Chemother*. 2011;55(3):1315-1317. Available at: http://www.ncbi.nlm.nih.gov/pubmed/21173182.

47. Mirochnick M, Best BM, Clarke DF. Antiretroviral pharmacology: special issues regarding pregnant women and neonates. *Clinics in Perinatology*. 2010;37(4):907-927, xi. Available at: http://www.ncbi.nlm.nih.gov/pubmed/21078458.

48. Waitt C, Olagunju A, Nakalema S, et al. Plasma and breast milk pharmacokinetics of emtricitabine, tenofovir and lamivudine using dried blood and breast milk spots in nursing African mother-infant pairs. *J Antimicrob Chemother*. 2018;73(4):1013-1019. Available at: https://www.ncbi.nlm.nih.gov/pubmed/29309634.

49. Hoffman RM, Jaycocks A, Vardavas R, et al. Benefits of PrEP as an adjunctive method of HIV prevention during attempted conception between HIV-uninfected women and HIV-infected male partners. *J Infect Dis*. 2015. Available at: http://www.ncbi.nlm.nih.gov/pubmed/26092856.

50. Centers for Disease Control and Prevention. Preexposure prophylaxis for the prevention of HIV infection in the United States. 2017. Available at: https://www.cdc.gov/hiv/pdf/risk/prep/cdc-hiv-prep-guidelines-2017.pdf.

51. Lampe MA, Smith DK, Anderson GJ, Edwards AE, Nesheim SR. Achieving safe conception in HIV-discordant couples: the potential role of oral preexposure prophylaxis (PrEP) in the United States. *Am J Obstet Gynecol*. 2011;204(6):488 e481-488. Available at: http://www.ncbi.nlm.nih.gov/pubmed/21457911.

52. Waters L, Smit E. HIV-1 superinfection. *Curr Opin Infect Dis*. 2012;25(1):42-50. Available at: http://www.ncbi.nlm.nih.gov/pubmed/22156898.

53. Marinda ET, Moulton LH, Humphrey JH, et al. *In utero* and intra-partum HIV-1 transmission and acute HIV-1 infection during pregnancy: using the BED capture enzyme-immunoassay as a surrogate marker for acute infection. *Int J Epidemiol*. 2011;40(4):945-954. Available at: http://www.ncbi.nlm.nih.gov/pubmed/21471020.

54. Humphrey JH, Marinda E, Mutasa K, et al. Mother to child transmission of HIV among Zimbabwean women who seroconverted postnatally: prospective cohort study. *BMJ*. 2010;341:c6580. Available at: http://www.ncbi.nlm.nih.gov/pubmed/21177735.

产前护理

（2018 年 12 月 7 日最新更新；2018 年 12 月 7 日最新评审）

妊娠期使用抗逆转录病毒药物的总体原则

专家组的建议

- 对 HIV 感染孕产妇的基线评估应包括对 HIV 疾病状况的评估，以及启动、继续或更改抗逆转录病毒治疗方案的计划（A I）。美国全国围产期 HIV 热线（888-448-8765）就围产期 HIV 保健的所有方面提供免费临床咨询

- 无论其血浆 HIV RNA 拷贝数或 CD4 T 淋巴细胞计数如何，所有 HIV 感染孕妇应在妊娠期尽早启动抗逆转录病毒治疗，以防止围产期传播（A I）。建议 HIV 感染者终生、尤其是整个妊娠期将 HIV 载量控制在检测下限以下（A II）

- 为了尽量减少围产期传播的风险，应在所有时间点（包括产前和产时）向孕产妇和新生儿（A I）提供抗逆转录病毒药物

- 所有药物（包括在妊娠期和产后使用的抗逆转录病毒药物）的已知获益和潜在风险应与 HIV 感染孕产妇讨论（A III）

- 在患者咨询过程中应强调坚持抗逆转录病毒药物治疗的重要性（A II）

- ARV 耐药基因型研究应在初治（A II）或经治（A III）的妇女开始接受 ARV 药物治疗前进行（A II），同时应在 HIV-RNA 超过耐药检测阈值（即 >500 ~ 1000 拷贝 /ml）的妇女更换 ARV 药物治疗方案之前进行

- 在尚未接受抗逆转录病毒治疗的孕妇中，应在获得耐药检测结果之前启动抗逆转录病毒治疗，因为早期的病毒抑制与较低的传播风险有关。如果 ART 是在获得耐药检测结果之前启动的，必要时根据耐药检测结果更换治疗方案（B III）

- 协调产前保健人员、初级保健和 HIV 专门医护人员之间的服务，并酌情协调精神健康和药物滥用治疗服务、亲密伴侣暴力支助服务和公共援助项目，对于确保 HIV 感染妇女接受抗逆转录病毒药物治疗的依从性至关重要（A II）

- 医疗人员应就妊娠期产时和产后的关键考虑因素提供咨询，包括分娩方式、孕产妇终生 HIV 治疗方案、计划生育和避孕选择、婴儿喂养、婴儿抗逆转录病毒药物预防、婴儿 HIV 检测时机和新生儿包皮环切术（A III）

建议评级： A= 强；B= 中等；C= 可选

证据评级： I = 一项或多项具有临床结果和 / 或经验证的实验室终点的随机试验；II = 一项或多项设计良好的非随机试验或具有长期临床结果的观察性队列研究；III = 专家意见

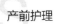

除了对所有孕妇进行标准产前评估外，对 HIV 感染妇女的基线评估还应包括对 HIV 疾病状况的评估和对与 HIV 有关的医疗保健建议。这一初步评估应包括以下内容：

· 回顾以往 HIV 相关疾病和过去 CD4 T 淋巴细胞计数和血浆 HIV-RNA 水平；
· 目前 CD4 细胞计数；
· 目前血浆 HIV-RNA 水平；
· 评估预防机会性感染的必要性，如肺孢子菌肺炎和鸟型分枝杆菌复合群感染（见"成人和青少年机会性感染指南"）；
· 除了乙型肝炎病毒的标准筛查外，还应筛查甲型肝炎病毒（HAV）、丙型肝炎病毒（HCV）和肺结核；
· 对梅毒、沙眼衣原体和淋病等性传播感染（STIs）的筛查和治疗[1-3]；
· 评估甲型肝炎、乙型肝炎、流感、肺炎球菌、百日咳疫苗接种的需求[4-5]；
· 全血细胞计数及肾和肝功能检测；
· 完善 HLA-B*5701 检测以明确是否能使用阿巴卡韦（ABC）（见表 10）；
· 既往和目前使用 ARV 情况，包括使用 ARV 预防围产期传播或治疗 HIV；服药依从性情况；
· 既往和目前 ARV 耐药检测结果；
· 既往服用抗逆转录病毒药物的不良反应或毒副作用。
· 筛查抑郁和焦虑，评估对支持性护理的需求（如心理健康服务、药物滥用治疗、戒烟），以及对确保终身抗逆转录病毒治疗的支持（ART）[6]；
· 筛查伴侣的暴力倾向，并评估对相关支持性照护的需求；
· 推荐性伴侣接受 HIV 检测和抗逆转录病毒药物治疗或预防治疗；
· 推荐儿童接受 HIV 检测。

▎美国全国围产期 *HIV* 热线

美国全国围产期 HIV 热线（888-448-8765）是一项由联邦资助的服务，为护理 HIV 感染妇女及其婴儿的服务人员提供免费临床咨询。

▎抗逆转录病毒药物如何预防围产期传播和改善孕产妇健康

所有 HIV 感染孕妇都应在妊娠早期接受抗逆转录病毒治疗，不论其病毒载量或 CD4 细胞数如何，以促进她们自身的健康和预防围产期 HIV 的传播。抗逆转录病毒药物对于维持产妇健康很重要，因为它们降低了 HIV 疾病进展速度，减少了机会性感染的风险和产妇死亡的风险。不论其 CD4 细胞计数和 HIV RNA 水平如何，抗逆转录病毒药物可降低所有孕妇围产期传播 HIV 的风险，抗逆转录病毒药物可降低所有孕妇围产期传播 HIV 的风险。抗逆转录病毒药物可以通过多种机制减少围产期 HIV 的传播。产前给药降低了母亲血液和阴道分泌物中的病毒载量[7-9]。严格坚持抗逆转录病毒方案，以实现快速的病毒抑制和最大限度地降低围产期传播的风险。虽然在 HIV-RNA 检测不到的妇女中，围产期传播的风险似乎极低，但是仍有接受 ART 治疗的孕妇出现围产期传播 HIV 的病例报道（详情见"妊娠期使用抗逆转录病毒药物的建议"）[10-13]。在接受抗逆转录病毒治疗的妇女中，即使是血浆病毒载量低于检测下限者，仍可在宫颈阴道分泌物检出少量的 HIV-RNA 和 DNA[14-16]。抗逆转录病毒药物渗透进入女性生殖道的情况因药物不同而不同[17-20]。

因为母亲的病毒血症并不是 HIV 传播的唯一危险因素，所以婴儿暴露前预防也应用于预防围产期传播。暴露前的预防是通过给母亲服用能穿透胎盘的抗逆转录病毒药物，并在胎儿体内产生足够的药物浓度来实现的。此外，婴儿暴露后预防是通过在婴儿出生后给药实现的，保护婴儿在临产和分娩过程中免受 HIV 游离病毒和细胞内病毒进入全身循环。干预治疗仅在分娩和 / 或给新生儿服用抗逆转录病毒药物时效力降低，证明了暴露前和暴露后预防措施在减少围产期传播方面的重要性[21-28]。为了预防 HIV 围产期传播，建议妊娠前抗逆转录病毒治疗、产前血浆病毒载量抑制、择期剖宫产（以最新的孕妇血浆病毒载量为指征和依据），产后继续使用静脉注射齐多夫定方案和婴儿使用抗逆转录病毒药物预防。

▌*药物选择的一般原则*

通常情况下，HIV 阳性孕产妇使用抗逆转录病毒治疗的指南与对未妊娠妇女是相同的。然而，"围产期指南"可能不同于"成人和青少年指南"。在某些情况下，基于对某些特定药物的担忧或妊娠期对新药使用的有限经验，需要更改方案（见表 6 和关于"妊娠期使用抗逆转录病毒药物的建议"）。

应与妇女讨论在妊娠期使用抗逆转录病毒药物的获益和风险（见表 10 和附录 B：妊娠期个体使用抗逆转录病毒药物的安全性和毒性）。虽然抗逆转录病毒药物对孕产妇健康和降低 HIV 母婴传播风险的有重大获益，但应正确看待这些药物的潜在风险。对孕妇使用抗逆转录病毒药物的咨询应是指导性和非强制性的，医疗人员应帮助妇女就使用抗逆转录病毒药物作出正确的决定。

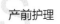

与妇女讨论启动抗逆转录病毒疗法应包括以下方面的信息：

· 孕产妇疾病进展的风险以及治疗带来的获益和风险；
· 抗逆转录病毒疗法对预防 HIV 围产期传播的获益[11]；
· 在病毒持续抑制的情况下，治疗可以减少 HIV 性传播发生率[29]；
· 严格坚持制定的药物方案是为了避免耐药，优化健康结局，最大程度地降低围产期 HIV 传播的风险；
· 抗逆转录病毒药物对母亲、胎儿和婴儿的潜在不利影响，包括与妇女可能已经服用的其他药物的潜在相互作用（见"妊娠期使用抗逆转录病毒药物的建议"）[30-32]；
· 婴儿在宫内暴露于抗逆转录病毒药物的长期观察数据有限，尤其是新型的抗逆转录病毒药物。

对于目前未接受治疗的 HIV 感染孕妇，应检测其血浆 HIV-RNA 水平，并启动抗逆转录病毒治疗。对血浆 HIV-RNA 水平高于耐药检测阈值（即大于 500～1000 拷贝 /ml）的妇女，应在开始抗逆转录病毒治疗前进行耐药检测；然而，因为早期的病毒抑制与围产期传播的风险较低有关，应在获得耐药性测试结果之前启动 ART 方案[33, 34]。必要时可以根据耐药检测结果修改 ART 方案[35]（见"妊娠期的抗逆转录病毒药物耐药性和耐药性检测"）。咨询应强调坚持抗逆转录病毒药物疗法的重要性，以最大限度地减少耐药的发生，并支持 ART 在实现病毒抑制方面的有效性。妊娠期依从性差的妇女在分娩时更有可能检测到 HIV 病毒载量[36]。

经胎盘转运抗逆转录病毒药物被认为是婴儿暴露前预防的重要机制。因此，在为孕妇选择 ARV 方案时，至少应包括一种具有高胎盘渗透性的核苷类逆转录酶抑制剂（见表 10）[37-41]。

▌患者咨询与保健

协调产前保健人员、初级保健和 HIV 专门医护人员、精神健康和药物滥用治疗服务以及公共援助方案之间的服务，对于确保 HIV 感染妇女在妊娠的所有阶段和产后都得到良好的支持至关重要。对 HIV 感染孕妇的医疗保健需要 HIV 专家和产科医护人员之间的协调和沟通。一般咨询应包括有关母婴传播危险因素。围产期传播 HIV 的风险与潜在的可改变因素有关，包括吸烟、非法使用药物和阴道感染。除了改善产妇健康外，戒烟、避免滥用药物、治疗性传播感染或其他生殖道感染可减少围产期传播的风险。应评估妇女的心理健康问题和遭受亲密伴侣暴力对待的风险，根据个人情况提供合适的服务。

此外，医护人员应开始向 HIV 感染妇女提供咨询，说明她们在临产、分娩和产后可能会发生的情况。讨论内容包括分娩方式和分娩过程中可能使用齐多夫定，以及产后的计划生育和避孕选择。医疗人员还应该讨论在分娩后简化妇女的抗逆转录病毒疗法的可能性，这有助于提高长期接受抗逆转录病毒治疗的依从性。预防产后传染给新生儿的讨论还应包括关于婴儿喂养、新生儿 ARV 预防、婴儿 HIV 诊断检测和避免咀嚼喂食的建议。

◆ 参考文献

1. Adachi K, Klausner JD, Bristow CC, et al. Chlamydia and gonorrhea in HIV-infected pregnant women and infant HIV transmission. *Sex Transm Dis*. 2015;42(10):554-565. Available at: http://www.ncbi.nlm.nih.gov/pubmed/26372927.

2. American College of Obstetricians Gynecologists' Committee on Practice Bulletins-Obstetrics. Practice bulletin No. 170: critical care in pregnancy. *Obstet Gynecol*. 2016;128(4):e147-154. Available at: https://www.ncbi.nlm.nih.gov/pubmed/27661653.

3. Sivarajah V, Venus K, Yudin MH, Murphy KE, Morrison SA, Tan DH. Does maternal HSV-2 coinfection increase mother-to-child transmission of HIV? a systematic review. *Sex Transm Infect*. 2017;93(8):535-542. Available at: https://www.ncbi.nlm.nih.gov/pubmed/28600331.

4. Rubin LG, Levin MJ, Ljungman P, et al. 2013 IDSA clinical practice guideline for vaccination of the immunocompromised host. *Clin Infect Dis*. 2014;58(3):e44-100. Available at: http://www.ncbi.nlm.nih.gov/pubmed/24311479.

5. Centers for Disease Control and Prevention. Guidelines for vaccinating pregnant women. 2017. Available at: https://www.cdc.gov/vaccines/pregnancy/hcp/guidelines.html.

6. American College of Obstetricians and Gynecologists. Screening for perinatal depression. 2015. Available at: https://www.acog.org/Clinical-Guidance-and-Publications/Committee-Opinions/Committee-on-Obstetric-Practice/Screening-for-Perinatal-Depression.

7. Pilotto JH, Velasque LS, Friedman RK, et al. Maternal outcomes after HAART for the prevention of mother-to-child transmission in HIV-infected women in Brazil. *Antivir Ther*. 2011;16(3):349-356. Available at: https://www.ncbi.nlm.nih.gov/pubmed/21555817.

8. Becquet R, Bland R, Ekouevi DK, Dabis F, Newell ML. Universal antiretroviral therapy among pregnant and postpartum HIV-infected women would improve maternal health and decrease postnatal HIV transmission. *AIDS*. 2010;24(8):1239-1241. Available at: https://www.ncbi.nlm.nih.gov/pubmed/20421749.

9. Becquet R, Ekouevi DK, Arrive E, et al. Universal antiretroviral therapy for pregnant and breast-feeding HIV-1-infected women: towards the elimination of mother-to-child transmission of HIV-1 in resource-limited settings. *Clin Infect Dis*. 2009;49(12):1936-1945. Available at: https://www.ncbi.nlm.nih.gov/pubmed/19916796.

10. Warszawski J, Tubiana R, Le Chenadec J, et al. Mother-to-child HIV transmission despite antiretroviral therapy in the ANRS French Perinatal Cohort. *AIDS*. 2008;22(2):289-299. Available at: http://www.ncbi.nlm.nih.gov/pubmed/18097232.

11. Tubiana R, Le Chenadec J, Rouzioux C, et al. Factors associated with mother-to-child transmission of HIV-1 despite a maternal viral load <500 copies/mL at delivery: a case-control study nested in the French perinatal cohort (EPF-ANRS CO1). *Clin Infect Dis*. 2010;50(4):585-596. Available at: http://www.ncbi.nlm.nih.gov/pubmed/20070234.

12. European Collaborative Study. Mother-to-child transmission of HIV infection in the era of highly active antiretroviral therapy. *Clin Infect Dis*. 2005;40(3):458-465. Available at: http://www.ncbi.nlm.nih.gov/pubmed/15668871.

13. Raffe SF, Savage C, Perry LA, et al. The management of HIV in pregnancy: a 10-year experience. *Eur J Obstet Gynecol Reprod Biol*. 2017;210:310-313. Available at: https://www.ncbi.nlm.nih.gov/pubmed/28110176.

14. Launay O, Tod M, Tschope I, et al. Residual HIV-1 RNA and HIV-1 DNA production in the genital tract reservoir of women treated with HAART: the prospective ANRS EP24 GYNODYN study. *Antivir Ther*. 2011;16(6):843-852. Available at: http://www.ncbi.nlm.nih.gov/pubmed/21900716.

15. Cu-Uvin S, DeLong AK, Venkatesh KK, et al. Genital tract HIV-1 RNA shedding among women with below detectable plasma viral load. *AIDS*. 2010;24(16):2489-2497. Available at: http://www.ncbi.nlm.nih.gov/pubmed/20736815.

16. Henning TR, Kissinger P, Lacour N, Meyaski-Schluter M, Clark R, Amedee AM. Elevated cervical white blood cell

infiltrate is associated with genital HIV detection in a longitudinal cohort of antiretroviral therapy-adherent women. *J Infect Dis*. 2010;202(10):1543-1552. Available at: http://www.ncbi.nlm.nih.gov/pubmed/20925530.

17. Yeh RF, Rezk NL, Kashuba AD, et al. Genital tract, cord blood, and amniotic fluid exposures of seven antiretroviral drugs during and after pregnancy in human immunodeficiency virus type 1-infected women. *Antimicrob Agents Chemother*. 2009;53(6):2367-2374. Available at: http://www.ncbi.nlm.nih.gov/pubmed/19307360.

18. Dumond JB, Yeh RF, Patterson KB, et al. Antiretroviral drug exposure in the female genital tract: implications for oral pre- and post-exposure prophylaxis. *AIDS*. 2007;21(14):1899-1907. Available at: http://www.ncbi.nlm.nih.gov/pubmed/17721097.

19. Else LJ, Taylor S, Back DJ, Khoo SH. Pharmacokinetics of antiretroviral drugs in anatomical sanctuary sites: the male and female genital tract. *Antivir Ther*. 2011;16(8):1149-1167. Available at: http://www.ncbi.nlm.nih.gov/pubmed/22155899.

20. Drake A, Kinuthia J, Materno D, et al. Plasma and genital HIV decline on ART among pregnant/postpartum women with recent HIV infection. Paper presented at: International AIDS Conference. 2016. Durban, South Africa.

21. Jackson JB, Musoke P, Fleming T, et al. Intrapartum and neonatal single-dose nevirapine compared with zidovudine for prevention of mother-to-child transmission of HIV-1 in Kampala, Uganda: 18-month follow-up of the HIVNET 012 randomised trial. *Lancet*. 2003;362(9387):859-868. Available at: http://www.ncbi.nlm.nih.gov/pubmed/13678973.

22. Petra Study Team. Efficacy of three short-course regimens of zidovudine and lamivudine in preventing early and late transmission of HIV-1 from mother to child in Tanzania, South Africa, and Uganda (Petra study): a randomised, double-blind, placebo-controlled trial. *Lancet*. 2002;359(9313):1178-1186. Available at: http://www.ncbi.nlm.nih.gov/pubmed/11955535.

23. Moodley D, Moodley J, Coovadia H, et al. A multicenter randomized controlled trial of nevirapine versus a combination of zidovudine and lamivudine to reduce intrapartum and early postpartum mother-to-child transmission of human immunodeficiency virus type 1. *J Infect Dis*. 2003;187(5):725-735. Available at: http://www.ncbi.nlm.nih.gov/pubmed/12599045.

24. Taha TE, Kumwenda NI, Gibbons A, et al. Short postexposure prophylaxis in newborn babies to reduce mother-to-child transmission of HIV-1: NVAZ randomised clinical trial. *Lancet*. 2003;362(9391):1171-1177. Available at: http://www.ncbi.nlm.nih.gov/pubmed/14568737.

25. Gaillard P, Fowler MG, Dabis F, et al. Use of antiretroviral drugs to prevent HIV-1 transmission through breast-feeding: from animal studies to randomized clinical trials. *J Acquir Immune Defic Syndr*. 2004;35(2):178-187. Available at: http://www.ncbi.nlm.nih.gov/pubmed/14722452.

26. Gray GE, Urban M, Chersich MF, et al. A randomized trial of two postexposure prophylaxis regimens to reduce mother-to-child HIV-1 transmission in infants of untreated mothers. *AIDS*. 2005;19(12):1289-1297. Available at: http://www.ncbi.nlm.nih.gov/pubmed/16052084.

27. Nielsen-Saines K, Watts H, Veloso VG, et al. Three postpartum antiretroviral regimens to prevent intrapartum HIV infection. *N Engl J Med*. 2012;366(25):2368-79. Available at: https://www.ncbi.nlm.nih.gov/pubmed/22716975.

28. Scott GB, Brogly SB, Muenz D, Stek AM, Read JS, IMPAACT P1025 Study Team. Missed opportunities for prevention of mother-to-child transmission of human immunodeficiency virus. *Obstet Gynecol*. 2017;129(4):621-628. Available at: https://www.ncbi.nlm.nih.gov/pubmed/28277349.

29. Cohen MS, Chen YQ, McCauley M, et al. Prevention of HIV-1 infection with early antiretroviral therapy. *N Engl J Med*. 2011;365(6):493-505. Available at: http://www.ncbi.nlm.nih.gov/pubmed/21767103.

30. Grignolo S, Agnello R, Gerbaldo D, et al. Pregnancy and neonatal outcomes among a cohort of HIV-infected women in a large Italian teaching hospital: a 30-year retrospective study. *Epidemiol Infect*. 2017;145(8):1658-1669. Available at: https://www.ncbi.nlm.nih.gov/pubmed/28325171.

31. Stringer E, Kendall M, Lockman S, et al. Pregnancy outcomes among HIV-infected women who conceived on antiretroviral therapy. Presented at: International AIDS Society. 2017. Paris, France.

32. Harrington B, Phulusa J, Melhado C, et al. Incidence of hepatotoxicity among HIV-positive pregnant women initiating efavirenz-based ART through option B+ in Malawi. Presented at: International AIDS Society; 2017; Paris, France.

33. Mandelbrot L, Tubiana R, Le Chenadec J, et al. No perinatal HIV-1 transmission from women with effective antiretroviral therapy starting before conception. *Clin Infect Dis*. 2015. Available at: http://www.ncbi.nlm.nih.gov/pubmed/26197844.

34. Favarato G, Bailey H, Burns F, Prieto L, Soriano-Arandes A, Thorne C. Migrant women living with HIV in Europe: are they facing inequalities in the prevention of mother-to-child-transmission of HIV?: the European pregnancy and paediatric HIV cohort collaboration (EPPICC) study group in EuroCoord. *Eur J Public Health*. 2017. Available at: https://www.ncbi.nlm.nih.gov/pubmed/28449111.

35. Tariq S, Townsend CL, Cortina-Borja M, et al. Use of zidovudine-sparing HAART in pregnant HIV-infected women in Europe: 2000-2009. *J Acquir Immune Defic Syndr*. 2011;57(4):326-333. Available at: http://www.ncbi.nlm.nih.gov/pubmed/21499113.

36. Katz IT, Leister E, Kacanek D, et al. Factors associated with lack of viral suppression at delivery among highly active antiretroviral therapy-naive women with HIV: a cohort study. *Ann Intern Med*. 2015;162(2):90-99. Available at: https://www.ncbi.nlm.nih.gov/pubmed/25599347.

37. Hirt D, Urien S, Rey E, et al. Population pharmacokinetics of emtricitabine in human immunodeficiency virus type 1-infected pregnant women and their neonates. *Antimicrob Agents Chemother*. 2009;53(3):1067-1073. Available at: http://www.ncbi.nlm.nih.gov/pubmed/19104016.

38. Hirt D, Urien S, Ekouevi DK, et al. Population pharmacokinetics of tenofovir in HIV-1-infected pregnant women and their neonates (ANRS 12109). *Clin Pharmacol Ther*. 2009;85(2):182-189. Available at: http://www.ncbi.nlm.nih.gov/pubmed/18987623.

39. Moodley D, Pillay K, Naidoo K, et al. Pharmacokinetics of zidovudine and lamivudine in neonates following coadministration of oral doses every 12 hours. *J Clin Pharmacol*. 2001;41(7):732-741. Available at: http://www.ncbi.nlm.nih.gov/pubmed/11452705.

40. Wade NA, Unadkat JD, Huang S, et al. Pharmacokinetics and safety of stavudine in HIV-infected pregnant women and their infants: pediatric AIDS clinical trials group protocol 332. *J Infect Dis*. 2004;190(12):2167-2174. Available at: http://www.ncbi.nlm.nih.gov/pubmed/15551216.

41. McCormack SA, Best BM. Protecting the fetus against HIV infection: a systematic review of placental transfer of antiretrovirals. *Clin Pharmacokinet*. 2014;53(11):989-1004. Available at: http://www.ncbi.nlm.nih.gov/pubmed/25223699.

致畸性

（2018 年 12 月 7 日最新更新；2018 年 12 月 7 日最新评审）

专家组的建议

- 所有在妊娠期接触 ARV 药物的病例都应向"妊娠期抗病毒治疗登记信息系统"报告（A Ⅲ）
- 大量研究表明 ARV 妊娠早期暴露与后期暴露的出生畸形率没有差别，可以告知妇女在妊娠期使用 ARV 治疗一般不会增加出生缺陷的风险（B Ⅲ），但多替拉韦（DTG）可能例外
- 专家组关于备孕和妊娠期使用 DTG 的临时建议：
- 因为可能增加神经管缺陷（NTDs）风险（A Ⅲ），不建议在备孕的未妊娠妇女或妊娠早期妇女中使用 DTG[b,c]
- 临床医生应与目前或即将开始 DTG 治疗的育龄妇女讨论可能增加的神经管畸形风险。
- 在开始 DTG 治疗前应进行妊娠试验（A Ⅲ）
- 备孕或不能持续有效避孕的妇女不应接受以 DTG 为基础的治疗方案（A Ⅲ）
- 为正在接受 DTG 治疗的孕妇以及在妊娠早期随诊的孕妇，[b,c] 提供咨询，告知她们继续接受 DTG 治疗的风险和获益或改用另一种 ARV 治疗方案（A Ⅲ）。同时应告知以下情况：
  - NTDs 可能已经发生；
  - 根据目前的孕龄，在妊娠早期以后 NTDs 发生的风险可能很小；
  - 无论何种抗逆转录病毒治疗方案或 HIV 状态，都存在 NTDs 发生的潜在风险（对于非 HIV 的妇女和正在接受不含 DTG 的 ART 方案的 HIV 妇女，发生风险：0.05% ~ 0.1%）；
  - 即使是在妊娠早期，更换 ART 方案也可能导致病毒反弹，可能增加围产期 HIV 传播的风险
- DTG 是孕妇在妊娠早期以后首选的整合酶抑制剂[b]；这是根据可获得的 PK、安全性和有效性数据确定的（A Ⅱ）
- 如果分娩后继续使用 DTG，临床医生应建议产后避孕并与患者讨论避孕选择（A Ⅲ）
- 更多信息，见"关于妊娠期使用 ARV 的建议"和"成人和青少年抗逆转录病毒指南"中关于妊娠期使用 DTG 的临时建议

专家组的建议
建议评级: A= 强;B= 中等;C= 可选
证据评级: I = 一项或多项具有临床结果和 / 或经验证的实验室终点的随机试验;II = 一项或多项设计良好的非随机试验或具有长期临床结果的观察性队列研究;III = 专家意见

[a] 这些建议是保守的、临时的建议,可能会被修订,将在 2019 年获得更多数据时加以说明

[b] 妊娠早期指从末次月经开始妊娠时间小于 14 周。"受孕后 12 周"一词在"成人和青少年抗逆转录病毒指南"中使用,与妊娠早期的定义一致

[c] 虽然美国食品药品管理局未批准将 DTG 用于妊娠早期,但某些围产期专家组成员会根据个别患者的情况,在妊娠 12 周时使用 DTG

◆ 妊娠早期暴露与出生缺陷

一般而言,在妊娠期接受 ARV 治疗的观察性研究中登记的妇女所生胎儿和婴儿出生缺陷的报告令人放心,并发现在妊娠早期和孕晚期 ARV 药物暴露之间的出生缺陷率没有差异[1-4]。"妊娠期抗病毒治疗登记信息系统"对卫生保健人员提供的妊娠期接触抗逆转录病毒药物的前瞻性病例进行了初步分析。在这项分析中,在妊娠早期暴露于任何 ARV 药物的妇女(8909 人中有 244 例暴露;95%CI 2.4 ~ 3.1)中,出生缺陷的患病率为每 100 个活产婴儿中发生 2.7 例。出生缺陷的患病率与在妊娠中期和 / 或晚期初次暴露的妇女并无显著差异(每 100 个活产婴儿发生 2.8 例;患病率比 0.99,95%CI 0.83 ~ 1.18)[5]。

◆ 多替拉韦(DTG)在备孕和妊娠早期中的应用

2018 年 5 月,在 Botswana 进行的由美国国家卫生研究院(National Institutes of Health,NIH)资助的一项关于接受抗逆转录病毒治疗(ART)孕妇生产结果的观察性监测研究进行了一项计划外的中期评估。该研究发现,426 名在接受多替拉韦方案孕产妇分娩的婴儿中有 4 例(0.94%)发生神经管缺陷(neural tube defects,NTDs)[6]。这些数据在 2018 年 7 月计划的分析中进行了更新。妊娠前接受 DTG 治疗的妇女所生婴儿没有发现新的NTDs,而妊娠前接受 DTG 药物的孕妇数增加,从而导致发生 NTD 的发生率降低 [4/596 名妇女(0.67%)] 和 NTDs 风险进行修正(95%CI 0.26% ~ 1.7%,$P<0.01$)[7]。但这一风险仍然高于接受依非韦伦基础抗逆转录病毒治疗的妇女(0.05%)或任何未含 DTG 方案的抗逆转录病毒治疗的妇女中所观察到的风险。重要的是,在早期发表的一篇关于博茨瓦纳妇女在妊娠期开始DTG 或 EFV 治疗的结果的文章中,研究人员报告说,在妊娠前 3 个月开始

DTG 治疗的 280 名妇女所生婴儿中，出生缺陷率为 0。所有妇女均在 >4 周孕周时开始 ART 治疗，大部分在 >6 周孕周时开始抗病毒药物治疗。此外，729 名在妊娠中期或晚期开始服用 DTG 的孕妇所生婴儿中没有出生缺陷[8]。截至 2018 年 7 月更新，3104 名在妊娠期任一阶段开始服用 DTG 的妇女所生婴儿中观察到 1 例 NTD（0.03%）；在这个病例中，DTG 开始于妊娠第 8 周。**注：**该研究仍在进行中，预计本研究和其他调查的数据将在 2019 年提供更多关于宫内暴露于 DTG 安全性的信息。

在月经正常的妇女中，神经管在受孕后约 4 周或在最后一次月经后 6 周闭合。来自博茨瓦纳的早期数据表明，在观察到的四种缺陷中，有两种可能是在妊娠早期神经管闭合后发生的（神经管形成后事件）。如果 DTG 和 NTDs 之间存在因果关系，则以下的问题仍未解决：
· 作用机制可能是什么；
· 叶酸是否是调节因素（因此补充叶酸是否会降低风险）；
· 其他整合酶抑制剂是否存在这种风险。

艾滋病病毒感染妊娠妇女治疗及预防艾滋病病毒母婴传播专家组鼓励所有卫生保健人员前瞻性地向"妊娠期抗病毒治疗登记信息系统"报告 HIV 感染孕妇个人的抗逆转录病毒药物暴露情况。

专家组与"成人和青少年抗逆转录病毒指南"专家组协商，制定了关于在备孕期和妊娠期使用抗逆转录病毒药物的临时建议（见"妊娠期抗逆转录病毒药物的使用推荐"、"HIV 感染育龄妇女提供妊娠前咨询和保健的建议"，以及关于"成人和青少年抗逆转录病毒药物使用指南"）。在获得更多数据之前，专家组建议不应在妊娠早期 3 个月（妊娠后 14 周以内）期间开始 DTG 治疗。如需更多指导，请与围产期 HIV 热线（888）448-8765 联系。

孕妇摄入某种特定药物对胎儿的潜在危害不仅取决于药物本身，还取决于所摄入的药物剂量、药物暴露时胎儿的胎龄、暴露持续时间、胎儿同时接触的药物的相互作用以及母亲和胎儿的基因构成。

妊娠期使用特定药物的安全性信息来自动物毒性数据、观察性研究、注册数据和临床试验。药物选择应个体化，并在开始治疗前与患者讨论。临床医生还必须考虑个别药物从临床前和临床试验获得的有效数据。临床前资料包括致癌性、致残性 / 致突变性、生殖和致畸作用的体外和动物体内筛选试验结果。然而，这类试验对人体不良影响的预测价值尚不清楚。

仍要继续收集有关暴露于美国食品药品管理局批准的抗逆转录病毒药物的婴儿的胎盘通透、药代动力学、妊娠安全和长期安全性数据。但是，数据仍然非常有限，特别是对于较新的药物（见"附录 B：妊娠期个人使用抗逆转录病毒药物的安全性和毒性"）。对于注册表数据的分析，来自 200 名在妊娠早期暴露于抗逆转录病毒药物的婴儿出生结果数据表明与该药物相关的总体出生缺陷风险增加了 2.2 倍。美国新生儿出生缺陷患病率为 2.8%[5]，然而，需要更多婴儿数据来验证少见特定出生缺陷的发生风险是否增加，随着未暴露人群中出生缺陷发生频率降低，所需接受抗逆转录病毒药物治疗婴儿的人数也在增加[9]。

一项基于人群的前瞻性队列研究使用了魁北克妊娠队列中 214 240 例妊娠受试者数据，发现与一般人群出生缺陷风险相比，198 名在妊娠早期暴露于抗逆转录病毒药物的婴儿总体出生缺陷风险没有增加（10.3% vs 8.6%，P=0.41）[10]。两组诊断出生缺陷的中位时间相似（53 天），表明在随访期间发现了许多无症状缺陷。暴露于 ARV 的婴儿出生缺陷患病率与未暴露婴儿相似。

个别病例报道提出对特定抗逆转录病毒药物的担忧。大多数评估抗逆转录病毒药物暴露与出生缺陷相关性的研究并不评估母体叶酸使用或体内水平。叶酸拮抗剂（如甲氧苄氨嘧啶 - 磺胺甲噁唑）在某些（而不是全部）研究中发现与出生缺陷风险增加有关，而这些叶酸拮抗剂有可能用于 HIV 疾病进程晚期的妇女[11]。在评估抗逆转录病毒药物与出生缺陷之间的任何潜在关联时，需考虑叶酸拮抗剂和叶酸补充剂的可能作用[12]。孕妇吸烟和饮酒也可能成为混杂因素。

◆ 特定的药物

依非韦伦（EFV）

由于一项针对非人类灵长类动物的小型研究结果，妊娠期使用 EFV 的情况受到了越来越多关注。20 只幼龄猕猴在胎龄 20～150 天接受依非韦伦治疗，维持其血药浓度与治疗剂量下的人类血药浓度相当，其中 3 只观察到明显出生畸形[14]。畸形表现包括一只猴子无脑和单侧无眼畸形，另一只猴子

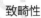

小眼畸形，第三只猴子腭裂。于人类而言，"妊娠期抗病毒治疗登记信息系统"监测了足够数量的妊娠早期暴露于 EFV 的患者情况，检测出总体出生缺陷风险至少增加了两倍；然而，并没有检测到动物实验相应的畸形病变增加。990 名妊娠早期暴露于 EFV 的婴儿中有 22 名（2.2%）被发现有出生缺陷，其中包括 1 例脊髓脊膜膨出和 1 例无眼畸形[5]。

两份有重叠数据集的出版物调查了少数暴露于依非韦伦的妊娠妇女，报告了妊娠早期接受依非韦伦治疗者生育婴儿先天缺陷的患病率高于自然人群本底发生率[2, 15]。在这些研究中，没有 EFV 特异畸形：1 例卵圆孔未闭，1 例腹裂，1 例多指畸形，1 例囊型脊柱裂，1 例斜头畸形，1 例阿诺德 - 加里畸形，以及 1 例足趾畸形。

在一份关于法国围产期队列 5388 例妊娠早期暴露于抗逆转录病毒药物的新生儿研究报告中，使用欧洲先天性畸形出生缺陷分级类系统进行初步分析，妊娠早期使用抗逆转录病毒药物与出生缺陷增加并不相关[16]。使用亚特兰大都市先天性缺陷项目（MACDP）出生缺陷分类（"妊娠期抗病毒治疗登记信息系统"使用的系统）的后续分析显示，妊娠早期 EFV 暴露与神经管缺陷之间存在关系。然而，分析中报告的四种神经缺陷中没有一种是神经管畸形，而且并非缺失同一胚层[17]。截至 2018 年 1 月的"妊娠期抗病毒治疗登记信息系统"数据，包括 1023 名妊娠早期接触 ARV 药物婴儿在内，共有 24 名婴儿有出生缺陷（2.35%；（95%CI 1.51～3.47）；194 例妊娠晚期暴露婴儿中有 3 例合并出生缺陷（1.5%；95%CI 0.3～4.5）[5]。一项荟萃分析纳入了 23 项研究的数据，这些研究报告了 2026 例妊娠早期的暴露情况。研究发现，与服用其他抗逆转录病毒药物的孕妇相比，在妊娠早期服用依非韦伦（EFV）孕妇所生婴儿的整体出生缺陷风险没有增加（RR 0.78；95%CI 0.56～1.08），共观察到 1 例 NTD，发生率为 0.05%（95%CI<0.01～0.28）[18]。在这项荟萃分析中，报告的妊娠早期暴露于 EFV 病例数量足以排除 NTD 等低发病率出生缺陷增加两倍的可能性。NTD 在美国总人口中的发病率为 0.02%～0.2%[9, 18]。

在之前的围产期 ART 指南中，由于担心潜在致畸性，不建议在孕龄 8 周之前使用 EFV。根据上文总结的数据，现行围产期指南并不限制孕龄 8 周前使用 EFV，这与英国艾滋病协会和世界卫生组织关于在妊娠期使用抗逆转录病毒药物指导方针一致[19, 20]。重要的是，使用含 EFV 抗逆转录病毒治疗并达到病毒学抑制，且耐受性良好的孕产妇应该维持原有治疗方案。

富马酸替诺福韦二吡呋酯

富马酸替诺福韦二吡呋酯（TDF）对啮齿动物和猴子没有致畸作用。"妊娠期抗病毒治疗登记信息系统"数据显示，在妊娠早期 TDF 暴露的 3342 名妇女所生婴儿中，有 76 名有出生缺陷，这意味着妊娠早期 TDF 暴露的婴儿的出生缺陷发生率为 2.3%，与一般人群发生率相似[5]。近期发表的有关 TDF 治疗 HIV 感染孕妇、乙型肝炎、HIV 暴露前预防的综述发现，对比安慰剂或其他抗逆转录病毒药物治疗方案，没有证据表明含 TDF 治疗方案会增加流产、死胎、早产、小于胎龄儿风险或婴儿死亡率[21]。一项最新的关于 HIV 感染孕妇使用 TDF 的荟萃分析发现，与 TDF 有关的先天性畸形发生率没有增加（RR 1.03；95%CI，0.83 ~ 1.28）[22]。

给予妊娠猕猴高剂量 TDF 导致血药浓度曲线下面积达到人类治疗剂量 25 倍，与对孕妇的毒副作用相关，这可以导致胎儿循环中胰岛素样生长因子（IGF）-1 水平低下，IGF 结合蛋白 3 水平较高，出生儿体重更低。胎儿骨孔隙度也略有下降。一项关于人类新生儿的研究评估了 74 名在子宫内暴露于 8 周 TDF 的婴儿和 69 名未暴露于 TDF 的婴儿在出生 4 周内的全身双能 X 线吸收仪（DXA）扫描。TDF 组调整后平均全身骨矿物质含量（BMC）显著降低 6.3 g（$P = 0.004$）；TDF 组全身无头 BMC 也显著降低（-2.6 g，$P = 0.056$）[23]。随后的一项 DXA 研究评估了随机接受含 TDF 的 ART、不含 TDF 的 ART 或齐多夫定 + 单剂量奈韦拉平治疗的 HIV 感染妇女所生婴儿（-2.6g，$P=0.056$）。随后一项 DXA 研究对随机接受含 TDF 的 ART、不含 TDF 的 ART 或齐多夫定 + 单剂量奈韦拉平的妇女所生婴儿进行了评估。两组婴儿全身 BMC 均显著低于齐多夫定 + 奈韦拉平组，但两组间整体 BMC 差异无统计学意义（$P>0.05$），但两组间 BMC 差异无显著性（$P>0.05$），但差异无显著性（$P>0.05$）。比较腰椎 BMC 发现，不同组之间没有显著差异[24]。

一项通过连续超声评估妊娠期（<10 周、10 ~ 24 周和 ≥ 25 周）接受含 TDF 的 ART 妇女的胎儿长骨（股骨和肱骨）生长研究发现，子宫内 TDF 暴露持续时间与股骨和肱骨 z 评分的变化之间没有相关性（分别是 $P=0.51$ 和 $P=0.40$）[25]。一项随访研究评估了同一队列婴儿的线性生长。1 岁以内线性生长与宫内 TDF 暴露无关[26]。在一项荟萃分析中，对 TDF 暴露的婴儿和未接触 TDF 婴儿进行了出生时的人体测量和 1 岁时的体重评估，结果表明，上述数据在两组婴儿之间没有显著的差异[22]。一项研究报告结果显示，对比

接触其他 ART 治疗方案的婴儿，在宫内暴露于含 TDF 治疗方案的婴儿在 1 岁时的身长和头围得分低[27]。比较 2[23] ~ 5 岁儿童[28]生长发育的研究发现，子宫内暴露于 TDF 的儿童与未暴露于 TDF 的儿童在生长发育方面没有显著差异。综上所述，目前数据并不表明在妊娠期接触含 TDF 药物对骨密度或生长发育有显著的影响。

没有临床研究报告与孕母使用丙酚替诺福韦（TAF）相关的新生儿结局。

其他药物

法国的一项研究包括了 1994 年至 2010 年间发生的 13124 例活产婴儿，其中有 5388 名婴儿（42%）在妊娠早期暴露于抗逆转录病毒药物。作者报告了妊娠早期暴露于齐多夫定与先天性心脏缺陷（主要是心室（58%）和心房（18%）间隔缺损）之间调整后存在显著的相关性（aOR 2.2；95%CI 1.3 ~ 3.7）。因为对所有 HIV 暴露的婴儿都进行了胎儿超声检查，而且出生后室间隔缺损自发性闭合是很常见的，所以临床意义不确定[17]。对 16 304 例前瞻性登记的妊娠妇女进行了分析，比较了产前接触含齐多夫定和非齐多夫定 ART 方案的婴儿发生室间隔缺损和先天性心脏病的风险。与法国的研究相反，这项分析发现两组之间心脏缺陷的风险是相似的[29]。最近一项结合了 Meta 分析和医疗数据库中关于 ART 处方和婴儿结局的数据的研究，与接触其他 ART 方案的婴儿相比，没有发现在妊娠早期接触过齐多夫定的婴儿中，总体缺陷（OR=1.11；95%CI=0.80 ~ 1.55）或心脏缺陷（OR=1.30；95%CI= 0.63 ~ 2.71））有显著增加[30]。此外，一项研究还调查了 417 例婴儿左心室功能和结构的超声心动图参数。其中一些婴儿接触过 HIV 和抗逆转录病毒药物，但没有 HIV 感染，而另一些婴儿则没有接触过 HIV 或抗逆转录病毒药物。当这些儿童在 2 ~ 7 岁接受测试时，暴露组和非暴露组的左心室功能和结构在临床上没有显著差异[13]。

在包括 2580 名活产婴儿的儿童 HIV 队列研究的一项分析中，妊娠早期服用抗逆转录病毒药物总体上与出生缺陷风险增加无[31]。在调整相关因素后的分析中，阿扎那韦是唯一与妊娠早期暴露导致出生缺陷有关的抗逆转录病毒药物，主要表现皮肤和肌肉骨骼缺陷。然而，在抗逆转录病毒治疗妊娠登记处的资料中，在 1235 名新生儿中，妊娠的头 3 个月暴露于阿扎那韦的婴儿的出生缺陷并没有增加[5]。

抗逆转录病毒治疗妊娠登记系统中，监测了足够数量的妊娠早期暴露情况，以发现达芦那韦（DRV）、去羟肌苷（DDI）、依非韦伦（EFV）、茚地那韦、多替拉韦（DTG）、利匹韦林（RPV）、司他夫定（D4T）总体出生缺陷风险至少增加两倍，但是迄今仍未发现这种增长情况。对于阿巴卡韦（ABC）、阿扎那韦、恩曲他滨（FTC）、拉米夫定（3TC）、洛匹那韦、奈非那韦、奈韦拉平（NVP）、利托那韦、替诺福韦（TDF）和齐多夫定（AZT），已监测了足够数量的妊娠早期暴露情况，以发现总体出生缺陷风险至少增加 1.5 倍，心血管和泌尿生殖系统的出生缺陷风险增加 2 倍，但迄今尚未发现此类增长情况。当将抗逆转录病毒治疗妊娠登记处的数据与基于美国人群的亚特兰大都市先天性缺陷项目（MACDP）监测数据进行比较时，观察到 DDI 和奈非那韦的总体出生缺陷率略有增加（具有统计学意义）[5]。DDI 和奈非那韦的置信区间的下界（分别为 2.9% 和 2.8%）略高于亚特兰大都市先天性缺陷项目（MACDP）率的上限（2.72%），但与得克萨斯州出生缺陷注册率的 4.17% 相比并不高（这是另外一个在抗逆转录病毒治疗妊娠登记处使用的比测仪）。无论是使用 DDI 还是奈非那韦，都没有发现特定的缺陷类型，这一统计方法的临床相关性尚不清楚。抗逆转录病毒治疗妊娠登记处将继续监测 DDI 和奈非那韦所致的任何出生缺陷的信号或类型。

详情请查阅"附录 B：妊娠期个体使用抗逆转录病毒药物的安全性和毒性"。

妊娠期抗病毒治疗登记信息系统

强烈建议护理 HIV 感染孕妇及其新生儿的卫生保健人员尽早向"妊娠期抗病毒治疗登记信息系统"报告患者产期抗逆转录病毒药物的暴露情况（单药或联合使用多种抗逆转录病毒药物）。这是一个流行病学项目，目的是为了评估这些药物的潜在致畸性，收集有关妊娠期 ARV 暴露的观察性和非实验数据。登记的数据将用于补充动物毒理学研究，并协助临床医生权衡个体患者治疗的潜在风险和获益。抗逆转录病毒治疗妊娠登记处是制药企业与产科和儿科医生咨询委员会的一个合作项目。登记不使用患者姓名，登记工作人员从报告医生那里获得出生结果随访信息。

美国妊娠期抗病毒治疗登记信息系统联系方式：
Research Park
1011 Ashes Drive

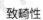

Wilmington，NC 28405

Telephone：1-800-258-4263

Fax：1-800-800-1052

http://www.APRegistry.com

◆ 参考文献

1. Watts DH, Huang S, Culnane M, et al. Birth defects among a cohort of infants born to HIV-infected women on antiretroviral medication. *J Perinat Med*. 2011;39(2):163-170. Available at: http://www.ncbi.nlm.nih.gov/pubmed/21142844.

2. Knapp KM, Brogly SB, Muenz DG, et al. Prevalence of congenital anomalies in infants with *in utero* exposure to antiretrovirals. *Pediatr Infect Dis J*. 2012;31(2):164-170. Available at: http://www.ncbi.nlm.nih.gov/pubmed/21983213.

3. da Costa TP, Machado ES, et al. Malformations among HIV vertically exposed newborns – results from a Brazilian cohort study. Presented at: 6th IAS Conference on HIV Pathogenesis and Treatment and Prevention. 2011. Rome, Italy.

4. Floridia M, Mastroiacovo P, Tamburrini E, et al. Birth defects in a national cohort of pregnant women with HIV infection in Italy, 2001–2011. *BJOG*. 2013;120(12):1466-1475. Available at: http://www.ncbi.nlm.nih.gov/pubmed/23721372.

5. Antiretroviral Pregnancy Registry Steering Committee. Antiretroviral pregnancy registry international interim report for 1 January 1989–31 January 2018. Wilmington, NC: Registry Coordinating Center. 2018. Available at: http://www.apregistry.com/.

6. Zash R, Makhema J, Shapiro RL. Neural-tube defects with dolutegravir treatment from the time of conception. *N Engl J Med*. 2018. Available at: https://www.ncbi.nlm.nih.gov/pubmed/30037297.

7. Zash R, Holmes L, Makhema J, et al. Surveillance for neural tube defects following antiretroviral exposure from conception. Presented at: 22nd International AIDS Conference. 2018. Amsterdam, Netherlands. Available at: http://www.natap.org/2018/IAC/IAC_52.htm.

8. Zash R, Jacobson DL, Diseko M, et al. Comparative safety of dolutegravir-based or efavirenz-based antiretroviral treatment started during pregnancy in Botswana: an observational study. *Lancet Glob Health*. 2018;6(7):e804-e810. Available at: https://www.ncbi.nlm.nih.gov/pubmed/29880310.

9. Watts DH. Teratogenicity risk of antiretroviral therapy in pregnancy. *Curr HIV/AIDS Rep*. 2007;4(3):135-140. Available at: http://www.ncbi.nlm.nih.gov/pubmed/17883999.

10. Berard A, Sheehy O, Zhao JP, et al. Antiretroviral combination use during pregnancy and the risk of major congenital malformations. *AIDS*. 2017;31(16):2267-2277. Available at: https://www.ncbi.nlm.nih.gov/pubmed/28806195.

11. Ford N, Shubber Z, Jao J, Abrams EJ, Frigati L, Mofenson L. Safety of cotrimoxazole in pregnancy: a systematic review and meta-analysis. *J Acquir Immune Defic Syndr*. 2014;66(5):512-521. Available at: http://www.ncbi.nlm.nih.gov/pubmed/24853309.

12. Jungmann EM, Mercey D, DeRuiter A, et al. Is first trimester exposure to the combination of antiretroviral therapy and folate antagonists a risk factor for congenital abnormalities? *Sex Transm Infect*. 2001;77(6):441-443. Available at: http://www.ncbi.nlm.nih.gov/pubmed/11714944.

13. Lipshultz SE, Williams PL, Zeldow B, et al. Cardiac effects of *in-utero* exposure to antiretroviral therapy in HIV-uninfected children born to HIV-infected mothers. *AIDS*. 2015;29(1):91-100. Available at: http://www.ncbi.nlm.nih.gov/pubmed/25562493.

14. Efavirenz [package insert]. Food and Drug Administration. 2016. Available at: http://www.accessdata.fda.gov/drugsatfda_docs/label/2016/020972s049-021360s038lbl.pdf.

15. Brogly SB, Abzug MJ, Watts DH, et al. Birth defects among children born to human immunodeficiency virus-infected women: pediatric AIDS clinical trials protocols 219 and 219C. *Pediatr Infect Dis J*. 2010;29(8):721-727. Available at: http://www.ncbi.nlm.nih.gov/pubmed/20539252.

16. Sibiude J, Mandelbrot L, Blanche S, et al. Association between prenatal exposure to antiretroviral therapy and birth defects: an analysis of the French perinatal cohort study (ANRS CO1/CO11). *PLoS Med*. 2014;11(4):e1001635. Available at: http://www.ncbi.nlm.nih.gov/pubmed/24781315.

17. Mofenson LM, Watts DH. Safety of pediatric HIV elimination: the growing population of HIV- and antiretroviral-exposed but uninfected infants. *PLoS Med*. 2014;11(4):e1001636. Available at: http://www.ncbi.nlm.nih.gov/pubmed/24781352.

18. Ford N, Mofenson L, Shubber Z, et al. Safety of efavirenz in the first trimester of pregnancy: an updated systematic review and meta-analysis. *AIDS*. 2014;28 Suppl 2:S123-131. Available at: http://www.ncbi.nlm.nih.gov/pubmed/24849471.

19. de Ruiter A, Taylor GP, Clayden P, et al. British HIV Association guidelines for the management of HIV infection in pregnant women 2012 (2014 interim review). *HIV Med*. 2014;15 Suppl 4:1-77. Available at: http://www.ncbi.nlm.nih.gov/pubmed/25604045.

20. World Health Organization. Consolidated guidelines on the use of antiretroviral drugs for treating and prevention HIV infection—recommendations for a public health approach; second edition. 2016. Available at: http://www.who.int/hiv/pub/arv/arv-2016/en/.

21. Mofenson LM, Baggaley RC, Mameletzis I. Tenofovir disoproxil fumarate safety for women and their infants during pregnancy and breastfeeding. *AIDS*. 2017;31(2):213-232. Available at: https://www.ncbi.nlm.nih.gov/pubmed/27831952.

22. Nachega JB, Uthman OA, Mofenson LM, et al. Safety of tenofovir disoproxil fumarate-based antiretroviral therapy regimens in pregnancy for HIV-infected women and their Infants: a systematic review and meta-analysis. *J Acquir Immune Defic Syndr*. 2017;76(1):1-12. Available at: https://www.ncbi.nlm.nih.gov/pubmed/28291053.

23. Siberry GK, Jacobson DL, Kalkwarf HJ, et al. Lower newborn bone mineral content associated with maternal use of tenofovir disoproxil fumarate during pregnancy. *Clin Infect Dis*. 2015. Available at: http://www.ncbi.nlm.nih.gov/pubmed/26060285.

24. Siberry G, Tierney C, Stanix-Chibanda L. Impact of maternal tenofovir disoproxil fumarate (TDF) use on HIV-exposed newborn bone mineral content. Presented at: Conference on Retroviruses and Opportunistic Infections. 2016. Boston, MA.

25. Jao J, Abrams EJ, Phillips T, Petro G, Zerbe A, Myer L. *In utero* tenofovir exposure is not associated with fetal long bone growth. *Clin Infect Dis*. 2016. Available at: http://www.ncbi.nlm.nih.gov/pubmed/27009251.

26. le Roux SM, Jao J, Brittain K, et al. Tenofovir exposure *in utero* and linear growth in HIV-exposed, uninfected infants. *AIDS*. 2017;31(1):97-104. Available at: https://www.ncbi.nlm.nih.gov/pubmed/27898591.

27. Siberry GK, Williams PL, Mendez H, et al. Safety of tenofovir use during pregnancy: early growth outcomes in HIV-exposed uninfected infants. *AIDS*. 2012;26(9):1151-1159. Available at: http://www.ncbi.nlm.nih.gov/pubmed/22382151.

28. Gibb DM, Kizito H, Russell EC, et al. Pregnancy and infant outcomes among HIV-infected women taking long-term ART with and without tenofovir in the DART trial. *PLoS Med*. 2012;9(5):e1001217. Available at: http://www.ncbi.nlm.nih.gov/pubmed/22615543.

29. Vannappagari V, Albano JD, Koram N, Tilson H, Scheuerle AE, Napier MD. Prenatal exposure to zidovudine and risk for ventricular septal defects and congenital heart defects: data from the antiretroviral pregnancy registry. *Eur J Obstet Gynecol Reprod Biol*. 2016;197:6-10. Available at: http://www.ncbi.nlm.nih.gov/pubmed/26687320.

30. Rough K, Sun JW, Seage GR 3rd, et al. Zidovudine use in pregnancy and congenital malformations. *AIDS*. 2017;31(12):1733-1743. Available at: https://www.ncbi.nlm.nih.gov/pubmed/28537936.

31. Williams PL, Crain MJ, Yildirim C, et al. Congenital anomalies and *in utero* antiretroviral exposure in human immunodeficiency virus-exposed uninfected infants. *JAMA Pediatr*. 2015;169(1):48-55. Available at: http://www.ncbi.nlm.nih.gov/pubmed/25383770.

抗逆转录病毒药物联合用药方案与孕产妇和新生儿结局

（2018 年 12 月 7 日最新更新；2018 年 12 月 7 日最新评审）

专家组的建议

· 临床医生应意识到接受抗逆转录病毒治疗的孕妇发生新生儿不良结局（例如早产）的风险可能增加。然而，考虑到抗病毒治疗对妇女健康和预防围产期 HIV 传播的明显获益，不应因担心改变妊娠结局而停止抗逆转录病毒治疗（A Ⅱ）

建议评级：A= 强；B= 中等；C= 可选
证据评级：Ⅰ = 一项或多项具有临床结果和／或经验证的实验室终点的随机试验；Ⅱ = 一项或多项设计良好的非随机试验或具有长期临床结果的观察性队列研究；Ⅲ = 专家意见

接受抗逆转录病毒治疗（ART）的 HIV 感染妇女发生不良妊娠结局的风险可能增加，包括早产（PTD）（即在孕 37 周之前分娩）、低出生体重（LBW）（小于 2500g）和小于胎龄儿（SGA）（出生体重小于预期胎龄的10%）。在本节中，HIV 感染孕妇治疗和预防 HIV 围产期传播专家小组总结了关于抗逆转录病毒治疗和产妇、新生儿不良妊娠结局的已公布数据。有限数据表明妊娠期高血压疾病（HDP）与孕母 HIV 感染之间有潜在的关联。

我们回顾和总结了 1986 年至 2018 年期间有关 HIV 感染孕产妇和新生儿结局的研究。这些研究是在欧洲、北美、撒哈拉以南非洲和拉丁美洲进行的。研究的规模和研究设计有很大的不同；每个研究的参与者人数从 183 人到 10 592 人不等。这些研究中评价的 ART 方案不同，可能包括：

· 不使用 ART
· 单药疗法，定义为只使用单一的抗逆转录病毒药物
· 双药联合治疗，定义为同时使用两种抗逆转录病毒药物
· 多药联合治疗，定义为同时使用大于等于 3 抗逆转录病毒药物：非特定（多药）、核苷类逆转录酶抑制剂（多种 NRTI）、非核苷类逆转录酶抑制剂（多种 NNRTI）、蛋白酶抑制剂（多种 PI）、非基于 PI 方案（多种非PI）或特定的抗逆转录病毒药物。

表 5 列出了已发表的高质量研究报告，这些研究报告了使用 ART 对妊娠结局的潜在影响。提供了有关 PTD、LBW 和 SGA 的研究结论。大多数研究提供了有关 PTD 的数据，很少有研究报告 LBW、SGA 和死产的案例。

◆ 妊娠结局

‖ *早产*

在本节中回顾的大多数研究都报告了与 PTD 相关的结果。在报告 ART 使用和 PTD 之间关联的研究中，PTD 的相对风险比（RR/OR）在 1.2 到 3.4 之间 [1-21]。

关于 PTD 和 ART 使用之间关系的相互矛盾的发现可能受到可供分析的数据可变性的影响（例如，一些研究报告称，与妊娠后期相比，在妊娠前或妊娠早期开始 ART 治疗时，PTD 的发生率有所增加）。来自产妇的因素，如艾滋病的严重程度可能影响妊娠期开始抗逆转录病毒疗治疗的时机。这些变量可能与早产相关，但与 ART 的使用无关 [22-24]。为了控制与早产相关的医疗或产科因素，两项研究单独评估了自发性早产。一项研究包括在妊娠期开始 ART 治疗的妇女。这两项研究都没有报告 ART 的使用与 PTD 之间的关系 [25, 26]。两项大型的荟萃分析研究，分别纳入 11 224 和 37 877 例育龄期女性受试者，囊括了 14 项和 17 项研究，均没有发现妊娠期使用 ART 的妇女早产率增加 [4, 27]。总而言之，本章节引用的研究都没有对可能与 PTD 有关的所有潜在混杂因素进行全面控制。

‖ *早产与妊娠前抗逆转录病毒治疗药物暴露*

一些研究报告了妊娠前开始 ART 与早产之间存在关系 [1, 19-21, 28, 29]。研究结果的 RR 和 OR 在 1.20 ～ 2.05 之间，但在多因素分析中相关性减弱 [14]。这些研究是在欧洲、拉丁美洲、非洲和北美进行的，包括各种 ART 疗法（包括非 ART、单药、双药和多药联合治疗方案）。一项纳入 2000 多名接受多药 ART 治疗的妇女的回顾性队列研究没有显示妊娠前开始 ART 与早产之间的关系 [29]。

‖ *与早产分娩相关的抗逆转录病毒治疗方案*

基于蛋白酶抑制剂的方案（PI）

临床研究考察了基于 PI 的 ART 与 PTD 之间的关系。这些研究纳入了欧洲、北美和非洲人群。早产风险从 1.14 到 3.4[1, 3-6, 8, 15, 17-19, 21, 25, 30, 31]。6 项研究均没有显示基于 PI 的 ART 与早产之间存在显著相关性[15, 25, 30-33]。最近 PROMISE 临床试验研究将齐多夫定（AZT）单药治疗与克力芝（LPV/r）联合两种核苷类抗逆转录酶抑制剂（齐多夫定 / 拉米夫定或替诺福韦 / 恩曲他滨）为基础的多药联合治疗方案进行对比[34]。与接受 AZT 单药治疗的妇女相比，接受 AZT/3TC/LPV/r 方案的妇女发生极早期早产（早于孕 34 周）风险更大（$P<0.010$）。接受 TDF/FTC/LPV/r 治疗的妇女发生极早期早产的风险比接受 AZT/3TC/LPV/r 治疗组更高（$P=0.04$），与 AZT 单药治疗组之间不存在显著性差异（$P=0.10$）。

与不含增效的蛋白酶抑制剂方案相比，以利托那韦为基础的 PI 方案可能与早产相关[15]。一项英国和爱尔兰纳入 6000 多名妇女的研究表明，妊娠前接受基于 PI 的 ART 方案（特别是 LPV/r）的 HIV 感染孕妇，发生 PTD 的比率增加。当患者 CD4 细胞计数 <350 个 /mm³ 时发生早产的风险更大（调整风险比 aOR=1.99；95% 可信区间 1.02 ~ 3.85）[21]。一项结合 ART 毒性监测研究（SMARTT）、国际母婴青少年艾滋病临床试验（IMPAACT）的回顾性队列研究中，共报告了 4646 例活产结果，研究结果表明接受 PI 治疗方案的妇女中发生早产和低体重出生儿的发生率为 19%[19]。一项纳入 10 项研究（8 项前瞻性队列研究、1 项随机对照试验和 1 项监测研究）的小规模荟萃分析表明，使用基于 PI 的 ART 增加了早产的风险，调整后的 OR 值（aOR）为 1.32（95%CI，1.04 ~ 1.6），I²=47%（异质性中等）。在评估妊娠早期和孕晚期启动含蛋白酶抑制剂的抗逆转录病毒治疗方案的效果时，合并效应无显著意义[35]。

非蛋白酶抑制剂方案

接触单一核苷类逆转录酶抑制剂的 ART 治疗方案（主要是齐多夫定）与早产发生无关[1]。南非接受 FTC/TDF/NVP 方案 HIV 感染妇女发生早产的风险比非 HIV 感染的妇女高（aOR=1.2，95%CI 1 ~ 1.5）[20]；其他研究发现，接受多药联合 ART 方案妇女比双药联合 ART 发生早产的风险高[9]，将非核苷类逆转录酶抑制剂为基础的 ART 与其他 ART 方案[23]进行比较时，PTD 发生率增加[23]。一项来自南非的回顾性队列研究发现，当与以 NVP 为基础的 ART 治疗方案或其他多药联合 ART 治疗方案比较时，使用 EFV/FTC/TDF 的南非妇女发生 PTD、SGA 或 LBW 风险增加[29]。在一项纳入 17 项研究的荟萃分析中，接受含 TDF 的 ART 治疗的 HIV 感染妇女（n=37 877）与不含替诺福韦的 ART 患者相比，含 TDF 组发生 PTD 风险较低（RR=0.9；95%CI，0.81 ~ 0.99，I^2=59%）[27]。

早产机制

蛋白酶抑制剂可能增加孕妇早产风险的潜在作用机制尚不清楚。Papp 等人在细胞培养、小鼠模型和 HIV 感染孕妇体内进行的研究表明，接受蛋白酶抑制剂（除了达芦那韦）可以降低血浆孕酮水平。妊娠期血浆孕酮水平降低可能与流产、早产和低体重出生儿相关[36]。PAPP 等人随后证实，血清孕酮水平低下的 HIV 感染孕妇在接受基于 PI 的 ART 治疗后，人胎盘 20-α- 羟基类固醇脱氢酶（一种使血清孕酮失活的酶）水平升高。与对照组相比，这些妇女的催乳素水平也较低[37]。

其他妊娠结局: 低出生体重、小于胎龄儿和死胎

除了评估 ART 对早产的影响外，一些研究还评估了其他妊娠结局，包括 LBW、SGA 和死产。低体重出生儿的发生率从 7.4% 到 36% 不等[8, 14, 16, 18-20, 24, 30, 31, 34, 38-40]。已有 6 项研究表明，使用任何方案的 ART 治疗和低体重出生儿之间都有联系[16, 20, 33, 34, 39-41]。

一些研究表明 ART 使用和 SGA 之间有联系。SGA 发生率在 7.3% ~ 31% 之间[11, 14, 16, 18, 20, 21, 24, 29, 32, 33, 42, 43]。在一项比较妊娠期开始单药抗病毒治疗与妊娠前接受多药联合 ART 治疗并在妊娠期维持原治疗方案的效果的研究中，ART 与重度 SGA 有关（RR=1.34；95%CI 0.98 ~ 1.84）[16]。来自博茨瓦纳的三项研究表明，ART 的使用（无论是否使用蛋白酶抑制剂）与 SGA 正相关[11, 18, 44]。妊娠期维持妊娠前 ART 治疗方案（aOR=1.8；95%CI 1.6 ~ 2.1）和妊娠期开始 ART 治疗可能和 SGA 相关（aOR=1.5，95%CI 1.2 ~ 1.9）[11]；与 FTC/TDF/EFV 方案相比，以 NVP 为基础的 ART 方案和以 LPV/r 为基础的 ART 方案均与 SGA 发病率增加有关[18]。相比之下，一项关于妊娠前服用 TDF/FTC/EFV、基于 NVP 的 ART 或其他多药联合 ART 方案的 HIV 感染孕妇的回顾性队列研究没有发现这些方案 SGA 之间存在任何关系[29]。在荷兰，妊娠前服用含 PI 的 ART 治疗方案的 HIV 感染妇女所生婴儿出现 SGA 的风险高于接受以 NNRTI 为基础的 ART 治疗者（OR=1.35；95%CI，1.03-1.77）[33]。

11 项研究报告的死产率从 0.5% 到 11.4% 不等[7, 11, 12, 14, 18, 24, 28, 31, 39, 40]。两项研究评估了妊娠期维持妊娠前 ART 治疗方案和妊娠期开始 ART 治疗与

死产之间的关系，数据包括非 PI 方案和 PI 方案。妊娠期维持妊娠前 ART 治疗方案的妇女（aOR=1.5；95%CI，1.2 ~ 1.8）和妊娠期开始 ART 治疗的妇女（aOR=2.5；95%CI，1.6 ~ 3.5）出现死产的风险更高[11]。在后期的研究中，与使用 FTC/TDF/FTC 的 HIV 感染孕妇对比，使用 AZT/3TC/NVP 治疗方案者的死产率显著增加[18]。在后一项研究中，使用齐多夫定 / 拉米夫定 / 奈韦拉平与使用 FTC/TDF/EFV 相比，死产率显著增加。与在妊娠期开始 ART 治疗者相比，在妊娠前开始 ART 治疗的南非 HIV 感染孕妇所生子女的围产期死亡率（包括死胎和新生儿死亡）较高（OR=3.25；95%CI，1.38 ~ 8.04）。在纳入 17 项研究的荟萃分析中，有 37 877 名 HIV 感染妇女接受了抗逆转录病毒治疗，其中 3 项研究包括死产结局分析。接受含 TDF 的 ART 方案的 HIV 感染妇女的死产风险低于不使用 TDF 的妇女（合并 RR=0.6；95%CI，0.43 ~ 0.84，I^2=72%）[27]。

▍ 产妇结局

妊娠期高血压疾病

有限的数据表明，妊娠期高血压疾病与孕妇 HIV 感染之间存在关联。早期的荟萃分析[45]报道了两者之间的关联，但近期的 Meta 分析[46]没有揭示母亲 HIV 感染与妊娠高血压、先兆子痫或子痫之间的明确关联。意大利的一项研究显示，将 HIV 感染孕妇与未感染 HIV 孕妇进行比较，前者发生早发型和晚发型先兆子痫、重度先兆子痫的风险增加（aOR=2.50；95%CI，1.51 ~ 4.15；aOR=2.64；95%CI，1.82 ~ 3.85；aOR=2.03；95%CI，1.26 ~ 3.28）[47]。

很少有研究评估多药联合 ART 是否与发生先兆子痫的高风险相关。目前还没有研究评估特定 ARV 对孕妇高血压疾病的影响。在 NISDI 队列中，与未接触 ART 的妇女相比，在妊娠头 3 个月接受 ART 治疗的妇女发生先兆子痫的风险增加（aOR=2.3；95%CI，1.1 ~ 4.9）[48, 49]。对南非数据的二次分析结果显示，在 CD4 细胞计数低（低于 200 个 /mm³）的孕妇中，将妊娠期未接受 ART 治疗的孕妇与接受多药联合 ART 的孕妇作比较，后者因高血压性疾病死亡的风险更大（RR=1.15；95%CI，1.02 ~ 1.29）[50]。最近发表的一项关于南非 HIV 感染妇女的回顾性研究表明，妊娠前接受抗逆转录病毒治疗的妇女和妊娠前没有接受抗逆转录病毒治疗的妇女患 HPD 的比率相似（分别为 15.7% 和 14.9%）。与未感染 HIV 妇女相比，携带 HIV 的妇女患 HDP 的可能性小（OR=0.67；95%CI，0.48 ~ 0.93）[28]。目前尚不清楚 HIV 和 HDP

的潜在关联是否反映了启动 ART 启动治疗导致的免疫重建在增加先兆子痫 / 子痫相关炎症反应中发挥作用，或者 ART 是否对这一结局有直接影响。

▌ 新型抗逆转录病毒药物对妊娠结局的未知影响

关于新的 ARV 类别对不良妊娠结局的影响，数据还不够充分。因此不在本节讨论与包括整合酶抑制剂、融合抑制剂和 CCR5 拮抗剂在内的这些药物相关的潜在不良妊娠结局。

▌ 总结

临床医生应该意识到应用 ART 预防 HIV 围产期传播可能会增加产妇和新生儿不良结局的风险。鉴于 ART 对产妇健康有明显好处，并可降低围产期传播的风险，因此不应因为担心增加不良结局的风险而停止使用这些药物。在获得更多信息之前，接受 ART 的 HIV 感染孕妇应继续使用其医疗人员推荐的治疗方案。应考虑对包括 PTD 在内的妊娠并发症进行额外监测[51]。

表5 抗逆转录病毒治疗与早产关系的研究结果

研究国家；研究日期	妊娠总人数 / 使用 ARV 药物的总人数	ARV 治疗方案比较（数量）	ARV 治疗方案与早产的关系	备注
欧洲合作研究和瑞士母婴 HIV 队列研究；1986 – 2000 年[1]	3920/896	·单药(573) ·多药 - 不含 PI (215) ·多药 - 含 PI (108)	·相关（与非 ARV 治疗对比） ·多药：1.82 (1.13 ~ 2.92) ·多药 - 含 PI: 2.60 (1.43 ~ 4.7)	·相比妊娠晚期而言，妊娠前开始使用 ARV 治疗者 PTD 的发生率增加
美国 1990 – 1998 年[30]	3266/2123	·单药(1590) ·多药(396) ·多药(137)	·多药 - 不相关（与单药比较） ·多药 - 含 PI: 0.95 (0.60 ~ 1.48) ·多药 - 含 PI: 1.45 (0.81 ~ 2.50)	·7 项前瞻性临床研究
欧洲协作研究；1986 – 2004 年[52]	4372/2033	·单药(704) ·双药(254) ·多药(1075)	·相关（与单药 / 双药对比） ·妊娠者多药治疗：1.88(1.34 ~ 2.65) ·妊娠前多药治疗：2.05(1.43 ~ 2.95)	·N/A

续表

研究国家；研究日期	妊娠总人数 / 使用 ARV 药物的总人数	ARV 治疗方案比较（数量）	ARV 治疗方案与早产的关系	备注
美国；1990 – 2002 年 [41]	2543/ 未提供	妊娠早期 （≤ 25 周）： · 单药（621） · ≥ 2 ARVs 不含 PI 或 NNRTI（198） · 多药 - 含 NNRTI 或含 PI（357） 孕晚期 （≥ 32 周）： · 单药（932） · ≥ 2 ARVs 不含 PI 或 NNRTI（258） · 多药 - 含 NNRTI 或含 PI（588）	· 不相关（与单药治疗相比） · 任何 ARV 与早产之间没有关联	· 接受任何 ARV、含有 ZDV 的 ART 和其他 ARV 治疗方案的患者发生 PTD 的风险均低于未接受 ARV 者
美国；1990 – 2002 年 [3]	1337/999	· 单药（492） · 多药 - 不含 PI（373） · 多药 -PI（134）	· 相关（与单药治疗和不含 PI 多药治疗相比） · 多药 - 含 PI 治疗：1.8（1.1 ~ 3.03）	· 多药方案 - 含 PI 专为 HIV 晚期患者和在其他多种 ARV 治疗方案中经历病毒学失败的患者而设
巴西、阿根廷、墨西哥、巴拿马；2002 – 2005 年 [38]	681/681	· 单药 / 双药 NRTI（94） · 多药 - 含 NNRTI（257） · 多药 - 含 PI（330）	· 不相关（与单药 / 双药方案 - 含 NRTI 比较） · 任何 ARV 治疗方案与 PTD 之间没有关联	· 所有患者均在妊娠接受抗逆转录病毒治疗（≥ 28 天） · 先兆子痫 / 子痫、剖宫产、糖尿病和低 BMI 与 PTD 有关

续表

研究国家；研究日期	妊娠总人数 / 使用 ARV 药物的总人数	ARV 治疗方案比较（数量）	ARV 治疗方案与早产的关系	备注
Meta 分析，欧洲与美国；1986—2004 年[4]	11224/未提供	· 多药 - 不含 PI（包括双药方案）或多药 - 含 PI（2556）	· 相关（只对比是否含 PI 的多药方案） · 含 PI 多药方案与不含 PI 多药方案对比：1.35（1.08 ~ 1.70）	· 14 项关于早产结局的研究,5 项进行了 ARV 比较 · 产前接受抗逆转录病毒治疗的患者发生早产的总体风险没有增加 · 妊娠前和妊娠早期接受 ARV 组较晚用组 PTD 发生风险明显升高（$P<0.05$）
意大利；2001 – 2006 年[5]	419/366	· 妊娠中期多药 - 含 PI（97） · 孕晚期多药 - 含 PI（146）	· 相关 · 妊娠中期多药 - 含 PI：2.24（1.22 ~ 4.12） · 孕晚期多药 - 含 PI：2.81（1.46 ~ 5.39）	· 多因素分析结果显示与 HCV 有关
美国；1989 – 2004[6]	8793/6228	· 单药（2621） · 双药（1044） · 多药 - 不含 PI（1781） · 多药 - 含 PI（782）	· 相关（与双药方案对比） · 多药 - 含 PI：1.21（1.04 ~ 1.40）	· 缺乏产前 ARV 与 PTD 有关 · PTD 和 LBW 随时间延长而减少

研究国家；研究日期	妊娠总人数 / 使用 ARV 药物的总人数	ARV 治疗方案比较（数量）	ARV 治疗方案与早产的关系	备注
英国, 冰岛；1990 – 2005 年[7]	5009/4445	· 单药 / 双药（1061） · 多药 -NNRTI 或多药 -PI（3384）	· 相关（与单药 / 双药方案对比） · 多药 - 含 PI 或多药 - 含 NNRTI: 1.51（1.19 ~ 1.93）	· 含或不含 PI 的多药联合治疗方案发生 PTD 的增加风险类似 · 与使用抗逆转录病毒药物的时间无关
德国, 澳大利亚；1995 – 2001 年[8]	183/183	· 单药（77） · 双药（31） · 多药 -NNRTI（54） · 多药 -PI（21）	· 相关（与单药对比） · 多药 - 含 PI: 3.40（1.13 ~ 10.2）	N/A
美国；2002 – 2007 年[25]	777/777	· 单药（6） · 双药（11） · 多药 - 不含 PI（202） · 多药 - 含 PI（558）	· 不相关（对比含 PI 与不含 PI 方案） · 多药含 -PI: 1.22（0.70 ~ 2.12）	· 所有患者在妊娠期均开始使用抗逆转录病毒治疗 · 研究仅分析自发性早产
瑞士母婴 HIV 队列研究；1985 – 2007 年[9]	1180/941	· 单药（94） · 双药（53） · 多药 -PI 或多药 - 非 PI（409） · 多药 -PI（385）	· 相关（与非 ARV 对比） · 多药: 2.5（1.4 ~ 4.3）	· 与无 ARV 治疗组相比, 单药 / 双药治疗方案与 PTD 无关联。 · 不受抗逆转录病毒药物持续时间或产妇风险因素的影响

续表

研究国家；研究日期	妊娠总人数 / 使用 ARV 药物的总人数	ARV 治疗方案比较（数量）	ARV 治疗方案与早产的关系	备注
博茨瓦纳；2006—2008 年[10]	530/530	· 多 药 -NRTI，ABC+ZDV+3TC(263) · 多药 -PI, LPV/r + ZDV + 3TC (267)	· 相关 · 多药 - 含 PI 与多药 - 含 NRTI 比较：2.03(1.26～3.27)	· 对孕 26～34 周开始的抗逆转录病毒随机对照临床试验数据进行二次分析，以预防围产期传播。 · 所 有 CD4 细胞计数 >200 个 /mm³
博茨瓦纳；2007—2010 年[44]	4347/3659	· ARV 方案不定 (70) · 单药(2473) · 多 药(1116)，91% · 多药 -NNRTI	· 不相关 · 多药 -ART 与极早期 PTD 不相关(孕 32 周前早产)	· 观察性研究；妊娠前接受多药联合 ART 治疗与极早期 SGA 和孕妇妊娠高血压疾病有关
西班牙；1986—2010 年[26]	519/371	· 单 药 / 双 药 NRTI(73) · 所有多药联合方案(298) · 多 药 - 含 PI (178)	· 不相关(对比不用药与单药 / 双药方案) · 自发性 PTD 与妊娠前或妊娠期接受多药 ART 无关 (含 PI)	· PTD 与妊娠后半程接受多药联合 ART 治疗有关
博茨瓦纳；2009—2011 年[11]	9504/7915	· 单药(4625) · All 多药(3290) · 多药 -PI(312)	· 相关(妊娠前或妊娠期，多药 -ARV 与单药方案比较): 1.2 (1.1～1.4) 和 1.4 (1.2～1.8) · 相关(妊娠前，含 PI 多药方案与不含 PI 者对比: 2.0 (1.1～3.6)	· ART 组按妊娠前和妊娠期的启动治疗时间进行分类

续表

研究国家；研究日期	妊娠总人数 / 使用 ARV 药物的总人数	ARV 治疗方案比较（数量）	ARV 治疗方案与早产的关系	备注
法国，法国围产期队列研究；1990—2009 年[12]	8696/8491	· 单药(950) · 双药(590) · 多药 -PI(2414)	· 相关(多药对比单药)：1.69(1.38 ~ 2.07) · 相关(妊娠前与妊娠期对比)：1.31 (1.11 ~ 1.55)	· 妊娠前和妊娠期接受 ART 治疗的患者 PTD 发生率增加
美国；2000—2011 年[43]	183/183	· 多药 -PI(183)	· 不相关(没有阴性对照组) · PTD 发生率：18.6%	· SGA 率：31.2% · 基 于 NNRTI 的 ART 患者发生 SGA 的可能性较小：0.28 (0.1 ~ 0.75)
美国；2007—2010 年[13]	1869/1810	· 单 药 / 双 药 (138) · 多 药 -NRTI (193) · 多 药 -NNRTI (160) · 多药 -PI(1319)	· 相关(妊娠早期与非 ART 治疗组比较) · 多药 - 含 PI(妊娠早期与非 ART 治疗组比较) · PTD 1.55 (1.16 ~ 2.07)；自发性 PTD 1.59(1.10 ~ 2.30)	N/A
拉丁美洲；2002—2012 年[14]	1512/1446	· 无 ART 或 ART <28 天(66) · 单 药 / 双 药 (130) · 多药 - 不含 PI (409) · 多药 -PI(907)	· 相关(妊娠期接受 ARVs 治 疗 的时机)：PTD 1.53 (1.11 ~ 2.09)	* ART 用于治疗而不是预防与 LBW 婴儿(<2, 500g) 比例增加有 关：1.8 (1.26 ~ 2.56) ·不含 PI 的多药方 案 与 L B W [0.33 (0.14 ~ 0.74)]、死 产 [0.11 (0.04 ~ 0.34)] 风险降低有关

研究国家；研究日期	妊娠总人数 / 使用 ARV 药物的总人数	ARV 治疗方案比较（数量）	ARV 治疗方案与早产的关系	备注
				· 含 PI 多药方案与死产风险降低相关：0.14（0.05 ~ 0.34）
乌干达；2009—2012 年[53]	356/356	· 多药 -NNRTI, EFV(177) · 多药 -PI, LPV/r (179)	· 不相关（没有阴性对照组）	· 孕 24 ~ 28 周开始 ART 治疗的妇女发生 PTD 的上升趋势无意义：aOR = 1.76（0.96 ~ 3.23）
意大利；1997—2013 年[54]	158/158	· 单药 / 双药(27) · 多药 - 不含 PI (17) · 多药 -PI(114)	· 不相关（没有阴性对照组）	· 队列中 PTD 发生率为 17% · PTD 与 ART 疗程相关：2.82(0.35 ~ 8.09)
加拿大；1988—2011 年[15]	589/530	· No ART(59) · 单药(77) · 多药 - 不含 PI (166) · 多药 - 不含增效的 PI (220) · 多药 - PI/RTV (144)	· 相关（多药 - 含增效的 PI 与不含增效的 PI 对比）：2.01(1.02 ~ 3.97) · 不相关（不含 PI 的方案与不含增效 PI 的多药联合方案对比）：0.81（0.4 ~ 1.66）	· 与服用不含增效的 PI-ART 方案对比，不接受 ART 治疗的妇女患 PTD 的风险最高：2.7(1.2 ~ 6.09)
英国；2007—2012 年[31]	493/493	· 多药 -PI, LPV/r (306) · 多药 -PI, ATV/r (187)	· 不相关（对比 2 种以 PI 为基础的方案）：aOR = 1.87（0.93 ~ 3.75）	· 接受 ART 治疗的妇女中，PTD 的发生率为 13%，在妊娠期开始接受抗逆转录病毒治疗的妇女中，这一比例为 14%

续表

研究国家；研究日期	妊娠总人数/使用 ARV 药物的总人数	ARV 治疗方案比较（数量）	ARV 治疗方案与早产的关系	备注
				· 在多因素分析中，PTD 病史与 PTD 复发有关：aOR=5.23(1.91～14.34)
刚果共和国；2007—2012 年[39]	188/188	· 多药 - 不含 PI，含 EFV(31) · 多药 - 不含 PI，含 NVP(146)	· 不相关(EFV 13% vs NVP 10%)	· PTD 发生率为 11%，组间无显著性差异(P>0.05) · EFV 组 LBW 增加(33%vs 16%，P=0.04) · 死产率为 4%(8/188)
坦桑尼亚；2004—2011 年[16]	3314/2862	· 非 ART(排除 452 人) · 单药(1768) · 多药(1094)	· 相关(妊娠前多药 vs 单药)：1.24(1.05～1.47) · 极早期 PTD，相关(妊娠前多药 vs 药)：1.42(1.02～1.99) · 不相关(妊娠期多药 vs 单药)：0.85(0.7～1.02)	· PTD 的发生率为 29%；接受 ART 治疗的妇女比接受 ZDV 单一疗法的妇女发生 PTD 的可能性更大 · 妊娠高血压综合征与 PTD 有关：1.25(1.03～1.51)
67 个国家和美国领土，亚太区域；1989—2013 年[40]	14684/14684	· 含 AZT 的 ARV 方案(12 780) · 不含 AZT 的 ARV 方案(1904)	· 不相关(任何含 ZDV-ARV vs 不含 ZDV ARV)：1.0(0.9～1.2)	· PTD 发生率为 12% · LBW 发生率为 16%，ZDV ART 与非 ZDV ART 的 RR=1.2(1.0～1.3)，P=0.02

研究国家；研究日期	妊娠总人数／使用 ARV 药物的总人数	ARV 治疗方案比较（数量）	ARV 治疗方案与早产的关系	备注
				·死产率：1.5%，RR=0.8（0.5～1.1）
得克萨斯，美国；1984—2014 年[32]	1004/792	·非 ART（177） ·单药，双药，或不含 PI 的多药（230） ·多药-含 PI（597）	·不相关（不含 PI-ART vs 含 PI-ART）：0.9（0.5～1.5）	·PTD 发生率：13%～21% ·SGA 发生率：19%～23%，OR=1.3（0.8～1.9）
印度、马拉维、南非、坦桑尼亚、乌干达、赞比亚、津巴布韦，PROMISE 临床试验；2011—2014 年[34]	3490/3096	·单药（1386） ·所有多药方案（2710） ·多药-含 PI+ZDV（1385） ·多药-含 PI+TDF（325）	·相关（多药 ≥ 14 周 vs 单药）	·PTD 发生率：与 ZDV- 单药组比较，含 ZDV+PI 的 ART 组为 21%（$P<0.001$） ·极早期 PTD 发生率：TDF+PI-ART 组为 6%，ZDV+PI-ART 组为 3%（$P=0.04$） ·与 AZT 单药组比较，ZDV+PI- ART 组发生 LBW 的风险更高（23%vs12%，$P<0.001$）和含 TDF+PI-ART 组（17% vs 9%，$P=0.004$）

续表

研究国家；研究日期	妊娠总人数 / 使用 ARV 药物的总人数	ARV 治疗方案比较（数量）	ARV 治疗方案与早产的关系	备注
美国和波多黎各，SMARTTt；2007—2016 年[17]	1864/1658	· 多药(1658)	· 相关:(多药 -PI vs 非 ART): 1.59 (1.1 ~ 2.3)	· 与非妊娠早期开始 ART 治疗组比较，妊娠早期接受以 PI 为基础的 ART 发生自发 PTD 的风险增加有关
南非；2011—2014 年[24]	3723/3547	· 双药(974) · 多药(2573)	· 不相关 · 双药: 0.2(0.08 ~ 0.5) · 多药: 0.3(0.1 ~ 0.9)	· 不考虑 ART 的 PTD 发生率: 22% ~ 23% · ART 的低体重比率:9% ~ 15%。LBW 风险：双药方案 0.06(0.02 ~ 0.2) 和多药方案 0.12(0.04 ~ 0.4) · 接受 ART 治疗发生 SGA 的 7% ~ 9%。双药方案 0.37 (0.1 ~ 1.5) 和多药联合方案 0.3(0.07 ~ 0.9) · 死产率:双药方案(1.2%) 和多药方案(2.2%)。死产风险:双药 0.08(0.04 ~ 0.2); 多药 0.2 (0.1 ~ 0.3)

研究国家；研究日期	妊娠总人数/使用ARV药物的总人数	ARV治疗方案比较（数量）	ARV治疗方案与早产的关系	备注
博茨瓦纳；2012—2014年[18]	11932/10592	· 多药-PI（398） · 多药-NNRTI（4597）	· 相关 · 多药-PI：1.36（1.06～1.75） · 多药-NNRTI：1.14（1.01～1.29）	· 含PI的多药ART（27.7%和20.4%）和含NVP-ART（24.9%和28.2%）发生SGA概率显著高于EFV-ART组（16.9%） · 基于NVP的ART治疗组死产率较高：2.31（1.64～3.26）
五大洲19个国家；2002—2013年[35]	23 490（纳入10项研究的Meta分析）	· 单药，双药或不含PI的多药方案 · 多药-含PI	· 相关 · 多药-PI：1.3（1.04～1.6），$I^2=$47%	· 10项研究中有5项显示患PTD的风险增加，aOR范围为1.2～4.14
南非；2011—2014年[28]	1461/1159	· 双药（424） · 多药（735）	· 相关 · 多药：1.65（1.17～2.33） · 妊娠前ART：1.72（1.33～3.01）	· PTD发生率为25% · 妊娠前接受抗逆转录病毒治疗的妇女和妊娠期开始接受抗逆转录病毒治疗的妇女的PTD发生率相似
荷兰；1997—2015[33]	2184/1392	· 多药（1392） · 含PI和不含PI-ART	· 不相关 · 对比妊娠前开始ART治疗组与妊娠期启动ART治疗组1.39（0.99～1.94）	· PTD发生率为14.7% · SGA的发生率为23.8%；妊娠前接受ART的

研究国家;研究日期	妊娠总人数/使用 ARV 药物的总人数	ARV 治疗方案比较(数量)	ARV 治疗方案与早产的关系	备注
				妇女(27.3%)显著高于妊娠期开始 ART 者(21.5%):aOR=1.35(1.0 ~ 1.9) · 以 PI 为基础的妊娠前抗逆转录病毒治疗与 SGA 相关:1.49(1.1 ~ 2.1)
南非,SAPMTCTE;2012—2013 年[20]	2599/2269	· 双药(873) · 多药(1396)	· 相关 · 对比无 ARV 暴露的婴儿,1.2(1.0 ~ 1.5) · 对比宫内暴露于 ARV 的婴儿,1.7(1.1 ~ 2.5)	· 未服用抗逆转录病毒药物的 HIV 感染妇女的 PTD 发生率为 12.9%,高于无 HIV 感染的妇女 · 低体重出生儿率为 13.0%;HIV 暴露的婴儿更有可能是低出生体重儿:1.6(1.3 ~ 1.9) · SGA 的发生率为 16.9%;HIV 暴露的婴儿患 SGA 的可能性更大:1.3(1.1 ~ 1.6)

续表

研究国家；研究日期	妊娠总人数 / 使用 ARV 药物的总人数	ARV 治疗方案比较（数量）	ARV 治疗方案与早产的关系	备注
多国；1993—2014 年[27]	378 770（纳入 17 项研究的 Meta 分析）	·含 TDF 的多药方案 ·不含 TDF 其他 ART 治疗方案	·不相关 ·RR = 0.9（0.81 ~ 0.99），I2 = 59%；使用含 TDF 的多药方案的妇女发生 PTD 的概率更低	·4 项以上研究表明 PTD 发生率为 20.3% ·3 项以上研究表明死胎率为 4.4%，TDF 暴露的患者死胎率较低:0.6（0.43 ~ 0.84）
英国 / 冰岛；2007—2015 年[55]	6073/6073	·多药 -PI（4184） ·多药 -NNRTI（1889）	·相关 ·多药 -PI 与 PTD 相关：1.56（1.19 ~ 2.04） ·CD4 细胞计数 <350 细胞 /mm³ 组与 CD4 细胞计数 >350 细胞 / mm³ 组比较,在妊娠前接受多药 -PI 方案治疗发生 PTD 的风险分别是 1.99（1.02 ~ 3.85）和 1.9（1.01 ~ 3.57）；1.61（1.07 ~ 2.43）	·PTD 发生率 10.4% ·SGA 发生率 20.4%
南非；2010—2015 年[29]	4435/2549	·多药 -NNRTI, EFV +TDF + FTC/3TC（1481） ·多药 -NNRTI, 其他含 EFV-ART（187） ·多药 -NNRTI, 含 NVP- ART（343） ·ZDV 单药（528）	·不相关 ·含 NVP- ART aOR = 0.66（0.27-1.63）（NS）；其他含 EFV-ART（aOR 0.72；95% CI, 0.24±2.12）vsEFV + TDF + FTC/3TC	·PTD 发生率 10.4% ·SGA 发生率 s10.4% ·LBW 发生率 9.6

续表

研究国家；研究日期	妊娠总人数 / 使用 ARV 药物的总人数	ARV 治疗方案比较（数量）	ARV 治疗方案与早产的关系	备注
北美；2007—2013 年[19]	4646/1621	·含 PI 的多药方案:LPV/r+TDF + FTC；TDF +FTC + ATV/r；ZDV+ 3TC + LPV/r(1621)	·相关 ·TDF + FTC + ATV/r vs ZDV+ 3TC + LPV/r：aOR = 0.69 (0.51 ~ 0.94)	·PTD 发 生 率 19% ·LBW 发 生 率 19.6%

注：在"ARV 治疗方案与早产的关系"一栏中的数据代表了已发表的研究结果。根据研究设计类型的不同，上述结果都是调整和未调整的相对风险比值（OR 或 RR）

缩略词：3TC=拉米夫定；ABC=阿巴卡韦；aOR=调整后的比值比；ART=抗逆转录病毒治疗；ARV=抗逆转录病毒；ATV/r=阿扎那韦 / 利托那韦；BMI=体重指数；CD4=CD4 T 淋巴细胞；双药=2 种 ARV 药物；EFV=依非韦伦；FTC=恩曲他滨；GA=胎龄；HCV=丙型肝炎病毒；LBW=低出生体重；单药 = 单一；多药 =3 种或 3 种以上的 ARV 药物；多药 -PI=含 PI 的多药联合 ART 方案；LPV/r=洛匹那韦 / 利托那韦；NNRTI=非核苷逆转录酶抑制剂；NRTI=核苷逆转录酶抑制剂；NS=无意义；NVP=奈韦拉平；OR=优势比；PI=蛋白酶抑制剂；PROMIS=促进母婴存活临床试验；PTD=早产；RR=相对风险；RTV=利托那韦；SAPMTCTE=南非预防母婴传播评估；SGA=小于孕龄；SMARTT=ART 毒性监测临床试验；TDF=富马酸替诺福韦；ZDV=齐多夫定

◆ 参考文献

1. European Collaborative Study, Swiss Mother Child HIV Cohort Study. Combination antiretroviral therapy and duration of pregnancy. *AIDS*. 2000;14(18):2913-2920. Available at: http://www.ncbi.nlm.nih.gov/pubmed/11398741.

2. European Collaborative Study. Levels and patterns of neutrophil cell counts over the first 8 years of life in children of HIV-1-infected mothers. *AIDS*. 2004;18(15):2009-2017. Available at: http://www.ncbi.nlm.nih.gov/pubmed/15577622.

3. Cotter AM, Garcia AG, Duthely ML, Luke B, O'Sullivan MJ. Is antiretroviral therapy during pregnancy associated with an increased risk of preterm delivery, low birth weight, or stillbirth? *J Infect Dis*. 2006;193(9):1195-1201. Available at: http://www.ncbi.nlm.nih.gov/pubmed/16586354.

4. Kourtis AP, Schmid CH, Jamieson DJ, Lau J. Use of antiretroviral therapy in pregnant HIV-infected women and the risk of premature delivery: a meta-analysis. *AIDS*. 2007;21(5):607-615. Available at: http://www.ncbi.nlm.nih.gov/pubmed/17314523.

5. Ravizza M, Martinelli P, Bucceri A, et al. Treatment with protease inhibitors and coinfection with hepatitis C virus are independent predictors of preterm delivery in HIV-infected pregnant women. *J Infect Dis*. 2007;195(6):913-914; author reply 916-917. Available at: http://www.ncbi.nlm.nih.gov/pubmed/17299723.

6. Schulte J, Dominguez K, Sukalac T, Bohannon B, Fowler MG, Pediatric Spectrum of HIV Disease Consortium. Declines in low birth weight and preterm birth among infants who were born to HIV-infected women during an era of increased use of maternal antiretroviral drugs: Pediatric Spectrum of HIV Disease, 1989-2004. *Pediatrics*. 2007;119(4):e900-906. Available at: http://www.ncbi.nlm.nih.gov/pubmed/17353299.

7. Townsend CL, Cortina-Borja M, Peckham CS, Tookey PA. Antiretroviral therapy and premature delivery in diagnosed HIV-infected women in the United Kingdom and Ireland. *AIDS*. 2007;21(8):1019-1026. Available at: http://www.ncbi.nlm.nih.gov/pubmed/17457096.

8. Grosch-Woerner I, Puch K, Maier RF, et al. Increased rate of prematurity associated with antenatal antiretroviral therapy in a German/Austrian cohort of HIV-1-infected women. *HIV Med.* 2008;9(1):6-13. Available at: http://www.ncbi.nlm.nih.gov/pubmed/18199167.

9. Rudin C, Spaenhauer A, Keiser O, et al. Antiretroviral therapy during pregnancy and premature birth: analysis of Swiss data. *HIV Med.* 2011;12(4):228-235. Available at: http://www.ncbi.nlm.nih.gov/pubmed/20726902.

10. Powis KM, Kitch D, Ogwu A, et al. Increased risk of preterm delivery among HIV-infected women randomized to protease versus nucleoside reverse transcriptase inhibitor-based HAART during pregnancy. *J Infect Dis.* 2011;204(4):506-514. Available at: http://www.ncbi.nlm.nih.gov/pubmed/21791651.

11. Chen JY, Ribaudo HJ, Souda S, et al. Highly active antiretroviral therapy and adverse birth outcomes among HIV-infected women in Botswana. *J Infect Dis.* 2012;206(11):1695-1705. Available at: http://www.ncbi.nlm.nih.gov/pubmed/23066160.

12. Sibiude J, Warszawski J, Tubiana R, et al. Premature delivery in HIV-infected women starting protease inhibitor therapy during pregnancy: role of the ritonavir boost? *Clin Infect Dis.* 2012;54(9):1348-1360. Available at: http://www.ncbi.nlm.nih.gov/pubmed/22460969.

13. Watts DH, Williams PL, Kacanek D, et al. Combination antiretroviral use and preterm birth. *J Infect Dis.* 2013;207(4):612-621. Available at: http://www.ncbi.nlm.nih.gov/pubmed/23204173.

14. Kreitchmann R, Li SX, Melo VH, et al. Predictors of adverse pregnancy outcomes in women infected with HIV in Latin America and the Caribbean: a cohort study. *BJOG.* 2014;121(12):1501-1508. Available at: http://www.ncbi.nlm.nih.gov/pubmed/24602102.

15. Kakkar F, Boucoiran I, Lamarre V, et al. Risk factors for pre-term birth in a Canadian cohort of HIV-positive women: role of ritonavir boosting? *J Int AIDS Soc.* 2015;18:19933. Available at: http://www.ncbi.nlm.nih.gov/pubmed/26051165.

16. Li N, Sando MM, Spiegelman D, et al. Antiretroviral therapy in relation to birth outcomes among HIV-infected Women: a cohort study. *J Infect Dis.* 2015. Available at: http://www.ncbi.nlm.nih.gov/pubmed/26265780.

17. Van Dyke RB, Chadwick EG, Hazra R, Williams PL, Seage GR 3rd. The PHACS SMARTT study: assessment of the safety of in utero exposure to antiretroviral drugs. *Front Immunol.* 2016;7:199. Available at: https://www.ncbi.nlm.nih.gov/pubmed/27242802.

18. Zash R, Jacobsen DM, Mayondi G, et al. Dolutegravir/tenofovir/emtricitabine (DTG/TDF/FTC) started in pregnancy is as safe as efavirenz/tenofovir/emtricitabine (EFV/TDF/FTC) in nationwide birth outcomes surveillance in Botswana. Presented at: 9th International AIDS Society Conference. 2017. Paris, France.

19. Rough K, Seage GR, 3rd, Williams PL, et al. Birth outcomes for pregnant women with HIV using tenofovir-emtricitabine. *N Engl J Med.* 2018;378(17):1593-1603. Available at: https://www.ncbi.nlm.nih.gov/pubmed/29694825.

20. Ramokolo V, Goga AE, Lombard C, Doherty T, Jackson DJ, Engebretsen IM. In utero ART exposure and birth and early growth outcomes among HIV-exposed uninfected infants attending immunization services: results from national PMTCT surveillance, South Africa. *Open Forum Infect Dis.* 2017;4(4):ofx187. Available at: https://www.ncbi.nlm.nih.gov/pubmed/29062860.

21. Favarato G, Townsend CL, Bailey H, et al. Protease inhibitors and preterm delivery: another piece in the puzzle. *AIDS.* 2018;32(2):243-252. Available at: https://www.ncbi.nlm.nih.gov/pubmed/29135577.

22. Machado ES, Hofer CB, Costa TT, et al. Pregnancy outcome in women infected with HIV-1 receiving combination antiretroviral therapy before versus after conception. *Sex Transm Infect.* 2009;85(2):82-87. Available at: http://www.ncbi.nlm.nih.gov/pubmed/18987014.

23. van der Merwe K, Hoffman R, Black V, Chersich M, Coovadia A, Rees H. Birth outcomes in South African women receiving highly active antiretroviral therapy: a retrospective observational study. *J Int AIDS Soc.* 2011;14:42. Available at: http://www.ncbi.nlm.nih.gov/pubmed/21843356.

24. Moodley T, Moodley D, Sebitloane M, Maharaj N, Sartorius B. Improved pregnancy outcomes with increasing antiretroviral coverage in South Africa. *BMC Pregnancy Childbirth.* 2016;16:35. Available at: https://www.ncbi.nlm.nih.gov/pubmed/26867536.

25. Patel K, Shapiro DE, Brogly SB, et al. Prenatal protease inhibitor use and risk of preterm birth among HIV-infected women initiating antiretroviral drugs during pregnancy. *J Infect Dis.* 2010;201(7):1035-1044. Available at: http://www.ncbi.nlm.nih.gov/pubmed/20196654.

26. Lopez M, Figueras F, Hernandez S, et al. Association of HIV infection with spontaneous and iatrogenic preterm delivery: effect of HAART. *AIDS.* 2012;26(1):37-43. Available at: http://www.ncbi.nlm.nih.gov/pubmed/22008651.

27. Nachega JB, Uthman OA, Mofenson LM, et al. Safety of tenofovir disoproxil fumarate-based antiretroviral therapy regimens in pregnancy for HIV-infected women and their Infants: a systematic review and meta-analysis. *J Acquir Immune Defic Syndr.* 2017;76(1):1-12. Available at: https://www.ncbi.nlm.nih.gov/pubmed/28291053.

28. Sebitloane HM, Moodley J. Maternal and obstetric complications among HIV-infected women treated with highly active antiretroviral treatment at a regional hospital in Durban, South Africa. *Niger J Clin Pract.* 2017;20(11):1360-1367. Available at: https://www.ncbi.nlm.nih.gov/pubmed/29303121.

29. Chetty T, Thorne C, Coutsoudis A. Preterm delivery and small-for-gestation outcomes in HIV-infected pregnant women on antiretroviral therapy in rural South Africa: Results from a cohort study, 2010-2015. *PLoS One*. 2018;13(2):e0192805. Available at: https://www.ncbi.nlm.nih.gov/pubmed/29470508.

30. Tuomala RE, Shapiro DE, Mofenson LM, et al. Antiretroviral therapy during pregnancy and the risk of an adverse outcome. *N Engl J Med*. 2002;346(24):1863-1870. Available at: http://www.ncbi.nlm.nih.gov/pubmed/12063370.

31. Perry M, Taylor GP, Sabin CA, et al. Lopinavir and atazanavir in pregnancy: comparable infant outcomes, virological efficacies and preterm delivery rates. *HIV Med*. 2015. Available at: http://www.ncbi.nlm.nih.gov/pubmed/26200570.

32. Duryea E, Nicholson F, Cooper S, et al. The use of protease inhibitors in pregnancy: maternal and fetal considerations. *Infect Dis Obstet Gynecol*. 2015;2015:563727. Available at: https://www.ncbi.nlm.nih.gov/pubmed/26617456.

33. Snijdewind IJM, Smit C, Godfried MH, et al. Preconception use of cART by HIV-positive pregnant women increases the risk of infants being born small for gestational age. *PLoS One*. 2018;13(1):e0191389. Available at: https://www.ncbi.nlm.nih.gov/pubmed/29351561.

34. Fowler MG, Qin M, Fiscus SA, et al. Benefits and risks of antiretroviral therapy for perinatal HIV prevention. *N Engl J Med*. 2016;375(18):1726-1737. Available at: https://www.ncbi.nlm.nih.gov/pubmed/27806243.

35. Mesfin YM, Kibret KT, Taye A. Is protease inhibitors based antiretroviral therapy during pregnancy associated with an increased risk of preterm birth? Systematic review and a meta-analysis. *Reprod Health*. 2016;13:30. Available at: https://www.ncbi.nlm.nih.gov/pubmed/27048501.

36. Papp E, Mohammadi H, Loutfy MR, et al. HIV protease inhibitor use during pregnancy is associated with decreased progesterone levels, suggesting a potential mechanism contributing to fetal growth restriction. *J Infect Dis*. 2015;211(1):10-18. Available at: http://www.ncbi.nlm.nih.gov/pubmed/25030058.

37. Papp E, Balogun K, Banko N, et al. Low prolactin and high 20-alpha-hydroxysteroid dehydrogenase levels contribute to lower progesterone levels in HIV-infected pregnant women exposed to protease inhibitor-based combination antiretroviral therapy. *J Infect Dis*. 2016;213(10):1532-1540. Available at: http://www.ncbi.nlm.nih.gov/pubmed/26740274.

38. Szyld EG, Warley EM, Freimanis L, et al. Maternal antiretroviral drugs during pregnancy and infant low birth weight and preterm birth. *AIDS*. 2006;20(18):2345-2353. Available at: http://www.ncbi.nlm.nih.gov/pubmed/17117021.

39. Bisio F, Nicco E, Calzi A, et al. Pregnancy outcomes following exposure to efavirenz-based antiretroviral therapy in the Republic of Congo. *New Microbiol*. 2015;38(2):185-192. Available at: http://www.ncbi.nlm.nih.gov/pubmed/25938743.

40. Vannappagari V, Koram N, Albano J, Tilson H, Gee C. Association between in utero zidovudine exposure and nondefect adverse birth outcomes: analysis of prospectively collected data from the Antiretroviral Pregnancy Registry. *BJOG*. 2016;123(6):910-916. Available at: https://www.ncbi.nlm.nih.gov/pubmed/26269220.

41. Tuomala RE, Watts DH, Li D, et al. Improved obstetric outcomes and few maternal toxicities are associated with antiretroviral therapy, including highly active antiretroviral therapy during pregnancy. *J Acquir Immune Defic Syndr*. 2005;38(4):449-473. Available at: http://www.ncbi.nlm.nih.gov/pubmed/15764963.

42. Watts DH, Brown ER, Maldonado Y, et al. HIV disease progression in the first year after delivery among African women followed in the HPTN 046 clinical trial. *J Acquir Immune Defic Syndr*. 2013. Available at: http://www.ncbi.nlm.nih.gov/pubmed/23846568.

43. Aaron E, Bonacquisti A, Mathew L, Alleyne G, Bamford LP, Culhane JF. Small-for-gestational-age births in pregnant women with HIV, due to severity of HIV disease, not antiretroviral therapy. *Infect Dis Obstet Gynecol*. 2012;2012:135030. Available at: http://www.ncbi.nlm.nih.gov/pubmed/22778533.

44. Parekh N, Ribaudo H, Souda S, et al. Risk factors for very preterm delivery and delivery of very-small-for-gestational-age infants among HIV-exposed and HIV-unexposed infants in Botswana. *Int J Gynaecol Obstet*. 2011;115(1):20-25. Available at: http://www.ncbi.nlm.nih.gov/pubmed/21767835.

45. Calvert C, Ronsmans C. HIV and the risk of direct obstetric complications: a systematic review and meta-analysis. *PLoS One*. 2013;8(10):e74848. Available at: https://www.ncbi.nlm.nih.gov/pubmed/24124458.

46. Browne JL, Schrier VJ, Grobbee DE, Peters SA, Klipstein-Grobusch K. HIV, antiretroviral therapy, and hypertensive Disorders in pregnancy: a systematic review and meta-analysis. *J Acquir Immune Defic Syndr*. 2015;70(1):91-98. Available at: https://www.ncbi.nlm.nih.gov/pubmed/26322669.

47. Sansone M, Sarno L, Saccone G, et al. Risk of preeclampsia in human immunodeficiency virus-infected pregnant women. *Obstet Gynecol*. 2016;127(6):1027-1032. Available at: https://www.ncbi.nlm.nih.gov/pubmed/27159742.

48. Machado ES, Krauss MR, Megazzini K, et al. Hypertension, preeclampsia and eclampsia among HIV-infected pregnant women from Latin America and Caribbean countries. *J Infect*. 2014;68(6):572-580. Available at: https://www.ncbi.nlm.nih.gov/pubmed/24462561.

49. Suy A, Martinez E, Coll O, et al. Increased risk of pre-eclampsia and fetal death in HIV-infected pregnant women receiving highly active antiretroviral therapy. *AIDS*. 2006;20(1):59-66. Available at: https://www.ncbi.nlm.nih.gov/pubmed/16327320.

50. Sebitloane HM, Moodley J, Sartorius B. Associations between HIV, highly active anti-retroviral therapy, and hypertensive disorders of pregnancy among maternal deaths in South Africa 2011-2013. *Int J Gynaecol Obstet.* 2017;136(2):195-199. Available at: https://www.ncbi.nlm.nih.gov/pubmed/28099739.

51. The American College of Obstetricians Gynecologists Committee on Practice Bulletins-Obstetrics. Practice bulletin no. 130: prediction and prevention of preterm birth. *Obstet Gynecol.* 2012;120(4):964-973. Available at: http://www.ncbi.nlm.nih.gov/pubmed/22996126.

52. Thorne C, Patel D, Newell ML. Increased risk of adverse pregnancy outcomes in HIV-infected women treated with highly active antiretroviral therapy in Europe. *AIDS.* 2004;18(17):2337-2339. Available at: http://www.ncbi.nlm.nih.gov/pubmed/15577551.

53. Koss CA, Natureeba P, Plenty A, et al. Risk factors for preterm birth among HIV-infected pregnant Ugandan women randomized to lopinavir/ritonavir- or efavirenz-based antiretroviral therapy. *J Acquir Immune Defic Syndr.* 2014;67(2):128-135. Available at: http://www.ncbi.nlm.nih.gov/pubmed/25072616.

54. d'Arminio Monforte A, Galli L, Lo Caputo S, et al. Pregnancy outcomes among ART-naive and ART-experienced HIV-positive women: data from the ICONA foundation study group, years 1997-2013. *J Acquir Immune Defic Syndr.* 2014;67(3):258-267. Available at: http://www.ncbi.nlm.nih.gov/pubmed/25314248.

55. Favarato G, Bailey H, Burns F, Prieto L, Soriano-Arandes A, Thorne C. Migrant women living with HIV in Europe: are they facing inequalities in the prevention of mother-to-child-transmission of HIV?: the European pregnancy and paediatric HIV cohort collaboration (EPPICC) study group in EuroCoord. *Eur J Public Health.* 2017. Available at: https://www.ncbi.nlm.nih.gov/pubmed/28449111.

妊娠期使用抗病毒药物的推荐概述

（2018 年 12 月 7 日最新更新；2018 年 12 月 7 日最新评审）

专家组的建议

- 在为孕妇选择抗逆转录病毒药物（ARV）方案时，必须考虑多种因素。包括不良反应、药物相互作用、药代动力学（PK）、单用药物和药物组合的方便性、妊娠期使用这些药物的经验以及患者的耐药性检测结果和合并症（A Ⅲ）。
- 一般而言，当有足够数据表明妊娠期达到适当的药物暴露时，应在孕妇中使用建议用于治疗非妊娠成人的相同方案，除非已知对妇女、胎儿或婴儿的不良影响超过这些方案的获益（A Ⅱ）。
- 多数情况下，在获得病毒**完全抑制的妇女**在接受孕产期保健时，应继续其目前的抗病毒药物方案（A Ⅲ）。
- 妊娠期药代动力学的**变化可能导致血浆**药物水平降低，需要**增加剂量**、服用频次、增效剂，**或更频繁的进**行病毒载量监测（A Ⅱ）。

关于妊娠期使用多替拉韦的临时专家建议：[a]
- 担心多替拉韦可能增加神经管缺陷（NTDs）的风险，**不建议**在**妊娠的头 3 个月期间** [b,c] 使用，也不建议在**计划妊娠的未孕妇女**中使用（A Ⅲ）。
  - 多替拉韦是一种首选的整合酶链转移抑制剂，适用于妊娠 3 个月后的孕妇 [b]；基于可用 PK、安全性和有效性数据（A Ⅱ）。
- 对于接受多替拉韦及在妊娠头 3 个月接受护理的孕妇 [b,c]，提供有关以下方面的咨询：继续妊娠或改用另一种 ARV 方案的风险和获益（A Ⅲ）。以下考虑因素应处理：
  - NTDs 可能已经发生；
  - 根据目前的孕龄，在妊娠早期剩余时间内发生 NTDs 的额外风险可能是低的；
  - 无论抗逆转录病毒治疗方案或 HIV 状况如何，都有发生 NTDs 的背景风险（风险范围为 0.05% ~ 0.1%，包括无 HIV 妇女及接受不含多替拉韦的 ART 方案的 HIV 感染妇女）；
  - ART 改变，即使是在妊娠的头 3 个月，也常常与病毒反弹有关，这可能增加围产期 HIV 感染风险。
    - 在分娩后继续使用多替拉韦时，临床医生应推荐使用产后避孕方法，并和患者就避孕选择进行讨论（A Ⅱ）。
- 关于妊娠期使用多替拉韦和**致畸性**的临时指导意见的更多信息，见下文小节。

专家组的建议
推荐评级：A = 强；B = 中等；C = 可选   **证据评级**：I = 一个或多个具有临床结果和 / 或验证的实验室终点的随机试验；II = 一个或多个精心设计的, 具有长期临床结局的非随机试验或观察性队列研究；III = 专家意见

ᵃ 这些建议偏保守，如果 2019 年可提供更多数据，临时建议将予以修订。

ᵇ 妊娠头 3 个月是从末次月经算小于 14 周胎龄。"妊娠后 12 周"，在成人和青少年 ART 指南中使用，与早期妊娠相一致。

ᶜ 虽然多替拉韦不是美国食品药品管理局批准在妊娠前 3 个月使用的药物，但一些围产期小组成员将考虑在孕 12 周使用的个别患者中使用（距末次月经期时间）。

    本节概述了选择用于妊娠的特异性抗逆转录病毒药物与治疗相关的主要临床和药代动力学问题。对从未接受过抗逆转录病毒治疗的妇女、目前正在接受 ART 治疗的妇女、之前接受 ART 的妇女或曾使用 ARVs 进行预防的妇女，更多推荐在本概述后面的三个部分中列出。表 6 提供了未治疗妇女**启动** ART 时所推荐 ARVs 的具体信息。表格也包括在有治疗经验的孕妇和试图妊娠的妇女中对 ART 方案选择和修改的考虑。表 10 和附录 B 提供了关于个别药物的信息，包括妊娠期的剂量和 PK 数据。

    此外，一个新的表格（表 7）将有关 HIV 感染妇女在妊娠和妊娠期使用抗逆转录病毒药物的具体情况的建议合并为一个表格，以便于参考。表 7 包括在下列情况下使用 ARVs 的建议：
· 在从未接受 ARV 药物的孕妇中开始 ART；
· 已经接受治疗、耐受性良好并达到病毒学抑制的妇女在妊娠时继续进行 ART；
· 在过去接受 ART 或 ARVs 预防的孕妇中重新开始 ART；
· 在目前不能很好地耐受和 / 或未达到病毒学抑制的妊娠期女性中，更改一种新的抗逆转录病毒方案；
· 在试图妊娠的妇女中启动或更改 ART。

    针对 HIV 感染孕妇的抗逆转录病毒药物建议的依据是，除非已知对母亲、胎儿或婴儿有不良影响，而且这些不良影响大于对妇女的获益或妊娠期不太可能达到适当的药物水平，否则在妊娠期不应停止使用已知有益于妇女的药物 [1]。妊娠不应排除使用这些药物的可能性，除非对母亲、胎儿或婴儿有已知的不良影响，而且这些不良影响大于对妇女的好处或在妊娠期不太可能达到适当的药物水平。妊娠不应该排除最佳药物方案的使用。在讨论了对她和她的胎儿的已知的和潜在的好处和风险之后，由孕妇做出妊娠期使用哪种 ARV 药物的决定。

HIV 感染孕妇治疗和预防围产期传播技术小组审查同行评审期刊上发表的临床试验数据和制造商编写的数据，供美国食品药品管理局审查有关成人 HIV 感染者的治疗，包括妊娠者和非妊娠者。药物治疗方案的持久性、耐受性和简洁性对于确保依从性和维持未来治疗方案尤为重要。方案选择应基于适用于所有孕妇的若干因素，以及因个别患者而异的因素。

与妊娠有关的因素包括：
· 潜在的致畸作用以及对胎儿或新生儿的其他短期和长期不良反应，包括早产、致突变性和致癌性；
· 妊娠期使用该药物的经验；
· 妊娠期药代动力学变化；
· 对母亲的潜在不良影响，特别是那些可能在妊娠期加剧的影响。

个人层面的因素包括：
· 与其他药物的潜在药物相互作用；
· 基因型耐药性测试结果和女性之前接触 ARV 药物的结果；
· 合并症；
· 患者坚持治疗方案的能力；
· 服药便利性。

技术小组使用若干来源的信息，就孕妇的具体药物或方案提出建议。这些来源包括：
· 来自随机临床试验和前瞻性队列研究的数据显示妊娠期持久的病毒抑制，以及免疫和临床改善；
· ARV 方案的短期、长期药物毒性描述及其发生率；
· 来自母亲毒性风险、致畸性、不良妊娠结局和婴儿不良后果的临床研究证据；
· 关于药物耐受性和简化剂量方案的具体知识；
· ARVs 方案在减少围产期 HIV 传播方面的已知功效；
· 妊娠期的药代动力学（药物暴露）数据；

· 动物致畸研究数据；

· 抗逆转录病毒治疗妊娠登记数据和其他上市后监测数据 [2]。

用于妊娠的 ARV 方案类别包括：

· **首选**：药物或药物组合被指定为孕妇治疗的首选药物，成人的临床试验数据已证明具有最佳功效及耐久性，且有可接受的毒性和易用性；妊娠特异性 PK 数据可用于指导给药；并没有确定和致畸作用相关（来自动物和 / 或人类研究）或报道临床上对于母亲，胎儿或新生儿有显著的不良后果。首选类别的药物可能有基于未经核实或确定的非人类数据的毒性或致畸性，但未在人体中证实，因此，在给患者服用任何这些药物之前阅读围产期指南中每种药物的完整讨论是重要的（另见"附录 B：妊娠期个体抗逆转录病毒药物的安全性和毒性"）。

· **替代方案**：在成人临床试验数据显示疗效的药物或药物组合被指定为孕妇治疗的替代选择，妊娠经验和有关致畸作用的数据通常是有利的但有限。和首选方案相比，替代药物或方案需要更多的 PK，剂量，耐受性，方案，管理或相互作用信息，但在妊娠期使用是可接受的。

· **推荐的数据不足**：此类别的药物和药物组合已获批准用于成人，但妊娠特定的 PK 或安全性数据太有限，无法提出建议用于孕妇。在某些情况下，ART 且耐受性好的孕妇继续使用这些药物或药物也可能是合适的。

· **除特殊情况外不推荐**：由于特定的安全问题或非常有限的安全性和有效性，虽然某些药物不建议用于 ART 初治孕妇的起始方案，但在某些情况下，ART 经治妇女需要开始或继续使用特定的药物来达到或维持病毒的抑制。

· **不推荐**：由于较低的病毒学效力或潜在的严重的母体或胎儿安全问题，不建议在妊娠期使用此类别中列出的药物和药物组合。无论妊娠状况如何，它们也可能被归类为不推荐用于 ARV 初治人群的初始治疗。此类别包括药物或药物组合的 PK 数据表明低药物水平和妊娠期病毒反弹的风险。这些药物的水平通常是妊娠后期（妊娠中期和孕晚期）低，如果发生母体病毒血症，围产期传播的风险则高。在某些情况下，ART 中发生妊娠的妇女，耐受良好并达到病毒学抑制，继续使用这些药物可能是适当的，尽管应该更频繁地进行病毒载量监测。见目前正在接受抗病毒治疗的 HIV 感染孕妇章节，以及下面标题为接受考比司他方案的女性应增加病毒载量监测。

妊娠期选择抗逆转录病毒药物方案的建议必须根据孕妇的特殊抗逆转录病毒病史、耐药检测结果和有无合并症而**个体化**。在妊娠妇女（如未妊娠的成人、青少年和儿童）中，ART 包括：建议至少使用三个药物。对于 ARV 初治的妇女，首选的 ART 方案包括两种核苷逆转录酶抑制剂（NRTIs）和一种利托那韦增效的蛋白酶抑制剂（PI）或一种整合酶链转移抑制剂（INSTI）（表 6）。一般来说，**当妊娠发生时，已经处于完全抑制状态的妇女应该继续当前治疗方案**。主要的例外包括涉及毒性风险高的药物或不推荐在成人中使用的病毒学疗效较差的药物（例如：去羟肌苷、吲哚那韦、奈非那韦、司他夫定和治疗剂量利托那韦）以及不应在孕妇中使用的药物（见表 6）。对于已实现病毒学抑制并接受可能增加妊娠期病毒学失败风险的治疗方案（如达芦那韦 / 可比司他和埃替拉韦 / 可比司他）的妇女，考虑改变 ART 方案或继续采用相同的方案，并增加病毒载量监测的频率。对于那些未被完全抑制和正在接受 ART 治疗的妇女，应仔细评估她们的依从性和基因型抵抗力，努力通过坚持干预或药物改变来实现完全的病毒学抑制（见病毒抑制失败）。曾接受 ARV 药物治疗但由于目前没有服用抗逆转录病毒药物，临床医生将需要考虑以前的治疗方案和基因型耐药的可能性。表 7 和以下各节对每种患者的具体建议作了说明：从未接受过 HIV 抗病毒治疗的孕妇（初始抗病毒治疗），目前正在接受抗逆转录病毒治疗的 HIV 感染孕妇和以前接受过抗逆转录病毒治疗的 HIV 感染孕妇或预防用药但目前没有接受任何抗逆转录病毒治疗。

▎抗逆转录病毒药物的药代动力学考虑

妊娠期发生的生理变化会影响药物的吸收、分布、生物转化和消除，从而影响给药要求，并可能改变孕妇对病毒学失败或药物中毒的易感性。妊娠期，胃肠通过时间变长；整个妊娠期，身体水分和脂肪增加，并伴有心输出量、通气和肝肾血流量的增加；血浆蛋白浓度降低；肾钠再吸收增加；肝和肠中的细胞转运蛋白和药物代谢酶发生变化 [3-5]。药物在胎盘中的转运、药物在胚胎 / 胎儿和胎盘中的分隔、胎儿和胎盘对药物的生物转化以及胎儿对药物的清除也可以影响孕妇的药代动力学（PKs）。一般来说，妊娠和非妊娠妇女的 NRTIs 和 NNRTIs 的 PKs 相似（虽然依曲韦林的 PKs 数据有限）。PI 和 INSTI 的 PKs 变化较大，特别是在妊娠中期和晚期。关于妊娠期每种 ARV 药物的 PKs 和剂量的现有数据列于下面，并在表 10 中进行了总结。

▎核苷类逆转录酶抑制剂

有两种首选 NRTI 组合用于未接受 ARV 的孕妇：与拉米夫定联合使用的阿巴卡韦，以及与恩曲他滨或拉米夫定联合使用的富马酸替诺福韦二吡呋酯（TDF）。

阿巴卡韦 / 拉米夫定是某些非妊娠成人首选治疗方案中的 NRTI 成分。它有每日服用一次的优势，而且在妊娠期耐受性良好[6]。在开始使用阿巴卡韦之前，应该对 HLA-B*5701 等位基因进行检测，并证明其为阴性，而且应该对妇女进行教育过敏反应的症状。临床医生应确定患者是否同时感染乙型肝炎病毒（HBV）/ 艾滋病病毒（HIV）；对于 HIV/HBV 共感染的妇女，应选择两种具有抗 HBV 活性的 NRTI（例如，与恩曲他滨或拉米夫定合用的 TDF），而不是阿巴卡韦 / 拉米夫定（见 HIV/HBV 重叠感染）。

TDF 联合恩曲他滨或拉米夫定是某些非妊娠成人首选的治疗方案中的 NRTI 成分。与齐多夫定 / 拉米夫定相比，这种联合用药有几个优点，包括在妊娠期使用的丰富经验，每天一次给药，增强抗 HBV 活性，以及毒性较小。尽管人们对宫内接触 TDF 的婴儿的骨骼和生长异常感到担忧，但研究结果的持续时间和临床意义需要进一步评估（见富马酸替诺福韦二吡呋酯）[7]。虽然有些作者建议用齐多夫定 / 拉米夫定代替 TDF/ 恩曲他滨[8]，这一建议是基于一项单一研究的数据，即 PROMISE 研究[9]。重要的研究设计和统计考虑限制了 Promise 调查结果的概括性（详情参见富马酸替诺福韦二吡呋酯和洛匹那韦 / 利托那韦部分）。技术小组在审议了所有现有证据后得出结论，对预期效益和风险的评估倾向于使用 TDF/FTC，而不是 AZT/3TC。小组维持 TDF/FTC 的首选分类和 AZT/3TC 的替代分类。

齐多夫定 / 拉米夫定是治疗未接受 ARV 治疗的孕妇的另一种 NRTI 方案。尽管 NRTI 在预防围产期传播方面有效，而且在妊娠期安全使用方面有广泛的经验，但这种 NRTI 组合被归类为替代方案，而不是首选方案，因为它需要每日两次的剂量，并与较高的轻至中度不良反应（包括恶心、头痛、可逆性母亲和新生儿贫血和中性粒细胞减少症）的发生率相关（见**齐多夫定**）。

妊娠期服用去羟肌苷（DDI）**或司他夫定（D4T）**的妇女应改用首选或替代药物。

在妊娠期使用丙酚替诺福韦（TAF）的安全性和 PK 数据不足以建议孕妇开始使用这种药物。然而，在一些病毒抑制的孕妇中继续使用 TAF 可能是合适的。TAF 的现有 PK 数据表明，妊娠期的药物浓度足够，不建议改变剂量[10]。

▌ *核苷类逆转录酶抑制剂的线粒体毒性*

NRTIs 通常是耐受性良好的药物。然而，由于 NRTIs 与线粒体 γDNA 聚合酶的亲和力不同，已知 NRTIs 可导致线粒体功能障碍。这种亲和力可以干扰线粒体复制，导致线粒体 DNA 耗竭和功能障碍[11-13]。线粒体功能障碍在目前推荐的 NRTI 药物中不太常见，而在较早的药物（DDI、D4T）中较为常见。虽然与线粒体毒性有关的几个症状已在接触 ARV 药物的婴儿中被报道，但其临床意义仍不确定，与这些药物有关的风险很可能被母婴使用抗 ARV 药物预防围产期 HIV 传播的重要性所抵消[14, 15]。对孕妇来说，这一点并不常见。但与线粒体毒性相关的重要临床疾病包括神经炎、肌病、心肌病、胰腺炎、肝脏脂肪变性和乳酸酸中毒；女性的肝脏脂肪变性和乳酸酸中毒可能比男性更常见[16, 17]。这些症状与在妊娠期出现的两种威胁生命的综合征相似，最常发生在妊娠晚期：溶血、肝酶升高、血小板减少综合征（HELLP 综合征），以及急性肝脏脂肪变性（伴有或不伴有乳酸酸中毒）。在接受 NRTI 药物治疗的 HIV 孕妇中，HELLP 综合征或乳酸酸中毒和肝脏脂肪变性的发生率尚不清楚，但已有少量病例报告，包括在妊娠期联合应用 DDI 和 D4T 的几例病例[18]。因此，临床医生不应为妊娠（甚至未妊娠）的成年人开具 DDI/D4T 联合用药的处方，在服用这些药物时妊娠的妇女应改用更安全的选择（见上文以及"成人和青少年抗逆转录病毒治疗指南"）。

▌ *整合酶链转移抑制剂*

在妊娠中使用的临时指导：对于**妊娠 3 个月后**的孕妇来说，**多替拉韦现在是首选 INSTI**，这是因为它是成人初始 ART 治疗的推荐方案，而且有足够的数据表明在妊娠期开始使用多替拉韦的有效性和安全性。由于担心神经管缺陷（NTDs）的风险增加，**不建议在妊娠早期**（小于 14 周按末次月经周期计算孕周）或试图妊娠的妇女中使用多替拉韦。一项大型的分娩监测研究和一项两家医院的回顾性队列分析提供了有关妊娠期开始使用该药的 PKs 和安全性的已发表数据，而其他临床数据主要仍以摘要形式存在[19-22]。与 HIV 感染成年人和青少年抗逆转录病毒治疗指南小组协调，专家小组就在妊娠期使用该药提出了保守的临时建议。如有必要，将根据新的数据对这些建议进行修订。

妊娠前或妊娠早期使用多替拉韦：2018 年 5 月，对博茨瓦纳出生监测数据进行的一项计划外中期评估显示，426 名妇女所生婴儿中有 4 个 NTD（0.94%）是在使用接受基于多替拉韦的 ART 方案时妊娠的。这些数据在 2018 年 7 月执行的计划分析期间被更新。在妊娠前服用多替拉韦的妇女所生的婴儿中没有发现新的 NTDs，导致妊娠时多替拉韦暴露的流行率更新 [596 名妇女所生的 4 名婴儿（0.67%）] 和 NTDs 的修正风险（95%CI，0.26% ~ 1.7%）。这一风险高于观察到的妊娠前接受基于依非韦伦治疗的 ART 方案的妇女所生婴儿患 NTDs 的风险（0.05%），或任何不包括多替拉韦的妊娠前抗逆转录病毒治疗（0.12%），其风险高于未感染 HIV 妇女所生婴儿的风险（0.09%）。神经管在受孕后 4 周关闭，通常在最后一次月经后 6 周左右。利用这些数据，并考虑到不确定的妊娠日期，专家小组保守地建议，以多替拉韦为基础的抗逆转录病毒疗法**不应**在妊娠头 3 个月内应用，也**不应**在未妊娠但正在尝试受孕的妇女身上应用（见"致畸性"）。然而，当妇女在妊娠的头 3 个月服用多替拉韦时，临床医生必须考虑是否继续使用此药物，或者是否与她们的患者合作改用另一种 ARV 药物。

使用多替拉韦期间妊娠的妇女及在妊娠早期进行医疗保健的妇女继续使用多替拉韦：妊娠后大约 4 周神经管关闭，或在月经正常的妇女最后一次月经后约 6 周。来自博茨瓦纳的早期数据表明，在观察到的四种缺陷中，有两种可能发生在妊娠早期，但在神经管关闭之后（神经管形成后事件）。出于这一原因，专家小组保守地建议，在获得更多数据之前，作为一项临时建议，多替拉韦不应在妊娠头 3 个月（距末次月经期间不到 14 周）使用。

然而，妇女往往更早发现妊娠，并在妊娠 6 周 ~ 14 周期间给予护理。在这些情况下，医生应与其患者一起审查以下注意事项：

· 此时可能已经发生 NTDs；
· 根据目前的孕龄，在剩余时间内发生 NTD 的额外风险，在妊娠最初 3 个月中可能会很小；
· 无论使用哪种 ART 方案，NTDs 都有背景风险（对无 HIV 感染及接受不含多替拉韦的 ART 方案的妇女，风险范围为 0.05% ~ 0.1%）；
· 即使是在妊娠早期，ART 的变化，也往往与病毒反弹有关，而病毒反弹可能会增加围产期 HIV 传播的风险。

仔细考虑这些风险和获益将使患者和医生能够实现个性化决定，在妊娠头 3 个月是继续使用多替拉韦还是改用不同的抗逆转录病毒疗法。

如果多替拉韦的使用与 NTDs 的发生之间存在因果关系，仍然不知道这种作用的机制是什么，叶酸是否是一种中介因素（是否有可能通过补充叶酸来减少风险），其他 INSTIs 是否风险更小。当患者计划在产后继续使用多替拉韦，临床医师应推荐产后使用，与患者讨论避孕选择。

妊娠期开始使用多替拉韦的妊娠结局：博茨瓦纳之前发表的一项关于在妊娠期开始基于多替拉韦或依非韦伦的 ART 治疗的妇女的结局的研究报告显示，在妊娠早期开始 ART 治疗的 280 名妇女所生婴儿中没有出生缺陷（所有妇女都开始于妊娠 4 周后，大多在 6 周胎龄后开始，在妊娠中期或孕晚期开始使用多替拉韦的 729 名妇女中没有出生缺陷[19]。2018 年 7 月计划进行的一项分析中更新了这些数据。在妊娠期任何时候开始使用多替拉韦的 3104 名妇女所生婴儿中观察到一个 NTD（0.03%），这些案例是在 8 周胎龄时使用多替拉韦[23]。

一项对 66 名妇女所生婴儿的多中心回顾性队列研究（其中 42% 的妇女在妊娠前开始基于多替拉韦的 ART，24% 在妊娠期启动基于多替拉韦的 ART，33% 在妊娠期转向基于多替拉韦的 ART），发现两种异常，没有出现 NTDs[20]。

向抗逆转录病毒治疗妊娠登记处报告的截至 2018 年 1 月的已公布数据包括 161 名婴儿中有 5 名（3.1%）有异常现象，其中有 5 名婴儿（3.1%）有妊娠早期暴露，94 名婴儿中有 2 名（2.1%）有过中期或晚期妊娠暴露；这些异常中没有一例是 NTDs。在 2017 年举行的国际艾滋病学会会议上提交的其他数据包括，根据 EPPICC、NEAT-ID 及 PANNA 的汇总分析，42 名婴儿中有 3 名（7.1%）是妊娠早期暴露，38 名婴儿中有 1 名（2.6%）有妊娠中期或晚期暴露[21, 24]。来自博茨瓦纳队列的数据还表明，基于多替拉韦的 ART 和基于依非韦伦的 ART 具有相似的不良妊娠结局风险（定义为早产 / 非常早产、小于 / 非常小的孕龄、死产、新生儿死亡，或这些结局的组合）[19]。

‖ *INSTIs 数据的药代动力学*

来自 P1026 研究的数据表明，产后多替拉韦水平高于预期，导致妊娠晚期的多替拉韦水平低于产后水平，晚期妊娠中药物水平与未妊娠成人的水平相当，没有发生病毒学失败[25]。

根据 PK、安全性和妊娠期使用拉替拉韦的其他数据，拉替拉韦是一种用于未使用 ARV 的孕妇的首选 INSTI[26-31]。来自非妊娠成人的临床试验数据表明，使用拉替拉韦比使用依非韦伦时病毒衰减更快[32]。病例系列报告显示，当妊娠晚期使用拉替拉韦时，病毒迅速衰减以达到病毒抑制[26, 28, 33-40]。

巴西的一个对晚期妊娠孕妇的初步研究发现，与接受洛匹那韦/利托那韦治疗的妇女相比，接受拉替拉韦治疗的妇女在2、4和6周达到病毒抑制的比例更高[41]。调查接受拉替拉韦治疗的妇女与接受依非韦伦治疗的妇女相比的病毒衰减率的一项单独研究正在进行中[41,42]。一项个案研究报告显示，在妊娠后期开始接受多替拉韦治疗后肝脏转氨酶明显升高。这种升高在停药后迅速缓解，这表明在妊娠晚期开始使用多替拉韦时要监测转氨酶变化[43]。虽然拉替拉韦的每日一次制剂被批准用于非妊娠成人，但没有足够的PK数据支持其在妊娠期使用；每日两次的剂量仍然是推荐的剂量。

目前关于妊娠期使用**埃维雷韦/考比司他**的数据有限[37,44]。研究表明，与产后相比，孕晚期联合使用埃替拉韦/可比司他可显著降低这两种药物的药物水平（低于预期达到病毒学抑制的水平）。病毒的突破确实发生了，只有74%的妇女保持病毒抑制[25]。根据这些数据，**不建议**在妊娠期使用埃替拉韦/可比司他。对于使用埃替拉韦/可比司他妊娠妇女，医生应考虑改用更有效的推荐疗法。如果继续使用埃替拉韦/可比司他方案，则应频繁监测病毒载量。一些医生可能在中后期每1~2个月进行一次监测（见下文关于**接受考比司他强化疗法的妇女和目前正在接受抗逆转录病毒治疗的HIV孕妇的增加病毒载量监测一节**）。

Bictegravir是一种推荐用于非妊娠成人的INSTI。没有发表的bictegravir的PKs或妊娠临床结局的资料。

▌ *蛋白酶抑制剂*

阿扎那韦/利托那韦和达芦那韦/利托那韦是应用于未接受抗逆转录病毒药物治疗的孕妇的首选PI药物，这是根据成人的疗效研究和在妊娠期使用的经验得出的。影响决定使用哪种药物的因素可能包括在同时使用的抗酸剂、H[2]受体阻滞剂或质子泵抑制剂方面的限制，以及每日两次剂量的要求。虽然每日一次的达芦那韦/利托那韦的使用被批准用于未妊娠成年人，但是PK数据不足以支持其在妊娠期的使用。替代PI为洛匹那韦/利托那韦。妊娠中使用这种组合有丰富的临床经验和PK数据，但在妊娠期它需要每日两次给药，并经常导致恶心和腹泻。

阿扎那韦与间接胆红素水平升高有关，从理论上讲，这可能增加新生儿高胆红素血症的风险，尽管到目前为止的研究中还没有发现病理性升高[45]。在儿童HIV/艾滋病队列研究（PHACS）监测ART毒性监测（SMART）研究的分析中，与其他药物相比，宫内暴露阿扎那韦导致语言和社会 - 情感评分略有降低，有统计学差异[46]。阿扎那韦暴露与 12 个月时晚期语言出现的风险相关，而在 24 个月时不再显著[47, 48]。这些发现与子宫内阿扎那韦暴露相关的临床意义尚不清楚。

达芦那韦 / 考比司他和阿扎那韦 / 考比司他不推荐在妊娠期使用。PK 研究表明，孕晚期有低水平的达芦那韦和考比司他，而在妊娠早期被病毒抑制的妇女在妊娠后期有很高的病毒学失败率。

虽然目前还没有关于阿扎那韦 / 考比司他的 PK 数据，但预计使用阿扎那韦 / 考比司他观察到的 PK 变化将与达芦那韦 / 考比司他和埃替拉韦 / 考比司他观察到的变化相似。此外，**不建议**在妊娠期每日服用一次达芦那韦。对于使用达芦那韦 / 考比司他或阿扎那韦 / 考比司他的妇女，医生应考虑改用更有效的推荐疗法。如果对病毒抑制的妇女继续使用达芦那韦 / 考比司他或阿扎那韦 / 考比司他方案，则应频繁监测病毒载量（一些医生可能在妊娠中期和后期每月监测；见以下增加接受钴胺强化疗法的妇女的病毒载量监测）。

一些较老的 PIs 例如茚地那韦、奈非那韦、利托那韦（作为单独的 PI）和未增强的沙奎那韦或替拉那韦**不推荐**在成年人中使用，而其他一些——增强或未增强的 fosampriavir、saquinavir/ritonavir 和替拉那韦 / 利托那韦——**不推荐**用于成人的初始治疗。因为担心这些药物的疗效、毒性、妊娠期 PK 的变化，以及孕妇使用的数据和经验有限，**不建议**在孕妇中使用这些药物，也不应在孕妇中使用这些药物。请参见表 6 以及 "成人和青少年抗逆转录病毒药物指南" **表 6 和成人和青少年 ARV 指南中**不应使用的药物表 10，了解不应使用的个别 ARV 药物、ARV 药物组合和 ART 疗法的详细情况。

目前数据表明，在标准成人剂量下，洛匹那韦、阿他那韦和达芦那韦的血浆浓度在妊娠中期和 / 或晚期有所下降。建议对洛匹那韦 / 利托那韦进行剂量调整，可考虑对阿扎那韦 / 利托那韦进行剂量调整，但不建议对达芦那韦 / 利托那韦进行剂量调整（见**表 10**）[49]。具体剂量建议取决于 PI、单个患者的治疗经验以及使用（如果有的话）具有潜在药物相互作用的伴随药物[49-57]。临床医生可能会考虑在特定情况下进行治疗性药物监测。

▌*非核苷类逆转录酶抑制剂*

在未接受抗逆转录病毒治疗的孕妇中，没有首选的 NNRTI。

对于妊娠和未妊娠的未接受抗逆转录病毒治疗的成人来说，**依非韦伦**是一种替代的 NNRTI。虽然有关妊娠期使用依非韦伦的 NTDs 数据令人放心，而且世界各地越来越多的人在妊娠期使用依非韦伦，但这种药物与头晕、疲劳、生动的梦境和 / 或噩梦有关 [19, 22, 58, 59]。依非韦伦仍然是妊娠时使用的一种替代药物，可能适用于希望每日一次、固定剂量的联合治疗方案以及依非韦伦耐受无不良反应的妇女。

在以前的指南中，由于担心潜在致畸性，不建议在 8 周孕龄之前使用依非韦伦。尽管在药品插入信息中仍有此警告，最近的大型荟萃分析和上述博茨瓦纳数据令人放心，即与早孕有关的 NTDs 风险并不高于一般人群 [19, 22, 58-60]。英国和世界卫生组织的指南都指出，依非韦伦可以在整个妊娠期使用（见**致畸性**和**目前正在接受抗逆转录病毒疗法的 HIV 感染孕妇**）。重要的是，使用含有依非韦伦方案的孕妇应该继续使用这些药物，这和大多数治疗方案一样（见**表 6** 和**表 7**）。

利匹韦林可作为非妊娠成人的替代方案的一部分，治疗前 HIV RNA< 100 000 拷贝 /ml 和 CD4 T 淋巴细胞（CD4）细胞计数 >200 细胞 /mm³。有足够的妊娠期使用的数据来推荐利匹韦林作为一种替代药物，用于那些符合相同 CD4 计数和病毒载量标准的未接受 ARV 治疗的孕妇 [61]。虽然 PK 数据表明，在妊娠中后期，利匹韦林的血浆浓度降低，但下降的幅度小于使用埃维雷韦 / 考比司他或达芦那韦 / 考比司他的下降幅度。虽然观察到病毒的突破，大于标准剂量还没有被研究，因此没有足够的数据来指导妊娠期的剂量。在标准剂量下，应频繁检测病毒载量应该是（例如每 1 ~ 2 个月）。

奈韦拉平不推荐用于 ARV 初治孕妇或未妊娠成人的初始 ART，因为它有更大的潜在不良反应、复杂的导入剂量和较低的耐药屏障。

依曲韦林不推荐用于初始孕妇，由于初始非孕妇不推荐使用它，而且妊娠期没有足够的安全性和 PK 数据。然而，在特殊情况下启动这些 ARV 药物中的任何一种可能是合适的，或者在 ART 经治妇女中继续使用也可能是合适的。

Doravirine 在妊娠期还没有被研究过，所以没有足够的数据来推荐它在妊娠中的应用。

对所有妇女来说，建议对她们进行产前和产后抑郁症筛查；由于使用依非韦伦可能增加患抑郁症和自杀的风险，这种筛查对服用含依非韦伦疗法的妇女尤为重要 [62]。

进入和融合酶抑制剂

恩夫韦肽和马拉韦罗不推荐用于妊娠 ART，因为它们不是非孕成人的初始 ART 药物，且这些药物在妊娠期的安全性和 PK 数据有限。作为临床护理的一部分，接受马拉韦罗妇女的 PK 数据表明，在妊娠期标准成人剂量适当（见马拉韦罗）[63]。对使用其他几类 ARV 药物失败的妇女可以考虑使用这些药物，以及在包括这些药物的耐受性良好、抑制疗法中妊娠妇女使用这些药物；但是，因为没有足够的数据来告知妊娠时使用的安全性或剂量，这些药物只应在与 HIV 和产科专家协商后才能使用。

Ibalizumab 是 CD4 受体的人源化单克隆抗体。目前没有关于妊娠期使用 Ibalizumab 的数据。

药理学增效剂

如上所述，低剂量利托那韦作为其他 PI 的药理学增效剂是目前首选用于妊娠的药物加强剂。**不推荐**使用**考比司他**增强的抗逆转录病毒药物（阿扎那韦，达芦那韦或埃替拉韦）用于妊娠。如上所述，P1026 研究中的埃替拉韦和可比司他水平在妊娠晚期显著低于产后期，并且在单独的研究中，妊娠中期和孕晚期的达芦那韦和考比司他水平均低于产后期 [64]。虽然妊娠期尚未提供阿扎那韦 / 考比司他使用的数据，但预计的 PK 变化与达芦那韦 / 考比司他和埃替拉韦 / 考比司他观察到的相似。然而，专家组认识到，在接受其中一种治疗方案并且病毒受到抑制的情况下，继续对妊娠妇女进行治疗是合适的（参见目前正在接受 ART 治疗的 HIV 感染孕妇和增加对接受可比司他 - 增效方案的妇女的载量监测部分，用于在决定是否转换到另一种 ART 方案或通过频繁的病毒载量监测继续目前的治疗方案时解决患者的问题）。

增加对接受考比司他增效方案的妇女的病毒载量监测（埃替拉韦、阿扎那韦或达芦那韦）

虽然增加病毒载量监测的频率可能有助于检测病毒反弹，但如果随访或病毒载量监测受限，则可能难以实施。此外，在妊娠晚期检测到的病毒血症可能难以管理，需要在分娩前不久进行药物改变。如果一名妇女在服用完全抑制病毒的可比司他 - 增效方案时妊娠，临床医生应该与她讨论病毒性反弹相关的风险，这些风险需要改变妊娠晚期的 ARV 方案。研究表明，改变 ARV 方案与分娩时可检测到的病毒载量风险增加有关，这增加了围产期 HIV 传播及剖宫产分娩的风险[65]。

◆ 参考文献

1. Minkoff H, Augenbraun M. Antiretroviral therapy for pregnant women. *Am J Obstet Gynecol*. 1997;176(2):478-489. Available at: http://www.ncbi.nlm.nih.gov/pubmed/9065202.

2. Antiretroviral Pregnancy Registry Steering Committee. Antiretroviral pregnancy registry international interim report for 1 January 1989–31 January 2018. Wilmington, NC: Registry Coordinating Center. 2018. Available at: http://www.apregistry.com/.

3. Mirochnick M, Capparelli E. Pharmacokinetics of antiretrovirals in pregnant women. *Clin Pharmacokinet*. 2004;43(15):1071-1087. Available at: http://www.ncbi.nlm.nih.gov/pubmed/15568888.

4. Roustit M, Jlaiel M, Leclercq P, Stanke-Labesque F. Pharmacokinetics and therapeutic drug monitoring of antiretrovirals in pregnant women. *Br J Clin Pharmacol*. 2008;66(2):179-195. Available at: http://www.ncbi.nlm.nih.gov/pubmed/18537960.

5. Bollen P, Colbers A, Schalkwijk S, et al. A comparison of the pharmacokinetics of dolutegravir during pregnancy and postpartum. Presented at: 18th International Workshop on Clinical Pharmacology of Antiviral Therapy. 2017. Chicago, IL.

6. Shapiro RL, Hughes MD, Ogwu A, et al. Antiretroviral regimens in pregnancy and breast-feeding in Botswana. *N Engl J Med*. 2010;362(24):2282-2294. Available at: http://www.ncbi.nlm.nih.gov/pubmed/20554983.

7. Siberry GK, Jacobson DL, Kalkwarf HJ, et al. Lower newborn bone mineral content associated with maternal use of tenofovir disoproxil fumarate during pregnancy. *Clin Infect Dis*. 2015. Available at: http://www.ncbi.nlm.nih.gov/pubmed/26060285.

8. Siemieniuk RA, Foroutan F, Mirza R, et al. Antiretroviral therapy for pregnant women living with HIV or hepatitis B: a systematic review and meta-analysis. *BMJ Open*. 2017;7(9):e019022. Available at: https://www.ncbi.nlm.nih.gov/pubmed/28893758.

9. Fowler MG, Qin M, Fiscus SA, et al. Benefits and risks of antiretroviral therapy for perinatal HIV prevention. *N Engl J Med*. 2016;375(18):1726-1737. Available at: https://www.ncbi.nlm.nih.gov/pubmed/27806243.

10. Momper J, Best B, Wang J, et al. Tenofovir alafenamide pharmacokinetics with and without cobicistat in pregnancy. Presented at: 22nd International AIDS Conference. 2018. Amsterdam, Netherlands.

11. Brinkman K, ter Hofstede HJ, Burger DM, Smeitink JA, Koopmans PP. Adverse effects of reverse transcriptase inhibitors: mitochondrial toxicity as common pathway. *AIDS*. 1998;12(14):1735-1744. Available at: http://www.ncbi.nlm.nih.gov/pubmed/9792373.

12. Birkus G, Hitchcock MJ, Cihlar T. Assessment of mitochondrial toxicity in human cells treated with tenofovir: comparison with other nucleoside reverse transcriptase inhibitors. *Antimicrob Agents Chemother*. 2002;46(3):716-723. Available at: http://www.ncbi.nlm.nih.gov/pubmed/11850253.

13. Saitoh A, Haas RH, Naviaux RK, Salva NG, Wong JK, Spector SA. Impact of nucleoside reverse transcriptase inhibitors on mitochondrial DNA and RNA in human skeletal muscle cells. *Antimicrob Agents Chemother*. 2008;52(8):2825-2830. Available at: http://www.ncbi.nlm.nih.gov/pubmed/18541728.

14. Mofenson LM, Watts DH. Safety of pediatric HIV elimination: the growing population of HIV- and antiretroviral-exposed but uninfected infants. *PLoS Med*. 2014;11(4):e1001636. Available at: http://www.ncbi.nlm.nih.gov/pubmed/24781352.

15. Jao J, Abrams EJ. Metabolic complications of *in utero* maternal HIV and antiretroviral exposure in HIV-exposed Infants. *Pediatr Infect Dis J*. 2014;33(7):734-740. Available at: http://www.ncbi.nlm.nih.gov/pubmed/24378947.

16. Bolhaar MG, Karstaedt AS. A high incidence of lactic acidosis and symptomatic hyperlactatemia in women receiving highly active antiretroviral therapy in Soweto, South Africa. *Clin Infect Dis*. 2007;45(2):254-260. Available at: http://www.ncbi.nlm.nih.gov/pubmed/17578788.

17. Currier JS. Sex differences in antiretroviral therapy toxicity: lactic acidosis, stavudine, and women. *Clin Infect Dis*. 2007;45(2):261-262. Available at: http://www.ncbi.nlm.nih.gov/pubmed/17578789.

18. Mandelbrot L, Kermarrec N, Marcollet A, et al. Case report: nucleoside analogue-induced lactic acidosis in the third trimester of pregnancy. *AIDS*. 2003;17(2):272-273. Available at: http://www.ncbi.nlm.nih.gov/pubmed/12545093.

19. Zash R, Jacobson DL, Diseko M, et al. Comparative safety of dolutegravir-based or efavirenz-based antiretroviral treatment started during pregnancy in Botswana: an observational study. *Lancet Glob Health*. 2018;6(7):e804-e810. Available at: https://www.ncbi.nlm.nih.gov/pubmed/29880310.

20. Grayhack C, Sheth A, Kirby O, et al. Evaluating outcomes of mother-infant pairs using dolutegravir for HIV treatment during pregnancy. *AIDS*. 2018;32(14):2017-2021. Available at: https://www.ncbi.nlm.nih.gov/pubmed/29944472.

21. Thorne C, Favarato G, Peters H, et al. Pregnancy and neonatal outcomes following prenatal exposure to dolutegravir. Presented at: International AIDS Society Conference. 2017. Paris, France.

22. Zash R, Makhema J, Shapiro RL. Neural-tube defects with dolutegravir treatment from the time of conception. *N Engl J Med*. 2018. Available at: https://www.ncbi.nlm.nih.gov/pubmed/30037297.

23. Zash R, Holmes L, Makhema J, et al. Surveillance for neural tube defects following antiretroviral exposure from conception. Presented at: 22nd International AIDS Conference. 2018. Amsterdam, Netherlands. Available at: http://www.natap.org/2018/IAC/IAC_52.htm.

24. Zash R, Jacobsen DM, Mayondi G, et al. Dolutegravir/tenofovir/emtricitabine (DTG/TDF/FTC) started in pregnancy is as safe as efavirenz/tenofovir/emtricitabine (EFV/TDF/FTC) in nationwide birth outcomes surveillance in Botswana. Presented at: 9th International AIDS Society Conference. 2017. Paris, France.

25. Momper J, Best BM, Wang J, et al. Elvitegravir/cobicistat pharmacokinetics in pregnant and postpartum women with HIV. *AIDS*. 2018;32(17):2507-2516. Available at: https://www.ncbi.nlm.nih.gov/pubmed/30134297.

26. Taylor N, Touzeau V, Geit M, et al. Raltegravir in pregnancy: a case series presentation. *Int J STD AIDS*. 2011;22(6):358-360. Available at: http://www.ncbi.nlm.nih.gov/pubmed/21680678.

27. McKeown DA, Rosenvinge M, Donaghy S, et al. High neonatal concentrations of raltegravir following transplacental transfer in HIV-1 positive pregnant women. *AIDS*. 2010;24(15):2416-2418. Available at: http://www.ncbi.nlm.nih.gov/pubmed/20827058.

28. Pinnetti C, Baroncelli S, Villani P, et al. Rapid HIV-RNA decline following addition of raltegravir and tenofovir to ongoing highly active antiretroviral therapy in a woman presenting with high-level HIV viraemia at week 38 of pregnancy. *J Antimicrob Chemother*. 2010;65(9):2050-2052. Available at: http://www.ncbi.nlm.nih.gov/pubmed/20630894.

29. Jaworsky D, Thompson C, Yudin MH, et al. Use of newer antiretroviral agents, darunavir and etravirine with or without raltegravir, in pregnancy: a report of two cases. *Antivir Ther*. 2010;15(4):677-680. Available at: http://www.ncbi.nlm.nih.gov/pubmed/20587860.

30. Blonk M, Colbers A, Hidalgo-Tenorio C, et al. Raltegravir in HIV-1 infected pregnant women: pharmacokinetics, safety and efficacy. *Clin Infect Dis*. 2015. Available at: http://www.ncbi.nlm.nih.gov/pubmed/25944344.

31. Watts DH, Stek A, Best BM, et al. Raltegravir pharmacokinetics during pregnancy. *J Acquir Immune Defic Syndr*. 2014;67(4):375-381. Available at: http://www.ncbi.nlm.nih.gov/pubmed/25162818.

32. Lennox JL, DeJesus E, Lazzarin A, et al. Safety and efficacy of raltegravir-based versus efavirenz-based combination therapy in treatment-naive patients with HIV-1 infection: a multicentre, double-blind randomised controlled trial. *Lancet*. 2009;374(9692):796-806. Available at: http://www.ncbi.nlm.nih.gov/pubmed/19647866.

33. Westling K, Pettersson K, Kaldma A, Naver L. Rapid decline in HIV viral load when introducing raltegravir-containing antiretroviral treatment late in pregnancy. *AIDS Patient Care STDS*. 2012;26(12):714-717. Available at: http://www.ncbi.nlm.nih.gov/pubmed/23101466.

34. Cha A, Shaikh R, Williams S, Berkowitz LL. Rapid reduction in HIV viral load in late pregnancy with raltegravir: a case report. *J Int Assoc Provid AIDS Care*. 2013;12(5):312-314. Available at: http://www.ncbi.nlm.nih.gov/pubmed/23695227.

35. De Hoffer L, Di Biagio A, Bruzzone B, et al. Use of raltegravir in a late presenter HIV-1 woman in advanced gestational age: case report and literature review. *J Chemother*. 2013;25(3):181-183. Available at: http://www.ncbi.nlm.nih.gov/pubmed/23783144.

36. Nobrega I, Travassos AG, Haguihara T, Amorim F, Brites C. Short communication: use of raltegravir in late-presenting HIV-infected pregnant women. *AIDS Res Hum Retroviruses*. 2013;29(11):1451-1454. Available at: http://www.ncbi.nlm.nih.gov/pubmed/23731224.

37. Rahangdale L, Cates J, Potter J, et al. Integrase inhibitors in late pregnancy and rapid HIV viral load reduction. *Am J Obstet Gynecol*. 2016;214(3):385 e381-387. Available at: http://www.ncbi.nlm.nih.gov/pubmed/26928154.

38. Boucoiran I, Tulloch K, Pick N, et al. A case series of third-trimester raltegravir initiation: Impact on maternal HIV-1 viral load and obstetrical outcomes. *Can J Infect Dis Med Microbiol*. 2015;26(3):145-150. Available at: http://www.ncbi.nlm.nih.gov/pubmed/26236356.

39. Maliakkal A, Walmsley S, Tseng A. Critical review: review of the efficacy, safety, and pharmacokinetics of raltegravir in pregnancy. *J Acquir Immune Defic Syndr*. 2016;72(2):153-161. Available at: https://www.ncbi.nlm.nih.gov/pubmed/27183177.

40. Cecchini DM, Martinez M, Morganti L, Rodriguez C. Raltegravir containing antiretroviral therapy for prevention of mother to child transmission in a high risk population of HIV-infected pregnant women in Buenos Aires, Argentina: maternal and neonatal outcomes. Presented at: International AIDS Conference. 2016. Durban.

41. Brites C, Nobrega I, Luz E, Travassos AG, Lorenzo C, Netto EM. Raltegravir versus lopinavir/ritonavir for treatment of HIV-infected late-presenting pregnant women. *HIV Clin Trials*. 2018;19(3):94-100. Available at: https://www.ncbi.nlm. nih.gov/pubmed/29629852.

42. Clinicaltrials.gov. Identifier NCT01618305. Evaluating the response to two antiretroviral medication regimens in HIV-infected pregnant women, who begin antiretroviral therapy between 20 and 36 weeks of pregnancy, for the prevention of mother-to-child transmission. 2017. Available at: https://clinicaltrials.gov/ct2/show/NCT01618305.

43. Renet S, Closon A, Brochet MS, Bussieres JF, Boucher M. Increase in transaminase levels following the use of raltegravir in a woman with a high HIV viral load at 35 weeks of pregnancy. *JOGC*. 2013;35(1):68-72. Available at: http://www.ncbi. nlm.nih.gov/pubmed/23343800.

44. Pain JB, Le MP, Caseris M, et al. Pharmacokinetics of dolutegravir in a premature neonate after HIV treatment intensification during pregnancy. *Antimicrob Agents Chemother*. 2015;59(6):3660-3662. Available at: http://www.ncbi.nlm. nih.gov/pubmed/25845873.

45. Floridia M, Ravizza M, Masuelli G, et al. Atazanavir and lopinavir profile in pregnant women with HIV: tolerability, activity and pregnancy outcomes in an observational national study. *J Antimicrob Chemother*. 2014;69(5):1377-1384. Available at: http://www.ncbi.nlm.nih.gov/pubmed/24370933.

46. Caniglia EC, Patel K, Huo Y, et al. Atazanavir exposure *in utero* and neurodevelopment in infants: a comparative safety study. *AIDS*. 2016;30(8):1267-1278. Available at: https://www.ncbi.nlm.nih.gov/pubmed/26867136.

47. Rice ML, Zeldow B, Siberry GK, et al. Evaluation of risk for late language emergence after *in utero* antiretroviral drug exposure in HIV-exposed uninfected infants. *Pediatr Infect Dis J*. 2013;32(10):e406-413. Available at: http://www.ncbi. nlm.nih.gov/pubmed/24067563.

48. Sirois PA, Huo Y, Williams PL, et al. Safety of perinatal exposure to antiretroviral medications: developmental outcomes in infants. *Pediatr Infect Dis J*. 2013;32(6):648-655. Available at: http://www.ncbi.nlm.nih.gov/ pubmed/23340561.

49. Le MP, Mandelbrot L, Descamps D, et al. Pharmacokinetics, safety and efficacy of ritonavir-boosted atazanavir (300/100 mg once daily) in HIV-1-infected pregnant women. *Antivir Ther*. 2015. Available at: http://www.ncbi.nlm.nih. gov/pubmed/25599649.

50. Atazanavir [package insert]. 2017. Food and Drug Administration. Available at: https://www.accessdata.fda.gov/ drugsatfda_docs/label/2017/021567s041,206352s006lbl.pdf.

51. Stek AM, Mirochnick M, Capparelli E, et al. Reduced lopinavir exposure during pregnancy. *AIDS*. 2006;20(15):1931-1939. Available at: http://www.ncbi.nlm.nih.gov/pubmed/16988514.

52. Villani P, Floridia M, Pirillo MF, et al. Pharmacokinetics of nelfinavir in HIV-1-infected pregnant and nonpregnant women. *Br J Clin Pharmacol*. 2006;62(3):309-315. Available at: http://www.ncbi.nlm.nih.gov/pubmed/16934047.

53. Bryson YJ, Mirochnick M, Stek A, et al. Pharmacokinetics and safety of nelfinavir when used in combination with zidovudine and lamivudine in HIV-infected pregnant women: pediatric AIDS clinical trials group (PACTG) protocol 353. *HIV Clin Trials*. 2008;9(2):115-125. Available at: http://www.ncbi.nlm.nih.gov/pubmed/18474496.

54. Mirochnick M, Best BM, Stek AM, et al. Lopinavir exposure with an increased dose during pregnancy. *J Acquir Immune Defic Syndr*. 2008;49(5):485-491. Available at: http://www.ncbi.nlm.nih.gov/pubmed/18989231.

55. Read JS, Best BM, Stek AM, et al. Pharmacokinetics of new 625 mg nelfinavir formulation during pregnancy and postpartum. *HIV Med*. 2008;9(10):875-882. Available at: http://www.ncbi.nlm.nih.gov/pubmed/18795962.

56. Bouillon-Pichault M, Jullien V, Azria E, et al. Population analysis of the pregnancy-related modifications in lopinavir pharmacokinetics and their possible consequences for dose adjustment. *J Antimicrob Chemother*. 2009;63(6):1223-1232. Available at: http://www.ncbi.nlm.nih.gov/pubmed/19389715.

57. Best BM, Stek AM, Mirochnick M, et al. Lopinavir tablet pharmacokinetics with an increased dose during pregnancy. *J Acquir Immune Defic Syndr*. 2010;54(4):381-388. Available at: http://www.ncbi.nlm.nih.gov/pubmed/20632458.

58. Ford N, Calmy A, Mofenson L. Safety of efavirenz in the first trimester of pregnancy: an updated systematic review and meta-analysis. *AIDS*. 2011;25(18):2301-2304. Available at: http://www.ncbi.nlm.nih.gov/pubmed/21918421.

59. Ford N, Shubber Z, Jao J, Abrams EJ, Frigati L, Mofenson L. Safety of cotrimoxazole in pregnancy: a systematic review and meta-analysis. *J Acquir Immune Defic Syndr*. 2014;66(5):512-521. Available at: http://www.ncbi.nlm.nih. gov/pubmed/24853309.

60. Efavirenz [package insert]. Food and Drug Administration. 2017. Available at: https://www.accessdata.fda.gov/ drugsatfda_docs/label/2017/021360s044,020972s056lbl.pdf.

61. Schalkwijk S, Colbers A, Konopnicki D, et al. Lowered rilpivirine exposure during third trimester of pregnancy in HIV-1-positive women. *Clin Infect Dis*. 2017. Available at: https://www.ncbi.nlm.nih.gov/pubmed/28595298.

62. Ford N, Shubber Z, Pozniak A, et al. Comparative safety and neuropsychiatric adverse events associated with efavirenz use in first-line antiretroviral therapy: A systematic review and meta-analysis of randomized trials. *J Acquir Immune Defic Syndr*. 2015;69(4):422-429. Available at: http://www.ncbi.nlm.nih.gov/pubmed/25850607.

63. Colbers A, Best B, Schalkwijk S, et al. Maraviroc pharmacokinetics in HIV-1-infected pregnant women. *Clin Infect Dis.* 2015;61(10):1582-1589. Available at: http://www.ncbi.nlm.nih.gov/pubmed/26202768.

64. Crauwels HM, Osiyemi O, Zorilla C, Bicer C, Brown K. Pharmacokinetics of total and unbound darunavir in HIV-1–infected pregnant women receiving a darunavir/cobicistat-based regimen. Presented at: 8th International Workshop on HIV & Women. 2018. Boston, Massachusetts. Available at: http://www.natap.org/2018/CROI/HIV&Women2018DRVcPKPregnancyPoster_JUV-63244_FINAL.PDF.

65. Floridia M, Ravizza M, Pinnetti C, et al. Treatment change in pregnancy is a significant risk factor for detectable HIV-1 RNA in plasma at end of pregnancy. *HIV Clin Trials.* 2010;11(6):303-311. Available at: http://www.ncbi.nlm.nih.gov/pubmed/21239358.

从未接受抗逆转录病毒药物治疗的 HIV 感染孕妇

（初始抗病毒）（2018 年 12 月 7 日最新更新；2018 年 12 月 7 日最新评审）

专家组的建议

- 建议对所有 HIV 感染孕产妇使用抗逆转录病毒治疗（ART），以降低围产期传播 HIV 的风险并优化孕妇健康管理（AI）。一旦妊娠期确诊 HIV，建议立即开始抗病毒治疗，数据显示早期病毒学抑制与较低的传播风险相关（AⅡ）。

- HIV 耐药性研究应指导 HIV RNA 水平高于阈值的女性选择 ART 方案。除非已经进行了耐药性研究（参见"妊娠期抗逆转录病毒药物耐药及耐药性检测"）（AⅡ），否则应进行耐药性测试（即 > 500 ~ 1000 拷贝 /ml）。如果需要在耐药性测定结果出现之前开始 ART，应根据耐药性测定结果修改 ARV 方案（BⅢ）。

- 应根据目前的成人治疗指南来选择治疗方案；关于在妊娠期使用特定药物的了解；致畸风险（见表 6 和表 10）；和母体因素，如恶心，呕吐和合并症。对于未接受过 ARV 治疗的 HIV 孕妇，首选的 ART 方案包括：双核苷类逆转录酶抑制剂组合（阿巴卡韦 / 拉米夫定或富马酸替诺福韦二吡呋酯 / 恩曲他滨或拉米夫定）和利托那韦增强的蛋白酶抑制剂（阿扎那韦 / 利托那韦或达芦那韦 / 利托那韦）或整合酶链转移抑制剂（多替拉韦 [妊娠早期以后][a] 或拉替拉韦）（见表 6 和关于"妊娠期使用多替拉韦"，"妊娠期期间抗逆转录病毒药物使用的临时推荐"（AⅢ）。

- 多替拉韦**不建议**在妊娠后头 3 个月的孕妇中使用 [a,b] 和计划妊娠的非妊娠妇女中使用，原因是担心可能增加神经管缺陷的风险（AⅢ）。

推荐评级：A = 强；B = 中等；C = 可选
证据评级：Ⅰ：一个或多个具有临床结果和 / 或验证的实验室终点的随机试验；Ⅱ：一个或多个精心设计的，具有长期临床结局的非随机试验或观察性队列研究；Ⅲ：专家意见

---

[a] 妊娠头 3 个月是从末次月经算小于 14 周胎龄。"妊娠后 12 周"，在"成人和青少年抗逆转录病毒治疗指南"中使用，与妊娠早期相一致

[b] 虽然多替拉韦不是食品药物管理局批准在妊娠前 3 个月使用的药物，但一些围产期小组成员仍将考虑在孕 12 周的个别患者中使用

　　HIV 感染孕妇应该接受标准的临床、免疫学及病毒学评估。临床医生应与患者讨论治疗方案，并提供抗逆转录病毒治疗（ART）方案，该方案含有至少三种用于妇女健康和预防围产期 HIV 传播的药物，符合非妊娠成人的

治疗原则[1]。使用 ART 成功地将血浆 HIV RNA 降低到不可检测水平的方案大大降低了围产期 HIV 传播的风险，最大限度地减少了将选择性剖宫产作为降低传播风险的干预措施的需要，并降低了母亲发生抗逆转录病毒耐药的风险。

以前未接受 ART 的妇女给予 ART 治疗的时机和管理的决定应遵循以下几个关键原则：

在分娩时抑制的病毒载量显著降低了传播风险

在 2000 年至 2011 年间英国和爱尔兰共有 12 486 名 HIV 感染婴儿的围产期传播分析中，围产期总传播率从 2000 年和 2001 年的 2.1% 下降到 2010 年和 2011 年的 0.46%。无论使用的 ARV 方案类型或模式如何，病毒载量 <50 拷贝 /ml 的女性的传播风险显著低于病毒载量为 50 ~ 399 拷贝 /ml 的女性（分别是 0.09% 和 1.0%）[2]。围产期传播率的持续下降是由于受孕时接受 ART 治疗的妇女人数增加，以及在妊娠后期开始接受 ART 治疗的妇女或在分娩前从未接受过 ART 的比例下降。

ART 的早期启动会在分娩时增加病毒抑制，并进一步降低传播风险

尽管大多数围产期传播事件发生在妊娠晚期或分娩过程中，但最近的分析表明早期控制病毒复制可能对预防传播很重要。在前瞻性多中心法国围产期队列中，分娩时的母体病毒载量和 ART 起始时间均与围产期传播率独立相关。对于在分娩时达到 <50 拷贝 /ml 的病毒载量的女性，在妊娠晚期开始 ART 时传播风险为 0.9%，妊娠中期开始为 0.5%，妊娠早期开始时为 0.2%，妊娠前开启 ART 为 0（超过 2500 名婴儿）。无论 ART 何时开始，接近分娩的病毒载量为 50 ~ 400 拷贝 /ml 的女性的围产期传播率高于 <50 拷贝 /ml 的女性，对于病毒载量 > 400 拷贝 /ml 的女性，分娩时围产期传播率仍然更高（妊娠晚期开始 ART 治疗、分娩时病毒载量 > 400 拷贝 /ml 的妇女为 4.4%）[3]。

在同一队列报道的早期出版物中，缺乏对母体病毒载量的早期和持续控制似乎与 HIV 的残余围产期传播密切相关[4]。加拿大 1997 年和 2010 年之间随访的 1707 名 HIV 感染者 HIV 感染者也有类似数据。所有接受 ART 治疗的母亲的围产期传播率为 1%，如果 ART 治疗超过 4 周，则为 0.4%[5]。

这些数据表明 ART 应该在 ARV 初治女性中尽早开始，以便在妊娠晚期抑制病毒复制，因为早期和持续控制 HIV 病毒复制与低传播风险相关。其他研究表明基线病毒载量与分娩时病毒抑制的可能性显著相关；因此，快速开始 ART 治疗对于基线病毒载量高的孕妇尤为重要 [6-8, 9]。

妊娠期早期开始 ART 通常是安全的

胎儿对药物潜在致畸作用的易感性取决于多种因素，包括胎儿暴露时的胎龄（见"致畸性"）。虽然 ARV 药物的胎儿效应尚不完全清楚，但一般来说，在妊娠期接受 ART 的观察性研究中，胎儿 / 婴儿的出生缺陷发生率数据令人放心。对于大多数 ARV 药物，妊娠早期接触的婴儿的出生缺陷率和晚期妊娠暴露的婴儿或一般人群中报告的比率没有差异 [10-13]。应该由医疗保健人员及其患者讨论何时开始抗病毒治疗的决定。讨论应包括评估妇女的健康状况及其健康的获益和风险以及胎儿的潜在风险和获益。

抗逆转录病毒药物通过婴儿暴露前和暴露后预防进一步降低传播风险

虽然无法检测到或低水平 HIV RNA 的妇女围产期传播率很低，但没有阈值可以确保不发生传播 [14-16]。ARV 药物通过多种不同的机制降低了围产期传播 HIV 的风险。虽然降低产妇的产前病毒负荷是病毒载量较高女性传播预防的重要组成部分，即使在病毒载量较低的女性中，母体抗逆转录病毒疗法的使用也会减少传播 [17-21]。其他保护机制包括婴儿的暴露前预防（PrEP）和暴露后预防。随着 PrEP，ARV 药物穿透胎盘的药物水平可抑制胎儿病毒复制，特别是在病毒暴露严重的出生过程中。因此，只要有可能，在妊娠期开始的 ART 方案应包括具有胎盘通过率高的核苷逆转录酶抑制剂（NRTI），如拉米夫定、恩曲他滨、替诺福韦或阿巴卡韦（见表 10）[22-25]。通过暴露后预防，在婴儿出生后给予 ARV 药物（参见"围产期 HIV 感染或暴露新生儿的抗逆转录病毒治疗"）。

特定的 ART 方案在妊娠期是首选

表 6 概述了优先用于治疗从未接受过 ARV 药物治疗的 HIV 孕妇的 ART 方案。建议使用这些方案，因为它们含有有效且持久的 ARV 药物，其具有可接受的毒性特征且易于使用。这些药物在妊娠人群的药代动力学数据也是可得的，缺乏任何致畸作用或对母亲、胎儿或新生儿有确定不良反应的证

据。优选的方案包括双重 NRTI 组合（阿巴卡韦加拉米夫定或替诺福韦与恩曲他滨或拉米夫定）联合使用利托那韦激动的蛋白酶抑制剂（PI）（阿扎那韦 / 利托那韦或地瑞那韦 / 利托那韦）或整合酶链转移抑制剂（INSTI）（多替拉韦或拉替拉韦）。

在妊娠 3 个月之后，多替拉韦是 ART 初始女性的首选 INSTI。这是成人初始 ART 方案的推荐选择，并且有足够的数据来说明妊娠期开始使用这种药物时多替拉韦的有效性和安全性[26, 27]。但是，妊娠早期**不建议**将多替拉韦用于女性或者试图妊娠的女性，因为担心在接受多替拉韦时妊娠的女性所生的婴儿可能出现神经管缺陷（见临时专家推荐）。关于妊娠期使用多替拉韦的建议在妊娠期使用抗逆转录病毒药物的建议中。

拉替拉韦也是 ARV 初治女性的首选 INSTI，其在孕妇中的疗效和安全性的经验正在增多。ART 方案的药物选择应基于患者的个体特征和需求（见表 6）。表 7 总结了针对 ART 初治和妊娠妇女，在妊娠期继续或重新开始 ART 或试图妊娠的女性的建议。

拉替拉韦或多替拉韦被建议在妊娠晚期开始使用，特别是对于病毒载量高的女性，因为它们能够快速抑制病毒载量（治疗第 2 周时降低约 2 log 拷贝 /ml）[28-32]。多替拉韦应考虑用于妊娠期妊娠早期的急性感染治疗，因为它比拉替拉韦具有更高的耐药性，并且可以每日一次给药。拉替拉韦的耐药性屏障低于多替拉韦；因此，当预计病毒载量很高时，**不推荐**在急性感染期间使用（参见"急性 HIV 感染"）。关于在现有 ART 方案中加入多替拉韦或拉替拉韦的讨论，请参阅"病毒抑制失败"。

应该进行耐药检测，但不应在等待结果时延迟启动 ART

当血浆 HIV RNA 水平高于耐药检测阈值（即 > 500 ~ 1000 拷贝 /ml）时，应在开始 ARV 方案之前进行标准 ARV 耐药测试。通常不推荐使用整合酶抑制剂耐药检测，但应对有风险的女性进行 INSTI 耐药检测（例如接受过 INSTI 治疗的伴侣或曾接受 INSTI 治疗的女性（见"妊娠期抗逆转录病毒药物耐药及耐药性检测"）。有关基因型和表型耐药检测的详细信息，请参阅"成人和青少年抗逆转录病毒药物指南"。考虑到早期病毒抑制与上述传播风险较低之间的关联，在妊娠期，一旦确诊 HIV 就应该开始 ART 而不等待耐药检测的结果。如果需要，当测试结果返回时，可以修改方案。当无法获得耐药测试结果来指导选择抗逆转录病毒药物时，可以考虑选择基于 PI 或基于 INSTI 的 ART 方案，因为临床上对 PI 和 INSTI 的耐药在 ARV 初治患者中并不常见。

不建议使用除联合 ART（三种药物）之外的方案

不再推荐在妊娠期使用齐多夫定单药治疗，因为 ART 为母亲提供了明显的健康获益，并有助于预防 HIV 的围产期传播。过去在没有 ART 药物的情况下，在妊娠期单独使用齐多夫定预防围产期传播对于病毒载量低（即 <1000 拷贝 /ml）的女性来说是一种选择。尽管"成人和青少年抗逆转录病毒指南"在某些临床情况下推荐了一些双药 ART 方案，但**不推荐**将双药 ART 方案用于孕妇。

所有 HIV 感染孕妇都应该被告知，无论病毒载量如何，建议使用 ART 疗法，以最大地降低围产期传播的风险。如果在咨询后，女性选择在妊娠期放弃使用 ART 药物，则应在随后的医疗随访期间重新处理该决定。美国**围产期艾滋病热线**（1-800-439-4079）是一种可以访问以协助讨论的资源。

ART 方案可以在产后进行修改

妊娠期开始的 ART 方案可在分娩后进行修改。妇女可能能够使用一些在妊娠期无法使用的简化方案，因为这些方案在妊娠期的安全和 / 或药代动力学数据不足。关于延续 ART 的决定，妇女应与其 HIV 护理人员协商制定产妇或产后使用的特定 ARV 药物，需考虑目前的成人 ART 疗法建议，避孕药具的使用计划和未来妊娠计划，个人依从性考虑和药物偏好（见"妊娠期使用抗逆转录病毒药物的总体原则"）。

◆ 参考文献

1. Panel on Antiretroviral Guidelines for Adults and Adolescents. Guidelines for the use of antiretroviral agents in adults and adolescents living with HIV. Department of health and human services. 2018. Available at: https://aidsinfo.nih.gov/contentfiles/lvguidelines/adultandadolescentgl.pdf.

2. Townsend CL, Byrne L, Cortina-Borja M, et al. Earlier initiation of ART and further decline in mother-to-child HIV transmission rates, 2000-2011. *AIDS*. 2014;28(7):1049-1057. Available at: http://www.ncbi.nlm.nih.gov/pubmed/24566097.

3. Mandelbrot L, Tubiana R, Le Chenadec J, et al. No perinatal HIV-1 transmission from women with effective antiretroviral therapy starting before conception. *Clin Infect Dis*. 2015. Available at: http://www.ncbi.nlm.nih.gov/pubmed/26197844.

4. Tubiana R, Le Chenadec J, Rouzioux C, et al. Factors associated with mother-to-child transmission of HIV-1 despite a maternal viral load <500 copies/ml at delivery: a case-control study nested in the French perinatal cohort (EPF-ANRS CO1). *Clin Infect Dis*. 2010;50(4):585-596. Available at: http://www.ncbi.nlm.nih.gov/pubmed/20070234.

5. Forbes JC, Alimenti AM, Singer J, et al. A national review of vertical HIV transmission. *AIDS*. 2012;26(6):757-763. Available at: http://www.ncbi.nlm.nih.gov/pubmed/22210635.

6. Read PJ, Mandalia S, Khan P, et al. When should HAART be initiated in pregnancy to achieve an undetectable HIV viral load by delivery? *AIDS*. 2012;26(9):1095-1103. Available at: http://www.ncbi.nlm.nih.gov/pubmed/22441248.

7. Katz IT, Shapiro R, Li D, et al. Risk factors for detectable HIV-1 RNA at delivery among women receiving highly active antiretroviral therapy in the women and infants transmission study. *J Acquir Immune Defic Syndr*. 2010;54(1):27-34. Available at: http://www.ncbi.nlm.nih.gov/pubmed/20065861.

8. Aziz N, Sokoloff A, Kornak J, et al. Time to viral load suppression in antiretroviral-naive and -experienced HIV-infected pregnant women on highly active antiretroviral therapy: implications for pregnant women presenting late in gestation. *BJOG*. 2013. Available at: http://www.ncbi.nlm.nih.gov/pubmed/23924192.

9. Myer L, Phillips TK, McIntyre JA, et al. HIV viraemia and mother-to-child transmission risk after antiretroviral therapy initiation in pregnancy in Cape Town, South Africa. *HIV Med*. 2017;18(2):80-88. Available at: https://www.ncbi.nlm.nih.gov/pubmed/27353189.

10. da Costa TP, Machado ES, et al. Malformations among HIV vertically exposed newborns – results from a Brazilian cohort study. Presented at: 6th IAS Conference on HIV Pathogenesis and Treatment and Prevention. 2011. Rome, Italy.

11. Watts DH, Huang S, Culnane M, et al. Birth defects among a cohort of infants born to HIV-infected women on antiretroviral medication. *J Perinat Med*. 2011;39(2):163-170. Available at: http://www.ncbi.nlm.nih.gov/pubmed/21142844.

12. Knapp KM, Brogly SB, Muenz DG, et al. Prevalence of congenital anomalies in infants with in utero exposure to antiretrovirals. *Pediatr Infect Dis J*. 2012;31(2):164-170. Available at: http://www.ncbi.nlm.nih.gov/pubmed/21983213.

13. Floridia M, Mastroiacovo P, Tamburrini E, et al. Birth defects in a national cohort of pregnant women with HIV infection in Italy, 2001-2011. *BJOG*. 2013;120(12):1466-1475. Available at: http://www.ncbi.nlm.nih.gov/pubmed/23721372.

14. Cooper ER, Charurat M, Mofenson L, et al. Combination antiretroviral strategies for the treatment of pregnant HIV-1-infected women and prevention of perinatal HIV-1 transmission. *J Acquir Immune Defic Syndr*. 2002;29(5):484-494. Available at: http://www.ncbi.nlm.nih.gov/pubmed/11981365.

15. Mofenson LM, Lambert JS, Stiehm ER, et al. Risk factors for perinatal transmission of human immunodeficiency virus type 1 in women treated with zidovudine. Pediatric AIDS Clinical Trials Group Study 185 Team. *N Engl J Med*. 1999;341(6):385-393. Available at: http://www.ncbi.nlm.nih.gov/pubmed/10432323.

16. Garcia PM, Kalish LA, Pitt J, et al. Maternal levels of plasma human immunodeficiency virus type 1 RNA and the risk of perinatal transmission. Women and infants transmission study group. *N Engl J Med*. 1999;341(6):394-402. Available at: http://www.ncbi.nlm.nih.gov/pubmed/10432324.

17. Ioannidis JP, Abrams EJ, Ammann A, et al. Perinatal transmission of human immunodeficiency virus type 1 by pregnant women with RNA virus loads <1000 copies/ml. *J Infect Dis*. 2001;183(4):539-545. Available at: http://www.ncbi.nlm.nih.gov/pubmed/11170978.

18. Wade NA, Birkhead GS, Warren BL, et al. Abbreviated regimens of zidovudine prophylaxis and perinatal transmission of the human immunodeficiency virus. *N Engl J Med*. 1998;339(20):1409-1414. Available at: http://www.ncbi.nlm.nih.gov/pubmed/9811915.

19. Jackson JB, Musoke P, Fleming T, et al. Intrapartum and neonatal single-dose nevirapine compared with zidovudine for prevention of mother-to-child transmission of HIV-1 in Kampala, Uganda: 18-month follow-up of the HIVNET 012 randomised trial. *Lancet*. 2003;362(9387):859-868. Available at: http://www.ncbi.nlm.nih.gov/pubmed/13678973.

20. Petra Study Team. Efficacy of three short-course regimens of zidovudine and lamivudine in preventing early and late transmission of HIV-1 from mother to child in Tanzania, South Africa, and Uganda (Petra study): a randomised, double-blind, placebo-controlled trial. *Lancet*. 2002;359(9313):1178-1186. Available at: http://www.ncbi.nlm.nih.gov/pubmed/11955535.

21. Moodley D, Moodley J, Coovadia H, et al. A multicenter randomized controlled trial of nevirapine versus a combination of zidovudine and lamivudine to reduce intrapartum and early postpartum mother-to-child transmission of human immunodeficiency virus type 1. *J Infect Dis*. 2003;187(5):725-735. Available at: http://www.ncbi.nlm.nih.gov/pubmed/12599045.

22. Hirt D, Urien S, Rey E, et al. Population pharmacokinetics of emtricitabine in human immunodeficiency virus type 1-infected pregnant women and their neonates. *Antimicrob Agents Chemother*. 2009;53(3):1067-1073. Available at: http://www.ncbi.nlm.nih.gov/pubmed/19104016.

23. Hirt D, Urien S, Ekouevi DK, et al. Population pharmacokinetics of tenofovir in HIV-1-infected pregnant women and their neonates (ANRS 12109). *Clin Pharmacol Ther*. 2009;85(2):182-189. Available at: http://www.ncbi.nlm.nih.gov/pubmed/18987623.

24. Moodley D, Pillay K, Naidoo K, et al. Pharmacokinetics of zidovudine and lamivudine in neonates following coadministration of oral doses every 12 hours. *J Clin Pharmacol*. 2001;41(7):732-741. Available at: http://www.ncbi.nlm.nih.gov/pubmed/11452705.

25. Wade NA, Unadkat JD, Huang S, et al. Pharmacokinetics and safety of stavudine in HIV-infected pregnant women and their infants: pediatric AIDS clinical trials group protocol 332. *J Infect Dis*. 2004;190(12):2167-2174. Available at: http://www.ncbi.nlm.nih.gov/pubmed/15551216.

26. Zash R, Jacobson DL, Diseko M, et al. Comparative safety of dolutegravir-based or efavirenz-based antiretroviral treatment started during pregnancy in Botswana: an observational study. *Lancet Glob Health*. 2018;6(7):e804-e810. Available at: https://www.ncbi.nlm.nih.gov/pubmed/29880310.

27. Zash R, Holmes L, Makhema J, et al. Surveillance for neural tube defects following antiretroviral exposure from conception. Presented at: 22nd International AIDS Conference. 2018. Amsterdam, Netherlands. Available at: http://www.natap.org/2018/IAC/IAC_52.htm.

28. Grinsztejn B, Nguyen BY, Katlama C, et al. Safety and efficacy of the HIV-1 integrase inhibitor raltegravir (MK-0518) in treatment-experienced patients with multidrug-resistant virus: a phase II randomised controlled trial. *Lancet*. 2007;369(9569):1261-1269. Available at: http://www.ncbi.nlm.nih.gov/pubmed/17434401.

29. Papendorp SG, van den Berk GE. Preoperative use of raltegravir-containing regimen as induction therapy: very rapid decline of HIV-1 viral load. *AIDS*. 2009;23(6):739. Available at: http://www.ncbi.nlm.nih.gov/pubmed/19279447.

30. Pinnetti C, Baroncelli S, Villani P, et al. Rapid HIV-RNA decline following addition of raltegravir and tenofovir to ongoing highly active antiretroviral therapy in a woman presenting with high-level HIV viraemia at week 38 of pregnancy. *J Antimicrob Chemother*. 2010;65(9):2050-2052. Available at: http://www.ncbi.nlm.nih.gov/pubmed/20630894.

31. McKeown DA, Rosenvinge M, Donaghy S, et al. High neonatal concentrations of raltegravir following transplacental transfer in HIV-1 positive pregnant women. *AIDS*. 2010;24(15):2416-2418. Available at: http://www.ncbi.nlm.nih.gov/pubmed/20827058.

32. Orrell C, Kintu JA, Amara A, et al. DolPHIN-1: Randomised controlled trial of dolutegravir (DTG)-versus efavirenz (EFV)-based therapy in mothers initiating antiretroviral treatment in late pregnancy. Presented at: 22nd International AIDS Conference. 2018. Amsterdam, Netherlands. Available at: http://www.natap.org/2018/IAC/IAC_30.htm.

表 6　如何开始：抗逆转录病毒初治孕妇的初始组合方案

初始治疗建议适用于从**未接受过 ART 或 ARV 预防的孕妇**（即未接受抗逆转录病毒治疗的妇女）和没有证据表明对方案成分具有显著耐药的孕妇（参见"从未接受过抗逆转录病毒药物治疗的 HIV 孕妇"和表 7）。

HIV 感染和预防围产期传播的孕妇专家小组建议，**已经达到病毒抑制的女性在妊娠后仍然使用相同的治疗方案**，除非他们接受的 ARV 药物或 ART 方案不推荐在成人中使用或妊娠期由安全性和劣效的担忧（参见表 7 和"目前正在接受抗逆转录病毒治疗的 HIV 感染的孕妇"）。以前接受 ART 或 ARV 药物预防的妇女可能需要特别考虑（参见"先前接受过抗逆转录病毒治疗的 HIV 感染者治疗或预防但目前尚未接受任何抗逆转录病毒药物的 HIV 感染孕妇"和表 7）。此外，新数据已经确定了服用 DTG 时妊娠的妇女其婴儿发生 NTD 风险可能增加（见下表和"妊娠期使用抗逆转录病毒药物的建议"）。

在每个药物类别和推荐类别中按字母顺序列出方案，并且该顺序不表示偏好的排名。此外，专家小组不推荐在每一类中的一种药剂或疗法优于另一种（首选或替代）。

注意：有关在妊娠期使用特定药物和剂量的更多信息，请参阅表 7、附录 B 和表 10 中的各个药物部分。

药物	评价
妊娠首选的初始治疗方案：	
·在成人临床试验数据显示最佳疗效和耐用性、毒性和易用性可接受的情况下，以及可获得妊娠特异性 PK 数据指导剂量时，药物或药物组合被指定为在未使用抗 ARV 药物的孕妇中启动 ART 的首选药物。此外，药物或药物组合不得与致畸作用相关（来自动物和 / 或人类研究)，也未报告对母亲、胎儿或新生儿有临床意义的不良后果	
2 种首选 NRTI 骨干药	
ABC/3TC	作为固定剂量组合提供。每天一次。ABC **不应用于** HLA-B*5701 检测阳性的患者，因为有过敏反应的风险。如果治疗前 HIV RNA 为 >100 000 拷贝 / ml,则**不推荐**使用 ABC/3TC 和 ATV/r 或 EFV 治疗

续表

药物	评价
TDF/FTC 或 TDF/3TC	TDF/FTC 可作为固定剂量组合提供。TDF/FTC 或单独的 3TC 二号 TDF 均可每日一次使用。TDF 具有潜在的肾脏毒性;因此,在肾功能不全的患者中,应谨慎使用基于 TDF 的双 NRTI 组合

首选 INSTI 方案

药物	评价
DTG/ABC/3TC(FDC)或 DTG 加首选的双 -NRTI 骨干药(妊娠早期后) 妊娠早期**不建议**使用多替拉韦(DTG/ABC/3TC(FDC) 或 DTG+2-NRTI 骨干药)(见妊娠期抗病毒药物使用建议中临时专家小组关于妊娠期使用抗逆转录病毒药物的建议和关于在妊娠期使用抗逆转录病毒药物的临时指导意见),供孕妇在妊娠早期使用	由于担心可能增加 NTDs 的风险,不应在妊娠早期(小于 14 周)(按末次月经时间划分的孕龄)开始使用。当 DTG 在妊娠期启动时,没有发现任何安全问题;但是,使用 DTG 期间妊娠增加了孕妇所生的婴儿 NTDs 发生的风险。作为 FDC 提供(与 3TC 和 ABC 组成合剂,需要 HLA-B*5701 测试)。每天一次。当考虑到药物与 PI 的相互作用时,很有用。在未妊娠的成人中,DTG 耐药率较低,因此,建议对妊娠期(妊娠早期后)感染急性 HIV 的妇女和在妊娠后期进行护理的妇女中使用 DTG。如果服用钙或铁,有具体的时间和 / 或禁食建议(例如产前维生素;见表 10)
RAL + 2-NRTI **优选骨干药**	PK 数据可以在妊娠期使用,而且在妊娠期使用的经验也越来越多。与快速降低病毒载量有关(这可能对妊娠晚期的启动治疗的妇女很有帮助)。当药物与 PI 方案之间的相互作用引起关注时非常有用。每日服用两次。如果服用钙或铁,有具体的时间和 / 或禁食建议(例如产前维生素;见表 10)

首选 PI 药

药物	评价
ATV/r + 2-NRTI **优选骨干药**	每日一次。妊娠期使用的丰富经验。母亲高胆红素血症;无临床意义的新生儿高胆红素血症或核黄疸的报道。但推荐监测新生儿胆红素。不能与 PPI 同时使用。一起应用 H2 受体拮抗剂时有特定的给药时间(参见表 10)
DRV/r + 2-NRTI **优选骨干药**	耐受性好于 LPV/r。妊娠期的使用经验增加。妊娠期必须每天使用两次

妊娠初期的替代疗法:
· 这些疗法有临床试验数据,证明在成人中有效,在妊娠期血清药物水平充足,但只有一种或一种药物是有效的应用于以下一种或多种情况下:妊娠中使用经验有限;致畸性的数据缺乏或不完整;或方案与剂量、剂型、毒性或相互作用问题有关

续表

药物	评价
2-NRTI 骨干药替代	
ZDV/3TC	作为 FDC 提供。虽然 ZDV/3TC 不推荐用于非妊娠成人的初始治疗,但 ZDV/3TC 是 NRTI 的组合,具有在妊娠中使用的丰富经验。它的缺点是需要每天两次给药,并有增加的潜在的血液学毒性和其他毒性
PI 替代方案	
LPV/r + 2-NRTI **优选骨干药**	在妊娠期有丰富的经验并建立了 PKs。比首选药物更差的是一天两次。建议在妊娠晚期增加剂量(见表 10)。LPV/r 1 次 / 日**不建议**在孕妇中使用
NNRTI 替代方案	
EFV/TDF/FTC(FDC) 或 EFV/TDF/3TC(FDC) 或 EFV+ 2-NRTI **优选骨干药**	在灵长类动物对 EFV 的研究中发现了出生缺陷,但在人类的研究中没有证据表明出生缺陷的风险增加,妊娠期应用有丰富的经验;药物说明中有警示文本(见"致畸性"和表 10)。当孕妇同时服用与首选药物有显著相互作用的其他药物或喜欢每日一片的方案而不能应用 DTG 或 RPV 时可以首选。建议对产前和产后抑郁症进行筛查。与其他首选药物相比,有较高的不良反应发生率
RPV/TDF/FTC(FDC) 或 RPV+ 2-NRTI **优选骨干药**	RPV **不推荐**用于治疗前 HIV RNA>100 000 拷贝 / ml 或 CD4 细胞计数 < 200 个 /mm³ 的患者。请勿与 PPI 联合使用。有妊娠期的 PK 数据,但在妊娠期使用的经验很少。有单片合剂,每日一次的方案。PK 数据显示,妊娠中期和晚期的药物水平较低,存在病毒反弹的风险;如果使用考虑要更频繁地监测病毒载量

妊娠期的数据不足,不足以建议用于孕妇初始 ART:
· 这些药物被批准用于成人,但缺乏足够的妊娠特异性 PK 或安全数据

药物	评价
BIC/TAF/FTC(FDC)	没有妊娠期服用 BIC 的数据。关于妊娠期使用 TAF 的数据有限
DOR	没有妊娠期使用 DOR 的数据
IBA	没有妊娠期使用 IBA 的数据
TAF/FTC(FDC) 和 RPV/TAF/FTC(FDC)	妊娠成人血浆 TAF 暴露与未妊娠成人相似,无论 TAF 是否使用增效剂。TAF 已经在孕妇中进行了研究,但数据还不足以建议在妊娠期启动 TAF

药物	评价
不推荐用于初始 ART 或妊娠期:	

·这些药物和药物组合推荐在成人中使用,但不推荐在妊娠期或特定妊娠时间(例如特定的妊娠头 3 个月)使用,原因是担心孕妇或胎儿的安全或疗效较差,包括在中晚期出现病毒突破(见表 7 和表 10)

·

注:当孕妇在使用其中一种药物或药物组合时获得病毒抑制时,医疗人员应考虑是继续目前的治疗方案,还是改用推荐的 ART 治疗方案(见"目前正在接受抗逆转录病毒疗法的 HIV 孕妇"和表 7)

首选 PI 药

药物	评价
DTG(妊娠头 3 个月)	由于担心可能增加 NTDs 的风险,不应在妊娠早期(小于 14 周)根据末次月经时间计算孕龄使用。在妊娠期启动 DTG 未发现安全问题;然而,在服用 DTG 期间妊娠的妇女所生婴儿中发现 NTDs 的风险可能增加(见上文首选 INSTI 方案获取在妊娠 3 个月后使用 DTG 的信息)
ATV/COBI	ATV 与 COBI 在妊娠期使用的数据有限。担心与 DRV 或 EVG 一起使用时,妊娠中期和晚期 COBI 水平低,导致 DRV 或 EVG 水平低,以及糟糕的病毒学抑制。目前还没有关于 ATV/COBI 的 PK 数据,但预计在中晚期这些药物的也会出现低水平
DRV/COBI(FDC) 或 DRV/COBI/FTC/TAF(FDC)	DRV 与 COBI 在妊娠期使用的数据有限。据报道,在妊娠中期和晚期,DRV 和 COBI 的水平不足,以及病毒的突破。关于妊娠期使用 TAF 的数据不足(见上文)
EVG/COBI/FTC/TAF(FDC)	妊娠期 EVG 与 COBI 一起使用的数据有限,使用 TAF 的数据不足(见上文)。据报道,妊娠中期和晚期 EVG 和 COBI 水平不足,以及出现病毒学突破。具体的时间和 / 或禁食建议,特别是在服用钙或铁的情况下(例如产前维生素;见表 10)
EVG/COBI/FTC/TDF(FDC)	妊娠期 EVG 与 COBI 一起使用的数据有限。据报道,在妊娠中期和晚期,EVG 和 COBI 的水平不足,以及病毒突破。具体时间和 / 或禁食建议,特别是如果服用钙或铁(例如产前维生素;见表 10)

药物	评价
妊娠期起始 ART 不推荐使用： ·**不建议**从未接受 ART 的孕妇使用这些药物。除了 NVP 外，这些药物在妊娠期的 PKs、安全性和有效性的数据是有限的 ·其中一些药物也被归类为不推荐使用，除非是在妊娠期的特殊情况下，因为专家小组认识到在有些情况下，有 ART 经治孕妇可能需要开始使用或继续使用这些药物以达到或保持病毒抑制（见表 7）	
2-NRTI 骨干药替代	
MVC	不建议在 ART 初治人群中使用。MVC 需要在使用前进行辅助受体嗜性测试。现有的 PK 数据表明，使用标准成人剂量对孕妇是合适的，尽管关于在妊娠期使用的数据有限
ETR	不建议在 ART 初治人群中使用
NVP	不推荐，因为潜在的不良事件、复杂的引入剂量和低的耐药屏障。在 CD4 细胞计数 >250 个细胞 /mm^3 的妇女中启动 ART 时，应谨慎使用 NVP。NVP 和 ABC 同时使用时要小心，因为两者都会在启动后的前几周引起过敏反应
T-20	不建议在 ART 初治人群中使用

[a]DTG 是早期妊娠以后妇女首选的 INSTI。此分类基于可用 PK、安全性和有效性数据。然而，由于担心在神经管关闭期间和之后（大约在妊娠后 4 周和最后一次经期后 6 周）可能出现先天性畸形，**不建议在妊娠的头 3 个月使用 DTG**。头 3 个月妊娠是指根据末次月经时间推算孕周小于 14 周。这是一项保守的临时建议，如有说明，将在 2019 年提供更多数据时加以修订。虽然 DTG 未经美国食品药品管理局批准在妊娠早期使用，但一些专家小组成员会考虑对于个别患者，在末次月经的第 12 孕周后使用 DTG（有关更多信息，请参见专家小组"妊娠期使用抗逆转录病毒药物的建议"中关于在妊娠期使用 DTG 的临床小组建议）。

注意：妊娠期不应使用下列药物和药物组合（上面未列出）；如果妇女妊娠后服用这些药物，应该改用推荐的治疗方案：D4T，DDI，FPV，FPV / r，IDV，IDV / r，NFV，RTV（作为单一 PI），SQV，SQV / r，TPV，TPV / r，DTG / RPV（FDC）作为双药 ART 方案，或包含 3 个 NRTI 的 ART 方案（例如 ABC / ZDV / 3TC）。见表 10 和成人和青少年抗逆转录病毒指南中不能使用的个别 ARV 药物，ARV 组合和 ART 方案不推荐或不应该在成人中使用。

缩略词：3TC＝拉米夫定；ABC＝阿巴卡韦；ART＝抗逆转录病毒疗法；ARV＝抗逆转录病毒；ATV＝阿扎那韦；ATV / r＝阿扎那韦 / 利托那韦；BIC＝bictegravir；CD4＝CD4 T 淋巴细胞；COBI ＝可比司他；d4T＝司他夫定；ddI＝去羟肌苷；DOR＝多拉维林；DRV / r＝达芦那韦 / 利托那韦；DTG＝多替拉韦；EFV＝依非韦伦；ETR＝etravirine；EVG＝埃替拉韦；FDA＝美国食品药品管理局；FDC＝固定剂量组合；FPV＝fosamprenavir；FPV / r＝fosamprenavir / ritonavir；FTC＝恩曲他滨；IBA＝艾巴利珠单抗；IDV＝茚地那韦；IDV / r＝茚地那韦 / 利托那韦；INSTI＝整合酶链转移抑制剂；LPV / r＝洛匹那韦 / 利托那韦；MVC＝马拉韦罗；NFV＝奈非那韦；NNRTI＝非核苷类逆转录酶抑制剂；NRTI＝核苷逆转录酶抑制剂；NTD＝神经管缺陷；NVP＝奈韦拉平；PI＝蛋白酶抑制剂；PK＝药代动力学；PPI＝质子泵抑制剂；RAL＝raltegravir；RPV＝rilpivirine；RTV＝利托那韦；SQV＝沙奎那韦；SQV / r＝沙奎那韦 / 利托那韦；T-20＝enfuvirtide；TAF＝丙酚替诺福韦；TDF＝替诺福韦地索普西富马酸盐；TPV＝tipranavir；TPV / r＝tipranavir / ritonavir；ZDV＝齐多夫定

表 7 孕妇和计划妊娠妇女使用抗逆转录病毒药物的具体情况建议

注意:有关特定 ARV 药物和妊娠期剂量的信息,请参阅表 6、表 10 和附录 B 中的各个药物部分

ART 方案组合 注:ARV 药物组合和 ARV 方案按药物类别和推荐的字母顺序列出 [d,e]	从未接受 ARV 药物和初次接受 ART 的孕妇的 ART 方案 [e]	ART 治疗中妊娠,耐受良好和病毒抑制的孕妇继续 ART [e]	过去接受 ARV 药物的孕妇的启 ART [b]	针对当前受和/或不导致病毒学抑制的孕妇的新 ART 方案 [b]	想要妊娠的非孕妇女的 ART [b,c]
NRTIs [d,e]	首选	继续	首选	首选	首选
ABC	首选	继续	首选	首选	首选
FTC	首选	继续	首选	首选	首选
3TC	首选	继续	首选	首选	首选
ZDV	可选	继续	可选	可选	可选
TAF	数据不足 [f]	继续	数据不足	数据不足	数据不足
INSTIs [e]					
与 2-NRTI 骨干药合用 [e]					
DTG 这些都是临时建议,等待提供更多数据	不推荐在妊娠头 3 个月使用 [g] 妊娠早期之后首选	如果患者处于妊娠中期或妊娠晚期,继续使用 妊娠早期考虑继续咨询或转换	不推荐在妊娠头 3 个月使用 [g] 妊娠早期之后首选	不推荐在妊娠头 3 个月使用 [g] 妊娠早期之后首选	不推荐 [g]
RAL	首选	继续	首选	首选	首选
BIC	数据不足	数据不足	数据不足	数据不足	数据不足
EVG/COBI	不推荐 [h]	考虑转换,或继续使用并增加病毒学监测频率 [h]	不推荐 [h]	不推荐 [h]	不推荐 [h]

续表

ART 方案组合 注：ARV 药物和 ARV 方案按药物类别和推荐的字母顺序列出	从未接受 ARV 药物和首次接受 ART 的孕妇的 ART 方案	ART 治疗中妊娠，耐受良好和和病毒抑制的孕妇继续 ART [e]	过去接受 ARV 药物的孕妇的孕妇重启 ART [b]	针对当前 ART 不耐受和/或不导致病毒学抑制的孕妇的新 ART 方案 [b]	想要妊娠的非孕妇女的 ART [b,c]
PIs					
与 2-NRTI 骨干药组合使用 [e]					
ATV/r	首选	继续	首选	首选	首选
DRV/r	首选	继续	首选	首选	首选
LPV/r	可选	继续	可选	可选	可选
ATV/COBI	不推荐[h]	考虑转换，或继续使用并增加病毒学监测频率[h]	不推荐[h]	不推荐[h]	不推荐[h]
DRV/COBI	不推荐[h]	考虑转换，或继续使用并增加病毒学监测频率[h]	不推荐[h]	不推荐[h]	不推荐[h]
NNRTIs [e]					
与 2-NRTI 骨干药联合使用 [e]					
EFV	可选	继续	可选	可选	可选
RPV[i]	可选[i]	继续[i]	继续[i]	继续[i]	继续[i]
DOR	数据不足	数据不足	数据不足	数据不足	数据不足
ETR	不推荐	继续	不推荐，除非特殊情况[j]	不推荐，除非特殊情况[j]	不推荐，除非特殊情况[j]
NVP	不推荐	继续	不推荐，除非特殊情况[j]	不推荐，除非特殊情况[j]	不推荐，除非特殊情况[j]

续表

ART 方案组合 注：ARV 药物和 ARV 方案按药物类别和推荐的字母顺序列出	从未接受 ARV 药物和首次接受 ART 的孕妇的 ART 方案	ART 治疗中妊娠，耐受良好和病毒抑制的孕妇继续 ART[e]	过去接受 ARV 药物的孕妇的启 ART[b]	针对当前 ART 不耐受和/或不导致致病毒学抑制的孕妇的新 ART 方案[b]	想要妊娠的非孕妇女的 ART[b,c]
进入和融合抑制剂					
IBA	数据不足	数据不足	数据不足	数据不足	数据不足
MVC	不推荐	继续	不推荐，除非特殊情况[j]	不推荐，除非特殊情况[j]	不推荐，除非特殊情况[j]
T-20	不推荐	继续	不推荐，除非特殊情况[j]	不推荐，除非特殊情况[j]	不推荐，除非特殊情况[j]
FDC 方案[e] 在括号中指出了对整体推荐最负责的个体药物成分					
ABC/DTG/3TC[g]	不推荐在妊娠头 3 个月使用 妊娠早期之后首选 (DTG[g])	如果患者处于妊娠中期或妊娠晚期，继续使用 妊娠早期考虑继续咨询或转换 (DTG[g])	不推荐在妊娠头 3 个月使用 妊娠早期之后首选 (DTG[g])	不推荐在妊娠头 3 个月使用 妊娠早期之后首选 (DTG[g])	不推荐 (DTG[g])
EFV/FTC/TDF	可选 (EFV)	继续	可选 (EFV)	可选 (EFV)	可选 (EFV)
EFV/3TC/TDF	可选 (EFV)	继续	可选 (EFV)	可选 (EFV)	可选 (EFV)
FTC/RPV/TDF	可选 (RPV[i])	继续 (RPV[i])	可选 (RPV[i])	可选 (RPV[i])	可选 (RPV[i])
BIC/FTC/TAF	数据不足 (BIC, TAF)	数据不足 (BIC)	数据不足 (BIC, TAF)	数据不足 (BIC, TAF)	数据不足 (BIC, TAF)

续表

ART 方案组合 注：ARV 药物和 ARV 方案按药物类别和推荐的字母顺序列出	从未接受 ARV 药物和首次接受 ART 的孕妇的 ART 方案 [a]	ART 治疗中妊娠，耐受良好和病毒抑制的孕妇继续 ART [b]	过去接受 ARV 药物的孕妇的孕女重启 ART [b]	针对当前 ART 不耐受和/或不导致病毒学抑制的孕妇的新 ART 方案 [b]	想要妊娠的非孕妇女的 ART [b,c]
DOR/3TC/TDF	数据不足 (DOR)	数据不足 (DOR)	数据不足(DOR)	数据不足 (DOR)	数据不足 (DOR)
FTC/RPV/TAF	数据不足 (TAF[f])	继续（RPV[i]，TAF[f]）	数据不足 (TAF[f])	数据不足 (TAF[f])	数据不足 (TAF[f])
EVG/COBI/FTC/TDF	不推荐 (EVG/COBI[h])	考虑转换或继续使用并进行频繁的病毒载量监测 (EVG/COBI[h])	不推荐 (EVG/COBI[h])	不推荐 (EVG/COBI[h])	不推荐 (EVG/COBI[h])
EVG/COBI/FTC/TAF	不推荐 (EVG/COBI[h])	考虑转换或继续使用并进行频繁的病毒载量监测 (EVG/COBI[h])	不推荐 (EVG/COBI[h])	不推荐 (EVG/COBI[h])	不推荐 (EVG/COBI[h])
DRV/COBI/FTC/TAF	不推荐 (DRV/COBI[h])	考虑转换或继续使用并进行频繁的病毒载量监测 (DRV/COBI[h])	不推荐 (DRV/COBI[h])	不推荐 (DRV/COBI[h])	不推荐 (DRV/COBI[h])
DTG/RPV 作为一个完整方案 [k]	不推荐 [g,k]	在妊娠头 3 个月不推荐 (DTG[g]，RPV[k]) 如果在妊娠早期后，转换或添加额外的药物 (DTG[g]/RPV[k])	不推荐 [g,k]	不推荐 [g,k]	不推荐 [g,k]

a 当正在考虑改变抗逆转录病毒疗法时，应向妇女提供有关转换抗逆转录病毒药物的获益和风险的信息，以便她们参与决策。

b **不要**根据先前的抗 ARV 药物暴露，开始使用具有耐药性或疑似耐药性的成分的抗逆转录病毒治疗方案。

c 本指南适用于试图妊娠的女性。这些建议并非针对所有可能妊娠的 HIV 感染者。

d ABC / 3TC，TDF / FTC 和 TDF / 3TC 是优选的双 NRTI 骨架，ZDV / 3TC 是 ART 方案的替代双 NRTI 骨架。

e 使用 FDC 时，请参阅表 10 和附录 B 中的药物部分，了解有关妊娠期 FDC 各个组成部分的剂量和安全性的信息。

f 有关在妊娠支持中使用 TAF 的现有数据可以继续用于病毒性抑制的孕妇，尽管数据不足以在妊娠时开始 ART 推荐使用。

g 以下是临时建议，等待其他数据：根据现有的 PK，安全性和疗效数据，DTG 是妊娠早期孕妇的首选 INSTI。然而，因为担心神经管闭合期间和之后可能发生的先天异常（在受孕后 4 周左右和末次月经后 6 周后出现），小组**不建议**在妊娠早期使用 DTG。妊娠早期是不到 14 周胎龄，根据末次月经计算。这是一项保守的临时建议，如果有指示，将在 2019 年提供额外数据后进行修订。虽然 DTG 未经 FDA 批准可用于妊娠早期，一些小组成员考虑在个别患者的基础上，最后一次月经后 12 周孕龄时使用 DTG。对于在服用 DTG 时妊娠的女性，以及在妊娠早期想用 DTG 的女性，医疗人员应该告知患者神经管缺陷的风险和病毒反弹的风险（以及围产期传播的相关风险）。有关更多信息，请参阅关于在妊娠前咨询中构思时使用 Dolutegravir 的临时小组建议和临床专家小组关于妊娠期使用 Dolutegravir 的建议在"妊娠期使用抗逆转录病毒药物的建议"中。

h **不建议**在妊娠期使用 DRV/COBI、EVG/COBI 和 ATV/COBI，因为 PK 的变化对中晚期的药物水平低和病毒反弹构成风险。然而，对于在这些疗法中表现为病毒学抑制的孕妇，如果有人担心，考虑继续增加病毒载量监测是适当的。关于转换，请参阅目前正在接受抗逆转录病毒治疗的 HIV 孕妇。虽然目前还没有关于 ATV/COBI 的 PK 数据，但预计这些数据将显示类似于 DRV/COBI 和 EVG/COBI 观察到的药物动力学变化。

i 虽然 PK 数据显示 RPV 血浆浓度在妊娠中期和晚期降低，但低于 DRV/COBI 和 EVG/COBI 降低的水平。高于标准剂量还没有被研究，因此没有足够的数据来建议妊娠期的剂量变化。在标准剂量下，应更频繁地监测病毒载量。

j 虽然这些药物不推荐用于对未接受过 ART 治疗的孕妇进行初步治疗，但在特殊情况下，ART 经治妇女可能需要继续或启动 ETR、NVP、MVC 和 T-20，以维持或实现病毒抑制。在妊娠期使用 ETR、MVC 和 T-20 的安全性和有效性数据有限。NVP 不推荐给接受 ART 治疗的女性，因为它比其他 NNRTIs 有更大的潜在不良事件、复杂的引入剂量和较低的耐药障碍；然而，如果一种新的 NVP 与其他 NNRTIs 相比，它具有更大的不良事件发生的可能性，那么，孕妇需要对耐受性好的含 NVP 的治疗方案进行治疗，在妊娠期 NVP 可能是安全和有效的。有关更多信息，请参见表 6 和"NVP"。

k 2 种药物的 ART 方案**不推荐**在妊娠期使用。

妊娠期不应使用下列药物（未在上面列出）；如果妇女在服用这些药物时妊娠，应改用推荐的药物：D4T、DDI、FPV、FPV/r、IDV、IDV/r、NFV、RTV（作为单独 PI）、SQV、SQV/r、TPV、TPV/r 或 3-NRTI ART 方案（如 ABC/ZDV/3TC）。请参阅表 10 以及在"成人和青少年抗病毒指南"中"不能使用"的内容。有关成人不推荐使用的 ART 药物和抗逆转录病毒组合的更多信息，请参阅上表和表 6 用于推荐在妊娠期使用的 ARV 疗法。

缩略词：3TC = 拉米夫定；ABC = 阿巴卡韦；ART = 抗逆转录病毒疗法；ARV = 抗逆转录病毒；ATV = 阿扎那韦；ATV / r = 阿扎那韦 / 利托那韦；BIC = bictegravir；CD4 = CD4 T 淋巴细胞；COBI = 可比司他；d4T = 司他夫定；ddI = 去羟肌苷；DOR = 多拉维林；DRV / r = 达芦那韦 / 利托那韦；DTG = 多替拉韦；EFV = 依非韦伦；ETR = etravirine；EVG = 埃替拉韦；FDA = 美国食品药品管理局；FDC = 固定剂量组合；FPV = fosamprenavir；FPV / r = fosamprenavir / ritonavir；FTC = 恩曲他滨；IBA = 艾巴利珠单抗；IDV = 茚地那韦；IDV / r = 茚地那韦 / 利托那韦；INSTI = 整合酶链转移抑制剂；LPV / r = 洛匹那韦 / 利托那韦；MVC = 马拉韦罗；NFV = 奈非那韦；NNRTI = 非核苷类逆转录酶抑制剂；NRTI = 核苷逆转录酶抑制剂；NTD = 神经管缺陷；NVP = 奈韦拉平；PI = 蛋白酶抑制剂；PK = 药代动力学；PPI = 质子泵抑制剂；RAL = raltegravir；RPV = rilpivirine；RTV = 利托那韦；SQV = 沙奎那韦；SQV / r = 沙奎那韦 / 利托那韦；T-20 = enfuvirtide；TAF = 丙酚替诺福韦；TDF = 替诺福韦地索普西富马酸盐；TPV = tipranavir；TPV / r = tipranavir / ritonavir；ZDV = 齐多夫定

目前正在接受抗病毒治疗的 HIV 感染孕妇

（2018 年 12 月 7 日最新更新，2018 年 12 月 7 日最新评审）

专家组的建议

- 接受抗逆转录病毒治疗（ART）的妇女在妊娠期应继续接受抗逆转录病毒治疗，所用方案应具有耐受性、安全性和有效抑制病毒复制（即 HIV 载量低于检测下限）（A Ⅲ）。
- 妊娠期因为毒性而不推荐使用的药物（如司他夫定、去羟肌苷），应停止使用并改用其他药物，情况见表 7（A Ⅲ）。
- 正在接受含有多替拉韦治疗方案及妊娠早期给予护理的妇女应接受有关神经管缺陷（NTDs）可能增加的风险以及持续使用多替拉韦或改用其他 ARV 方案的风险和获益的咨询（A Ⅲ）[a,b]（参见"妊娠期使用多替拉韦的临时建议"，以及"妊娠期使用抗逆转录病毒药物的建议"和表 7）。应该解决以下考虑事项：
  - NTD 可能已经发生过；
  - 根据当前的孕龄，在妊娠早期的剩余时间内发生 NTD 的额外风险可能很小；
  - 无论抗逆转录病毒治疗（ART）方案或 HIV 状态如何，均存在 NTD 的背景风险（对于无 HIV 感染妇女和接受 ART 疗法且不包括多替拉韦的妇女，此风险范围为 0.05% ~ 0.1%）
  - 即使在妊娠早期，ART 的变化通常与病毒性反弹相关，可能会增加围产期 HIV 的风险传输。
- 如果妇女在使用阿扎那韦 / 考比司他，达芦那韦 / 考比司他或多替拉韦 / 考比司他治疗方案时，考虑药代动力学变化及孕中晚期病毒学失败的风险，医疗人员应考虑改变孕妇的治疗方案（见表 6 和表 7）（B Ⅲ）。如果继续采用这些方案中的一种，应优化吸收，并应经常监测病毒载量（如每 1 ~ 2 个月）。
- 如果在妊娠期改变 ARV 方案，新方案中的药物应该是推荐用于妊娠的抗逆转录病毒药物（见表 6 和表 7）（B Ⅲ），更频繁的病毒学监测是必要的。
- 抗病毒治疗期间，如孕妇病毒载量 >1000 拷贝 /ml 时，需做耐药检测；如病毒载量在 500 ~ 1000 拷贝 /ml 时，虽可能无耐药结果，也需做耐药。

推荐评级*：A = 强；B= 中等；C = 可选*

证据评级*：Ⅰ：一个或多个具有临床结果和 / 或验证的实验室终点的随机试验；Ⅱ：一个或多个精心设计的，具有长期临床结局的非随机试验或观察性队列研究；Ⅲ：专家意见*

---

　　[a] 前 3 个月妊娠是指小于 14 周，根据末次月经时间推算孕周。"妊娠后 12 周"，在"成人和青少年抗逆转录病毒治疗指南"中使用，与早期妊娠一致。

　　[b] 虽然 DTG 未经美国食品药品管理局批准在妊娠早期使用，但一些小组成员会考虑在每个患者的基础上，末次月经的第 12 孕周后使用 DTG。

接受 ART 的妇女应该在妊娠期继续接受 ART，前提是它具有良好的耐受性、安全性和有效抑制病毒复制。停止或改变治疗可能导致病毒载量增加，导致疾病进展 / 免疫状态下降，以及围产期 HIV 传播风险增加[1]。维持病毒抑制对于孕产妇健康和预防围产期传播至关重要。但是，在特定情况下可以考虑更改 ART 方案。

不应推荐使用有毒性的药物（例如司他夫定，去羟肌苷），<u>应停止</u>并转换为妊娠期服用这些药物的女性的另一种 ARV 药物（见表 6 和表 7）。根据最近安全性数据显示，在受孕期间服用多替拉韦时可能增加 NTDs 的风险[2]，以多替拉韦为基础方案的女性应该接受有关继续或改变治疗的获益和风险的咨询。对于妊娠头 3 个月（小于 14 周，根据末次月经时间推算孕周），应考虑更改方案。参见"妊娠期使用多替拉韦的临时建议"，以及"妊娠期使用抗逆转录病毒药物的建议"和表 7）。应该解决以下考虑事项：

· NTD 可能已经发生过；
· 根据当前的孕龄，在妊娠早期的剩余时间内发生 NTD 的额外风险可能很小；
· 无论抗逆转录病毒治疗（ART）方案或 HIV 状态如何，均存在 NTD 的背景风险（对于无 HIV 感染妇女和接受 ART 疗法且不包括多替拉韦的妇女，此风险范围为 0.05% ~ 0.1%）；
· 即使在妊娠早期，ART 的变化通常与病毒性反弹相关，可能会增加围产期 HIV 的风险传输。

如果妇女在使用阿扎那韦 / 考比司他，达芦那韦 / 考比司他或多替拉韦 / 考比司他治疗方案时，考虑药代动力学变化及孕中晚期病毒学失败的风险，医疗人员应考虑改变一个更有效的治疗方案[3-5]（见表 6 和表 7）[6, 7]。如果继续采用这些方案中的一种，应通过和食物同服、分开服用、产前维生素 ≥ 2 小时来优化吸收。此外，应频繁监测病毒载量（如每 1 ~ 2 个月）[6]。在随后的测试中病毒未抑制表明需要改变方案，在妊娠后期检测到<u>病毒未抑制</u>的情况下，应计划剖宫产的潜在需求 [参见妊娠期使用抗逆转录病毒药物的建议中接受考比司他推进方案（多替拉韦、阿扎那韦或达芦那韦）的妇女在妊娠期增加病毒载量监测]。

尽管药代动力学数据表明在妊娠的中晚期利匹韦林的血药浓度降低，但降低幅度低于上述含有考比司他方案，并且大多数女性将有足够的暴露。建议使用标准的利匹韦林给药，并应经常监测病毒载量（例如，每 1 ~ 2 个月；参见"妊娠期使用抗逆转录病毒药物的建议"）。

随着更新的高效的 ARV 药物获得批准，感染 HIV 的产前检查孕妇可能正在应用包含新药的 ART 方案，而这些新药物在妊娠妇女使用上还缺少经验，有关药代动力学和安全性的数据还有限。如果出现关于 ART 方案中特定药物的问题，鼓励医疗人员在停止或改变实现完全病毒抑制并且耐受良好的方案之前咨询 HIV 围产期专家。此外，在妊娠期改变 ARV 方案时，需更频繁的病毒学监测。由于对于在妊娠期使用新批准的药物知之甚少，医疗服务人员应尽一切努力向"孕妇报告抗逆转录病毒治疗妊娠登记"提供所有的 ART 暴露。

HIV 感染妇女在接受 ART 并在妊娠早期就诊时，应该被告知这一期间服用 ARV 药物的获益和潜在风险。医疗人员应强调推荐持续有效的抗病毒治疗。基于非人灵长类动物数据和回顾性病例报告，有关于在妊娠早期使用依非韦伦和神经管缺陷可能性的担忧（更多细节见依非韦伦）。但是，一个来自 21 项前瞻性研究的 2026 名妊娠早期依非韦伦暴露女性的荟萃分析数据未发现接受依非韦伦治疗方案的女性所生婴儿的总体出生缺陷的相对风险（RR）高于接受不含依非韦伦治疗方案的女性所生婴儿（RR 0.78；95%CI，0.56 ~ 1.08）[8]。HIV 感染者和预防围产期传播治疗小组建议接受基于依非韦伦的 ART 治疗的孕妇继续接受依法韦伦治疗，只要 ARV 方案耐受良好并达到病毒学抑制。

当由于病毒学失败和 HIV RNA 水平 > 1000 拷贝 /ml 而考虑改变活性药物时，应对 ART 患者进行耐药性测试。在 HIV RNA 水平 > 500 但 <1000 拷贝 /ml 的个体中，测试可能不成功，但仍应予以考虑进行耐药检测。该结果可用于选择更可能将病毒复制抑制至不可检测水平的新方案。

◆ 参考文献

1. Floridia M, Ravizza M, Pinnetti C, et al. Treatment change in pregnancy is a significant risk factor for detectable HIV-1 RNA in plasma at end of pregnancy. *HIV Clin Trials*. 2010;11(6):303-311. Available at: http://www.ncbi.nlm.nih.gov/pubmed/21239358.

2. Zash R, Jacobson DL, Diseko M, et al. Comparative safety of dolutegravir-based or efavirenz-based antiretroviral treatment started during pregnancy in Botswana: an observational study. *Lancet Glob Health*. 2018;6(7):e804-e810. Available at: https://www.ncbi.nlm.nih.gov/pubmed/29880310.

3. Colbers A, Schalkwijk S, Konopnicki D, Rockstroh J, Burger D. Elvitegravir pharmacokinetics during pregnancy and postpartum. Abstract 17. Presented at: 19th International Workshop on Clinical Pharmacology of Antiviral Therapy. 2018. Baltimore, Maryland. Available at: http://www.natap.org/2018/Pharm/Pharm_11.htm.

4. Crauwels HM, Osiyemi O, Zorilla C, Bicer C, Brown K. Pharmacokinetics of total and unbound darunavir in HIV-1–infected pregnant women receiving a darunavir/cobicistat-based regimen. Presented at: 8th International Workshop on HIV & Women. 2018. Boston, Massachusetts. Available at: http://www.natap.org/2018/CROI/HIV&Women2018DRVcPKPregnancyPoster_JUV-63244_FINAL.PDF.

5. Momper J, Best B, Wang J, et al. Pharmacokinetics of darunavir boosted with cobicistat during pregnancy and postpartum. Presented at: International AIDS Conference. 2018. Amsterdam, Netherlands. Available at: https://impaactnetwork.org/DocFiles/AIDS2018/P1026s-DRV_Momper_AIDS2018_poster.pdf.

6. Best B, Caparelli E, Stek A, et al. Elvitegravir/cobicistat pharmacokinetics in pregnancy and postpartum. Presented at: Conference on Retroviruses and Opportunistic Infections. 2017. Seattle, WA.

7. van der Galien R, Ter Heine R, Greupink R, et al. Pharmacokinetics of HIV-integrase inhibitors during pregnancy: mechanisms, clinical implications and knowledge gaps. *Clin Pharmacokinet*. 2018. Available at: https://www.ncbi.nlm.nih.gov/pubmed/29915921.

8. Ford N, Mofenson L, Shubber Z, et al. Safety of efavirenz in the first trimester of pregnancy: an updated systematic review and meta-analysis. *AIDS*. 2014;28 Suppl 2:S123-131. Available at: http://www.ncbi.nlm.nih.gov/pubmed/24849471.

曾接受抗逆转录病毒治疗或预防的 HIV 感染孕妇，但目前没有接受任何抗逆转录病毒药物

（2018 年 12 月 7 日最新更新，2018 年 12 月 7 日最新评审）

专家组的建议

- 获得用于治疗 HIV 疾病或预防的所有抗逆转录病毒治疗方案的准确病史,包括病毒学效力、患者对药物的耐受性、先前耐药检测结果以及依从性问题(A Ⅲ)。
- 根据先前的耐药结果、ARV 使用情况、目前医疗条件和妊娠期 ART 的推荐,选择并启动联合抗逆转录病毒治疗方案,避免对母亲或胎儿 / 婴儿具有潜在已知副作用的药物(见表7)(A Ⅱ)。
  - 如果 HIV RNA 高于耐药检测阈值(即 > 500 ~ 1000 拷贝 /ml),则应在开始 ARV 药物治疗方案之前进行 ARV 耐药检测(见"妊娠期抗逆转录病毒药物耐药及耐药性检测")(A Ⅲ)。
  - 一般而言,应在接受当前 ARV 耐药检测之前启动 ART,因为在此期间使用 ART 的时间较长与较短的治疗期相比,妊娠与婴儿的传播率降低。如有必要,待 HIV 耐药检测结果回报后应根据耐药试验结果更改 ART 方案(B Ⅲ)。
  - 如果 ART 方案导致病毒不完全抑制,重复耐药测试并评估其他因素,包括依从性、食物需求和药物相互作用(A Ⅱ)。
- 关于先前接受过 ARV 药物的女性如何选择 ART 方案,或病毒抑制不完全的妇女如何更改 ART,建议咨询艾滋病治疗专家(B Ⅲ)。

推荐评级 : A = 强 ; B = 中等 ; C = 可选

证据评级 : Ⅰ = 一个或多个具有临床结果和 / 或验证的实验室终点的随机试验 ; Ⅱ = 一个或多个精心设计的,具有长期临床结局的非随机试验或观察性队列研究 ; Ⅲ = 专家意见

目前尚未接受抗逆转录病毒治疗（ART）的 HIV 感染孕妇过去可能在妊娠前因为自身健康和 / 或预防围产期传播而接受过 ART。少数临床试验和观察性研究对先前接受过 ART 预防围产期 HIV 传播的孕妇使用 ART 的效果进行了研究[1-4]。

有人担心，妊娠期预先短时间内使用 ART 来预防围产期传播可能会导致耐药，如果将这些抗逆转录病毒药物（ARV）用作随后的 ART 方案的一部分，则疗效会降低。根据标准的基因型耐药检测结果，妊娠期短暂使用包含齐多夫定、拉米夫定和奈韦拉平的 ART 方案，其耐药率似乎较低 [5, 6]。然而，使用敏感的等位基因特异性聚合酶链反应技术检测到少数具有奈韦拉平或拉米夫定耐药性的病毒，特别是病毒不完全抑制的妇女 [6-11]。妊娠短暂使用基于蛋白酶抑制剂（PI）的 ART 方案后，标准和敏感基因分型技术显示对蛋白酶抑制剂（PI）的耐药率似乎较低，但这些仅反映少数妇女的评估情况 [8, 12]。

为预防围产期传播而短暂使用药物后，再次开始 ART 尚未证实治疗失败的风险增加。然而，仅进行了有限数量的样本足够大的前瞻性、观察性研究和 / 或临床试验来评估妊娠期有限的 ART 对后续治疗结果的影响。在 ACTG 5227 中，52 名先前接受过妊娠期有限的 ART 并且没有耐药证据的女性开始每日一次使用固定剂量的依非韦仑 / 替诺福韦 / 恩曲他滨。治疗 6 个月后，81% 的妇女血浆病毒载量低于检测限；病毒学抑制率不受以前使用的 ARV 药物类别或者在一次或多次妊娠期接受类似的 ART 的影响 [1]。来自法国围产期队列的数据用于评估基于 PI 的 ART 的病毒学抑制，在先前妊娠期接受 ART 治疗以预防围产期传播的女性给予基于 PI 的 ART。既往妊娠期接受过 ART 治疗妇女和 ART 初治妇女在分娩时病毒载量检测不到的比率相似。先前接受的 ART 类型不影响分娩时检测不到的病毒载量 [13]。此外，英国和爱尔兰的全国妊娠和儿童艾滋病研究发现，当给予 ART 来预防围产期传播，与单胎妊娠女性相比，多胎妊娠并不增加围产期传播风险 [14]。然而，在 5372 名 ARV 初治孕妇和 605 名先前接受抗 ART 的妇女（但在当前妊娠前没有立即接受治疗）的比较中，ARV 经治女性在分娩时可检测到的病毒载量的风险显著增加（调整后的比值比 [aOR] 1.27；95%CI，1.01～1.60）。这种风险仅限于那些接受过非核苷类逆转录酶抑制剂（NNRTI）治疗的 ARV 经治妇女，接受基于 PI 治疗的患者则相反 [15]。

现在，全世界都建议对 HIV 感染妇女在妊娠期使用 ART 药物并持续终生治疗 [16]。已有报道有关 ART 对 CD4 T 淋巴细胞（CD4）细胞计数较高（> 350 细胞 /mm³）的妇女的获益以及妊娠后停止 ART 的潜在危害。来自 PROMISE 研究的数据显示，CD4 细胞计数 ≥ 400 个细胞 /mm³ 的女性产后随机继续 ART 或停止 ART，结果显示，继续 ART 的女性其 WHO 临床 2 期和临床 3 期事件的发生率是停用 ART 女性的一半 [17]。此外，服药依从性差是本研究中产后女性的普遍问题。在随机接受 ART 治疗的女性中，827 名女性中有 189 名（23%）发生病毒学失败。156 例有病毒学失败的女性进行了耐药性检测，其中 12% 对目前的 ART 有耐药性（这在基于 NNRTI 的治疗方案失败的女性中更为常见），但 66% 的患者对目前的治疗方案没有耐药，这表明依从性差 [17]。在向妇女提供有关在妊娠期服用 ART 和终生服用的获益的咨询时，医疗服务人员应强调维持 ART 对健康有益，并强调产后坚持用药的重要性（见 HIV 感染妇女的产后随访）。

由于各种原因，女性可能会选择停止抗逆转录病毒治疗，妊娠前的治疗时间可能会有所不同。之前接受过治疗的孕妇的 ART 选择应根据治疗史和所有先前的耐药性检测结果制定，即使在目前妊娠期进行的耐药性检测结果尚不可用时也是如此。对耐药检测的解释可能很复杂，因为在个体仍然接受 ART 或治疗停止后 4 周内进行，它是最准确的。在没有选择性药物压力的情况下，耐药病毒可能会恢复为野生型，尽管检测到耐药性突变可以为选择治疗方案提供信息，否定发现并不排除存在耐药病毒的存在，一旦 ART 重新启动就可能重新出现。因此，在选择新的 ART 方案时，所有信息，包括接受的治疗方案、病毒应答、实验室检测（包括 HLA-B * 5701 结果）、任何耐受性或依从性问题、食品要求、伴随药物、既往疾病和耐药测试结果应一并考虑。一般而言，ART 应在接受 ART 药物耐药性研究结果之前开始，特别是因为与较短的治疗期相比，较长的 ART 持续时间与传播率降低有关 [18, 19]。在随后的耐药测定结果回报后，应在必要时调整 ART 方案。仔细监测病毒学应答至关重要。

如果该方案耐受性良好，没有证据表明对该方案耐药，女性可能会重新开始成功抑制病毒载量的既往 ARV 方案，并且（最好）该方案目前被推荐为一线或替代方案。妊娠期的初始 ART（见表 6）。不应使用因毒性而不建议用于初始治疗的药物（司他夫定，去羟肌苷，治疗剂量的利托那韦）；因担心妊娠期的病毒突破而不建议用于初始治疗的药物应避免使用。对于患有晚期 HIV 疾病、有广泛的既往 ART 史，或之前 ARVs 有严重毒性或服药依从性很差的妇女，即使是经验丰富的医疗保健人员也可能难以为其选择适当的 ART。除了获得基因型耐药检测外，强烈建议在妊娠早期咨询 HIV 治疗专家，以便为这些妇女选择合适的 ART 方案。

如果 ART 后出现不完全病毒应答（例如，在 2 ~ 4 周内下降 < 1log）[20]，需重复耐药测试并评估药物依从性、服药的食物要求和潜在的药物相互作用

（如果有的话，包括相关的药代动力学研究），以指导下一步治疗方案的调整。建议咨询 HIV 治疗专家（见"病毒抑制不佳"）。

◆ 参考文献

1. Vogler MA, Smeaton LM, Wright RL, et al. Combination antiretroviral treatment for women previously treated only in pregnancy: week 24 results of AIDS clinical trials group protocol a5227. *J Acquir Immune Defic Syndr*. 2014;65(5):542-550. Available at: http://www.ncbi.nlm.nih.gov/pubmed/24759064.

2. Aziz N, Sokoloff A, Kornak J, et al. Time to viral load suppression in antiretroviral-naive and -experienced HIV-infected pregnant women on highly active antiretroviral therapy: implications for pregnant women presenting late in gestation. *BJOG*. 2013;120(12):1534-1547. Available at: http://www.ncbi.nlm.nih.gov/pubmed/23924192.

3. Huntington S, Thorne C, Anderson J, et al. Response to antiretroviral therapy (ART): comparing women with previous use of zidovudine monotherapy (ZDVm) in pregnancy with ART naive women. *BMC Infect Dis*. 2014;14:127. Available at: http://www.ncbi.nlm.nih.gov/pubmed/24593018.

4. Geretti AM, Fox Z, Johnson JA, et al. Sensitive assessment of the virologic outcomes of stopping and restarting non-nucleoside reverse transcriptase inhibitor-based antiretroviral therapy. *PLoS One*. 2013;8(7):e69266. Available at: http://www.ncbi.nlm.nih.gov/pubmed/23874928.

5. Perez H, Vignoles M, Laufer N, et al. Low rate of emergence of nevirapine and lamivudine resistance after post-partum interruption of a triple-drug regimen. *Antivir Ther*. 2008;13(1):135-139. Available at: http://www.ncbi.nlm.nih.gov/pubmed/18389908.

6. Lehman DA, Chung MH, Mabuka JM, et al. Lower risk of resistance after short-course HAART compared with zidovudine/single-dose nevirapine used for prevention of HIV-1 mother-to-child transmission. *J Acquir Immune Defic Syndr*. 2009;51(5):522-529. Available at: http://www.ncbi.nlm.nih.gov/pubmed/19502990.

7. Rowley CF, Boutwell CL, Lee EJ, et al. Ultrasensitive detection of minor drug-resistant variants for HIV after nevirapine exposure using allele-specific PCR: clinical significance. *AIDS Res Hum Retroviruses*. 2010;26(3):293-300. Available at: http://www.ncbi.nlm.nih.gov/pubmed/20334564.

8. Paredes R, Cheng I, Kuritzkes DR, Tuomala RE, Women, Infants Transmission Study Group. Postpartum antiretroviral drug resistance in HIV-1-infected women receiving pregnancy-limited antiretroviral therapy. *AIDS*. 2010;24(1):45-53. Available at: http://www.ncbi.nlm.nih.gov/pubmed/19915448.

9. Olson SC, Ngo-Giang-Huong N, Beck I, et al. Resistance detected by pyrosequencing following zidovudine monotherapy for prevention of HIV-1 mother-to-child-transmission. *AIDS*. 2015;29(12):1467-1471. Available at: http://www.ncbi.nlm.nih.gov/pubmed/26244386.

10. Palombi L, Galluzzo CM, Andreotti M, et al. Drug resistance mutations 18 months after discontinuation of nevirapine-based ART for prevention of mother-to-child transmission of HIV in Malawi. *J Antimicrob Chemother*. 2015;70(10):2881-2884. Available at: http://www.ncbi.nlm.nih.gov/pubmed/26111981.

11. Samuel R, Julian MN, Paredes R, et al. HIV-1 drug resistance by ultra-deep sequencing following short course zidovudine, single-dose nevirapine, and single-dose tenofovir with emtricitabine for prevention of mother-to-child transmission. *J Acquir Immune Defic Syndr*. 2016;73(4):384-389. Available at: https://www.ncbi.nlm.nih.gov/pubmed/27327263.

12. Gingelmaier A, Eberle J, Kost BP, et al. Protease inhibitor-based antiretroviral prophylaxis during pregnancy and the development of drug resistance. *Clin Infect Dis*. 2010;50(6):890-894. Available at: http://www.ncbi.nlm.nih.gov/pubmed/20166821.

13. Briand N, Mandelbrot L, Blanche S, et al. Previous antiretroviral therapy for prevention of mother-to-child transmission of HIV does not hamper the initial response to PI-based multitherapy during subsequent pregnancy. *J Acquir Immune Defic Syndr*. 2011;57(2):126-135. Available at: http://www.ncbi.nlm.nih.gov/pubmed/21436712.

14. French CE, Thorne C, Tariq S, Cortina-Borja M, Tookey PA. Immunologic status and virologic outcomes in repeat pregnancies to HIV-positive women not on antiretroviral therapy at conception: a case for lifelong antiretroviral therapy? *AIDS*. 2014;28(9):1369-1372. Available at: http://www.ncbi.nlm.nih.gov/pubmed/24685820.

15. French CE, Tookey PA, Cortina-Borja M, de Ruiter A, Townsend CL, Thorne C. Influence of short-course antenatal antiretroviral therapy on viral load and mother-to-child transmission in subsequent pregnancies among HIV-infected women. *Antivir Ther*. 2013;18(2):183-192. Available at: http://www.ncbi.nlm.nih.gov/pubmed/23475123.

16. World Health Organization. Consolidated guidelines on the use of antiretroviral drugs for treating and preventin HIV infection—recommendations for a public health approach; second edition. 2016. Available at: http://www.who.int/hiv/pub/arv/arv-2016/en/.

17. Currier JS, Britto P, Hoffman RM, et al. Randomized trial of stopping or continuing ART among postpartum women with pre-ART CD4 ≥400 cells/mm³. *PLoS One*. 2017;12(5):e0176009. Available at: https://www.ncbi.nlm.nih.gov/pubmed/28489856.

18. Mandelbrot L, Tubiana R, Le Chenadec J, et al. No perinatal HIV-1 transmission from women with effective antiretroviral therapy starting before conception. *Clin Infect Dis*. 2015. Available at: http://www.ncbi.nlm.nih.gov/pubmed/26197844.

19. Townsend CL, Byrne L, Cortina-Borja M, et al. Earlier initiation of ART and further decline in mother-to-child HIV transmission rates, 2000–2011. *AIDS*. 2014;28(7):1049-1057. Available at: http://www.ncbi.nlm.nih.gov/pubmed/24566097.

20. Rahangdale L, Cates J, Potter J, et al. Integrase inhibitors in late pregnancy and rapid HIV viral load reduction. *Am J Obstet Gynecol*. 2016;214(3):385 e381-387. Available at: http://www.ncbi.nlm.nih.gov/pubmed/26928154.

妊娠期对孕妇和胎儿的监测

（2018 年 12 月 7 日最新更新；2018 年 12 月 7 日最新评审）

专家组的建议

- HIV 感染妇女血浆 HIV RNA 水平监测，最初为产前检查时监测（A Ⅰ）；启动（或改变）抗逆转录病毒药物（ARV）治疗后 2 ~ 4 周（BI），然后每月监测 1 次直至检测不到 RNA（B Ⅲ），然后在妊娠期至少每 3 个月监测一次（B Ⅲ）。此外，亦应在妊娠约 34 ~ 36 周时评估 HIV RNA 水平，以便决定分娩方式（见母婴传播与分娩方式），并为有关新生儿最佳治疗的决定提供信息（见新生儿抗逆转录病毒治疗）（A Ⅲ）。

- 应在初次产前检查时监测 CD4 T 淋巴细胞（CD4）细胞计数（AI）。对于接受抗逆转录病毒治疗（ART）两年的患者，如果病毒持续抑制且 CD4 细胞计数一直 >300 细胞 / mm³，**初次**产前检查时应监测 CD4 细胞计数；根据"成人和青少年抗逆转录病毒指南"，这些患者在妊娠期不必重复 CD4 细胞计数监测（C Ⅲ）。ART 治疗 < 2 年的妇女，CD4 细胞计数为 <300 个 /mm³ 的妇女，以及依从性不佳和 / 或可检测到病毒载量的妇女，在妊娠期应每隔 3 ~ 6 个月监测一次 CD4 细胞计数（C Ⅲ）。

- 对于 HIV RNA 水平超过耐药性检测阈值（即 500 ~ 1000 拷贝 /ml）的妇女，应在以下情况时进行 HIV 耐药检测：
  - 既往没有做 ARV 耐药检测的初治孕妇开始 ART（A Ⅲ）；
  - ARV 经治孕妇开始 ART（A Ⅲ）；或
  - 为接受 ARV 药物的妊娠妇女或在妊娠期对 ARV 药物产生不良病毒学反应的妇女调整 ART 方案（A Ⅲ）。

- 在 ARV 耐药检测结果回报之前启动 ART，如有必要，根据耐药结果调整 ART（B Ⅲ）。

- 监测妊娠期 ART 药物并发症，应该以对妇女正在接受药物不良反应的了解为基础（A Ⅲ）。

- 妊娠期服用 ART 的妇女应在妊娠 24 ~ 28 周时接受标准葡萄糖筛查（A Ⅲ）。一些专家建议在妊娠早期对接受蛋白酶抑制剂（PI）为基础的治疗方案的妇女进行妊娠早期葡萄糖筛查，这与对葡萄糖不耐受（B Ⅲ）风险的妇女的建议相一致（B Ⅲ）。有关 PI 的更多信息，请参见"联合抗逆转录病毒药物疗法和母婴结局"。

- 建议尽快进行超声检查以确定孕龄，如果有计划的剖宫产，则建议进行超声检查来以指导剖宫产的时间（见"母婴传播与分娩方式"）（A Ⅱ）。

- 如果临床上有迹象需进行羊膜穿刺术，只有在有效的 ART 方案启动后，最好是在 HIV RNA 水平无法检测到时，才能对 HIV 感染妇女进行羊膜穿刺术（B Ⅲ）。在被认为有必要进行羊膜穿刺术的可检测到 HIVRNA 水平的妇女中，应考虑与妊娠期 HIV 管理方面的专家协商（B Ⅲ）。

续表

专家组的建议

推荐评级：*A= 强；B= 中等；C= 可选*

证据评级：*Ⅰ = 一个或多个具有临床结果和 / 或验证的实验室终点的随机试验；Ⅱ = 一个或多个精心设计的，具有长期临床结局的非随机试验或观察性队列研究；Ⅲ = 专家意见*

由于快速和持续的病毒抑制对预防围产期 HIV 传播的重要性，妊娠个体的病毒载量监测应比未妊娠的个体更为频繁。坚持抗逆转录病毒治疗、对所用药物无耐药突变的妇女应在 12 ~ 24 周内达到病毒学抑制。在此期间，具有较高病毒载量和较低 CD4 T 淋巴细胞（CD4）细胞计数的个体更有可能需要更多时间才能达到病毒学抑制[1, 2]，而那些具有较低病毒载量和较高 CD4 计数的个体和使用整合酶链转移抑制剂（INSTIs）的个体更有可能在更短时间内实现病毒学抑制。在 24 周治疗过程中，病毒学应答良好的大多数患者在开始治疗后 1 ~ 4 周内病毒载量至少会降低 1 个 $\log$[3, 4]。孕妇在初次就诊时和启动或转换 ARV 方案后 2 ~ 4 周应进行病毒载量检测。其后每月 1 次直至检测不到病毒载量，然后每 3 个月复查一次。如果担心服药依从性不良，尤其是妊娠早期，推荐进行更频繁的监测，因为妊娠期检测到 HIV 比病毒与围生期 HIV 传播的潜在风险增加相关[5-7]。

同样，妊娠可能会影响某些药物的药物暴露水平或疗效；服用这些药物的女性可能需要改变治疗方案或更频繁地进行病毒载量监测（见表 6 和表 7）。

还应在妊娠大约 34 ~ 36 周时评估病毒载量，以便为分娩方式和最佳治疗方案做出决定（见"母婴传播与分娩方式"）。

在患有 HIV 的孕妇中，应在初次就诊时监测 CD4 细胞计数。对于接受抗逆转录病毒治疗（ART）≥ 2 年的患者，持续病毒抑制且 CD4 细胞计数始终 > 300 细胞 /mm^3，并且在妊娠期耐受 ART，可以只在初次产前检查时进行 CD4 细胞计数监测；根据"成人和青少年抗逆转录病毒指南"，这些患者在妊娠期不需要重复 CD4 细胞计数[3, 8, 9]。已接受 ART 治疗 <2 年的女性、CD4 细胞计数 <300 细胞 /mm^3 的女性，或依从性不良和 / 或可检测病毒载量的女性应在妊娠期每 3 ~ 6 个月监测 CD4 细胞计数。这种方法的安全性得到了研究的支持，即 ART 稳定的患者（定义为病毒载量水平 <50 拷贝 /ml，CD4 细胞计数 > 500 细胞 /mm^3，1 年）在一年内不太可能经历 CD4 细胞计

数 <350 个细胞 /mm[3, 10]。

如果 HIV RNA 水平高于耐药测试的阈值（即 > 500 ~ 1000 拷贝 /ml），则应在开始或调整 ARV 方案之前对 HIV 女性进行耐药性测试。有关耐药测试的更多信息，请参阅"妊娠期抗逆转录病毒药物耐药及耐药性检测"，包括有关 INSTI 基因型耐药性测试的注意事项。在等待耐药测试结果时不应延迟 ART。如果结果显示出耐药，那么该方案可以在随后调整。正在服用 ART 但病毒抑制不佳的女性（即在适当的时间范围内未能达到检测不到的病毒水平，如上所述）或之前 ARV 治疗后病毒抑制后再次出现持续病毒可检测水平的女性也需要进行耐药性测试（参见"病毒抑制失败"和"妊娠期抗逆转录病毒药物耐药及耐药性检测"）。在患者接受 ARV 药物或停药后 4 周内进行病毒学失败的耐药性检测最为有用。即使停用抗逆转录病毒药物已超过 4 周，耐药测试仍然可以提供指导治疗的有用信息，尽管它可能无法检测到之前 ART 方案选择的所有耐药突变。

妊娠期 ARV 药物潜在并发症的实验室监测应基于对妇女所接受药物的不良影响的了解。例如，建议对接受含齐多夫定方案的女性进行常规血液监测，建议对使用替诺福韦的女性进行常规肾脏监测。所有接受 ART 药物的妇女都应监测肝功能。在孕妇中观察到蛋白酶抑制剂（PIs）的肝功能障碍，妊娠期肝脏脂肪变性和乳酸性酸中毒与核苷类逆转录酶抑制剂的使用有关。一般而言，孕妇的肝酶升高的可能性高于非孕妇[11, 12]。

妊娠会增加葡萄糖不耐受的风险。PIs 与高血糖、新发糖尿病、现有糖尿病恶化和糖尿病酮症酸中毒的风险增加有关[13-16]。然而，大多数对 HIV 孕妇的研究表明，在妊娠期使用基于 PI 的方案并未增加葡萄糖耐受不良的风险[17]。一项前瞻性研究报告称接受过 PI- 的 HIV 孕妇与接受不含 PI 方案的女性相比，含有 PI 方案的葡萄糖不耐受或胰岛素抵抗更多[18]。在两组中，葡萄糖耐量受损率高（38%），但这可能与特定的研究参与者特征有关，包括高体重指数和种族 / 民族。在妊娠期接受 ART 治疗的 HIV 妇女应在妊娠 24 ~ 28 周接受标准葡萄糖筛查，建议所有孕妇都要筛查。一些专家会对妊娠前开始接受基于 PI 的 ART 女性进行葡萄糖筛查，类似于对葡萄糖耐受不良危险因素的女性的建议[19]。

对 HIV RNA 病毒载量升高的孕妇，当妊娠 38 周时计划剖宫产时，准确估计分娩日期至关重要，以防止围产期传播（或安排剖宫产或引产时的产科指征）。因此，建议妊娠早期超声检查确认孕龄，并提供最准确的分娩时胎龄估计（见"母婴传播与分娩方式"）[20-22]。对于直到妊娠晚期才能看到的患者，妊娠中期超声可用于解剖学调查和确定孕龄。

应提供无创性非整倍性筛查方法，使用美国妇产科医师学会推荐的高灵敏度和低假阳性率的检测。筛选可以使用单独的血清分析物筛选或联合颈部透明层，胞外 DNA 筛查或单独的超声检查[33, 34]。HIV 感染女性如果妊娠期有侵入性检测的指征（例如异常超声检查或非整倍性筛查），应咨询 HIV 传播的潜在风险以及该操作的其他风险，以便她们可以对检测做出一个知情决定。尽管数据仍然有限，但对于 ART 达到病毒学抑制的女性，使用羊膜穿刺术或其他侵入性诊断操作，HIV 传播的风险似乎并未增加[23, 24]。这与有效 ART 治疗前的时代相反，在此期间，羊膜穿刺术和绒毛膜绒毛取样（CVS）等侵入性手术与围产期 HIV 传播风险增加 2 ~ 4 倍相关[25-28]。在有效 ART 治疗的女性中，虽然 159 例报告的羊膜穿刺术或其他侵入性诊断手术中未发生传播，不能排除传播风险的小幅增加[29-32]。一些专家认为 CVS 和脐带穿刺术对于 HIV 感染者来说风险太大，他们建议限制侵入性手术进行羊膜穿刺术。HIV 感染者至少应在接受任何侵入性产前检查前接受有效的抗病毒治疗。此外，在手术理想情况下，它们应该具有检测不到的 HIV RNA 水平，并且应尽一切努力避免将针插入胎盘或非常靠近胎盘的位置。对于可检测到 HIV RNA 的女性，羊膜穿刺术被认为是必要的，具体应咨询妊娠期 HIV 管理专家，参见"其他产时管理注意事项"。

◆ 参考文献

1. Aziz N, Sokoloff A, Kornak J, et al. Time to viral load suppression in antiretroviral-naive and -experienced HIV-infected pregnant women on highly active antiretroviral therapy: implications for pregnant women presenting late in gestation. *BJOG*. 2013;120(12):1534-1547. Available at: http://www.ncbi.nlm.nih.gov/pubmed/23924192.

2. Snippenburg W, Nellen F, Smit C, Wensing A, Godfried MH, Mudrikova T. Factors associated with time to achieve an undetectable HIV RNA viral load after start of antiretroviral treatment in HIV-1-infected pregnant women. *J Virus Erad*. 2017;3(1):34-39. Available at: https://www.ncbi.nlm.nih.gov/pubmed/28275456.

3. Panel on Antiretroviral Guidelines for Adults and Adolescents. Guidelines for the use of antiretroviral agents in adults and adolescents living with HIV. 2018. Available at: http://aidsinfo.nih.gov/contentfiles/lvguidelines/AdultandAdolescentGL.pdf.

4. Read PJ, Mandalia S, Khan P, et al. When should HAART be initiated in pregnancy to achieve an undetectable HIV viral load by delivery? *AIDS*. 2012;26(9):1095-1103. Available at: http://www.ncbi.nlm.nih.gov/pubmed/22441248.

5. Garcia PM, Kalish LA, Pitt J, et al. Maternal levels of plasma human immunodeficiency virus type 1 RNA and the risk of perinatal transmission. Women and infants transmission study group. *N Engl J Med*. 1999;341(6):394-402. Available at: http://www.ncbi.nlm.nih.gov/pubmed/10432324.

6. Townsend CL, Byrne L, Cortina-Borja M, et al. Earlier initiation of ART and further decline in mother-to-child HIV transmission rates, 2000–2011. *AIDS*. 2014;28(7):1049-1057. Available at: http://www.ncbi.nlm.nih.gov/pubmed/24566097.

7. Mandelbrot L, Tubiana R, Le Chenadec J, et al. No perinatal HIV-1 transmission from women with effective antiretroviral therapy starting before conception. *Clin Infect Dis*. 2015. Available at: http://www.ncbi.nlm.nih.gov/pubmed/26197844.

8.   Gale HB, Gitterman SR, Hoffman HJ, et al. Is frequent CD4+ T-lymphocyte count monitoring necessary for persons with counts >=300 cells/muL and HIV-1 suppression? *Clin Infect Dis*. 2013;56(9):1340-1343. Available at: http://www.ncbi.nlm.nih.gov/pubmed/23315315.

9.   Girard PM, Nelson M, Mohammed P, Hill A, van Delft Y, Moecklinghoff C. Can we stop CD4+ testing in patients with HIV-1 RNA suppression on antiretroviral treatment? *AIDS*. 2013;27(17):2759-2763. Available at: http://www.ncbi.nlm.nih.gov/pubmed/23842127.

10.   Di Biagio A, Ameri M, Sirello D, et al. Is it still worthwhile to perform quarterly CD4+ t lymphocyte cell counts on HIV-1 infected stable patients? *BMC Infect Dis*. 2017;17(1):127. Available at: https://www.ncbi.nlm.nih.gov/pubmed/28166729.

11.   Huntington S, Thorne C, Anderson J, et al. Does pregnancy increase the risk of ART-induced hepatotoxicity among HIV-positive women? *J Int AIDS Soc*. 2014;17(4 Suppl 3):19486. Available at: http://www.ncbi.nlm.nih.gov/pubmed/25393995.

12.   Huntington S, Thorne C, Newell ML, et al. Pregnancy is associated with elevation of liver enzymes in HIV-positive women on antiretroviral therapy. *AIDS*. 2015;29(7):801-809. Available at: http://www.ncbi.nlm.nih.gov/pubmed/25710412.

13.   Food and Drug Administration. FDA Public Health Advisory: reports of diabetes and hyperglycemia in patients receiving protease inhibitors for treatment of human immunodeficiency virus (HIV). 1997. Available at: http://www.fda.gov/cder/news/proteaseletter.htm.

14.   Eastone JA, Decker CF. New-onset diabetes mellitus associated with use of protease inhibitor [letter]. *Ann Intern Med*. 1997;127(10):948. Available at: http://www.ncbi.nlm.nih.gov/entrez/query.fcgi?cmd=Retrieve&db=PubMed&list_uids=9382376&dopt=Abstract.

15.   Visnegarwala F, Krause KL, Musher DM. Severe diabetes associated with protease inhibitor therapy. *Ann Intern Med*. 1997;127(10):947. Available at: http://www.ncbi.nlm.nih.gov/pubmed/9382374.

16.   Dube MP, Sattler FR. Metabolic complications of antiretroviral therapies. *AIDS Clin Care*. 1998;10(6):41-44. Available at: http://www.ncbi.nlm.nih.gov/pubmed/11365497.

17.   Soepnel LM, Norris SA, Schrier VJ, et al. The association between HIV, antiretroviral therapy, and gestational diabetes mellitus. *AIDS*. 2017;31(1):113-125. Available at: https://www.ncbi.nlm.nih.gov/pubmed/27677165.

18.   Hitti J, Andersen J, McComsey G, et al. Protease inhibitor-based antiretroviral therapy and glucose tolerance in pregnancy: AIDS Clinical Trials Group A5084. *Am J Obstet Gynecol*. 2007;196(4):331 e331-337. Available at: http://www.ncbi.nlm.nih.gov/pubmed/17403409.

19.   American College of Obstetricians and Gynecologists. ACOG practice bulletin No. 190 summary: gestational diabetes mellitus. *Obstet Gynecol*. 2018;131(2):406-408. Available at: https://www.ncbi.nlm.nih.gov/pubmed/29370044.

20.   American College of Obstetricians and Gynecologists. ACOG practice bulletin No. 58. ultrasonography in pregnancy. *Obstet Gynecol*. 2004;104(6):1449-1458. Available at: http://www.ncbi.nlm.nih.gov/pubmed/15572512.

21.   Bennett KA, Crane JM, O'Shea P, Lacelle J, Hutchens D, Copel JA. First trimester ultrasound screening is effective in reducing postterm labor induction rates: a randomized controlled trial. *Am J Obstet Gynecol*. 2004;190(4):1077-1081. Available at: http://www.ncbi.nlm.nih.gov/pubmed/15118645.

22.   American College of Obstetricians and Gynecologists. Method for estimating due date. Ostet Gynecol. 2014;124(5):863-866. Available at: https://www.acog.org/Clinical-Guidance-and-Publications/Committee-Opinions/Committee-on-Obstetric-Practice/Methods-for-Estimating-the-Due-Date.

23.   Floridia M, Masuelli G, Meloni A, et al. Amniocentesis and chorionic villus sampling in HIV-infected pregnant women: a multicentre case series. *BJOG*. 2017;124(8):1218-1223. Available at: https://www.ncbi.nlm.nih.gov/pubmed/27319948.

24.   Peters H, Francis K, Harding K, Tookey PA, Thorne C. Operative vaginal delivery and invasive procedures in pregnancy among women living with HIV. *Eur J Obstet Gynecol Reprod Biol*. 2017;210:295-299. Available at: https://www.ncbi.nlm.nih.gov/pubmed/28092853.

25.   Mandelbrot L, Mayaux MJ, Bongain A, et al. Obstetric factors and mother-to-child transmission of human immunodeficiency virus type 1: the French perinatal cohorts. SEROGEST French Pediatric HIV Infection Study Group. *Am J Obstet Gynecol*. 1996;175(3 Pt 1):661-667. Available at: http://www.ncbi.nlm.nih.gov/pubmed/8828431.

26.   Tess BH, Rodrigues LC, Newell ML, Dunn DT, Lago TD. Breastfeeding, genetic, obstetric and other risk factors associated with mother-to-child transmission of HIV-1 in Sao Paulo State, Brazil. Sao Paulo collaborative study for vertical transmission of HIV-1. *AIDS*. 1998;12(5):513-520. Available at: http://www.ncbi.nlm.nih.gov/pubmed/9543450.

27.   Shapiro DE, Sperling RS, Mandelbrot L, Britto P, Cunningham BE. Risk factors for perinatal human immunodeficiency virus transmission in patients receiving zidovudine prophylaxis. Pediatric AIDS Clinical Trials Group protocol 076 Study Group. *Obstet Gynecol*. 1999;94(6):897-908. Available at: http://www.ncbi.nlm.nih.gov/pubmed/10576173.

28. Maiques V, Garcia-Tejedor A, Perales A, Cordoba J, Esteban RJ. HIV detection in amniotic fluid samples. Amniocentesis can be performed in HIV pregnant women? *Eur J Obstet Gynecol Reprod Biol*. 2003;108(2):137-141. Available at: http://www.ncbi.nlm.nih.gov/pubmed/12781400.

29. Somigliana E, Bucceri AM, Tibaldi C, et al. Early invasive diagnostic techniques in pregnant women who are infected with the HIV: a multicenter case series. *Am J Obstet Gynecol*. 2005;193(2):437-442. Available at: http://www.ncbi.nlm.nih.gov/pubmed/16098867.

30. Coll O, Suy A, Hernandez S, et al. Prenatal diagnosis in human immunodeficiency virus-infected women: a new screening program for chromosomal anomalies. *Am J Obstet Gynecol*. 2006;194(1):192-198. Available at: http://www.ncbi.nlm.nih.gov/pubmed/16389031.

31. Ekoukou D, Khuong-Josses MA, Ghibaudo N, Mechali D, Rotten D. Amniocentesis in pregnant HIV-infected patients. Absence of mother-to-child viral transmission in a series of selected patients. *Eur J Obstet Gynecol Reprod Biol*. 2008;140(2):212-217. Available at: http://www.ncbi.nlm.nih.gov/pubmed/18584937.

32. Mandelbrot L, Jasseron C, Ekoukou D, et al. Amniocentesis and mother-to-child human immunodeficiency virus transmission in the Agence Nationale de Recherches sur le SIDA et les Hepatites Virales French Perinatal Cohort. *Am J Obstet Gynecol*. 2009;200(2):160 e161-169. Available at: http://www.ncbi.nlm.nih.gov/pubmed/18986640.

33. American College of Obstetricians and Gynecologists. Committee Opinion No. 545. Non-invasive prenatal testing for fetal aneuploidy. *Obstet Gynecol*. 2012 Dec;120(6):1532-4. Available at: http://www.acog.org/Resources_And_Publications/Committee_Opinions/Committee_on_Genetics/Noninvasive_Prenatal_Testing_for_Fetal_Aneuploidy.

34. Gagnon A, Davies G, Wilson RD, et al. Prenatal invasive procedures in women with hepatitis B, hepatitis C, and/or human immunodeficiency virus infections. *JOGC*. 2014;36(7):648-655. Available at: http://www.ncbi.nlm.nih.gov/pubmed/25184985.

妊娠期抗逆转录病毒药物耐药和耐药检测

（2018 年 12 月 7 日最新更新，2018 年 12 月 7 日最新评审）

专家组的建议

- 应对 HIV RNA 水平超过耐药检测阈值（即 500 ～ 1000 拷贝 /ml）的妇女在以下情况之前进行 HIV 耐药测试：
- 既往没有做 ARV 耐药检测的初治孕妇开始 ART（A Ⅲ）；
- ARV 经治孕妇开始 ART（A Ⅲ）；或
- 为接受 ARV 药物的孕妇或在妊娠期对 ARV 药物产生不良病毒学应答的妇女调整 ART 方案（A Ⅲ）。
- 在 ARV 耐药检测结果出来之前启动 ART，如有必要，根据耐药结果调整 ART（B Ⅲ）。
- 如果正在考虑将整合酶链转移抑制剂（INSTI）用于未接受过 ART 治疗的患者，并且 INSTI 耐药是一个问题，医疗人员应该用特定的 INSTI 基因型耐药测定补充标准耐药测试（B Ⅲ）。INSTI 耐药可能是一个问题，因为：
  - 患者接受过包括 INSTI 在内的治疗，
  - 患者的性伴侣用 INSTI 治疗，或
  - 患者在妊娠晚期开始或改变 ART 方案，在这种情况下可以选择 INSTI，因为它能够迅速降低病毒载量。
- 记录的齐多夫定耐药不影响分娩时齐多夫定使用的适应证（B Ⅲ）。
- 对已知或疑似耐药的妇女所生婴儿的 ART 治疗方案的选择，应在咨询儿科艾滋病专科医生后确定，最好在分娩前进行（参见"围产期 HIV 感染或暴露新生儿的抗逆转录病毒治疗"）（A Ⅲ）。
- HIV 感染者应接受 ARV 治疗，以最大限度地抑制病毒复制，这是最有效预防耐药发生和最小化围产期传播风险的策略（A Ⅱ）。
- 所有孕妇和产后妇女应被告知遵守处方 ARV 药物的重要性，以降低潜在耐药的发生（A Ⅱ）。

推荐评级：A= 强；B= 中等；C= 可选
证据评级：I = 一个或多个具有临床结果和 / 或验证的实验室终点的随机试验；Ⅱ = 一个或多个精心设计的，具有长期临床结局的非随机试验或观察性队列研究；Ⅲ = 专家意见

▌*HIV 孕妇抗逆转录病毒耐药检测的适应证*

识别基线耐药突变以选择更有效和持久的 ARV 方案。对 HIV RNA 水平高于耐药测试阈值与 HIV 感染女性（即 > 500 ~ 1000 拷贝 /ml）的患者，在以下情况之前，建议进行基因型耐药测试（还要了解 ARV 药物使用的全面病史）：

· 既往没有做 ARV 耐药检测的初治孕妇开始 ART；
· ARV 经治孕妇开始 ART；或
· 为接受 ARV 药物的孕妇或在妊娠期对 ARV 药物产生不良病毒学应答的妇女调整 ART 方案。

在大多数情况下，耐药测试结果指导了初始 ART 方案选择。然而，考虑到早期病毒抑制与围产期传播风险降低之间的关联，在 ARV 初治孕妇或目前未行 ART 的经治女性，应该在不等待耐药测试结果的情况下开始ART。如果需要，当测试结果回报时，可以调整方案。

使用整合酶链转移抑制剂（INSTIs）作为孕妇 ART 治疗方案的一部分正变得越来越普遍[1]。在美国对 INSTI 的耐药通常不常见于 ARV 初治患者[2]。在北卡罗来纳州，2.4% 的未接受过 ART 治疗的人和 9.6% 接受过 ART 的HIV 感染者检测到 INSTI 耐药[3]。华盛顿特区的 INSTI 耐药率从 2004 年的0.0% 略微上升至 2013 年的 1.4%[4]。在 16 项临床试验中，1.4% 的 INSTI 初治人员存在一个与 INSTI 耐药相关的多态性或替代[5]。

在接受基于 INSTI 的 ART 人群中，出现 INSTI 耐药的比例很小（1.48% ~ 3.80%）。ART 启动时 INSTI 耐药检测模型研究发现，启动 ART 时进行INSTI 耐药检测导致成本增加而临床结局没有改善[6]。因此孕妇通常不会进行常规 INSTI 耐药检测。但是，在下列情况下可以考虑进行此类测试：

· 患者接受过包括 INSTI 在内的治疗，
· 患者的性伴侣用 INSTI 治疗，或
· 患者在妊娠晚期开始 ART 治疗或调整 ART 方案，在这种情况下可以选择INSTI，因为它能够迅速降低病毒载量。

HIV 抗药性基因型检测可检测出对蛋白酶抑制剂（PI）、核苷逆转录酶抑制剂（NRTI）和非核苷逆转录酶抑制剂（NNRTI）具有耐药突变。表型耐药测试通常用于具有复杂 NRTI 耐药的情况且治疗方案有限的患者中（见"成人和青少年指南"中的"耐药测试"）。在某些医疗机构，对 INSTI 耐药

的测试可能需要单独开化验单。

妊娠期抗逆转录病毒药物耐药的发生率和意义

ARV 药物耐药是导致 HIV 感染者治疗失败的主要因素之一。此外，在 ART 方案中预先存在的对某一药物耐药可能会降低该方案在预防围产期传播的效果。如果母体存在（或新发）抗药性并且将抗性病毒传播给胎儿，则婴儿治疗选择也可能是有限的。对于围产期感染 HIV 的妇女，对 ARV 药物耐药似乎比其他 HIV 妇女更为常见[7]。管理围产期感染 HIV 的孕妇的复杂性需要咨询 HIV 专家。

妊娠独特的几个因素可能会增加发生耐药的风险。妊娠早期的恶心和呕吐等问题可能会影响依从性并增加接受 ARV 药物治疗的女性发生耐药的风险。妊娠期的药代动力学变化如血容量和肾脏清除率增加，可能导致亚治疗浓度的药物水平，增加耐药发生的风险。

耐药对 HIV 围产期传播风险和孕产妇后续治疗反应的影响

遵循目前关于妊娠期 ARV 管理的建议时，几乎没有证据表明耐药突变的存在会增加传播风险。针对妇女和婴儿传播的一项研究是在 20 世纪 90 年代初接受齐多夫定单药治疗 HIV 孕妇之后进行的。在这项研究中，当分析调整膜破裂持续时间和总淋巴细胞计数时，检测到齐多夫定耐药会增加传播风险[8]；但是，根据 HIV 感染孕妇治疗和预防围产期传播的专家推荐（建议），在当前推荐下，该队列的特征表明需要进行抗病毒治疗。当母亲含有野生型病毒和具有低水平齐多夫定耐药病毒的混合病毒种群时，在其 HIV 感染婴儿中仅检测到野生型病毒[9]。其他研究表明，耐药突变可能会降低病毒适应性[10]，可能导致减低传播性。

无论是由于接触单剂量奈韦拉平而产生的 NNRTI 药物耐药，还是在先前妊娠期暴露于单剂量奈韦拉平，均未显示出对围产期传播率的影响[11]。

尽管尚未发现围产期接触抗逆转录病毒药物与存在耐药的重大风险有关，但纽约州被诊断患有 HIV 的新生儿中抗逆转录病毒药物耐药率的流行率为 1989 年和 1989 年之间出生的 91 名婴儿中的 11 名（12.1%）。1999 年至 2002 年间出生的 42 名婴儿有 8 名（19%）[12, 13]。因此，对于 HIV 感染婴儿，抗逆转录病毒药物耐药的风险很高。

孕妇对后续治疗方案的反应

法国围产期队列评估了 2005 年至 2009 期间随访的女性，前一次妊娠期接触 ARV 药物预防围产期传播与当前妊娠期是否存在可检测到的病毒载量与当前妊娠期接触 ARV 药物之间的关系[14]。1166 例女性在受孕时未接受 ARV 治疗，869 例为 ARV 初治，247 例在前一次妊娠期接受 ARV 药物来阻止围产期传播。先前 ARV 预防基于 PI 的占 48%，非 PI 为主占 4%，NRTI 双 ARV 药物占 19%，齐多夫定作为单一 ARV 药物占 29%。在当前妊娠期，90% 的妇女启动了基于 PI 的 ART 方案；在多因素分析中，在先前妊娠期接触 ARV 与当前妊娠期可检测到的病毒载量无关。一项单独的研究（ACTG A5227）评估了先前合并使用 ARV 药物以防止围产期传播的 52 名妇女，这些妇女在研究开始前至少 24 周停止使用 ARV 药物，现在正在启动 ART（依非韦伦、富马酸替诺福韦和恩曲他滨）治疗[15]。这些妇女中没有一人在先前或最近检测到标准批量基因分型的耐药。81% 的妇女在 24 周随访后观察到病毒抑制，与先前接触 ARV 药物以防止围产期传播的次数或先前接触的药物类别之间的反应没有差别。最近的一系列临床试验证实了这一点[16, 17]。

妊娠期抗逆转录病毒耐药的管理

对于有齐多夫定耐药记录且产前方案不包括齐多夫定的孕妇，在分娩时仍应静脉注射（IV）齐多夫定（如果接近分娩时 HIV RNA > 1000 拷贝 / ml；见"产时抗逆转录病毒治疗 / 预防"）。其他 ARV 药物应在分娩时尽可能口服。当一名妇女对齐多夫定耐药时，在分娩时给予齐多夫定是基于几个因素的。母亲携带野生型病毒和低水平齐多夫定耐药的病毒，但只有野生型病毒似乎是由母亲传播给婴儿的[9]。其他研究表明，耐药突变可能会降低病毒的适宜性，并可能降低传播率[10]。齐多夫定的预防效果似乎不仅取决于减少母体 HIV 病毒载量，也取决于婴儿暴露前和暴露后预防情况[18-20]。齐多夫定很容易穿过胎盘，并且具有很高的脐血药物浓度比。此外，齐多夫定在胎盘中被代谢为活性的三磷酸盐[21, 22]，这可能提供额外的保护来防止传播。齐多夫定比其他核苷类似物更能穿透中枢神经系统，司他夫定具有类似的中枢神经系统穿透性；这可能有助于消除婴儿传播 HIV 的潜在储存库[23, 24]。因此，建议在分娩时服用齐多夫定，即使在存在已知的齐多夫定耐药的情况下也是如此，因为该药的独特特性及其在减少围产期传播方面的作用已被证实。

对感染 ARV 耐药病毒的新生儿，目前尚不清楚最佳预防方案。因此，对感染已知或怀疑耐药病毒的妇女所生婴儿的 ARV 预防应在儿科 HIV 专家的帮助下确定，最好是在分娩前确定用药方案（见"围产期 HIV 感染或暴露新生儿的抗逆转录病毒治疗"）。没有证据表明，根据母亲耐药而定制的新生儿预防方案比标准的新生儿预防方案更有效。

▌ 抗逆转录病毒药物耐药的预防

防止妊娠合并 ARV 耐药的最有效方法是坚持有效的 ART，以达到最大限度病毒抑制。

几项研究表明，妇女在产后期间坚持 ART 的依从性可能较差[25-30]。

之前版本的围产期指南为临床医生在产后停止 ART 疗法的情况下提供了指导。然而，本指南小组强烈建议，ART 一旦启动，就不应停止。如果妇女希望在分娩后停止 ART，强烈建议向 HIV 专家咨询（见"成人和青少年指南"中的"停止或中断抗逆转录病毒治疗"）。

◆ 参考文献

1. PHACS/SMARTT. Annual Administrative Report. 2017. Available at: https://phacsstudy.org/cms_uploads/Latest%20 Documents/SMARTT_Annual_Administrative_Report_Apr2017_web.pdf.

2. Stekler JD, McKernan J, Milne R, et al. Lack of resistance to integrase inhibitors among antiretroviral-naive subjects with primary HIV-1 infection, 2007–2013. *Antivir Ther*. 2015;20(1):77-80. Available at: https://www.ncbi.nlm.nih.gov/ pubmed/24831260.

3. Menza TW, Billock R, Samoff E, Eron JJ, Dennis AM. Pretreatment integrase strand transfer inhibitor resistance in North Carolina from 2010–2016. *AIDS*. 2017;31(16):2235-2244. Available at: https://www.ncbi.nlm.nih.gov/ pubmed/28991024.

4. Aldous AM, Castel AD, Parenti DM, D. C. Cohort Executive Committee. Prevalence and trends in transmitted and acquired antiretroviral drug resistance, Washington, DC, 1999–2014. *BMC Res Notes*. 2017;10(1):474. Available at: https://www.ncbi.nlm.nih.gov/pubmed/28893321.

5. Abram ME, Ram RR, Margot NA, et al. Lack of impact of pre-existing T97A HIV-1 integrase mutation on integrase strand transfer inhibitor resistance and treatment outcome. *PLoS One*. 2017;12(2):e0172206. Available at: https://www. ncbi.nlm.nih.gov/pubmed/28212411.

6. Koullias Y, Sax PE, Fields NF, Walensky RP, Hyle EP. Should we be testing for baseline integrase resistance in patients newly diagnosed with human immunodeficiency virus? *Clin Infect Dis*. 2017;65(8):1274-1281. Available at: https:// www.ncbi.nlm.nih.gov/pubmed/28605418.

7. Lazenby GB, Mmeje O, Fisher BM, et al. Antiretroviral resistance and pregnancy characteristics of women with perinatal and nonperinatal HIV infection. *Infect Dis Obstet Gynecol*. 2016;2016:4897501. Available at: https://www. ncbi.nlm.nih.gov/pubmed/27413359.

8. Welles SL, Pitt J, Colgrove R, et al. HIV-1 genotypic zidovudine drug resistance and the risk of maternal--infant transmission in the women and infants transmission study. The women and infants transmission study group. *AIDS*. 2000;14(3):263-271. Available at: http://www.ncbi.nlm.nih.gov/pubmed/10716502.

9. Colgrove RC, Pitt J, Chung PH, Welles SL, Japour AJ. Selective vertical transmission of HIV-1 antiretroviral resistance mutations. *AIDS*. 1998;12(17):2281-2288. Available at: http://www.ncbi.nlm.nih.gov/pubmed/9863870.

10. Sheth PM, Kovacs C, Kemal KS, et al. Persistent HIV RNA shedding in semen despite effective antiretroviral therapy. *AIDS*. 2009;23(15):2050-2054. Available at: http://www.ncbi.nlm.nih.gov/pubmed/19710596.

11. Martinson NA, Ekouevi DK, Dabis F, et al. Transmission rates in consecutive pregnancies exposed to single-dose nevirapine in Soweto, South Africa and Abidjan, Cote d'Ivoire. *J Acquir Immune Defic Syndr*. 2007;45(2):206-209. Available at: http://www.ncbi.nlm.nih.gov/pubmed/17438480.

12. Parker MM, Wade N, Lloyd RM, Jr., et al. Prevalence of genotypic drug resistance among a cohort of HIV-infected newborns. *J Acquir Immune Defic Syndr*. 2003;32(3):292-297. Available at: http://www.ncbi.nlm.nih.gov/pubmed/12626889.

13. Karchava M, Pulver W, Smith L, et al. Prevalence of drug-resistance mutations and non-subtype B strains among HIV-infected infants from New York State. *J Acquir Immune Defic Syndr*. 2006;42(5):614-619. Available at: http://www.ncbi.nlm.nih.gov/pubmed/16868498.

14. Briand N, Mandelbrot L, Blanche S, et al. Previous antiretroviral therapy for prevention of mother-to-child transmission of HIV does not hamper the initial response to PI-based multitherapy during subsequent pregnancy. *J Acquir Immune Defic Syndr*. 2011;57(2):126-135. Available at: http://www.ncbi.nlm.nih.gov/pubmed/21436712.

15. Vogler MA, Smeaton LM, Wright RL, et al. Combination antiretroviral treatment for women previously treated only in pregnancy: week 24 results of AIDS clinical trials group protocol a5227. *J Acquir Immune Defic Syndr*. 2014;65(5):542-550. Available at: http://www.ncbi.nlm.nih.gov/pubmed/24759064.

16. Aziz N, Sokoloff A, Kornak J, et al. Time to viral load suppression in antiretroviral-naive and -experienced HIV-infected pregnant women on highly active antiretroviral therapy: implications for pregnant women presenting late in gestation. *BJOG*. 2013. Available at: http://www.ncbi.nlm.nih.gov/pubmed/23924192.

17. Boltz VF, Bao Y, Lockman S, et al. Low-frequency nevirapine (NVP)-resistant HIV-1 variants are not associated with failure of antiretroviral therapy in women without prior exposure to single-dose NVP. *J Infect Dis*. 2014. Available at: http://www.ncbi.nlm.nih.gov/pubmed/24443547.

18. Sperling RS, Shapiro DE, Coombs RW, et al. Maternal viral load, zidovudine treatment, and the risk of transmission of human immunodeficiency virus type 1 from mother to infant. Pediatric AIDS clinical trials group protocol 076 study group. *N Engl J Med*. 1996;335(22):1621-1629. Available at: http://www.ncbi.nlm.nih.gov/pubmed/8965861.

19. Wade NA, Birkhead GS, Warren BL, et al. Abbreviated regimens of zidovudine prophylaxis and perinatal transmission of the human immunodeficiency virus. *N Engl J Med*. 1998;339(20):1409-1414. Available at: http://www.ncbi.nlm.nih.gov/pubmed/9811915.

20. Melvin AJ, Burchett SK, Watts DH, et al. Effect of pregnancy and zidovudine therapy on viral load in HIV-1-infected women. *J Acquir Immune Defic Syndr Hum Retrovirol*. 1997;14(3):232-236. Available at: http://www.ncbi.nlm.nih.gov/pubmed/9117455.

21. Qian M, Bui T, Ho RJ, Unadkat JD. Metabolism of 3'-azido-3'-deoxythymidine (AZT) in human placental trophoblasts and Hofbauer cells. *Biochem Pharmacol*. 1994;48(2):383-389. Available at: http://www.ncbi.nlm.nih.gov/pubmed/8053935.

22. Sandberg JA, Binienda Z, Lipe G, et al. Placental transfer and fetal disposition of 2',3'-dideoxycytidine and 2',3'-dideoxyinosine in the rhesus monkey. *Drug Metabolism Dispos*. 1995;23(8):881-884. Available at: http://www.ncbi.nlm.nih.gov/pubmed/7493557.

23. Peters PJ, Stringer J, McConnell MS, et al. Nevirapine-associated hepatotoxicity was not predicted by CD4 count ≥250 cells/μL among women in Zambia, Thailand and Kenya. *HIV Med*. 2010;11(10):650-660. Available at: http://www.ncbi.nlm.nih.gov/pubmed/20659176.

24. Thomas SA. Anti-HIV drug distribution to the central nervous system. *Curr Pharm Des*. 2004;10(12):1313-1324. Available at: http://www.ncbi.nlm.nih.gov/pubmed/15134483.

25. Cohn SE, Umbleja T, Mrus J, Bardeguez AD, Andersen JW, Chesney MA. Prior illicit drug use and missed prenatal vitamins predict nonadherence to antiretroviral therapy in pregnancy: adherence analysis A5084. *AIDS Patient Care STDS*. 2008;22(1):29-40. Available at: http://www.ncbi.nlm.nih.gov/pubmed/18442305.

26. Bardeguez AD, Lindsey JC, Shannon M, et al. Adherence to antiretrovirals among US women during and after pregnancy. *J Acquir Immune Defic Syndr*. 2008;48(4):408-417. Available at: http://www.ncbi.nlm.nih.gov/pubmed/18614923.

27. Mellins CA, Chu C, Malee K, et al. Adherence to antiretroviral treatment among pregnant and postpartum HIV-infected women. *AIDS Care*. 2008;20(8):958-968. Available at: http://www.ncbi.nlm.nih.gov/pubmed/18608073.

28. Rana AI, Gillani FS, Flanigan TP, Nash BT, Beckwith CG. Follow-up care among HIV-infected pregnant women in Mississippi. *J Womens Health (Larchmt)*. 2010;19(10):1863-1867. Available at: http://www.ncbi.nlm.nih.gov/pubmed/20831428.

29. Anderson J. Women and HIV: motherhood and more. *Curr Opin Infect Dis*. 2012;25(1):58-65. Available at: http://www.ncbi.nlm.nih.gov/pubmed/22156896.

30. Nachega JB, Uthman OA, Anderson J, et al. Adherence to antiretroviral therapy during and after pregnancy in low-income, middle-income, and high-income countries: a systematic review and meta-analysis. *AIDS*. 2012;26(16):2039-2052. Available at: http://www.ncbi.nlm.nih.gov/pubmed/22951634.

病毒抑制失败

（2018 年 12 月 7 日最新更新，2018 年 12 月 7 日最新评审）

专家组的建议

- 由于母亲病毒载量与 HIV 围产期风险相关，HIV RNA 水平应尽快达到检测不到的水平（A Ⅱ）。
- 如果一种超敏感 HIV RNA 试验表明病毒抑制失败（在一段时间的充足治疗后）
  - 如果 HIV RNA 水平 >500 拷贝/ml，评估服药依从性，服药对食物的要求，以及可能的药物相互作用，并进行耐药检测（A Ⅱ）；
  - 咨询 HIV 治疗专家，考虑更改抗逆转录病毒方案的可能（A Ⅲ）。
- 建议接近分娩时 HIV RNA 水平 >1000 拷贝/ml 的 HIV 感染孕妇在 38 周时进行择期剖宫产（A Ⅱ）。

推荐评级：A = 强；B = 中等；C = 可选

证据评级：Ⅰ = 一个或多个具有临床结果和/或验证的实验室终点的随机试验；Ⅱ = 一个或多个精心设计的，具有长期临床结局的非随机试验或观察性队列研究；Ⅲ = 专家意见

病毒学抑制被定义为确认的 HIV RNA 水平低于超灵敏检测的下限，而病毒学失败是指不能达到或维持 HIV RNA 水平 < 200 拷贝/ml。基线 HIV RNA 水平已被证明影响妊娠和未妊娠患者的病毒学应答时间，而妊娠和未妊娠妇女之间的反应时间没有差别[1, 2]。在 HIV 感染妇女中，她们参加了来自 7 个非洲国家的 3 项前瞻性研究，并在抗逆转录病毒治疗启动后妊娠，意外妊娠并不影响病毒抑制时间或病毒学失败时间[3]。应在抗逆转录病毒药物（ARV）方案启动或改变后 2~4 周对 HIV RNA 水平进行测定，以提供对疗效初步评估[4]。大多数在治疗 24 周时有充分病毒应答的患者在开始治疗后 1~4 周内 HIV RNA 至少减少 $1\log_{10}$[4]。应尽快将 HIV RNA 抑制到检测不到的水平，因为孕妇产前 HIV RNA 水平与围产期传播 HIV 的风险相关。此外，来自妇女机构间 HIV 研究队列的一项分析发现，较高的病毒载量水平与妊娠不良结局（流产或死产）风险增加有关[5]。

依从性差往往与缺乏病毒学抑制有关，当病毒载量没有按预期下降时，应解决这一问题。对低收入、中等收入和高收入国家妊娠期和妊娠后 ART

依从性进行的一项系统回顾和荟萃分析（27% 的研究来自于来自美国），发现只有 73.5% 的孕妇获得了达到足够的服药依从性（>80%）[6]。评估和支持妊娠期的依从性对于实现和维持最大限度病毒抑制至关重要。

晚期妊娠缺乏对病毒学的抑制可能意味着病毒学失败，但这也可能是 ART 的时间不足导致。在一个由 378 名孕妇组成的回顾性多中心队列中，77.2% 的孕妇在分娩时达到了 HIV RNA < 50 拷贝 /ml，病毒抑制的成功取决于基线 HIV RNA 水平。对于基线 HIV RNA 水平（< 10 000 拷贝 /ml）的妇女来说，在 ART 开始时其婴儿的胎龄并不影响 26.3 周内病毒抑制的成功。然而，在基线 > 10 000 拷贝 /ml 的妇女中，延迟至 24 周后开始 ART 显著降低分娩时取得最大程度病毒抑制的能力[1]。IMPAACT P1025 是一项前瞻性队列研究，对 1070 名未接受治疗的 HIV 孕妇进行了前瞻性队列研究。结果表明，在妊娠 32 周后启动 ART 也与分娩时 HIV RNA > 400 拷贝 /ml 的高风险相关[7]。一份来自法国围产期队列的报告发现，2651 名妇女在妊娠前接受 ART 治疗，在整个妊娠期持续接受 ART，并在血浆 HIV RNA < 50 拷贝 /ml 时进行分娩，这些婴儿中没有围产期传播（CI 的上限，0.1%）。在 2000 年至 2011 年随访 8075 对母亲 / 婴儿的研究队列中，Logistic 回归分析显示 HIV RNA 水平和 ART 开始的时间与围产期传播有独立的关联[8]。

对 ART 的反应也可能受到其他因素的影响。一项前瞻性研究记录了肯尼亚 25 名急性 HIV 感染妇女和 30 名慢性 HIV 感染妇女开始使用非核苷类逆转录酶抑制剂抗病毒治疗后血浆 HIV RNA 和 CD4 T 淋巴细胞（CD4）计数的连续测量值。在调整基线 CD4 计数后，急性 HIV 感染的妇女和慢性感染妇女的平均基线 HIV 病毒载量相似，但是在 ART 后病毒下降的速度方面，急性 HIV 感染女性明显较慢[9]。在这种情况下可以考虑加速病毒减少的策略，因此应该与 HIV 治疗专家讨论这些策略（参见急性 HIV 感染）。在英国和爱尔兰进行的一项基于人群的监测研究中，围产期感染 HIV 的 45 名女性进行了 70 次妊娠，水平获得性艾滋病病毒的 118 名女性进行了 184 次妊娠，比较发现，母亲的围产期 HIV 感染是病毒载量可以检测到的危险因素。这反映了复杂的临床、心理社会、依从性和耐药问题[10]。如果需要，应与 HIV 治疗专家协商优化 ART 方案，并应注意给予其他可能的提高疗效的因素（参见"产前护理管理、围产期 HIV 感染妇女的抗逆转录病毒治疗和 HIV 管理的一般原则"）。

指南提出一种二管齐下方法来管理接受 ART 的妇女，当这些妇女对

HIV RNA 的抑制效果不佳时，应同时考虑治疗所需的时间。这三个步骤是：

· 评估依从性、耐受性、正确剂量或药物吸收的潜在问题 [例如，恶心 / 呕吐、胃食管反流病（GERD）、缺乏对食物需求的关注]；

· 如果血浆 HIV RNA 超过耐药检测阈值，一般 > 500 拷贝 /ml，进行耐药检测；和

· 考虑调整抗逆转录病毒方案的可能（见目前正在接受 ART 疗法的 HIV 孕妇和表 7）。

治疗药物监测（TDM）在降低病毒学失败风险方面的作用仍未确定[11]。在一组 HIV 感染孕妇队列中，66 人（39%）有 TDM[12]。多因素分析发现，TDM 与妊娠期的药物改变有关，但与妊娠期病毒突破或出生时可检测到的病毒载量的任何差异无关；两组均无感染传播。

应咨询在 ART 经治成年人方面有经验的专家，特别是在由于耐药或不良反应而需要调整药物方案的情况下。可以考虑简化方案以获得更好的依从性。其他可能的干预措施包括依从性教育、处理可能会干扰药物吸收的问题如呕吐、和食物同服需求，以及在家庭或医院直接观察给药（DOT）（见表 10）[13]。

2001 年至 2008 年在意大利随访的 662 例妊娠患者中，妊娠期调整治疗与晚期 HIV-1RNA 水平 > 400 拷贝 /ml 独立相关（调整后的优势比为 1.66；95%CI 为 1.07 ~ 2.57；P=0.024），强调在妊娠期有必要使用强效和耐受性好的疗法以最大限度地提高疗效和最大限度地减少调整治疗的重要性[14]。这些发现还强调了在任何情况下，妊娠后避免改变有效 ART 的重要性（见目前接受抗逆转录病毒治疗的孕妇）。

整合酶链转移抑制剂（INSTI）类药物与快速病毒载量减少有关。拉替拉韦已被证明可在第 2 周时将 ART 初治患者的病毒载量降低约 2 log 拷贝 /ml[15, 16]。由于这些数据，对于病毒载量高和 / 或多种耐药性突变导致不完全抑制的女性，建议在妊娠晚期加用拉替拉韦或其他 INSTI[17-19]。然而，这种方法在妊娠期的疗效和安全性尚未在临床试验中进行评估，仅有病例系列和两个回顾性队列研究，主要是有关拉替拉韦的[20-22]。在最近的一项回顾性研究中，来自阿根廷的 13 名女性在最初治疗方案无法实现病毒抑制后，将拉替拉韦添加到标准的基于 PI 的 ART 方案中。拉替拉韦开始时的平均孕龄为33 周（范围：29 ~ 37 周），中位暴露时间为 25.5 天（范围：7 ~ 43 天）；

70% 的女性在分娩前达到病毒抑制（ < 50 拷贝 /ml ），中位病毒衰减为 1.48 log。在同一项研究中，15 名女性由于晚期就诊而将拉替拉韦加入标准的 PI 治疗方案；拉替拉韦起始时平均孕龄为 34 周（范围：33 ~ 36 周），基线病毒载量为 12 217 拷贝 /ml（范围：3881 ~ 40 310 拷贝 /ml ），中位暴露时间为 30 天（范围：7 ~ 30 天）。在分娩前，45.5% 的女性实现病毒抑制，中位病毒载量降低为 2.15 log[22]。

ART 方案中含有拉替拉韦或多替拉韦时，对于那些从未接受 ART 治疗并且在妊娠晚期出现高病毒载量的女性，可以考虑更快地减少病毒载量并降低围产期传播的风险（参见"从未接受过抗逆转录病毒治疗的 HIV 感染孕产妇"，表6和表7）。然而，在确定与非依从性和 / 或耐药相关的失败方案时，添加单一药剂可能进一步增加耐药性风险和未来有效性的潜在损失。此外，当依从性不良是导致病毒血症的原因时，尚不清楚是否在现有方案上添加一种新的药物将提高依从性。目前，没有足够的数据建议将 INSTI 添加到治疗妊娠晚期感染妇女失败的 ART 方案中。

在妊娠晚期引入含有拉替拉韦的方案后，有两份报告显示转氨酶水平显著升高，这些水平在停药后恢复正常[20, 23]。此外，多中心试验纳入 19 对母婴数据来确定洗脱药代动力学和宫内 / 产时接触拉替拉韦的安全性。结果发现，虽然拉替拉韦很容易穿过胎盘，但一些婴儿的消除率变异很大且极度延长，这引起了婴儿安全问题的潜在关注[24]。

最近一项对 318 名孕妇进行的回顾性研究探讨了接受 ART 治疗≥ 4 周并且至少 1 次检测不到病毒载量的孕妇病毒反弹的风险问题。；19 名女性（6%）在分娩前 1 个月内有病毒反弹（HIV RNA> 50 拷贝 /ml ）；这 19 名女性中有 6 名病毒载量超过 1000 拷贝 /ml。病毒反弹的重要预测因素包括使用可卡因和丙型肝炎病毒（HCV）RNA 阳性[25]。目前建议在妊娠 34 ~ 36 周进行病毒载量检测以确定分娩方式；医疗人员可能会考虑随后对病毒反弹风险增加的女性进行重复检测。

对于艾滋病病毒感染者，在分娩附近时间 HIV RNA 水平 >1000 拷贝 /ml 的孕妇，建议在妊娠 38 周时进行剖宫产手术（见"母婴传播与分娩方式"）[26, 27]。

◆ 参考文献

1.　Read PJ, Mandalia S, Khan P, et al. When should HAART be initiated in pregnancy to achieve an undetectable HIV viral load by delivery? *AIDS*. 2012;26(9):1095-1103. Available at: http://www.ncbi.nlm.nih.gov/pubmed/22441248.

2.　Rachas A, Warszawski J, Le Chenadec J, et al. Does pregnancy affect the early response to cART? *AIDS*. 2013;27(3):357-367. Available at: http://www.ncbi.nlm.nih.gov/pubmed/23079802.

3.　Kourtis AP, Wiener J, King CC, et al. Effect of pregnancy on response to antiretroviral therapy in HIV-infected African women. *J Acquir Immune Defic Syndr*. 2017;74(1):38-43. Available at: https://www.ncbi.nlm.nih.gov/pubmed/27787340.

4.　Panel on Antiretroviral Guidelines for Adults and Adolescents. Guidelines for the use of antiretroviral agents in adults and adolescents living with HIV. 2018. Available at: http://aidsinfo.nih.gov/contentfiles/lvguidelines/AdultandAdolescentGL.pdf.

5.　Cates JE, Westreich D, Edmonds A, et al. The effects of viral load burden on pregnancy loss among HIV-infected women in the United States. *Infect Dis Obstet Gynecol*. 2015;2015:362357. Available at: https://www.ncbi.nlm.nih.gov/pubmed/26582966.

6.　Nachega JB, Uthman OA, Anderson J, et al. Adherence to antiretroviral therapy during and after pregnancy in low-income, middle-income, and high-income countries: a systematic review and meta-analysis. *AIDS*. 2012;26(16):2039-2052. Available at: http://www.ncbi.nlm.nih.gov/pubmed/22951634.

7.　Katz IT, Leister E, Kacanek D, et al. Factors associated with lack of viral suppression at delivery among highly active antiretroviral therapy-naive women with HIV: a cohort study. *Ann Intern Med*. 2015;162(2):90-99. Available at: https://www.ncbi.nlm.nih.gov/pubmed/25599347.

8.　Mandelbrot L, Tubiana R, Le Chenadec J, et al. No perinatal HIV-1 transmission from women with effective antiretroviral therapy starting before conception. *Clin Infect Dis*. 2015. Available at: http://www.ncbi.nlm.nih.gov/pubmed/26197844.

9.　Drake AL, Kinuthia J, Matemo D, et al. ART response among pregnant and postpartum women with acute versus chronic HIV-1. Presented at: 22nd Conference on Retroviruses and Opportunistic Infections. 2015. Seattle, WA.

10.　Byrne L, Sconza R, Foster C, Tookey PA, Cortina-Borja M, Thorne C. Pregnancy incidence and outcomes in women with perinatal HIV infection. *AIDS*. 2017;31(12):1745-1754. Available at: https://www.ncbi.nlm.nih.gov/pubmed/28590327.

11.　Matsui DM. Therapeutic drug monitoring in pregnancy. *Ther Drug Monit*. 2012;34(5):507-511. Available at: http://www.ncbi.nlm.nih.gov/pubmed/22846897.

12.　Whitfield T, Dessain A, Taylor K, McQuillan O, Kingston M, Ajdukiewicz K. Retrospective analysis of the associations and effectiveness of performing therapeutic drug monitoring in pregnant HIV-positive women in two large centres in Manchester. *Int J STD AIDS*. 2017;28(5):499-504. Available at: https://www.ncbi.nlm.nih.gov/pubmed/27335118.

13.　McCabe CJ, Goldie SJ, Fisman DN. The cost-effectiveness of directly observed highly-active antiretroviral therapy in the third trimester in HIV-infected pregnant women. *PLoS One*. 2010;5(4):e10154. Available at: http://www.ncbi.nlm.nih.gov/pubmed/20405011.

14.　Floridia M, Ravizza M, Pinnetti C, et al. Treatment change in pregnancy is a significant risk factor for detectable HIV-1 RNA in plasma at end of pregnancy. *HIV Clin Trials*. 2010;11(6):303-311. Available at: http://www.ncbi.nlm.nih.gov/pubmed/21239358.

15.　Markowitz M, Morales-Ramirez JO, Nguyen BY, et al. Antiretroviral activity, pharmacokinetics, and tolerability of MK-0518, a novel inhibitor of HIV-1 integrase, dosed as monotherapy for 10 days in treatment-naive HIV-1-infected individuals. *J Acquir Immune Defic Syndr*. 2006;43(5):509-515. Available at: https://www.ncbi.nlm.nih.gov/pubmed/17133211.

16.　Lennox JL, DeJesus E, Lazzarin A, et al. Safety and efficacy of raltegravir-based versus efavirenz-based combination therapy in treatment-naive patients with HIV-1 infection: a multicentre, double-blind randomised controlled trial. *Lancet*. 2009;374(9692):796-806. Available at: http://www.ncbi.nlm.nih.gov/pubmed/19647866.

17.　Grinsztejn B, Nguyen BY, Katlama C, et al. Safety and efficacy of the HIV-1 integrase inhibitor raltegravir (MK-0518) in treatment-experienced patients with multidrug-resistant virus: a Phase II randomised controlled trial. *Lancet*. 2007;369(9569):1261-1269. Available at: http://www.ncbi.nlm.nih.gov/pubmed/17434401.

18.　Papendorp SG, van den Berk GE. Preoperative use of raltegravir-containing regimen as induction therapy: very rapid decline of HIV-1 viral load. *AIDS*. 2009;23(6):739. Available at: http://www.ncbi.nlm.nih.gov/pubmed/19279447.

19.　McKeown DA, Rosenvinge M, Donaghy S, et al. High neonatal concentrations of raltegravir following transplacental transfer in HIV-1 positive pregnant women. *AIDS*. 2010;24(15):2416-2418. Available at: http://www.ncbi.nlm.nih.gov/pubmed/20827058.

20.　Boucoiran I, Tulloch K, Pick N, et al. A case series of third-trimester raltegravir initiation: Impact on maternal HIV-1 viral load and obstetrical outcomes. *Can J Infect Dis Med Microbiol*. 2015;26(3):145-150. Available at: http://www.ncbi.nlm.nih.gov/pubmed/26236356.

21.　Rahangdale L, Cates J, Potter J, et al. Integrase inhibitors in late pregnancy and rapid HIV viral load reduction. *Am J Obstet Gynecol*. 2016;214(3):385 e381-387. Available at: http://www.ncbi.nlm.nih.gov/pubmed/26928154.

22.　Cecchini DM, Martinez MG, Morganti LM, Rodriguez CG. Antiretroviral therapy containing raltegravir to prevent mother-to-child transmission of HIV in infected pregnant women. *Infect Dis Rep*. 2017;9(2):7017. Available at: https://www.ncbi.nlm.nih.gov/pubmed/28663779.

23. Renet S, Closon A, Brochet MS, Bussieres JF, Boucher M. Increase in transaminase levels following the use of raltegravir in a woman with a high HIV viral load at 35 weeks of pregnancy. *J Obstet and Gynaecol Can.* 2013;35(1):68-72. Available at: http://www.ncbi.nlm.nih.gov/pubmed/23343800.

24. Clarke DF, Acosta EP, Rizk ML, et al. Raltegravir pharmacokinetics in neonates following maternal dosing. *J Acquir Immune Defic Syndr.* 2014;67(3):310-315. Available at: http://www.ncbi.nlm.nih.gov/pubmed/25162819.

25. Boucoiran I, Albert AYK, Tulloch K, et al. Human immunodeficiency virus viral load rebound near delivery in previously suppressed, combination antiretroviral therapy-treated pregnant women. *Obstet Gynecol.* 2017;130(3):497-501. Available at: https://www.ncbi.nlm.nih.gov/pubmed/28796673.

26. International Perinatal HIV Group, Andiman W, Bryson Y, et al. The mode of delivery and the risk of vertical transmission of human immunodeficiency virus type 1--a meta-analysis of 15 prospective cohort studies. *N Engl J Med.* 1999;340(13):977-987. Available at: http://www.ncbi.nlm.nih.gov/pubmed/10099139.

27. European Mode of Delivery Collaboration. Elective caesarean-section versus vaginal delivery in prevention of vertical HIV-1 transmission: a randomised clinical trial. *Lancet.* 1999;353(9158):1035-1039. Available at: http://www.ncbi.nlm.nih.gov/pubmed/10199349.

妊娠期停止抗逆转录病毒药物

（2018 年 12 月 7 日最新更新，2018 年 12 月 7 日最新评审）

专家组的建议

· 如果在妊娠期必须停止抗逆转录病毒药物（ARV）治疗方案（例如严重毒性），应同时停止所有 ARV 药物，并尽快在可能的时候重新启动（A Ⅲ）。

推荐评级: A= 强; B= 中等; C= 可选

证据评级: Ⅰ ＝一个或多个具有临床结果和 / 或验证的实验室终点的随机试验; Ⅱ ＝一个或多个精心设计的, 具有长期临床结局的非随机试验或观察性队列研究; Ⅲ ＝专家意见

在某些情况下可能会出现妊娠期 ARV 药物治疗方案的中止，这些情况包括严重药物相关毒性、对止吐药无反应的妊娠引起的剧烈呕吐，或急性疾病或计划中的不允许口服药物的手术。妊娠期停用 ARV 药物治疗方案的其他原因包括缺乏可用的药物或患者要求停药。如果出于任何原因必须停用抗逆转录病毒治疗（ART），应同时停用所有 ARV，并应在可能的时候尽快重新开始 ART，无论是重新开始相同的治疗方案还是新的治疗方案。

停止治疗可能导致病毒载量增加、疾病进展和免疫状态下降。对胎儿也可能有不良后果，包括增加宫内 HIV 传播风险。一项由 937 对母子进行的前瞻性队列分析发现，妊娠期 ART 的中断，包括妊娠早期和妊娠晚期的中断，与围产期 HIV 传播独立相关。在妊娠早期，中断的中位时间为妊娠 6 周，未治疗的时间长度为 8 周 [四分位数间距（IQR），7 ～ 11 周]；在妊娠晚期，中断的中位时间为 32 周，未治疗的时间长度为 6 周（IQR，2 ～ 9 周）。虽然整个队列的围产期传播率仅为 1.3%，但妊娠早期中断孕妇的传播率占 4.9% [95%CI，1.9% ～ 13.2%；调整后比值比（aOR）10.33；*P*= 0.005]，妊娠中期中断的传播率为 18.2%（95%CI，4.5% ～ 72.7%；aOR 46.96；*P*= 0.002）[1]。

建议在产时继续使用所有药物。接受选择性剖宫产的妇女可在手术前服用口服药物，并在手术后重新开始服用药物。因为大多数药物每天给药一次或两次，很可能不会错过任何剂量，或者产后剂量最多会延迟几个小时。

停药后，依非韦伦可在血液中检测到的时间超过 3 周 [2, 3]。如果由于毒性而必须停用含有依非韦伦的方案，临床医生应考虑停药期间评估患者病毒反弹情况和潜在耐药突变 [4]。

在极少数情况下，如果妇女的口服摄入量有限，不符合某些 ARV 的要求，在产前或产时进行 ART 的决定应该个体化，并咨询 HIV 治疗专家和一位有 ARV 经验的临床药理学家。

◆ 参考文献

1. Galli L, Puliti D, Chiappini E, et al. Is the interruption of antiretroviral treatment during pregnancy an additional major risk factor for mother-to-child transmission of HIV type 1? *Clin Infect Dis*. 2009;48(9):1310-1317. Available at: http://www.ncbi.nlm.nih.gov/pubmed/19309307.

2. Sadiq ST, Fredericks S, Khoo SH, Rice P, Holt DW. Efavirenz detectable in plasma 8 weeks after stopping therapy and subsequent development of non-nucleoside reverse transcriptase inhibitor-associated resistance. *AIDS*. 2005;19(15):1716-1717. Available at: http://www.ncbi.nlm.nih.gov/pubmed/16184054.

3. Ribaudo HJ, Haas DW, Tierney C, et al. Pharmacogenetics of plasma efavirenz exposure after treatment discontinuation: an Adult AIDS Clinical Trials Group Study. *Clin Infect Dis*. 2006;42(3):401-407. Available at: http://www.ncbi.nlm.nih.gov/pubmed/16392089.

4. Geretti AM, Fox Z, Johnson JA, et al. Sensitive assessment of the virologic outcomes of stopping and restarting non-nucleoside reverse transcriptase inhibitor-based antiretroviral therapy. *PLoS One*. 2013;8(7):e69266. Available at: http://www.ncbi.nlm.nih.gov/pubmed/23874928.

特殊人群：HBV/HIV 共感染

（2018 年 12 月 7 日最新更新，2018 年 12 月 7 日最新评审）

专家组的建议

- 在妊娠期,所有 HIV 感染孕妇都应接受以下筛查:
  1. 乙型肝炎病毒(HBV)感染,除非已知有 HBV/HIV 共感染或有 HBV 免疫的血清学证明,和
  2. 丙型肝炎病毒(HCV)感染,除非已知有 HCV/HIV 共感染(见"HIV/HCV 共感染")(A Ⅲ)。

- 所有 HIV 感染而 HBV 阴性的孕妇(即 HBV 表面抗原阴性,HBV 核心抗体阴性,和 HBV 表面抗体阴性)应接受 HBV 疫苗接种(A Ⅱ)。

- 尚未接种甲型肝炎病毒(HAV)疫苗接种的慢性 HBV 感染妇女应筛查对 HAV 的免疫力。如果他们 HAV 免疫球蛋白 G 抗体阴性,他们应该接受 HAV 疫苗接种(A Ⅲ)。

- 所有患有 HBV/HIV 共感染的孕妇和产后妇女都应接受抗逆转录病毒治疗(ART)。HBV/HIV 共感染妇女的产前 ART 应包括富马酸替诺福韦二吡呋酯(TDF)加拉米夫定或恩曲他滨(AI)。如果 HBV/HIV 共感染妇女妊娠,给予包括丙酚替诺福韦(TAF)在内的 ARV 方案的孕妇如果 HIV 被抑制,孕妇可以选择继续这种 ART 方案或转换 TAF 为 TDF(B Ⅲ)。

- 接受 ART 的 HBV/HIV 共感染的孕妇应接受有关肝脏毒性体征和症状的咨询,应在 ART 开始后 1 个月检测肝脏转氨酶,随后妊娠期至少每 3 个月评估一次(B Ⅲ)。

- 应告知患有慢性 HBV 的妇女在无论是在妊娠期和之后无限期地持续使用抗 HBV 药物的重要性。如果在 HBV/HIV 共感染的妇女中停用含有抗 HBV 活性的 ARV 药物,建议经常监测肝功能检查以确定 HBV 感染的可能恶化,并在怀疑 HBV 复燃时立即重新开始治疗 HBV(B Ⅲ)。

- 关于 HBV/HIV 共感染的孕妇中婴儿分娩方式的决定应基于标准的仅与产科和 HIV 相关的适应证;如果没有其他指征,HBV/HIV 共感染不需要剖宫产(见母婴传播与分娩方式)(A Ⅲ)。

- 出生后 12 小时内,HBV 感染妇女所生的婴儿应接受乙肝免疫球蛋白和第一剂 HBV 疫苗(AI)。

推荐评级: A= 强;B= 中等;C= 可选

证据评级: Ⅰ = 一个**或多个**具有临床结果和 / 或验证的实验室终点的随机试验;Ⅱ = 一个或多个精心设计的,具有长期临床结局的非随机试验或观察性队列研究;Ⅲ = 专家意见

有关乙型肝炎病毒（HBV）和 HIV 的其他信息，参见"成人和青少年
HBV/HIV 共感染指南"[1] 和"成人和青少年机会感染指南"中的"乙型肝炎
病毒感染"[2]。HBV /HIV 共感染在妊娠的管理是复杂的，强烈建议咨询 HIV
和 HBV 感染专家。

‖ 筛查和疫苗接种

所有 HIV 感染者都应该在进入一般 HIV 护理时接受 HBV 和 HCV 的筛
查。所有 HIV 感染者都应在每次妊娠期接受 HBV 检测，除非他们已知有
HBV/HIV 共感染或 HBV 免疫血清学记录，以及 HCV 检测，除非他们已知
有 HCV/HIV 共感染。筛查 HBV 应包括乙型肝炎表面抗原（HBsAg），乙型
肝炎核心抗体（抗 HBc）和乙型肝炎表面抗体（抗 HBs）。检测 HBsAg 阳性
的女性应该进行随访测试，以评估肝功能、凝血酶原时间和 HBV DNA、
HBe 抗原和 HBe 抗体水平。

为防止 HBV/HIV 共感染妇女 HIV 和 HBV 水平传播给男性伴侣，应与
他们的性接触进行咨询并检测 HIV 和 HBV。所有 HBV 易感接触者应接受
HBV 疫苗接种，所有未感染 HIV 伴侣都应接受避孕套使用以及开始暴露前
预防的潜在获益和风险的咨询[2, 3]。

HIV 感染孕妇检测 HBV 阴性（即 HBsAg 阴性，抗 HBc 阴性和抗 HBs
阴性）应接受 HBV 疫苗接种。HIV 感染并且既往 HBV 感染的妇女如果单纯
的抗 HBc 抗体阳性（检测 HBV DNA，HBsAg 和抗 HBs 阴性），说明可能已
经失去对 HIV 的免疫力并应接种疫苗[2]。HIV 感染妇女，尽管接受了 HBV
疫苗接种，其抗 HBs 滴度低于 10 IU/ml，应接种第二个疗程 HBV 疫苗；一
些专家建议使用双剂量的 HBV 疫苗（即 40mg 剂量）并延迟再次接种，直
到抗逆转录病毒治疗（ART）后 CD4 T 淋巴细胞（CD4）细胞计数 > 350 细
胞 /mm^3。没有证据表明乙型肝炎疫苗对发育中的胎儿或新生儿有不良影
响，目前的疫苗含有非感染性 HBsAg[4]。HIV 感染者完成疫苗接种后应在 1
个月内获得抗 -HBs 滴度；如果抗 -HBs 滴度低于 10 IU/ml，建议使用第二个
疗程疫苗接种（一些专家推迟再次接种，直到 CD 上细胞计数持续增加 >
350 个细胞 /mm^3）。关于如何管理在第二次 HBV 疫苗接种后，抗 -HBs 滴度
仍低于 10 IU/ml 患者的问题尚无共识[2]。

单独抗 -HBc 的阳性检测可能是假阳性；或者，它可能意味着远期感
染，随后失去抗 IIBs 抗体或长期慢性 HBV 感染，表面抗原丧失（"隐匿

性"HBV 感染，可通过检测 HBV DNA 证实）[5, 6]。HIV 患者中，单项抗 HBc 阳性的 HBV 病毒血症的发生率为 1%~36%。单项抗 -HBc 阳性的临床意义尚不清楚[7, 8]。一些专家建议 HIV 感染和单纯抗 HBc 阳性的个体要进行 HBV DNA 检测，以便为 HBV 疫苗接种和 ARV 药物治疗做出决定。在具有单项抗 -HBc 阳性的女性中检测 HIV DNA 水平也可能是重要的，因为可检测的 HBV DNA 水平的患者具有发生 HBV 反常恶化和免疫重建炎症综合征（IRIS）发生的风险。HIV 感染及单项抗 HBc 阳性的孕妇、隐匿性 HBV 感染的孕妇，其 HBV DNA 水平非常低，被认为传给婴儿 HBV 的风险极低[2, 9]。

感染 HBV 的孕妇且未接种甲型肝炎病毒（HAV）疫苗也应该使用抗体检测免疫球蛋白 G（IgG）进行 HAV 筛查，因为慢性 HBV 患者的急性 HAV 感染会增加肝功能失代偿的风险（注意一些实验室仅提供联合的 IgG 和 IgM HAV 滴度，这是可接受的）。尚未接种 HAV 疫苗接种且 HAV IgG 抗体阴性的慢性 HBV 感染妇女应接受 HAV 疫苗接种，该系列在妊娠期是安全的。对于 CD4 细胞计数 < 200 个细胞 $/mm^3$ 的 HIV 患者，对 HAV 疫苗的应答降低。在 HAV 疫苗接种完成后 1 个月，应对此类患者进行抗体应答评估。如果 HAV 抗体免疫球蛋白（HAV Ab IgG）阴性，当 CD4 细胞计数 >200 个细胞 $/mm^3$ 时，患者应该再次接种[2]。当 CD4 细胞计数 ≥ 200 个细胞 $/mm^3$ 时已经接受过 HAV 疫苗接种的女性不需要为 HAV 重新接种，因为它们很可能受到保护（甚至如果使用市售的测定法检测不到他们的 HAV IgG 水平）。尽管尚未直接评估妊娠期 HAV 疫苗接种的安全性，但 HAV 疫苗是由灭活的 HAV 产生的，预计对发育中胎儿的理论风险较低[4]。

妊娠期 HIV / 乙型肝炎病毒共感染的结局

2005 年至 2013 年对法国 HIV 感染者 4236 名孕妇进行了一项研究，发现 HBV（HBsAg 阳性）的患病率为 6.2%；出生在撒哈拉以南非洲地区的孕妇 HBV/HIV 共感染的比例是法国出生人群的 6 倍[10]。HBV/HIV 共感染与早产，CD4 细胞计数降低或 HIV 病毒载量无关；在一项对 1462 名 HIV 感染孕妇的 ART 反应的回顾性分析中，12% 的女性感染了 HBV/HIV[11]。在多变量分析中，HIV 感染者在妊娠期接受 ART 的 CD4 细胞反应优于 HBV/HIV 共感染的女性。但是，在 HBV/HIV 女性和仅有 HIV 的女性之间观察到母婴结局没有区别。

妊娠期 HIV 和乙型肝炎病毒的治疗建议

所有 HBV/HIV 共感染者（包括所有孕妇）使用包含对 HIV 和 HBV 有

效的药物的 ART 方案。ART 的开始可能与 HBV 的再激活和 IRIS 的发生有关，特别是在 HBV DNA 水平高和严重肝病的患者中 [2, 12]。急性 HBV 感染者的流产风险 [13] 和早产可能增加 [14]（见"成人和青少年机会感染指南中"的"乙肝病毒感染"）。

此外，在妊娠期使用具有抗 HBV 活性的 ARV 药物可降低 HBV 病毒血症并降低 HBV 传播给婴儿的风险。与乙型肝炎免疫球蛋白（HBIG）和乙肝疫苗的新生儿预防相比，降低 HBV 病毒血症可以将 HBV 传播的风险降低到更大程度 [15]。高母体 HBV DNA 水平与围产期 HBV 传播和 HBV 被动 - 主动免疫预防失败密切相关 [16-19]。一些研究和荟萃分析表明，如果在妊娠晚期给予 HBV 感染且 HBV DNA 水平高的 HIV 血清反应阴性妇女，拉米夫定或替比夫定可降低 HBV 围产期传播的风险 [20-28]。除 HBV 病毒载量外，某些 HBV 变异体的存在也是 HBV 预防失败的危险因素 [9, 29]。在马拉维对 2048 名 HIV 感染孕妇进行的一项研究中，103 名女性（5%）为 HBsAg 阳性，其中 70 名女性也存在 HBV 病毒血症。HBV/HIV 母亲所生婴儿的近 10% 在 48 周时可检测到 HBV DNA，尽管根据国家建议在 6 周、10 周和 14 周时进行了免疫接种 [30]。

拉米夫定、替诺福韦二吡呋酯（TDF）、丙酚替诺福韦（TAF，TDF 的前药），和恩曲他滨具有抗 HIV 和 HBV 的活性。TDF 或 TAF 与恩曲他滨或拉米夫定是 HBV/HIV 共感染的女性中优选的双核苷类逆转录酶抑制剂骨架。但是，建议仅拉米夫定，TDF 和恩曲他滨可以在妊娠期使用（见表6）。在妊娠期没有 TAF 用药的药代动力学信息，并且很少有报道在妊娠期使用 TAF。然而，在动物研究中（分别为大鼠和兔子），当器官发生期间给予 TAF 时，在通常治疗剂量暴露时，不影响发育 [31, 32]。妊娠期有任一 ARV 及 HBV 药物的暴露，应报告给美国抗逆转录病毒治疗妊娠登记处（在线或致电 1-800-258-4263）。

一些孕妇在妊娠前可能已经接受了含 TAF 的 ART。TAF 对非妊娠成人 HBV 感染有效 [33-35]，但未在妊娠期进行过研究。在这种情况下，可以为女性提供继续 ART 方案或在其 ART 方案中将 TAF 转换为 TDF 的选择。有关用于妊娠的安全性，药理学和其他临床数据的详细评论，请参阅 TDF、TAF、恩曲他滨和拉米夫定的各个药物部分。

对于 HBV/HIV 共感染接受了包含两种抗 HBV 核苷酸 ART 方案的孕妇，

如果仍然可检测到 HBV DNA 病毒血症，强烈建议咨询 HIV 和 HBV 专家。

其他一些具有抗 HBV 活性的药物，包括恩替卡韦，阿德福韦和替比夫定，在妊娠期尚未得到很好的评估。在剂量高到足以对母体产生毒性的情况下，恩替卡韦与大鼠和兔子的骨骼异常有关。抗逆转录病毒治疗妊娠登记处报告了 79 例暴露于恩替卡韦的病例，其中 77 例在妊娠早期，2 例在妊娠中期，都没有出生缺陷，但这种暴露数量太低而无法评估总体风险[31]。已经向抗逆转录病毒治疗妊娠登记处报告了接触替比夫定的 79 个病例，其中 68 例发生在妊娠早期，7 例发生在妊娠中期，4 例发生在妊娠晚期。在妊娠晚期给予 135 名 HBV 感染且无 HIV 感染的女性使用替比夫定，耐受性良好，替比夫定治疗的母亲的围产期传播率低于未接受替比夫定的对照组（0% vs 8%；P= 0.002）[23, 36]。最近在慢性 HBV 单一感染的情况下，妊娠期单药抗 HBV 治疗的系统评价和荟萃分析，抗病毒治疗减少了围产期传播，先天性畸形率、早产率和 Apgar 评分无显著差异。TDF，拉米夫定或替比夫定在分娩时均改善母体 HBV 病毒抑制，产后出血、剖宫产或肌酐激酶水平无明显差异[37]。对于 HBV/HIV 共感染的孕妇，恩替卡韦和替比夫定只应在完全抑制性 ART 方案之外使用。因为这些抗 HBV 药物对 HIV 的活性也很弱，所以它们在缺乏完整的抑制性 ART 疗法的情况下使用可能导致对其他 ARV 药物的交叉耐药性（例如，恩替卡韦可以选择 M184V 突变，会引起对拉米夫定和恩曲他滨的 HIV 耐药）。HIV 感染的成人和青少年机会感染小组目前不建议使用阿德福韦或替比夫定用于 HBV/HIV 共感染患者，因为这些药物的效力低于首选药物，并且与某些不良事件有关，例如含有阿德福韦治疗方案的肾病，以及含替比夫定的方案的肌病和神经病变[2]。

不建议在妊娠期使用干扰素 α 和聚乙二醇化干扰素 α，应仅在潜在患者利益大于潜在风险时使用。尽管干扰素不是、致畸，但它们在猴子中高剂量时促进流产，由于它们具有直接的抗生长和抗增殖作用，不应该用于孕妇[38]。

▌妊娠期 HIV/HBV 共感染妇女的监测

在开始对抗 HBV 有效的抗逆转录病毒药物之前，应测量基线 HBV DNA 水平。开始治疗后，应每 12 周监测一次 HBV DNA，以确保对治疗有足够的反应（参见"成人和青少年机会感染指南"中的"乙型肝炎病毒感染"）。

开始 ART 治疗后，HBV/HIV 共感染的女性可能会出现肝酶升高，特别是那些在治疗开始时 CD4 细胞计数低的女性，这是由于由免疫重建和有效的 HIV 治疗引发的免疫介导的 HBV 疾病发作。HBV 感染还会增加某些 ARV，特别是蛋白酶抑制剂和奈韦拉平的肝毒性风险。应向 HBV/HIV 共感染的孕妇提供有关肝毒性症状和体征的咨询，应在开始使用 ARV 药物后 1 个月评估转氨酶，至少每 3 个月评估一次。如果发生肝毒性，可能需要考虑用较少的肝毒性方案替代，或者如果出现临床症状或转氨酶显著升高，可能需要暂时停用药物。区分药物毒性和免疫重建引起的 HBV 疾病的发作通常是困难的，并且强烈建议咨询 HIV 和 HBV 共感染的专家。由于 TDF 可能导致肾毒性，因此孕妇也应定期监测肾功能，如同非妊娠成人一样。

一旦开始使用核苷（酸）类似物进行 HBV 治疗，建议终身治疗 [1,2]。停用抗 HBV 药物可能导致 HBV 再激活，导致肝细胞损伤。如果停用抗 HBV 活性药物，3 个月内应每 6 周一次监测血清转氨酶水平，然后每 3 ~ 6 个月监测一次，如果怀疑有急剧升高，则迅速重新开始 HBV 治疗 [2]。

▎分娩方式

关于 HBV/HIV 共感染孕妇分娩方式的决定应仅基于标准的产科和 HIV 相关适应证（见"母婴传播与分娩方式"）。没有关于剖宫产在降低 HBV/HIV 共感染妇女围产期 HBV 传播风险方面的作用的数据。目前针对 HBV 单一感染妇女的指南认为，剖宫产不能预防 HBV 的围产期传播 [39-41]。

▎*乙型肝炎病毒感染的婴儿的评估和管理*

在出生后 12 小时内，所有患有慢性 HBV 感染的母亲所生的婴儿，包括 HIV 感染者，都应接受 HBIG 和第一剂 HBV 疫苗接种的，以防止围产期传播 HBV。对于出生时体重 ≥ 2000g 的婴儿，疫苗接种的第二次和第三次应分别在 1 个月和 6 个月时给药。对于出生体重 < 2000g 的婴儿，不要将出生剂量计入疫苗接种的一部分，并在 1 岁、2 ~ 3 个月和 6 个月时再给予 3 个额外剂量 [42,43]。该方案在预防这些婴儿感染 HBV 方面有效率 > 95%。包括具有抗 HBV 活性的核苷酸的 ART 将导致分娩前的低或抑制的 HBV 病毒载量，这将进一步降低 HBV/HIV 共感染的女性中 HBV 围产期传播的风险。

婴儿抗 -HBs 和 HBsAg 的检测应在完成疫苗接种后进行，在出生 9 ~ 18 个月时。不应在 9 个月之前进行测试，以避免在婴儿期检测到 HBIG 中的抗 -HBs，并最大限度地发现晚期 HBV 感染。不建议对婴儿进行抗 HBc 检测，因为 HBV 感染的母亲所生的婴儿有可能至 24 个月龄还能检测到被动获

得的母体抗 -HBc。抗 -HBs 水平 > 10mIU/ml 的 HBsAg 阴性婴儿受到保护，无需进一步的医疗管理。抗 -HBs 水平 < 10mIU/ml 的 HBsAg 阴性婴儿应再接种疫苗，并在最终疫苗接种后 1 ~ 2 个月重新检测。

◆ 参考文献

1. Panel on Antiretroviral Guidelines for Adults and Adolescents. Guidelines for the use of antiretroviral agents in adults and adolescents living with HIV. 2018. Available at http://aidsinfo.nih.gov/contentfiles/lvguidelines/AdultandAdolescentGL.pdf.

2. Panel on Opportunistic Infections in HIV-Infected Adults and Adolescents. Guidelines for the prevention and treatment of opportunistic infections in HIV-infected adults and adolescents: recommendations from the Centers for Disease Control and Prevention, the National Institutes of Health, and the HIV Medicine Association of the Infectious Diseases Society of America. 2018. Available at http://aidsinfo.nih.gov/contentfiles/lvguidelines/adult_oi.pdf.

3. Centers for Disease Control and Prevention. Preexposure prophylaxis for the prevention of HIV infection in the United States. 2017. Available at: https://www.cdc.gov/hiv/pdf/risk/prep/cdc-hiv-prep-guidelines-2017.pdf.

4. Centers for Disease Control and Prevention. Guidelines for vaccinating pregnant women. 2017. Available at: https://www.cdc.gov/vaccines/pregnancy/hcp/guidelines.html.

5. Grob P, Jilg W, Bornhak H, et al. Serological pattern "anti-HBc alone": report on a workshop. *J Med Virol.* 2000;62(4):450-455. Available at: http://www.ncbi.nlm.nih.gov/pubmed/11074473.

6. Hofer M, Joller-Jemelka HI, Grob PJ, Luthy R, Opravil M. Frequent chronic hepatitis B virus infection in HIV-infected patients positive for antibody to hepatitis B core antigen only Swiss HIV Cohort Study. *Eur J Clin Microbiol Infect Dis.* 1998;17(1):6-13. Available at: http://www.ncbi.nlm.nih.gov/pubmed/9512175.

7. Silva AE, McMahon BJ, Parkinson AJ, Sjogren MH, Hoofnagle JH, Di Bisceglie AM. Hepatitis B virus DNA in persons with isolated antibody to hepatitis B core antigen who subsequently received hepatitis B vaccine. *Clin Infect Dis.* 1998;26(4):895-897. Available at: http://www.ncbi.nlm.nih.gov/pubmed/9564471.

8. Lok AS, Lai CL, Wu PC. Prevalence of isolated antibody to hepatitis B core antigen in an area endemic for hepatitis B virus infection: implications in hepatitis B vaccination programs. *Hepatology.* 1988;8(4):766-770. Available at: http://www.ncbi.nlm.nih.gov/pubmed/2968945.

9. Khamduang W, Gaudy-Graffin C, Ngo-Giang-Huong N, et al. Analysis of residual perinatal transmission of hepatitis B virus (HBV) and of genetic variants in human immunodeficiency virus and HBV co-infected women and their offspring. *J Clin Virol.* 2013;58(2):415-421. Available at: http://www.ncbi.nlm.nih.gov/pubmed/23916828.

10. Benhammou V, Tubiana R, Matheron S, et al. HBV or HCV coinfection in HIV-1-infected pregnant women in France: prevalence and pregnancy outcomes. *J Acquir Immune Defic Syndr.* 2018;77(5):439-450. Available at: https://www.ncbi.nlm.nih.gov/pubmed/29287028.

11. Floridia M, Masuelli G, Tamburrini E, et al. HBV coinfection is associated with reduced CD4 response to antiretroviral treatment in pregnancy. *HIV Clin Trials.* 2017;18(2):54-59. Available at: https://www.ncbi.nlm.nih.gov/pubmed/28067163.

12. Crane M, Oliver B, Matthews G, et al. Immunopathogenesis of hepatic flare in HIV/hepatitis B virus (HBV)-coinfected individuals after the initiation of HBV-active antiretroviral therapy. *J Infect Dis.* 2009;199(7):974-981. Available at: http://www.ncbi.nlm.nih.gov/pubmed/19231993.

13. Cui AM, Cheng XY, Shao JG, et al. Maternal hepatitis B virus carrier status and pregnancy outcomes: a prospective cohort study. *BMC Pregnancy and Childbirth.* 2016;16:87. Available at: https://www.ncbi.nlm.nih.gov/pubmed/27113723.

14. Huang QT, Wei SS, Zhong M, et al. Chronic hepatitis B infection and risk of preterm labor: a meta-analysis of observational studies. *J Clin Virol.* 2014;61(1):3-8. Available at: https://www.ncbi.nlm.nih.gov/pubmed/24973811.

15. Kubo A, Shlager L, Marks AR, et al. Prevention of vertical transmission of hepatitis B: an observational study. *Ann Intern Med.* 2014;160(12):828-835. Available at: http://www.ncbi.nlm.nih.gov/pubmed/24862434.

16. del Canho R, Grosheide PM, Schalm SW, de Vries RR, Heijtink RA. Failure of neonatal hepatitis B vaccination: the role of HBV-DNA levels in hepatitis B carrier mothers and HLA antigens in neonates. *J Hepatol.* 1994;20(4):483-486. Available at: http://www.ncbi.nlm.nih.gov/pubmed/8051386.

17. Ngui SL, Andrews NJ, Underhill GS, Heptonstall J, Teo CG. Failed postnatal immunoprophylaxis for hepatitis B: characteristics of maternal hepatitis B virus as risk factors. *Clin Infect Dis.* 1998;27(1):100-106. Available at: http://www.ncbi.nlm.nih.gov/pubmed/9675462.

18. Wiseman E, Fraser MA, Holden S, et al. Perinatal transmission of hepatitis B virus: an Australian experience. *Med J Aust.* 2009;190(9):489-492. Available at: http://www.ncbi.nlm.nih.gov/pubmed/19413519.

19. Jourdain G, Ngo-Giang-Huong N, Harrison L, et al. Tenofovir versus placebo to prevent perinatal transmission of hepatitis B. *N Engl J Med*. 2018;378(10):911-923. Available at: https://www.ncbi.nlm.nih.gov/pubmed/29514030.

20. van Nunen AB, de Man RA, Heijtink RA, Niesters HG, Schalm SW. Lamivudine in the last 4 weeks of pregnancy to prevent perinatal transmission in highly viremic chronic hepatitis B patients. *J Hepatol*. 2000;32(6):1040-1041. Available at: http://www.ncbi.nlm.nih.gov/pubmed/10898328.

21. van Zonneveld M, van Nunen AB, Niesters HG, de Man RA, Schalm SW, Janssen HL. Lamivudine treatment during pregnancy to prevent perinatal transmission of hepatitis B virus infection. *J Viral Hepat*. 2003;10(4):294-297. Available at: http://www.ncbi.nlm.nih.gov/pubmed/12823596.

22. Shi Z, Yang Y, Ma L, Li X, Schreiber A. Lamivudine in late pregnancy to interrupt in utero transmission of hepatitis B virus: a systematic review and meta-analysis. *Obstet Gynecol*. 2010;116(1):147-159. Available at: http://www.ncbi.nlm.nih.gov/pubmed/20567182.

23. Pan CQ, Han GR, Jiang HX, et al. Telbivudine prevents vertical transmission from HBeAg-positive women with chronic hepatitis B. *Clin Gastroenterol Hepatol*. 2012;10(5):520-526. Available at: http://www.ncbi.nlm.nih.gov/pubmed/22343511.

24. Deng M, Zhou X, Gao S, et al. The effects of telbivudine in late pregnancy to prevent intrauterine transmission of the hepatitis B virus: a systematic review and meta-analysis. *Virology Journal*. 2012;9:185. Available at: http://www.ncbi.nlm.nih.gov/pubmed/22947333.

25. Liu M, Cai H, Yi W. Safety of telbivudine treatment for chronic hepatitis B for the entire pregnancy. *J Viral Hepat*. 2013;20 Suppl 1:65-70. Available at: *http://www.ncbi.nlm.nih.gov/pubmed/23458527*.

26. Cheung KW, Seto MT, Wong SF. Towards complete eradication of hepatitis B infection from perinatal transmission: review of the mechanisms of in utero infection and the use of antiviral treatment during pregnancy. *Eur J Obstet Gynecol Reprod Biol*. 2013;169(1):17-23. Available at: http://www.ncbi.nlm.nih.gov/pubmed/23465469.

27. Zhang H, Pan CQ, Pang Q, Tian R, Yan M, Liu X. Telbivudine or lamivudine use in late pregnancy safely reduces perinatal transmission of hepatitis B virus in real-life practice. *Hepatology*. 2014. Available at: http://www.ncbi.nlm.nih.gov/pubmed/25227594.

28. Chen HL, Lee CN, Chang CH, et al. Efficacy of maternal tenofovir disoproxil fumarate in interrupting mother-to-infant transmission of hepatitis B virus. *Hepatology*. 2015;62(2):375-386. Available at: http://www.ncbi.nlm.nih.gov/pubmed/25851052.

29. Kazim SN, Wakil SM, Khan LA, Hasnain SE, Sarin SK. Vertical transmission of hepatitis B virus despite maternal lamivudine therapy. *Lancet*. 2002;359(9316):1488-1489. Available at: http://www.ncbi.nlm.nih.gov/pubmed/11988251.

30. Chasela CS, Kourtis AP, Wall P, et al. Hepatitis B virus infection among HIV-infected pregnant women in Malawi and transmission to infants. *J Hepatol*. 2014;60(3):508-514. Available at: http://www.ncbi.nlm.nih.gov/pubmed/24211737.

31. Antiretroviral Pregnancy Registry Steering Committee. Antiretroviral pregnancy registry international interim report for 1 January–31 January 2018.Wilmington, NC: Registry Coordinating Center. 2018. Available at: http://www.apregistry.com/.

32. Tenofovir alafenamide [package insert]. Food and Drug Administration. 2016. Available at: https://www.accessdata.fda.gov/drugsatfda_docs/label/2017/208464s001lbl.pdf.

33. Agarwal K, Fung SK, Nguyen TT, et al. Twenty-eight day safety, antiviral activity, and pharmacokinetics of tenofovir alafenamide for treatment of chronic hepatitis B infection. *J Hepatol*. 2015;62(3):533-540. Available at: https://www.ncbi.nlm.nih.gov/pubmed/25450717.

34. Gallant J, Brunetta J, Crofoot G, et al. Brief report: efficacy and safety of switching to a single-tablet regimen of elvitegravir/cobicistat/emtricitabine/tenofovir alafenamide in HIV-1/hepatitis B-coinfected adults. *J Acquir Immune Defic Syndr*. 2016;73(3):294-298. Available at: https://www.ncbi.nlm.nih.gov/pubmed/27171740.

35. Abdul Basit S, Dawood A, Ryan J, Gish R. Tenofovir alafenamide for the treatment of chronic hepatitis B virus infection. *Expert Rev Clin Pharmacol*. 2017;10(7):707-716. Available at: https://www.ncbi.nlm.nih.gov/pubmed/28460547.

36. Han GR, Cao MK, Zhao W, et al. A prospective and open-label study for the efficacy and safety of telbivudine in pregnancy for the prevention of perinatal transmission of hepatitis B virus infection. *J Hepatol*. 2011;55(6):1215-1221. Available at: http://www.ncbi.nlm.nih.gov/pubmed/21703206.

37. Brown RS, Jr., McMahon BJ, Lok AS, et al. Antiviral therapy in chronic hepatitis B viral infection during pregnancy: A systematic review and meta-analysis. *Hepatology*. 2016;63(1):319-333. Available at: http://www.ncbi.nlm.nih.gov/pubmed/26565396.

38. Boskovic R, Wide R, Wolpin J, Bauer DJ, Koren G. The reproductive effects of beta interferon therapy in pregnancy: a longitudinal cohort. *Neurology*. 2005;65(6):807-811. Available at: http://www.ncbi.nlm.nih.gov/pubmed/16186517.

39. Keeffe EB, Dieterich DT, Han SH, et al. A treatment algorithm for the management of chronic hepatitis B virus infection in the United States: 2008 update. *Clin Gastroenterol Hepatol*. 2008;6(12):1315-1341; quiz 1286. Available at: http://www.ncbi.nlm.nih.gov/pubmed/18845489.

40. Asian Pacific Association for the Study of the Liver. Asian-Pacific consensus statement on the management of chronic hepatitis B: a 2012 update. *Hepatol Int*. 2012(6):531-561. Available at: https://www.ncbi.nlm.nih.gov/pubmed/26201469.

41. European Association for the Study of the Liver. EASL 2017 clinical practice guidelines on the management of hepatitis B virus infection. *J Hepatol*. 2017;67(2):370-398. Available at: https://www.ncbi.nlm.nih.gov/pubmed/28427875.

42. Mast EE, Margolis HS, Fiore AE, et al. A comprehensive immunization strategy to eliminate transmission of hepatitis B virus infection in the United States: recommendations of the advisory committee on immunization practices (ACIP) part 1: immunization of infants, children, and adolescents. *MMWR Recomm Rep*. 2005;54(RR-16):1-31. Available at: http://www.ncbi.nlm.nih.gov/pubmed/16371945.

43. Centers for Disease Control and Prevention. Errata: Vol. 54,No. RR-16, p1267 which corrects the Tables published in Recommendations of the Advisory Committee on Immunization Practices (ACIP)–Part 1: Immunization of infants, children, and adolescents in Trends in childhood cancer mortality—United States, 1990–2004. *MMWR Morb Mortal Wkly Rep*. 2007;56(48):1257-1261. Available at: http://www.ncbi.nlm.nih.gov/pubmed/18059256.

特殊人群：HCV/HIV 共感染

（2018 年 12 月 7 日最新更新，2018 年 12 月 7 日最新评审）

专家组的建议

- 在妊娠期，所有 HIV 感染孕妇都应接受以下筛查：
  1. 乙型肝炎病毒（HBV）感染，除非已知有 HBV/HIV 共感染或有 HBV 免疫血清学证明，和
  2. 丙型肝炎病毒（HCV）感染，除非已知有 HCV/HIV 共感染（见"HCV/HIV 共感染"）（A Ⅲ）。
- 尚未接种甲型肝炎病毒（HAV）疫苗的慢性 HCV 感染妇女应筛查对 HAV 的免疫，因为合并其他肝炎病毒感染，其发生并发症的风险增加（A Ⅲ）。如果 HAV 免疫球蛋白 G 抗体阴性（IgG 或 IgG+IgM），应该接受 HAV 疫苗接种（A Ⅲ）。
  - 所有 HIV 和 / 或 HCV 感染的孕妇，筛查 HBV 感染为阴性（例如 HBV 表面抗原阴性和 HBV 核心抗体阴性）且缺乏 HBV 免疫（例如 HBV 表面抗体阴性），应给予 HBV 疫苗接种（A Ⅱ）。
  - 在考虑对 HIV 孕妇进行丙肝治疗时，应向一名 HIV 和 HCV 专家充分咨询（A Ⅲ）。
  - 无论是否感染丙肝病毒，对所有 HIV 感染妇女，妊娠期的抗逆转录病毒治疗（ART）建议都是一样的。
  - 给予接受 ART 的 HCV/HIV 共感染孕妇关于肝脏毒性的体征和症状的咨询，以及在开始 ART 治疗后 1 个月、妊娠期至少每 3 个月评估一次肝脏转氨酶（B Ⅲ）。
  - 关于 HCV/HIV 共感染孕妇在考虑婴儿分娩方式的决定时，仅根据标准的产科和与 HIV 有关的指征决定；合并 HCV 感染并不一定需要剖宫产（见母婴传播与分娩方式）（A Ⅲ）。
- 对 HCV/HIV 共感染感染的妇女所生婴儿应进行 HCV 感染（A Ⅲ）评估。关于儿童 HCV 筛查的特定检测类型和检测时机应在咨询儿科 HCV 感染专家后确定（A Ⅲ）。

推荐评级：A= 强；B= 中等；C= 可选
证据评级：Ⅰ= 一个或多个具有临床结果和 / 或验证的实验室终点的随机试验；Ⅱ= 一个或多个精心设计的，具有长期临床结局的非随机试验或观察性队列研究；Ⅲ= 专家意见

有关丙型肝炎病毒（HCV）和 HIV 的更多信息，请参见"儿童机会性感染指南"中的"丙型肝炎病毒"、"成人和青少年指南"中的"丙型肝炎病毒/HIV 共感染"和"成人和青少年机会性感染指南"中的"丙型肝炎病毒

感染"。美国肝病研究协会、美国传染病协会和美国国际抗病毒协会不定期更新关于治疗 HCV/HIV 共感染患者的信息。这些准则可在网上查阅：HCVGuidelines.org。在妊娠期 HCV/HIV 共感染的管理是复杂的，而且批准的 HCV 直接抗病毒药物（DAAs）还没有在孕妇中得到充分评估；因此，强烈建议共感染人群咨询 HIV 和 HCV 感染专家，特别是在考虑妊娠期进行 HCV 治疗的情况下。

▍疫苗筛查

所有 HIV 感染孕妇在接受一般 HIV 护理时和每次妊娠期都应接受筛查：

1. 乙型肝炎病毒（HBV），除非已知有 HBV/HIV 共感染或有 HBV 免疫的血清学证明，和

2. HCV 感染，除非已知有 HCV/HIV 共感染。

在携带 HIV 的妇女中，欧洲 HIV 孕妇群体中感染 HCV 的风险为 2% ~ 12%[1]，在纽约州 HIV 感染妇女中为 3.8%[2]。在美国虽然关于 HIV 妇女感染 HCV 风险长期趋势的数据有限，近年来，一般人群中育龄妇女和 2 岁以下儿童的 HCV 患病率大幅增加[3-6]。所有 HCV/HIV 共感染患者的男性伴侣应该进行 HIV 和肝炎咨询和检测，以防止 HIV 和 HCV 从女性到男性伴侣的性传播；然而，不共用注射设备的人 HCV 水平传播风险非常低的。应该向没有 HIV 感染的人提供有关开始口服暴露前预防药物以预防 HIV 感染的潜在获益和风险的咨询（参见"偏见咨询"）。

新推出的 DAA 可显著改善 HCV 治疗；现在可以治愈大多数患者的 HCV 感染[7]。目前的 HCV 治疗指南推荐几乎所有 HCV 感染患者都要进行治疗[7]。然而，妊娠期 HCV/HIV 共感染的管理是复杂的。虽然单一的 1 期研究现在正在评估妊娠期 HCV 治疗的安全性和药代动力学（PKs），数据于 2018 年底公布[8]，所有批准的 DAAs 都没有在孕妇中得到充分的评估。虽然现在有了 DAA，很少用到利巴韦林，但利巴韦林的使用在妊娠期是禁忌的[9]。在妊娠期考虑使用 HCV 治疗时，强烈建议咨询 HIV 和 HCV 专家。此外，围产期 HCV 传播的风险远低于围产期 HIV 传播的风险，一些儿童会自发清除 HCV 感染[5, 10, 11]，使得治疗孕妇 HCV 的风险和获益的平衡与治疗 HIV 不同。

妊娠期 HCV 检测的主要原因是：
· 在与卫生系统合作时识别患有 HCV/HIV 共感染的妇女，以便在分娩后（最理想的是在下一次妊娠之前）提供 HCV 治疗；

· 监测 HCV/HIV 共感染女性中，与 ARV 使用有关的 HCV 相关肝毒性增加的风险[12] 以及携带 HCV 感染的早产增加的潜在风险[13, 14]；
· 如果需要，确保接种其他病毒性肝炎感染疫苗（HAV 和 HBV）；
· 确保对接触 HCV 的婴儿进行适当的随访和评估。

建议对所有 HIV 感染者（包括妊娠者）使用敏感的 HCV 抗体免疫分析筛查慢性 HCV 感染。假阴性抗 HCV 免疫测定结果可能发生在 HIV 患者身上，但对于更敏感的免疫测定则不常见。尽管 HCV 抗体筛查阴性，如果怀疑 HCV 感染，可以进行定量 HCV RNA 检测[15, 16]。HCV 抗体检测阳性的个体应使用市售的定量诊断测定法进行血浆 HCV RNA 确证检测。许多实验室现在对 HCV 抗体检测呈阳性的个体进行反射 RNA 检测。对于血清学检测结果不确定或阴性但由于转氨酶水平升高或注射吸毒史等风险因素而怀疑 HCV 感染的个体，也应在妊娠期进行 HCV RNA 检测[17]。

由于任何病毒性肝炎急性感染会引起肝功能失代偿的风险增加，因此还应对患有 HCV 感染的女性进行 HAV 和 HBV 筛查。尚未接种 HAV 疫苗的慢性 HCV 感染妇女应筛查对 HAV 的免疫（单独使用 IgG 或同时使用 IgG 和 IgM）。如果筛选 HAV 抗体阴性，应该接受 HAV 疫苗。在 CD4 T 淋巴细胞（CD4）细胞计数 < 200 个细胞 /mm^3 的女性中，应在接种疫苗完成后 1 个月评估对 HAV 疫苗的抗体反应；当 CD4 计数 > 200 个细胞 /mm^3 时，那些 HAV Ab IgG 阴性的患者应该再次接种[3, 18]。HCV/HIV 共感染的女性筛查 HBV 阴性 [即乙型肝炎表面抗原（HBsAg）阴性、乙型肝炎核心抗体阴性、乙肝表面抗体（HBsAb）阴性] 应该接种 HBV 疫苗。尽管已接受 HBV 疫苗接种，但 HBsAb 阴性的 HCV/HIV 共感染妇女可能会从再次接种中受益（参见 "HBV/HIV 共感染"）[19]。乙型肝炎疫苗接种对胎儿发育没有明显的风险，因为目前疫苗含有非感染性 HBsAg[20]。

HCV/HIV 共感染对两种病毒进展和围产期传播的影响
尽管 HCV 病毒载量似乎在妊娠晚期达到高峰，但妊娠似乎并未影响临床上 HCV 感染的进程。患有慢性 HCV 的女性通常在妊娠期表现良好，前提是她们没有进展为失代偿性肝硬化[21, 22]。

HCV 传播

大约每 100 名丙肝妇女所生婴儿中就有 6 名感染 HCV[16]。在大多数

HCV/HIV 共感染妇女的研究中，未接受任何治疗的妇女，围产期 HCV 传播的发生率（传播风险为 10% ~ 20%）约为 HCV 单一感染女性的 2 倍[23-26]。这些较高的传播率可能与 HCV 病毒血症的增加和 / 或 HIV 对 HCV 疾病活动度的影响有关[14, 27]。然而，ART）早期和持续控制 HIV 病毒血症可降低 HCV 传播给婴儿的风险[22, 28, 29]。欧洲 HCV 围产期传播的研究发现使用有效的 ART 与降低 HCV 传播率的趋势相关（优势比 0.26；95%CI，0.07 ~ 1.01）[28]。在意大利队列中，HCV/HIV 共感染妇女所生的婴儿中有 9% 发生 HCV 传播，其中大多数进行 ART 治疗。HCV 病毒载量 < 5 log IU/ml 的女性所生婴儿均未发生 HCV 传播[14]。

HIV 传播

在缺乏 ART 的情况下，孕产妇 HCV/HIV 共感染也可能增加围产期 HIV 传播的风险[30, 31]。按照适用于所有 HIV 感染女性的 ART 标准建议，可以减低 HCV/HIV 共感染的孕妇围产期 HIV 传播风险。

丙型肝炎病毒对 HIV 管理的影响

关于 HCV/HIV 共感染的孕妇的最佳管理的数据很少。用于 HIV/HCV 共感染女性妊娠期治疗 HIV 和围产期传播的 ART 建议与 HIV 单一感染者相同（参见"成人和青少年指南"中的"HCV/ HIV 共感染"）。在一项加拿大研究中，先前接受有效 ART 的女性，HCV/HIV 共感染与其 HIV 病毒反弹的风险增加有关。虽然作者认为各组之间的其他因素（例如依从性）可能不同，但这些结果支持了妊娠期按照推荐进行 HIV RNA 监测的必要[32]。

妊娠期丙型肝炎病毒特异性治疗

目前所有的 DAAs 都缺乏足够的安全数据来推荐妊娠期使用。过去，大多数抗 HCV 治疗包括干扰素和利巴韦林。不推荐在妊娠期使用干扰素，因为它们在猴子中显示高剂量时引起流产，并具有直接的抗生长作用和抗增殖效果[33]。由于单独使用 DAA 观察到的次优治疗反应，一些 DAA 方案被批准与利巴韦林合用于特定的非妊娠人群。由于在所有接触利巴韦林的动物中观察到致畸效果，任何包括利巴韦林的治疗方案在孕妇中都是禁忌的。动物中利巴韦林相关的缺陷包括肢体异常、颅面缺陷、无脑畸形和无眼畸形。在美国服用利巴韦林的妇女妊娠应报告给利巴韦林妊娠登记处（在线或电话 800-593-2214）。

有许多无干扰素的 DAA 方案已被批准用于治疗 HCV。确定个体患者的最佳方案基于许多因素，包括 HCV 基因型、既往治疗经验和肝病阶段（例如代偿或失代偿肝硬化）。DAA 主要有三类[7, 34]：

· NS5A 抑制剂：达卡他韦，elbasvir，ledipasvir，ombitasvir，pibrentasvir，velpatasvir

· NS5B 聚合酶抑制剂：dasabuvir，索磷布韦

· NS3 / 4A 蛋白酶抑制剂：glecaprevir，grazoprevir，paritaprevir，simeprevir，voxilaprevir

由于缺乏药代动力学和安全性数据，尚未推荐 DAA 用于妊娠；目前至少有一项有关女性使用 ledipasvir / sofosbuvir 的药代动力学的小型研究。此外，这些新型抗 HCV 药物与 ARV 之间存在潜在的药物相互作用，这些药物可能产生 ARV 和抗 HCV 药物血清水平的显著变化。有关 HCV/HIV 药物相互作用的详细信息，请参阅"成人和青少年指南"、"成人和青少年机会性感染指南"、"HCVGuidelines.org"和"HEP 药物相互作用检查员"。

妊娠期 HCV/HIV 感染妇女的监测

HCV/HIV 共感染女性启动 ART 后，可能发生肝酶升高，特别是在治疗开始时 CD4 细胞计数低的患者，原因是由 ART 免疫重建引发的免疫介导的 HCV 疾病发作。在 HIV 感染者中，HCV 感染可能增加某些 ARV，特别是蛋白酶抑制剂和奈韦拉平的肝毒性风险。HCV 单一感染可能增加妊娠期肝内胆汁淤积的风险[35]；没有关于 HCV/HIV 共感染妇女风险的数据。应向 HCV/HIV 共感染的孕妇提供有关肝毒性症状和体征的咨询，并应在开始 ART 后 1 个月评估转氨酶水平，然后每 3 个月评估一次。如果发生肝毒性，临床医生可能需要考虑启动肝毒性较小的药物治疗方案，如果出现临床症状或转氨酶显著升高，可能需要暂时停药。区分与免疫重建相关的 HCV 疾病的复燃和药物毒性通常是困难的；因此，强烈建议咨询 HCV/HIV 共感染专家。

HCV/HIV 共感染妇女的早产率也很高。在一个意大利队列中，大多数接受过 ART 的女性患有 HCV/HIV 共感染，41% 的女性早产。HCV RNA < 5 log IU/ml 的女性早产率为 29%，HCV RNA>5 log IU/ml 的女性早产率为 43%；两组之间早产率差异无统计学意义。早产妇女的 HCV RNA 水平显著高于足月分娩者[14]。妊娠期 HCV 感染也可能与妊娠期糖尿病、小于胎龄儿和低出生体重婴儿的风险增加有关[5, 36]。虽然产科指南没有建议增加对 HCV

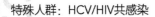

感染的女性的患有糖尿病或婴儿生长的监测[37]，这些风险增加的知识可以为临床护理提供信息[38]。

▌分娩方式

大多数关于 HCV 感染妇女（有或没有 HIV 共感染）的剖宫产手术的研究发现，该手术并未降低 HCV 围产期传播的风险[28, 39-41]。因此，对于 HCV/HIV 共感染的女性，与单独 HIV 感染女性相比，一般建议分娩方式是相同的（参见"母婴传播与分娩方式"）。

▌*暴露于 HCV 的婴儿评估*

应对 HCV/HIV 共感染妇女所生婴儿进行慢性 HCV 感染评估。18 个月后应进行 HCV 抗体检测，此时从母亲获得的抗 HCV 抗体水平已消失[42]。出生时 HCV RNA 检测的敏感性在很低，病毒血症可以是间歇性的，或者感染也可以自发消退；因此，HCV RNA 检测不应在 2 个月之前进行，一次阴性检测结果不是未感染的确凿证据[43]。HCV 暴露婴儿接受 HCV 的检测率非常低；因此，医疗人员在最初几年内向患者提供有关儿科随访和检测需求的建议是很重要的[44, 45]。"儿科机会性感染指南"提供了有关 HCV 暴露婴儿诊断评估的更多详细信息。

◆ 参考文献

1. Benhammou V, Tubiana R, Matheron S, et al. HBV or HCV coinfection in HIV-1-infected pregnant women in France: prevalence and pregnancy outcomes. *J Acquir Immune Defic Syndr*. 2018;77(5):439-450. Available at: https://www.ncbi.nlm.nih.gov/pubmed/29287028.

2. Ghazaryan L, Smith L, Parker M, et al. Hepatitis C seroprevalence among HIV-infected childbearing women in New York state in 2006. *Matern Child Health J*. 2016;20(3):550-555. Available at: https://www.ncbi.nlm.nih.gov/pubmed/26520159.

3. Koneru A, Nelson N, Hariri S, et al. Increased hepatitis C virus (HCV) detection in women of childbearing age and potential risk for vertical transmission - United States and Kentucky, 2011-2014. *MMWR Morb Mortal Wkly Rep*. 2016;65(28):705-710. Available at: https://www.ncbi.nlm.nih.gov/pubmed/27442053.

4. Ly KN, Jiles RB, Teshale EH, Foster MA, Pesano RL, Holmberg SD. Hepatitis C virus infection among reproductive-aged women and children in the United States, 2006 to 2014. *Ann Intern Med*. 2017;166(11):775-782. Available at: https://www.ncbi.nlm.nih.gov/pubmed/28492929.

5. Barritt AS, 4th, Jhaveri R. Treatment of hepatitis C during pregnancy-weighing the risks and benefits in contrast to HIV. *Curr HIV/AIDS Rep*. 2018;15(2):155-161. Available at: https://www.ncbi.nlm.nih.gov/pubmed/29470782.

6. Salemi JL, Spooner KK, Mejia de Grubb MC, Aggarwal A, Matas JL, Salihu HM. National trends of hepatitis B and C during pregnancy across sociodemographic, behavioral, and clinical factors, United States, 1998-2011. *J Med Virol*. 2017;89(6):1025-1032. Available at: https://www.ncbi.nlm.nih.gov/pubmed/27805270.

7. American Association for the Study of Liver Diseases and the Infectious Diseases Society of America. HCV guidance: recommendations for testing, managing, and treating hepatitis C. 2017; http://hcvguidelines.org/.

8. Clinicaltrials.gov. Study of hepatitis C treatment during pregnancy (HIP). 2017; https://clinicaltrials.gov/ct2/show/NCT02683005.

9. Spera AM, Eldin TK, Tosone G, Orlando R. Antiviral therapy for hepatitis C: Has anything changed for pregnant/lactating women? *World J Hepatol*. 2016;8(12):557-565. Available at: https://www.ncbi.nlm.nih.gov/pubmed/27134703.

10. Mack CL, Gonzalez-Peralta RP, Gupta N, et al. NASPGHAN practice guidelines: Diagnosis and management of hepatitis C infection in infants, children, and adolescents. *J Pediatr Gastroenterol Nutr*. 2012;54(6):838-855. Available at: https://www.ncbi.nlm.nih.gov/pubmed/22487950.

11. Bernstein HB, Dunkelberg JC, Leslie KK. Hepatitis C in pregnancy in the era of direct-acting antiviral treatment: potential benefits of universal screening and antepartum therapy. *Clin Obstet Gynecol*. 2018;61(1):146-156. Available at: https://www.ncbi.nlm.nih.gov/pubmed/29351151.

12. Sibiude J, Warszawski J, Tubiana R, et al. High risk of liver enzyme elevation in pregnant women receiving protease inhibitors. Presented at: Conference on Retroviruses and Opportunistic Infections 2016; Boston, MA.

13. Huang QT, Huang Q, Zhong M, et al. Chronic hepatitis C virus infection is associated with increased risk of preterm birth: a meta-analysis of observational studies. *J Viral Hepat*. 2015;22(12):1033-1042. Available at: http://www.ncbi.nlm.nih.gov/pubmed/26081198.

14. Baroncelli S, Pirillo MF, Amici R, et al. HCV-HIV coinfected pregnant women: data from a multicentre study in Italy. *Infection*. 2016;44(2):235-242. Available at: https://www.ncbi.nlm.nih.gov/pubmed/26507133.

15. Alter MJ, Kuhnert WL, Finelli L, Centers for Disease Control Prevention. Guidelines for laboratory testing and result reporting of antibody to hepatitis C virus. *MMWR Recomm Rep*. 2003;52(RR-3):1-13, 15; quiz CE11-14. Available at: https://www.ncbi.nlm.nih.gov/pubmed/12585742.

16. Centers for Disease Control and Prevention. Hepatitis C. 2011. Avialable at: https://www.cdc.gov/std/treatment/2010/hepC.htm.

17. Centers for Disease Control and Prevention. Viral hepatitis-hepatitis C information. 2015. Available at: http://www.cdc.gov/hepatitis/hcv/.

18. Panel on Antiretroviral Guidelines for Adults and Adolescents. Guidelines for the use of antiretroviral agents in adults and adolescents living with HIV. Hepatitis B Virus/HIV Coinfection. 2017. Available at: https://aidsinfo.nih.gov/guidelines/html/1/adult-and-adolescent-arv/25/hbv-hiv.

19. Panel on Antiretroviral Guidelines for Adults and Adolescents. Guidelines for the use of antiretroviral agents in HIV-1-infected adults and adolescents. Hepatitis C Virus/HIV Coinfection. 2017. Available at: https://aidsinfo.nih.gov/guidelines/html/1/adult-and-adolescent-arv-guidelines/26/hcv-hiv.

20. Centers for Disease Control and Prevention. Guidelines for vaccinating pregnant women. 2017. Available at: https://www.cdc.gov/vaccines/pregnancy/hcp/guidelines.html.

21. Sookoian S. Effect of pregnancy on pre-existing liver disease: chronic viral hepatitis. *Ann Hepatol*. 2006;5(3):190-197. Available at: http://www.ncbi.nlm.nih.gov/pubmed/17060881.

22. Benova L, Mohamoud YA, Calvert C, Abu-Raddad LJ. Vertical transmission of hepatitis C virus: systematic review and meta-analysis. *Clin Infect Dis*. 2014;59(6):765-773. Available at: http://www.ncbi.nlm.nih.gov/pubmed/24928290.

23. Tovo PA, Palomba E, Ferraris G, et al. Increased risk of maternal-infant hepatitis C virus transmission for women coinfected with human immunodeficiency virus type 1. Italian Study Group for HCV Infection in Children. *Clin Infect Dis*. 1997;25(5):1121-1124. Available at: http://www.ncbi.nlm.nih.gov/pubmed/9402369.

24. Gibb DM, Goodall RL, Dunn DT, et al. Mother-to-child transmission of hepatitis C virus: evidence for preventable peripartum transmission. *Lancet*. 2000;356(9233):904-907. Available at: http://www.ncbi.nlm.nih.gov/pubmed/11036896.

25. Mast EE, Hwang LY, Seto DS, et al. Risk factors for perinatal transmission of hepatitis C virus (HCV) and the natural history of HCV infection acquired in infancy. *J Infect Dis*. 2005;192(11):1880-1889. Available at: http://www.ncbi.nlm.nih.gov/pubmed/16267758.

26. Alter MJ. Epidemiology of viral hepatitis and HIV co-infection. *J Hepatol*. 2006;44(1 Suppl):S6-9. Available at: http://www.ncbi.nlm.nih.gov/pubmed/16352363.

27. Polis CB, Shah SN, Johnson KE, Gupta A. Impact of maternal HIV coinfection on the vertical transmission of hepatitis C virus: a meta-analysis. *Clin Infect Dis*. 2007;44(8):1123-1131. Available at: http://www.ncbi.nlm.nih.gov/pubmed/17366462.

28. European Paediatric Hepatitis C Virus Network. A significant sex--but not elective cesarean section--effect on mother-to-child transmission of hepatitis C virus infection. *J Infect Dis*. 2005;192(11):1872-1879. Available at: http://www.ncbi.nlm.nih.gov/pubmed/16267757.

29. Checa Cabo CA, Stoszek SJ, Quarleri J, et al. Mother-to-child transmission of hepatitis C virus (HCV) among HIV/HCV-coinfected women. *J Ped Infect Dis Soc*. 2013;2(2):126-135. Available at: https://www.ncbi.nlm.nih.gov/pubmed/26199724.

30. Hershow RC, Riester KA, Lew J, et al. Increased vertical transmission of human immunodeficiency virus from hepatitis C virus-coinfected mothers. Women and Infants Transmission Study. *J Infect Dis*. 1997;176(2):414-420. Available at: http://www.ncbi.nlm.nih.gov/pubmed/9237706.

31. Petersdorf N, Ross JM, Weiss HA, Barnabas RV, Wasserheit JN, HCV and HIV Transmission Working Group. Systematic review and meta-analysis of hepatitis C virus infection and HIV viral load: new insights into epidemiologic synergy. *J Int AIDS Soc*. 2016;19(1):20944. Available at: https://www.ncbi.nlm.nih.gov/pubmed/27649908.

32. Boucoiran I, Albert AYK, Tulloch K, et al. Human immunodeficiency virus viral load rebound near delivery in previously suppressed, combination antiretroviral therapy-treated pregnant women. *Obstet Gynecol*. 2017;130(3):497-501. Available at: https://www.ncbi.nlm.nih.gov/pubmed/28796673.

33. Boskovic R, Wide R, Wolpin J, Bauer DJ, Koren G. The reproductive effects of beta interferon therapy in pregnancy: a longitudinal cohort. *Neurology*. 2005;65(6):807-811. Available at: http://www.ncbi.nlm.nih.gov/pubmed/16186517.

34. Elbasvir/grazoprevir [package insert]. Food and Drug Administration. 2016. Available at: http://www.accessdata.fda.gov/drugsatfda_docs/label/2016/208261Orig1s000lbl.pdf.

35. Wijarnpreecha K, Thongprayoon C, Sanguankeo A, Upala S, Ungprasert P, Cheungpasitporn W. Hepatitis C infection and intrahepatic cholestasis of pregnancy: A systematic review and meta-analysis. *Clin Res Hepatol Gastroenterol*. 2017;41(1):39-45. Available at: https://www.ncbi.nlm.nih.gov/pubmed/27542514.

36. Pergam SA, Wang CC, Gardella CM, Sandison TG, Phipps WT, Hawes SE. Pregnancy complications associated with hepatitis C: data from a 2003–2005 Washington state birth cohort. *Am J Obstet Gynecol*. 2008;199(1):38 e31-39. Available at: https://www.ncbi.nlm.nih.gov/pubmed/18486089.

37. American College of Obstetricians Gynecologists. ACOG practice bulletin No. 86: viral hepatitis in pregnancy. *Obstet Gynecol*. 2007;110(4):941-956. Available at: https://www.ncbi.nlm.nih.gov/pubmed/17906043.

38. Society for Maternal-Fetal Medicine, Hughes BL, Page CM, Kuller JA. Hepatitis C in pregnancy: screening, treatment, and management. *Am J Obstet Gynecol*. 2017;217(5):B2-B12. Available at: https://www.ncbi.nlm.nih.gov/pubmed/28782502.

39. Ghamar Chehreh ME, Tabatabaei SV, Khazanehdari S, Alavian SM. Effect of cesarean section on the risk of perinatal transmission of hepatitis C virus from HCV-RNA+/HIV- mothers: a meta-analysis. *Arch Gynecol Obstet*. 2011;283(2):255-260. Available at: http://www.ncbi.nlm.nih.gov/pubmed/20652289.

40. Marine-Barjoan E, Berrebi A, Giordanengo V, et al. HCV/HIV co-infection, HCV viral load and mode of delivery: risk factors for mother-to-child transmission of hepatitis C virus? *AIDS*. 2007;21(13):1811-1815. Available at: http://www.ncbi.nlm.nih.gov/pubmed/17690581.

41. McMenamin MB, Jackson AD, Lambert J, et al. Obstetric management of hepatitis C-positive mothers: analysis of vertical transmission in 559 mother-infant pairs. *Am J Obstet Gynecol*. 2008;199(3):315 e311-315. Available at: http://www.ncbi.nlm.nih.gov/pubmed/18771997.

42. Bal A, Petrova A. Single clinical practice's report of testing initiation, antibody clearance, and transmission of hepatitis C virus (HCV) in infants of chronically HCV-infected mothers. *Open Forum Infect Dis*. 2016;3(1):ofw021. Available at: https://www.ncbi.nlm.nih.gov/pubmed/26985444.

43. Polywka S, Pembrey L, Tovo PA, Newell ML. Accuracy of HCV-RNA PCR tests for diagnosis or exclusion of vertically acquired HCV infection. *J Med Virol*. 2006;78(2):305-310. Available at: http://www.ncbi.nlm.nih.gov/pubmed/16372293.

44. Kuncio DE, Newbern EC, Johnson CC, Viner KM. Failure to test and identify perinatally infected children born to hepatitis C virus-infected women. *Clin Infect Dis*. 2016;62(8):980-985. Available at: https://www.ncbi.nlm.nih.gov/pubmed/26797211.

45. Watts T, Stockman L, Martin J, Guilfoyle S, Vergeront JM. Increased risk for mother-to-infant transmission of hepatitis C virus among medicaid recipients - Wisconsin, 2011-2015. *MMWR Morb Mortal Wkly Rep*. 2017;66(42):1136-1139. Available at: https://www.ncbi.nlm.nih.gov/pubmed/29072864.

HIV-2 感染与妊娠

（2018 年 12 月 7 日最新更新，2018 年 12 月 7 日最新评审）

<table>
<tr><th colspan="1">专家组的建议</th></tr>
<tr><td>
· 应考虑 HIV-2 感染孕妇或其伴侣是否来自 HIV-2 流行国家。如果 HIV-1/HIV-2 抗体或 HIV-1/HIV-2 抗原 / 抗体免疫检测结果为阳性。应通过补充 HIV-1/HIV-2 抗体鉴别试验进行检测。如果只感染了 HIV-2，则 HIV-1 抗体检测将为阴性，HIV-2 抗体检测为阳性（A Ⅱ）。

· HIV-1/HIV-2 共感染孕妇应按照 HIV-1 单感染指南进行治疗，但应使用对 HIV-2 有效的抗逆转录病毒药物（见下文）。

· 尚未有随机临床试验报道 HIV-2 感染何时开始治疗或其最佳治疗方案（A Ⅲ）。对于所有感染 HIV-2 的孕妇，推荐使用两种核苷逆转录酶抑制剂和某些增强蛋白酶抑制剂或整合酶链转移抑制剂（A Ⅲ）。

· 非核苷逆转录酶抑制剂和恩夫韦肽对 HIV-2 无效，不应使用（A Ⅲ）。

· 所有感染 HIV-2 的母亲所生的婴儿应接受 4 周齐多夫定预防感染方案（B Ⅲ）。

· 在美国，安全的婴儿配方奶粉易获得，因此不建议 HIV-2 感染母亲对婴儿进行母乳喂养（A Ⅲ）。
</td></tr>
<tr><td>
推荐评级：A= 强；B= 中等；C= 可选

证据评级：Ⅰ = 一个或多个具有临床结果和 / 或验证的实验室终点的随机试验；Ⅱ = 一个或多个精心设计的，具有长期临床结局的非随机试验或观察性队列研究；Ⅲ = 专家意见
</td></tr>
</table>

  HIV-2 在西非国家流行，包括科特迪瓦、加纳、佛得角、冈比亚、马里、塞内加尔、利比里亚、几内亚、布基纳法索、尼日利亚、毛里塔尼亚、塞拉利昂、几内亚比绍、尼日尔、圣多美和多哥。在安哥拉、莫桑比克和印度部分地区也有地方性流行[1-4]。法国和葡萄牙等国家有大量来自这些地区的移民，因此 HIV-2 也有发生。HIV-2 在美国仍然很罕见[5]。1998 年至 2010 年，美国疾病预防控制中心共报告了 242 例 HIV-2 病例，其中 166 例符合 HIV-2 诊断标准。这 166 例仅占美国 140 万艾滋病病毒感染病例的 0.01%。50 名年龄在 15 ~ 44 岁的妇女中，有 6 人（48%）在诊断为 HIV-2 时妊娠，或在诊断后妊娠[6]。如果孕妇或其伴侣来自艾滋病流行国家，且 HIV-1/HIV-2 抗体或 HIV-1/HIV-2 抗原 / 抗体免疫检测呈阳性，则应怀疑感染 HIV-2。这些患者应该用补充的 HIV-1/HIV-2 抗体鉴别免疫分析法进行检测。如果他们只感染了

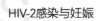

HIV-2，HIV-1 抗体检测结果应为阴性，HIV-2 抗体检测结果为阳性。在极少数情况下，妇女可能同时感染 HIV-1 和 HIV-2，且两种检测结果均为阳性。

2014 年，CDC 发布了一种新的可能会提高 HIV-2 诊断水平的 HIV 检测算法。该算法的第一步是利用血清或血浆上进行 HIV-1/HIV-2 抗原 / 抗体联合试验（如 Abbott Architect HIV Ag/Ab combo assay，BioRad GS Combo Ag/Ab EIA，Alere Determine）[7]。这项测试没有区分 HIV-1 抗体和 HIV-2 抗体。在该试验中阳性标本必须通过美国食品药品管理局批准的抗体检测来区分 HIV-1 抗体和 HIV-2 抗体。美国食品药品管理局批准的 HIV-2 抗体补充试验 Geenius（Bio-Rad Laboratories）是 CDC 推荐的 HIV 实验室检测算法的一部分。HIV-2 的病毒载量检测还没有商业化，但它们可能在研究协议下可用。华盛顿大学[8] 和纽约州立卫生部门[9] 提供 HIV-2 病毒载量检测。所有 HIV-2 病例应报告给国家或地方卫生部门的 HIV 监测项目，该项目可安排 CDC 对 HIV-2 进行额外的验证性检测[10]。在美国还没有经过验证的 HIV-2 基因型或表型耐药试验。欧洲专家开发了一套用于 HIV-2 耐药性分析的规则集和自动化工具，可在互联网上免费获得（http://www.hivgrade.de）[11]。

HIV-2 的无症状期比 HIV-1 长，进展慢。HIV-2 最常见的传播方式是通过异性性行为。HIV-2 的传染性比 HIV-1 低，性传播率低 5 倍，垂直传播率低 20～30 倍[3, 12, 13]。多项研究证实，无论是否采取干预措施，HIV-2 的围产期传播率都较低（0%～4%），这可能是由于 HIV-2 患者血浆病毒载量低，宫颈病毒排毒量低于 HIV-1 感染患者[14-17]。HIV-2 也可通过母乳喂养传播。HIV-2 感染不能阻止感染 HIV-1，可能发生与 HIV-1 单独感染具有相同预后的双重感染[18]。

HIV-1/HIV-2 共感染的孕妇应按照 HIV-1 单一感染患者指南进行治疗，确保选择的抗逆转录病毒治疗（ART）方案也适用于 HIV-2 的治疗（见下文）。一旦开始治疗，应继续产后 ART，这是所有感染 HIV-1 的患者的建议。一项系统回顾分析了 1996 年至 2012 年收集的 HIV-2 感染非孕妇患者治疗结果的数据报告了开展 ART 患者治疗结果的异质性，尤其是在资源有限的环境中[19]。非核苷逆转录酶抑制剂（NNRTIs）和恩夫韦肽对 HIV-2 无效，不应用于治疗或预防[20, 21]。HIV-2 对蛋白酶抑制剂（PIs）敏感性不同，其中洛匹那韦、沙奎那韦和地瑞那韦活性最强[22]。整合酶链转移抑制剂（INSTIs）拉替拉韦、埃替拉韦和多替拉韦似乎也有效对抗 HIV-2[3, 23-30]。虽然多替拉韦可以挽救基于拉替拉韦方案治疗 HIV-2 患者失败的情况，一项研究报告了多替拉韦在 HIV-2 中耐药性突变的出现[31]。尽管目前还没有确定 HIV-2 辅助受体嗜性的方法，CCR5 拮抗剂马拉韦罗似乎能有效抵抗 HIV-2 毒株[32, 33]。各种抗逆转录病毒治疗药物已证明对 HIV-2 具有耐药性[34, 35]。在 47 名 ART 初治 HIV-2 患者中，超深度测序显示，3 名患者血浆病毒的耐药性相关突变（RAM）超过 20% 检测阈值，对核苷逆转录酶抑制剂（NRTIs）的耐药传播率为 7.9%（95% CI，0.0% ~ 16.5%）。在 20% 的检测阈值以上未发现与耐药相关的突变[36]。

对 HIV-2 单感染孕妇的护理一直以专家意见为依据。目前，两种 NRTIs+一种利托那韦强化的 PI 方案或一种 INSTI 为核心的方案建议用于所有 HIV-2 感染孕妇。根据对 HIV-1 感染孕妇的有效性和现有安全性数据，达鲁那韦 / 利托那韦、洛匹那韦 / 利托那韦、拉替拉韦或多替拉韦（妊娠 3 个月后）加阿巴卡韦 / 拉米夫定或替诺福韦 / 恩曲他滨或拉米夫定是首选。为防止婴儿神经管缺陷风险增加，在妊娠头 3 个月不应启动多替拉韦。见表 6、表 7 和关于"妊娠期使用多替拉韦的专家建议"及"妊娠期使用抗逆转录病毒药物的建议"。齐多夫定 / 拉米夫定可作为替代双 NRTI 骨架[37, 38]。由于 NNRTIs 对 HIV-2 无效，不应使用。

没有数据报道 HIV-2 单感染妇女在妊娠后是否应继续接受治疗。尽管临床试验正在进行中，到目前为止还没有随机试验解决 HIV-2 感染的最佳治疗策略的问题。成人和青少年指南指出，虽然 HIV-2 单感染中启动 ART 的最佳 CD4 T 淋巴细胞（CD4）计数阈值尚不清楚，但在出现临床进展之前应开始治疗[39]。对于 CD4 细胞数量 >500 细胞 /mm^3、无重大临床疾病（且目前自身健康不需要治疗）的 HIV-2 感染孕妇，部分专家会在产后停止 ART 治疗；然而，许多专家建议 HIV-2 单感染的妇女在妊娠后继续接受治疗，就像 HIV-1 单感染或 HIV-1/HIV-2 共感染的建议一样。

HIV-2 型感染孕妇所生的所有婴儿应接受 4 周齐多夫定预防方案[38]。应与母亲讨论抗逆转录病毒预防的可能风险和获益。在这种临床情况下，齐多夫定预防的基本原理是由于无法监测母亲体内 HIV-2 血浆病毒载量。奈韦拉平对 HIV-2 缺乏活性，因此无法将其用于预防。

没有证据表明剖宫产可预防 HIV-2 垂直传播。与 HIV-1 相比，HIV-2 对婴儿的母乳喂养风险较低，但在美国和其他容易获得安全婴儿配方奶粉的国家，应该避免母乳喂养[15]。

　　HIV-2 型感染孕妇所生婴儿应在与 HIV-1 检测类似的时间点接受 HIV-2 特异性病毒分析检测 [40]。定量 HIV-2 血浆 RNA 病毒载量测试可用于临床护理，由华盛顿大学 [8] 和纽约州卫生局 [9] 提供。抗体测试的婴儿（例如，Bio-Rad Laboratories Multispot HIV-1/HIV-2 检测）也可以在 18 个月龄确认 HIV-2 抗体的清除 [38]。

◆ 参考文献

1.　De Cock KM, Brun-Vezinet F. Epidemiology of HIV-2 infection. *AIDS*. 1989;3 Suppl 1:S89-95. Available at: http://www.ncbi.nlm.nih.gov/pubmed/2514761.

2.　De Cock KM, Adjorlolo G, Ekpini E, et al. Epidemiology and transmission of HIV-2. Why there is no HIV-2 pandemic. *JAMA*. 1993;270(17):2083-2086. Available at: http://www.ncbi.nlm.nih.gov/pubmed/8147962.

3.　Campbell-Yesufu OT, Gandhi RT. Update on human immunodeficiency virus (HIV)-2 infection. *Clin Infect Dis*. 2011;52(6):780-787. Available at: http://www.ncbi.nlm.nih.gov/pubmed/21367732.

4.　Heitzinger K, Sow PS, Dia Badiane NM, et al. Trends of HIV-1, HIV-2, and dual infection in women attending outpatient clinics in Senegal, 1990-2009. *Int J STD AIDS*. 2012;23(10):710-716. Available at: http://www.ncbi.nlm.nih.gov/pubmed/23104745.

5.　Cazein F, Lot F, Pillonel J, et al. HIV and AIDS surveillance in France, 2006. *Bull Epidemiol Hebd*. 2007(46-47):386-393.

6.　Centers for Disease Control and Prevention. HIV-2 Infection Surveillance—United States, 1987–2009. *MMWR Morb Mortal Wkly Rep*. 2011;60(29):985-988. Available at: http://www.ncbi.nlm.nih.gov/pubmed/21796096.

7.　Centers for Disease Control and Prevention. Laboratory testing for the diagnosis of HIV infection: updated recommendations. 2014. Available at: http://stacks.cdc.gov/view/cdc/23447.

8.　Chang M, Gottlieb GS, Dragavon JA, et al. Validation for clinical use of a novel HIV-2 plasma RNA viral load assay using the Abbott m2000 platform. *J Clin Virol*. 2012;55(2):128-133. Available at: http://www.ncbi.nlm.nih.gov/pubmed/22832059.

9.　Styer LM, Miller TT, Parker MM. Validation and clinical use of a sensitive HIV-2 viral load assay that uses a whole virus internal control. *J Clin Virol*. 2013;58 Suppl 1:e127-133. Available at: http://www.ncbi.nlm.nih.gov/pubmed/24342472.

10.　Branson BM, Pandori M. 2012 HIV diagnostics conference: the molecular diagnostics perspective. *Expert review of molecular diagnostics*. 2013;13(3):243-245. Available at: http://www.ncbi.nlm.nih.gov/pubmed/23570401.

11.　Charpentier C, Camacho R, Ruelle J, et al. HIV-2EU: supporting standardized HIV-2 drug resistance interpretation in Europe. *Clin Infect Dis*. 2013;56(11):1654-1658. Available at: http://www.ncbi.nlm.nih.gov/pubmed/23429380.

12.　Kanki PJ, Travers KU, S MB, et al. Slower heterosexual spread of HIV-2 than HIV-1. *Lancet*. 1994;343(8903):943-946. Available at: http://www.ncbi.nlm.nih.gov/pubmed/7909009.

13.　Matheron S, Courpotin C, Simon F, et al. Vertical transmission of HIV-2. *Lancet*. 1990;335(8697):1103-1104. Available at: http://www.ncbi.nlm.nih.gov/pubmed/1970407.

14.　O'Donovan D, Ariyoshi K, Milligan P, et al. Maternal plasma viral RNA levels determine marked differences in mother-to-child transmission rates of HIV-1 and HIV-2 in The Gambia. MRC/Gambia government/university college London medical school working group on mother-child transmission of HIV. *AIDS*. 2000;14(4):441-448. Available at: http://www.ncbi.nlm.nih.gov/pubmed/10770548.

15.　Burgard M, Jasseron C, Matheron S, et al. Mother-to-child transmission of HIV-2 infection from 1986 to 2007 in the ANRS French Perinatal Cohort EPF-CO1. *Clin Infect Dis*. 2010;51(7):833-843. Available at: http://www.ncbi.nlm.nih.gov/pubmed/20804413.

16.　Adjorlolo-Johnson G, De Cock KM, Ekpini E, et al. Prospective comparison of mother-to-child transmission of HIV-1 and HIV-2 in Abidjan, Ivory Coast. *JAMA*. 1994;272(6):462-466. Available at: http://www.ncbi.nlm.nih.gov/pubmed/8040982.

17.　Andreasson PA, Dias F, Naucler A, Andersson S, Biberfeld G. A prospective study of vertical transmission of HIV-2 in Bissau, Guinea-Bissau. *AIDS*. 1993;7(7):989-993. Available at: http://www.ncbi.nlm.nih.gov/pubmed/8357558.

18.　Prince PD, Matser A, van Tienen C, Whittle HC, Schim van der Loeff MF. Mortality rates in people dually infected with HIV-1/2 and those infected with either HIV-1 or HIV-2: a systematic review and meta-analysis. *AIDS*. 2014;28(4):549-558. Available at: http://www.ncbi.nlm.nih.gov/pubmed/23921613.

19. Ekouevi DK, Tchounga BK, Coffie PA, et al. Antiretroviral therapy response among HIV-2 infected patients: a systematic review. *BMC Infect Dis*. 2014;14:461. Available at: http://www.ncbi.nlm.nih.gov/pubmed/25154616.

20. Tuaillon E, Gueudin M, Lemee V, et al. Phenotypic susceptibility to nonnucleoside inhibitors of virion-associated reverse transcriptase from different HIV types and groups. *J Acquir Immune Defic Syndr*. 2004;37(5):1543-1549. Available at: http://www.ncbi.nlm.nih.gov/pubmed/15577405.

21. Poveda E, Rodes B, Toro C, Soriano V. Are fusion inhibitors active against all HIV variants? *AIDS Res Hum Retroviruses*. 2004;20(3):347-348. Available at: http://www.ncbi.nlm.nih.gov/pubmed/15117459.

22. Desbois D, Roquebert B, Peytavin G, et al. In vitro phenotypic susceptibility of human immunodeficiency virus type 2 clinical isolates to protease inhibitors. *Antimicrob Agents Chemother*. 2008;52(4):1545-1548. Available at: http://www.ncbi.nlm.nih.gov/pubmed/18227188.

23. Roquebert B, Damond F, Collin G, et al. HIV-2 integrase gene polymorphism and phenotypic susceptibility of HIV-2 clinical isolates to the integrase inhibitors raltegravir and elvitegravir in vitro. *J Antimicrob Chemother*. 2008;62(5):914-920. Available at: http://www.ncbi.nlm.nih.gov/pubmed/18718922.

24. Bercoff DP, Triqueneaux P, Lambert C, et al. Polymorphisms of HIV-2 integrase and selection of resistance to raltegravir. *Retrovirology*. 2010;7:98. Available at: http://www.ncbi.nlm.nih.gov/pubmed/21114823.

25. Andreatta K, Miller MD, White KL. HIV-2 antiviral potency and selection of drug resistance mutations by the integrase strand transfer inhibitor elvitegravir and NRTIs emtricitabine and tenofovir in vitro. *J Acquir Immune Defic Syndr*. 2012. Available at: http://www.ncbi.nlm.nih.gov/pubmed/23187937.

26. Peterson K, Ruelle J, Vekemans M, Siegal FP, Deayton JR, Colebunders R. The role of raltegravir in the treatment of HIV-2 infections: evidence from a case series. *Antivir Ther*. 2012;17(6):1097-1100. Available at: http://www.ncbi.nlm.nih.gov/pubmed/22892365.

27. Descamps D, Peytavin G, Visseaux B, et al. Dolutegravir in HIV-2-infected patients with resistant virus to first-line integrase inhibitors from the French named patient program. *Clin Infect Dis*. 2015;60(10):1521-1527. Available at: http://www.ncbi.nlm.nih.gov/pubmed/25690598.

28. Smith RA, Raugi DN, Pan C, et al. In vitro activity of dolutegravir against wild-type and integrase inhibitor-resistant HIV-2. *Retrovirology*. 2015;12:10. Available at: http://www.ncbi.nlm.nih.gov/pubmed/25808007.

29. Ba S, Raugi DN, Smith RA, et al. A trial of a single tablet regimen of elvitegravir, cobicistat, emtricitabine, and tenofovir disoproxil fumarate for the initial treatment of HIV-2 infection in a resource-limited setting: 48 week results from Senegal, West Africa. *Clin Infect Dis*. 2018. Available at: https://www.ncbi.nlm.nih.gov/pubmed/29672676.

30. Matheron S, Descamps D, Gallien S, et al. First line raltegravir/emtricitabine/tenofovir combination in HIV-2 infection: phase 2 non-comparative trial (ANRS 159 HIV-2). *Clin Infect Dis*. 2018. Available at: https://www.ncbi.nlm.nih.gov/pubmed/29590335.

31. Requena S, Trevino A, Cabezas T, et al. Drug resistance mutations in HIV-2 patients failing raltegravir and influence on dolutegravir response. *J Antimicrob Chemother*. 2017;72(7):2083-2088. Available at: https://www.ncbi.nlm.nih.gov/pubmed/28369593.

32. Borrego P, Taveira N. HIV-2 susceptibility to entry inhibitors. *AIDS Rev*. 2013;15(1):49-61. Available at: http://www.ncbi.nlm.nih.gov/pubmed/23449229.

33. Visseaux B, Charpentier C, Hurtado-Nedelec M, et al. In vitro phenotypic susceptibility of HIV-2 clinical isolates to CCR5 inhibitors. *Antimicrob Agents Chemother*. 2012;56(1):137-139. Available at: http://www.ncbi.nlm.nih.gov/pubmed/22064539.

34. Charpentier C, Visseaux B, Benard A, et al. Transmitted drug resistance in French HIV-2-infected patients. *AIDS*. 2013;27(10):1671-1674. Available at: http://www.ncbi.nlm.nih.gov/pubmed/23595155.

35. Menendez-Arias L, Alvarez M. Antiretroviral therapy and drug resistance in human immunodeficiency virus type 2 infection. *Antiviral Res*. 2014;102:70-86. Available at: http://www.ncbi.nlm.nih.gov/pubmed/24345729.

36. Storto A, Visseaux B, Bertine M, et al. Minority resistant variants are also present in HIV-2-infected antiretroviral-naive patients. *J Antimicrob Chemother*. 2018. Available at: https://www.ncbi.nlm.nih.gov/pubmed/29415189.

37. Gilleece Y, Chadwick DR, Breuer J, et al. British HIV association guidelines for antiretroviral treatment of HIV-2-positive individuals 2010. *HIV Med*. 2010;11(10):611-619. Available at: http://www.ncbi.nlm.nih.gov/pubmed/20961377.

38. de Ruiter A, Mercey D, Anderson J, et al. British HIV association and children's HIV association guidelines for the management of HIV infection in pregnant women 2008. *HIV Med*. 2008;9(7):452-502. Available at: http://www.ncbi.nlm.nih.gov/pubmed/18840151.

39. Panel on Antiretroviral Guidelines for Adults and Adolescents. Guidelines for the use of antiretroviral agents in adults and adolescents living with HIV. 2018. Available at http://aidsinfo.nih.gov/contentfiles/lvguidelines/AdultandAdolescentGL.pdf.

40. Panel on Antiretroviral Therapy and Medical Management of Children Living with HIV. Guidelines for the use of antiretroviral agents in pediatric HIV infection. 2018. Available at http://aidsinfo.nih.gov/contentfiles/lvguidelines/pediatricguidelines.pdf.

产前护理管理、围产期 HIV 感染妇女抗逆转录病毒治疗和 HIV 管理的一般原则

（2018 年 12 月 7 日最新更新，2018 年 12 月 7 日最新评审）

专家组的建议

- 产前护理管理、抗逆转录病毒治疗（ART）和 HIV 管理的一般原则在围产期 HIV 感染（PHIV）和非围产期 HIV 感染孕妇之间没有区别（A Ⅱ）。
- 使用与有大量 ART 经验的成年人相同的指导原则，并根据耐药性测试、既往 ART 史和药物负担选择优化最佳的 ART 方案（A Ⅱ）。
- 如果存在广泛的耐药性而需要在妊娠期使用抗逆转录病毒药物，在用药方面经验不足时，建议咨询 HIV 和妊娠方面的专家（A Ⅲ）。
- 围产期 HIV 感染孕妇需要重视妊娠期和分娩后的持续治疗（A Ⅲ）。

推荐评级：A= 强；B= 中等；C= 可选
证据评级：Ⅰ = 一个或多个具有临床结果和 / 或验证的实验室终点的随机试验；Ⅱ = 一个或多个精心设计的，具有长期临床结局的非随机试验或观察性队列研究；Ⅲ = 专家意见

随着抗逆转录病毒治疗（ART）的发展，包括围产期 HIV 感染（PHIV）患者在内的 HIV 感染发病率和死亡率显著下降。越来越多 PHIV 妇女现已达到生育年龄并开始妊娠，其中很大一部分意外妊娠[1-3]。在通过性接触或毒品注射感染的非围产期 HIV 感染（NPHIV）孕妇和 PHIV 妇女之间，产前护理、ART 和 HIV 管理的一般原则没有区别。然而，需要注意生殖保健和预防围产期传播。对于 PHIV 的女性来说，坚持 ART 通常是一大挑战。此外，由于这些妇女大多数仍是青少年和年轻人，她们可能面临早产、小于胎龄儿（SGA）、低出生体重和先兆子痫等妊娠并发症的较高风险[4-9]。

多达 30%～70% 的 PHIV 感染孕妇会遇到 HIV 耐药性[8, 10-12]。这是由于妊娠前广泛暴露于 ART，包括儿童时暴露于非最佳的单药或双药治疗方案[8]。最佳 ART 方案的选择应基于耐药测试、既往 ART 史，并遵循与常规 ART 治疗的成年人同样的指导原则。由于在围产期 HIV 感染个体中存在已知或可疑的复杂耐药突变的可能性，临床医生可能会考虑在这些妇女妊娠期进行

耐药试验，如果需要进行耐药试验，应考虑最佳给药间隔和最小化药物负担的方案。应尽可能使用妊娠期推荐使用的抗逆转录病毒药物（ARV）来制定方案。然而，在许多情况下，由于存在广泛的耐药性，可能需要使用用于妊娠期经验有限的抗逆转录病毒药物，在这种情况下，建议咨询 HIV 和妊娠方面的专家。

与 NPHIV 感染患者相比，PHIV 感染的女性更有可能有更低的中位 CD4 T 淋巴细胞计数、可检测到病毒和基因型耐药性；这些情况可能在分娩过程中产生影响 [8, 12-15]。多项研究表明，感染 PHIV 的孕妇更有可能剖宫产以防止 HIV 传播；由于缺乏病毒载量的抑制，剖宫产在这些妇女中最常见 [10, 13]。这些年轻妇女的剖宫产引起了人们关注：如果未来妊娠需要多次剖宫产，那么不良产科结局风险会增加。PHIV 感染的妇女会经历较长时间的 HIV 感染，接受多种抗逆转录病毒药物治疗，并且病毒耐药的可能性增加。尽管存在这些因素，许多研究表明，只要这些妇女接受适当产前管理和 ART，进而抑制病毒，围产期传播的风险似乎不会在这一人群中增加 [8, 10, 12, 13, 16-18]。然而，SMARTT PHACS 的数据表明：对 2007 年至 2015 年间的 2123 名新生儿的数据进行了分析，发现患有 PHIV 的母亲围产期 HIV 感染率更高（1.1%；95% CI，0.3 ~ 4.3），高于 NPHIV 母亲（0.4%；95% CI，0.2 ~ 1.0），这一较高的发生率与分娩时更有可能检测到母体病毒有关 [15]。

关于 PHIV 感染的妇女是否比 NPHIV 感染的妇女有更高的早产和小于胎龄儿发生率，研究中的证据有些冲突 [19, 20]。多项研究表明，母亲感染 HIV 的围产期途径与早产、小于胎龄儿或低出生体重之间没有关联 [8, 12, 19-21]，而其他样本量较小的研究则报道了相互矛盾的结果：
- 一个病例报告报道了 PHIV 妇女中早产率很高（31%）[10]。
- Jao 等人认为与 NPHIV 相比，PHIV 妇女分娩低于胎龄儿的风险增加了 4 倍 [9]。
- Munjal 等人认为与 NPHIV 孕妇相比，PHIV 孕妇分娩时的妊娠年龄更早，平均出生体重更低 [13]。
- Jao 等人发现，与 NPHIV 孕妇所生婴儿相比，PHIV 孕妇所生婴儿在出生后第一年的平均年龄别身高更低 [7]。

PHIV 感染的妇女在产后 2 年的护理和病毒抑制率都很低 [22]。回顾性分析了年龄相仿的 37 例 PHIV 感染孕妇和 40 例 NPHIV 孕妇的妊娠情况表明：在产后随访期间，PHIV 感染的妇女在妊娠期病毒载量的下降并未持续。在

4 年的随访中，PHIV 感染妇女中有 4 人死于与艾滋病有关的并发症，但 NPHIV 感染妇女无死亡[13]。虽然基因型突变在 PHIV 感染女性中更为常见，病毒抑制失败导致产后疾病进展更有可能与依从性差有关，因此需要特别关注产后依从性的干预措施。

由于存在终身慢性疾病、高抑郁率以及失去父母一方或双方，PHIV 妇女的心理社会压力可能被放大[23]。因此，适当的服药依从性咨询是至关重要的。一项针对 12 ~ 24 岁 HIV 感染者 ART 依从性的 50 项合格研究的系统回顾和荟萃分析表明[24]，HIV 感染者的依从性总体为 62.3%。美国青少年平均坚持服药率最低，为 53%。2014 年一项针对 1596 名居住在纽约市的 PHIV 患者的研究显示，只有 61% 的人病毒得到抑制。作者将 ART 依从性差归因于社会、行为和发展因素[25]。在 PHIV 感染的孕妇中，抑郁史也与不坚持 ART 有关[26]。在妊娠前阶段集中关注抑郁症的诊断和治疗可能会导产生更好的药物依从性。在英国一项针对 HIV 感染青少年的研究中发现自我激励和社会支持是提高药物治疗依从性的关键[27]。

在 PHIV 青少年中，由于在多个成人卫生保健系统中变换的复杂性，妊娠可能导致在从儿童 / 青少年 HIV 护理向成人护理的过渡过程中产生额外的并发症。然而，妊娠也可能是年轻妇女过渡到成人护理的一个合适时间。研究指出，正在向成人卫生保健过渡的儿童和青少年 HIV 感染者中，留驻照护和病毒抑制的比例有所下降[28]。这一人群需要给予支持以保证依从性。建议跨多个学科护理协调工作，包括 HIV 初级护理、妇产科和围产期病例管理[29]。建议将生殖健康咨询和妊娠预防相结合，包括持续使用避孕套和开发适当的技术手段，以支持信息披露。

◆ 参考文献

1. Kenny J, Williams B, Prime K, Tookey P, Foster C. Pregnancy outcomes in adolescents in the UK and Ireland growing up with HIV. *HIV Med*. 2012;13(5):304-308. Available at: http://www.ncbi.nlm.nih.gov/pubmed/22136754.

2. Brogly SB, Ylitalo N, Mofenson LM, et al. *In utero* nucleoside reverse transcriptase inhibitor exposure and signs of possible mitochondrial dysfunction in HIV-uninfected children. *AIDS*. 2007;21(8):929-938. Available at: http://www.ncbi.nlm.nih.gov/pubmed/17457086.

3. Badell ML, Lindsay M. Thirty years later: pregnancies in females perinatally infected with human immunodeficiency virus-1. *AIDS Res Treat*. 2012;2012:418630. Available at: http://www.ncbi.nlm.nih.gov/pubmed/22970353.

4. Ganchimeg T, Ota E, Morisaki N, et al. Pregnancy and childbirth outcomes among adolescent mothers: a world health organization multicountry study. *BJOG*. 2014;121 Suppl 1:40-48. Available at: http://www.ncbi.nlm.nih.gov/pubmed/24641534.

5. Ananth CV, Keyes KM, Wapner RJ. Pre-eclampsia rates in the United States, 1980-2010: age-period-cohort analysis. *BMJ*. 2013;347:f6564. Available at: http://www.ncbi.nlm.nih.gov/pubmed/24201165.

6. Witt WP, Cheng ER, Wisk LE, et al. Preterm birth in the United States: the impact of stressful life events prior to conception and maternal age. *Am J Public Health*. 2014;104 Suppl 1:S73-80. Available at: http://www.ncbi.nlm.nih.gov/pubmed/24354830.

7. Jao J, Agwu A, Mhango G, et al. Growth patterns in the first year of life differ in infants born to perinatally vs. nonperinatally HIV-infected women. *AIDS*. 2015;29(1):111-116. Available at: http://www.ncbi.nlm.nih.gov/pubmed/25562495.

8. Badell ML, Kachikis A, Haddad LB, Nguyen ML, Lindsay M. Comparison of pregnancies between perinatally and sexually HIV-infected women: an observational study at an urban hospital. *Infect Dis Obstet Gynecol*. 2013;2013:301763. Available at: http://www.ncbi.nlm.nih.gov/pubmed/24106419.

9. Jao J, Sigel KM, Chen KT, et al. Small for gestational age birth outcomes in pregnant women with perinatally acquired HIV. *AIDS*. 2012;26(7):855-859. Available at: http://www.ncbi.nlm.nih.gov/pubmed/22313958.

10. Williams SF, Keane-Tarchichi MH, Bettica L, Dieudonne A, Bardeguez AD. Pregnancy outcomes in young women with perinatally acquired human immunodeficiency virus-1. *Am J Obstet Gynecol*. 2009;200(2):149 e141-145. Available at: http://www.ncbi.nlm.nih.gov/pubmed/18973871.

11. Cruz ML, Santos E, Benamor Teixeira Mde L, et al. Viral suppression and resistance in a cohort of perinatally-HIV infected (PHIV+) pregnant women. *Int J Environ Res Public Health*. 2016;13(6). Available at: https://www.ncbi.nlm.nih.gov/pubmed/27338425.

12. Lazenby GB, Mmeje O, Fisher BM, et al. Antiretroviral resistance and pregnancy characteristics of women with perinatal and nonperinatal HIV infection. *Infect Dis Obstet Gynecol*. 2016;2016:4897501. Available at: https://www.ncbi.nlm.nih.gov/pubmed/27413359.

13. Munjal I, Dobroszycki J, Fakioglu E, et al. Impact of HIV-1 infection and pregnancy on maternal health: comparison between perinatally and behaviorally infected young women. *Adolescent Health Med Ther*. 2013;4:51-58. Available at: http://www.ncbi.nlm.nih.gov/pubmed/24600295.

14. Byrne L, Sconza R, Foster C, Tookey PA, Cortina-Borja M, Thorne C. Pregnancy incidence and outcomes in women with perinatal HIV infection. *AIDS*. 2017;31(12):1745-1754. Available at: https://www.ncbi.nlm.nih.gov/pubmed/28590327.

15. Goodenough CJ, Patel K, Van Dyke RB, Pediatric HIV AIDS Cohort Study. Is there a higher risk of mother-to-child transmission of HIV among pregnant women with perinatal HIV infection? *Pediatr Infect Dis J*. 2018. Available at: https://www.ncbi.nlm.nih.gov/pubmed/29742647.

16. Phillips UK, Rosenberg MG, Dobroszycki J, et al. Pregnancy in women with perinatally acquired HIV-infection: outcomes and challenges. *AIDS Care*. 2011;23(9):1076-1082. Available at: http://www.ncbi.nlm.nih.gov/pubmed/21562997.

17. Calitri C, Gabiano C, Galli L, et al. The second generation of HIV-1 vertically exposed infants: a case series from the Italian Register for paediatric HIV infection. *BMC Infect Dis*. 2014;14:277. Available at: http://www.ncbi.nlm.nih.gov/pubmed/24885649.

18. Millery M, Vazquez S, Walther V, Humphrey N, Schlecht J, Van Devanter N. Pregnancies in perinatally HIV-infected young women and implications for care and service programs. *JANAC*. 2012;23(1):41-51. Available at: http://www.ncbi.nlm.nih.gov/pubmed/21820325.

19. Hleyhel M, Tubiana R, Rouzioux C, et al. Pregnancies in women who acquired HIV perinatally. Presented at: Conference on Retroviruses and Opportunistic Infections. 2017. Seattle, WA.

20. Jao J, Kacanek D, Williams P, et al. Birth weight and preterm delivery outcomes of perinatally vs. non-perinatally HIV-infected pregnant women in the U.S.: results from the PHACS SMARTT study and IMPAACT P1025 protocol. *Clin Infect Dis*. 2017 Sep 15;65(6):982-989. Available at: https://www.ncbi.nlm.nih.gov/pubmed/28575201.

21. Agwu AL, Jang SS, Korthuis PT, Araneta MR, Gebo KA. Pregnancy incidence and outcomes in vertically and behaviorally HIV-infected youth. *JAMA*. 2011;305(5):468-470. Available at: http://www.ncbi.nlm.nih.gov/pubmed/21285423.

22. Meade CM, Hussen SA, Momplaisir F, Badell M, Hackett S, Sheth AN. Long term engagement in HIV care among postpartum women with perinatal HIV infection in the United States. *AIDS Care*. 2018;30(4):488-492. Available at: https://www.ncbi.nlm.nih.gov/pubmed/29254363.

23. Mellins CA, Brackis-Cott E, Dolezal C, Abrams EJ. Psychiatric disorders in youth with perinatally acquired human immunodeficiency virus infection. *Pediatr Infect Dis J*. 2006;25(5):432-437. Available at: http://www.ncbi.nlm.nih.gov/pubmed/16645508.

24. Kim SH, Gerver SM, Fidler S, Ward H. Adherence to antiretroviral therapy in adolescents living with HIV: systematic review and meta-analysis. *AIDS*. 2014;28(13):1945-1956. Available at: http://www.ncbi.nlm.nih.gov/pubmed/24845154.

25. Xia Q, Shah D, Gill B, Torian LV, Braunstein SL. Continuum of care among people living with perinatally acquired HIV infection in New York City, 2014. *Public Health Rep*. 2016;131(4):566-573. Available at: https://www.ncbi.nlm.nih.gov/pubmed/27453601.

26. Sheth SS, Coleman J, Cannon T, et al. Association between depression and nonadherence to antiretroviral therapy in pregnant women with perinatally acquired HIV. *AIDS Care*. 2015;27(3):350-354. Available at: http://www.ncbi.nlm.nih.gov/pubmed/25616659.

27. Kim SH, McDonald S, Kim S, Foster C, Fidler S. Importance of self-motivation and social support in medication adherence in HIV-infected Adolescents in the United Kingdom and Ireland: A Multicentre HYPNet Study. *AIDS Patient Care STDS*. 2015;29(6):354-364. Available at: http://www.ncbi.nlm.nih.gov/pubmed/25825814.

28. Hatfield-Timajchy K, Brown JL, Haddad LB, Chakraborty R, Kourtis AP. Parenting among adolescents and young adults with human immunodeficiency virus infection in the United States: challenges, unmet needs, and opportunities. *AIDS Patient Care STDS*. 2016;30(7):315-323. Available at: https://www.ncbi.nlm.nih.gov/pubmed/27410495.

29. Anderson EA, Momplaisir FM, Corson C, Brady KA. Assessing the impact of perinatal HIV case management on outcomes along the HIV care continuum for pregnant and postpartum women living with HIV, Philadelphia 2005-2013. *AIDS Behav*. 2017. Available at: https://www.ncbi.nlm.nih.gov/pubmed/28176167.

急性 HIV 感染

（2018 年 12 月 7 日最新更新，2018 年 12 月 7 日最新评审）

<table>
<tr><td colspan="1" align="center">专家组的建议</td></tr>
</table>

- 当怀疑妊娠或哺乳期急性 HIV 感染时，应进行血浆 HIVRNA 检测，同时结合常规 HIV 抗体筛查试验或抗原 / 抗体免疫检测。更多信息，请参阅 "成人和青少年抗逆转录病毒指南" 中的 "急性和近期（早期）HIV 感染" 及美国疾病预防控制中心的 "HIV 检测算法"（A Ⅱ）。

- 建议对初次 HIV 抗体检测呈阴性的高风险孕妇（在艾滋病年发病率 ≥ 1‰ 环境接受护理、被监禁或居住在 HIV 感染率高的辖区内孕妇）在妊娠后期重复进行 HIV 检测（参见 "产前和围产期人体免疫缺陷病毒检测"、"健康护理环境中成人、青少年和孕妇的 HIV 检测修订建议" 及美国 CDC 的 "HIV 检测算法"）（A Ⅱ）。

- 所有急性或近期 HIV 感染孕妇，应尽快开始接受 ART，以预防围产期感染传播，目标是将血浆中的 HIV RNA 抑制到低于可检测的水平（AI）。

- 急性 HIV 感染妇女，基线基因型耐药检测应与 ART 同步进行（A Ⅱ），如有必要应调整方案以优化病毒学反应（B Ⅲ）。

  - 孕妇（在妊娠 3 个月后[a]）和患有急性 HIV 感染的哺乳期妇女应采用多替拉韦为基础的治疗方案，包括替诺福韦和恩曲他滨，并应停止哺乳（见表 6）（A Ⅱ）。为防止神经管缺陷（NTDs）的风险增加，在妊娠头 3 个月[a,b] **不应启动** 多替拉韦治疗（A Ⅲ）。

  - 利托那韦增强的蛋白酶抑制方案可做备选（A Ⅲ）。见 "妊娠期使用抗逆转录病毒药物的建议"。

  - 分娩后继续使用孕酮时，临床医生应推荐使用产后避孕方法并与患者讨论避孕方法选择（A Ⅲ）。

- 在妊娠或哺乳期间被诊断为急性 HIV 感染的妇女所生的婴儿在围产期 HIV 感染风险很高，应接受对应这种高风险的抗逆转录病毒治疗（见 "围产期 HIV 感染或暴露新生儿的抗逆转录病毒治疗" 中表 8）。强烈建议向儿科 HIV 专家咨询适当的婴儿护理方法（见 "围产期 HIV 感染或暴露新生儿的抗逆转录病毒治疗"）。

推荐评级：A= 强；B= 中等；C= 可选

证据评级：Ⅰ = 一个或多个具有临床结果和 / 或验证的实验室终点的随机试验；Ⅱ = 一个或多个精心设计的，具有长期临床结局的非随机试验或观察性队列研究；Ⅲ = 专家意见

[a] 妊娠前 3 个月指孕周小于末次经期后的 14 周。在成人和青少年抗逆转录病毒药物指南中使用的 "妊娠后 12 周" 这一术语与妊娠前 3 个月的情况是一致的

[b] 虽然达芦那韦不是美国食品药品管理局批准用于早期妊娠的药物，但一些围产期预防专家组成员会考虑在 12 周的孕周对个别患者使用达芦那韦

妇女在妊娠和哺乳期间 HIV 感染风险可能增加 [1, 2]。在最近对 7 个非洲国家的 2751 对 HIV 血清不一致夫妇进行的一项研究中，确定了 686 名 HIV 阴性妇女妊娠，并发生了 82 起 HIV 感染事件。调整避孕套用量、暴露前预防措施（PrEP）使用和 HIV 病毒载量后，与非妊娠期相比，妊娠期 [调整后的相对危险度（aRR）2.82；P= 0.01] 和产后（aRR 3.97；P= 0.01）在每一次无防护性行为后 HIV 感染概率更高 [1]。妊娠和产后期间有 HIV 感染风险的妇女应考虑采取预防 HIV 感染的干预措施，如 PrEP [3]。

在美国，妊娠期或哺乳期间的急性或近期 HIV 感染与围产期 HIV 传播风险增加有关，并可能在其余围产期传播中占相当大的比例 [4]。对 2002—2006 年在纽约州出生的暴露于 HIV 的婴儿进行的队列分析表明，母亲在妊娠期 HIV 感染与高传播风险有关 [优势比（OR）15.19；95% CI，3.98 ~ 56.30]。在妊娠期 HIV 感染母亲所生的 41 名婴儿中，有 9 名（22%）感染了 HIV，而在妊娠期没有 HIV 感染母亲所生婴儿中，这一比例为 1.8% [5]。有证据表明，2007 年到 2014 年在佛罗里达州出生的 70 名围产期 HIV 感染婴儿中，有 12 名（17%）的母亲在妊娠期发生了急性感染 [6]。2005 年至 2010 年间，在美国 15 个加强围产期监测的地区，10 308 名携带 HIV 的孕妇分娩了活婴儿，其中 124 名妇女（1.2%）被确定为在妊娠期血清转换。妊娠期出现血清转换的妇女（12.9%）其围产期传播率比妊娠前血清转换的妇女（1.6%）高 8 倍（P < 0.0001）[7]。同样，在英国，2006—2013 年间发现的 108 例新围产期 HIV 患者中，23 例与同时发生的母体血清学转换相关 [8]。与急性感染相关的高传播率可能与急性感染 [9] 时血浆、母乳和生殖高病毒载量以及易漏诊相关，这导致失去实施预防干预措施的机会。

妊娠或哺乳期妇女如果有与急性 HIV 感染相对应的临床体征和症状，医务人员应高度怀疑急性 HIV 感染。即使女性不报告高风险行为，她们的性伴侣仍有可能在她们不知情的情况下从事高风险行为。据估计，40% ~ 90% 的急性 HIV 感染患者会出现急性逆转录病毒综合征的症状，其特征为发热、淋巴结肿大、咽炎、皮疹、肌痛 / 关节痛等症状 [10-12]。因症状类似于其他常见疾病，病毒传播者往往不承认急性 HIV 感染，另外，患有这种疾病的个体也可能无症状。

当怀疑在妊娠或哺乳期间出现急性抗逆转录病毒综合征时，应结合常规 HIV 抗体筛查试验或抗原 / 抗体免疫分析试验，同时进行血浆 HIVRNA 检测。最新的 HIV 检测指南建议使用美国食品药品管理局批准的抗原 / 抗体组合（第四代）免疫分析方法对 HIV 进行初步检测，该方法可检测 HIV-1 和 HIV-2 抗体以及 HIV-1 p24 抗原。这些测试用于筛查已确定的 HIV-1 或 HIV-2 感染以及急性 HIV-1 感染。在"成人和青少年抗逆转录病毒指南"的"急性和近期（早期）HIV 感染"部分、美国疾病预防控制中心"HIV 检测方法"以及"妊娠期妇女 HIV 检测和围产期 HIV 暴露的诊断"部分可以找到关于 HIV 检测的更具体指导。

在妊娠早期 HIV 检测阴性的妇女中，其最近的 HIV 感染也可以通过在妊娠后期重复 HIV 检测而发现[13]。MIRAD 研究一份报告发现，在通过快速 HIV 检测发现 HIV 的 54 名妇女中，6 人（11%）在分娩过程中为急性或近期感染[14]。对于已知有 HIV 高风险感染的孕妇（在艾滋病年发病率 ≥ 1‰环境接受护理、被监禁或居住在 HIV 感染率高的辖区）中，建议在妊娠晚期重复进行 HIV 检测（见"产前和围产期 HIV 检测""医疗保健环境下成人、青少年和孕妇 HIV 检测修订建议""CDC HIV 检测方法"，以及"妊娠期妇女 HIV 检测和围产期 HIV 暴露的诊断"部分）[15]。尽管有这一建议，在一个 HIV 流行率高的辖区大型城市医院进行回顾性队列研究报告显示，只有 28.4% 的妇女进行了产前 HIV 重复检测[16]。

妊娠和哺乳期间的急性或近期 HIV 感染与围产期 HIV 传播的高风险有关。因此，所有急性或近期 HIV 感染孕妇应尽快开始抗逆转录病毒治疗（ART），目标是通过将血浆 HIVRNA 抑制在可检测水平以下来预防围产期传播。应进行基线基因型耐药试验，以指导调整最佳抗逆转录病毒药物方案。美国和欧洲的数据证明，6% 到 16% 的患者中传播的病毒可能对 ≥ 1 种抗逆转录病毒药物产生耐药性[17, 18]。如果耐药试验结果已经回报或源病毒的耐药模式已知，则该信息可用于指导药物方案的选择。

孕妇（前 3 个月后）和患有急性 HIV 感染的哺乳期妇女应开始采用多替拉韦为基础的方案，包括替诺福韦（TDF）和恩曲他滨，并应停止哺乳（见表 6）。为避免可能增加神经管缺陷的风险，多替拉韦**不应**在妊娠头 3 个月使用（末次月经后 < 14 周孕龄）。虽然多替拉韦未获美国食品药品管理局批准在妊娠头 3 个月使用，但 HIV 感染孕妇治疗和围产期传播预防专家组的一些成员将考虑在每个患者的末次月经后 12 周妊娠时使用多替拉韦。临床医生应就产后避孕事宜向开始使用含多替拉韦方案的患者提供咨询。有关更多信息，请参见"妊娠期使用抗逆转录病毒药物的建议"。

多替拉韦应考虑用于治疗妊娠期和母乳喂养期间的急性感染，因其具有更高的耐药性，可以每日一次给药。拉替格韦的耐药性比多替拉韦低，因此**不推荐**在急性感染期间使用[19]。另外，利托那韦增强的蛋白酶抑制方案可做备选，用于治疗妊娠期或母乳喂养期间的急性感染。

最近数据表明，使用基于整合酶链转移抑制剂（INSTI）的方案可能与较短时间取得病毒抑制相关。一项观察性研究评估了 86 名新诊断为 HIV 感染的非妊娠成人的病毒抑制时间：36 名参与者（42%）患有急性 HIV 感染，27 名（31%）患有早期 HIV 感染，23 名（27%）患有既往 HIV 感染。ART 在诊断后 30 天内开始，明确的病毒抑制的中位时间为 12 周。在接受基于 INSTI 和基于 PI 的方案的患者中，病毒抑制的时间明显缩短 [接受 INSTI 的患者的病毒抑制的中位时间为 12 周，四分位数范围（IQR）为 4 ~ 24 周，而在接受 PI 的患者病毒抑制的中位时间为 24 周，IQR 为 12 ~ 24；$P = 0.022$；基线病毒载量在这两组之间没有差异][20]。多替拉韦加 TDF 和恩曲他滨被认为是治疗非妊娠成人急性期感染的合理 ARV 方案，但有关 INSTI 耐药 HIV 传播的数据和该方案治疗早期感染的疗效的资料有限。

在妊娠早期发现急性 HIV 感染，应启动包括利托那韦增强的 PI 方案。建议使用基于增强的 PI 的方案作为妊娠中期及孕晚期以及在母乳喂养期间 HIV 女性的替代方案。PIs 的耐药性出现缓慢，临床上对 PI 的显著传播耐药并不常见。PI 的选择应基于妊娠期使用抗逆转录病毒药物的建议（见表 6 和表 10）。这些药物包括达芦那韦 / 利托那韦和阿扎那韦 / 利托那韦。

TDF 加恩曲他滨是治疗急性感染优选核苷逆转录酶抑制剂药物组合。除非已知患者为 HLA-B * 5701 阴性，否则不推荐阿巴卡韦用于急性感染的经验性治疗。

当在妊娠期诊断出急性 HIV 感染时，特别是在妊娠后期发现的情况下，当没有足够的时间来完全抑制患者的病毒载量时，可能需要剖宫产。在母乳喂养期间诊断为急性 HIV 感染时，应停止母乳喂养。在怀疑血清学转换的哺乳母亲中，应该中断母乳喂养，如果确认感染，则不应恢复母乳喂养（参见 "美国 HIV 感染妇女母乳喂养咨询和管理指南"）。在等待确认感染状况的同时，女性可以继续分泌和储存母乳。鉴于传染给婴儿的高风险，如果在妊娠或母乳喂养期间诊断出急性 HIV 感染时，婴儿应接受适合这种高风险的 ARV 方案。强烈建议咨询儿科艾滋病专家关于适当的婴儿管理（参见 "围产期 HIV 暴露或产前 HIV 的新生儿抗逆转录病毒管理"）。应询问所有诊断急性感染的女性是否了解其伴侣的 HIV 状况。应鼓励对所有检测 HIV 阳性的孕妇的性伴侣进行 HIV 检测。

◆ 参考文献

1. Thomson KA, Hughes J, Baeten JM, et al. Increased risk of HIV acquisition among women throughout pregnancy and during the postpartum period: a prospective per-coital-act analysis among women with HIV-infected partners. *J Infect Dis*. 2018;218(1):16-25. Available at: https://www.ncbi.nlm.nih.gov/pubmed/29514254.

2. Drake AL, Wagner A, Richardson B, John-Stewart G. Incident HIV during pregnancy and postpartum and risk of mother-to-child HIV transmission: a systematic review and meta-analysis. *PLoS Med*. 2014;11(2):e1001608. Available at: http://www.ncbi.nlm.nih.gov/pubmed/24586123.

3. Mofenson LM. Risk of HIV Acquisition during pregnancy and postpartum: a call for action. *J Infect Dis*. 2018;218(1):1-4. Available at: https://www.ncbi.nlm.nih.gov/pubmed/29506075.

4. Nesheim S, Harris LF, Lampe M. Elimination of perinatal HIV infection in the USA and other high-income countries: achievements and challenges. *Curr Opin HIV AIDS*. 2013;8(5):447-456. Available at: http://www.ncbi.nlm.nih.gov/pubmed/23925002.

5. Birkhead GS, Pulver WP, Warren BL, Hackel S, Rodriguez D, Smith L. Acquiring human immunodeficiency virus during pregnancy and mother-to-child transmission in New York: 2002-2006. *Obstet Gynecol*. 2010;115(6):1247-1255. Available at: http://www.ncbi.nlm.nih.gov/pubmed/20502297.

6. Trepka MJ, Mukherjee S, Beck-Sague C, et al. Missed opportunities for preventing perinatal transmission of Human Immunodeficiency Virus, florida, 2007–2014. *South Med J*. 2017;110(2):116-128. Available at: https://www.ncbi.nlm.nih.gov/pubmed/28158882.

7. Singh S, Lampe MA, Surendera B, S. R, Borkowf CB, Nesheim SR. HIV seroconversion during pregnancy and mother-to-child HIV transmission: data from the enhanced perinatal surveillance projects, United States, 2005–2010. Presented at: The 20th Conference on Retroviruses and Opportunistic Infections. 2013. Atlanta, GA.

8. Peters H, Thorne C, Tookey PA, Byrne L. National audit of perinatal HIV infections in the UK, 2006-2013: what lessons can be learnt? *HIV Med*. 2018;19(4):280-289. Available at: https://www.ncbi.nlm.nih.gov/pubmed/29336508.

9. Morrison CS, Demers K, Kwok C, et al. Plasma and cervical viral loads among Ugandan and Zimbabwean women during acute and early HIV-1 infection. *AIDS*. 2010;24(4):573-582. Available at: http://www.ncbi.nlm.nih.gov/pubmed/20154581.

10. Yerly S, Hirschel B. Diagnosing acute HIV infection. *Expert Rev Anti Infect The*r. 2012;10(1):31-41. Available at: http://www.ncbi.nlm.nih.gov/pubmed/22149612.

11. Richey LE, Halperin J. Acute human immunodeficiency virus infection. *Am J Med Sci*. 2013;345(2):136-142. Available at: http://www.ncbi.nlm.nih.gov/pubmed/23095473.

12. Crowell TA, Colby DJ, Pinyakorn S, et al. Acute retroviral syndrome is associated with high viral burden, CD4 depletion, and immune activation in systemic and tissue compartments. *Clin Infect Dis*. 2018;66(10):1540-1549. Available at: https://www.ncbi.nlm.nih.gov/pubmed/29228130.

13. Wertz J, Cesario J, Sackrison J, Kim S, Dola C. Acute HIV infection in pregnancy: the case for third trimester rescreening. *Case Rep Infect Dis*. 2011;2011:340817. Available at: http://www.ncbi.nlm.nih.gov/pubmed/22567467.

14. Nesheim S, Jamieson DJ, Danner SP, et al. Primary human immunodeficiency virus infection during pregnancy detected by repeat testing. *Am J Obstet Gynecol*. 2007;197(2):149 e141-145. Available at: http://www.ncbi.nlm.nih.gov/pubmed/17689629.

15. Branson BM, Handsfield HH, Lampe MA, et al. Revised recommendations for HIV testing of adults, adolescents, and pregnant women in health-care settings. *MMWR Recomm Rep*. 2006;55(RR-14):1-17; quiz CE11-14. Available at: http://www.ncbi.nlm.nih.gov/pubmed/16988643.

16. Liao C, Golden WC, Anderson JR, Coleman JS. Missed opportunities for repeat HIV testing in pregnancy: implications for elimination of mother-to-child transmission in the United States. *AIDS Patient Care STDS*. 2017;31(1):20-26. Available at: https://www.ncbi.nlm.nih.gov/pubmed/27936863.

17. Rhee SY, Blanco JL, Jordan MR, et al. Geographic and temporal trends in the molecular epidemiology and genetic mechanisms of transmitted HIV-1 drug resistance: an individual-patient- and sequence-level meta-analysis. *PLoS Med*. 2015;12(4):e1001810. Available at: http://www.ncbi.nlm.nih.gov/pubmed/25849352.

18. Buchacz K, Young B, Palella FJ, Jr., et al. Trends in use of genotypic resistance testing and frequency of major drug resistance among antiretroviral-naive persons in the HIV Outpatient Study, 1999–2011. *J Antimicrob Chemother*. 2015;70(8):2337-2346. Available at: http://www.ncbi.nlm.nih.gov/pubmed/25979729.

19. Blanco JL, Varghese V, Rhee SY, Gatell JM, Shafer RW. HIV-1 integrase inhibitor resistance and its clinical implications. *J Infect Dis*. 2011;203(9):1204-1214. Available at: http://www.ncbi.nlm.nih.gov/pubmed/21459813.

20. Hoenigl M, Chaillon A, Moore DJ, et al. Rapid HIV viral load suppression in those Initiating antiretroviral therapy at first visit after HIV diagnosis. *Sci Rep*. 2016;6:32947. Available at: https://www.ncbi.nlm.nih.gov/pubmed/27597312.

21. Zash R, Jacobson DL, Diseko M, et al. Comparative safety of dolutegravir-based or efavirenz-based antiretroviral treatment started during pregnancy in Botswana: an observational study. *Lancet Glob Health*. 2018;6(7):e804-e810. Available at: https://www.ncbi.nlm.nih.gov/pubmed/29880310.

22. Zash R, Makhema J, Shapiro RL. Neural-tube defects with dolutegravir treatment from the time of conception. *N Engl J Med*. 2018. Available at: https://www.ncbi.nlm.nih.gov/pubmed/30037297.

分娩时保健

（最近更新时间 2018 年 12 月 7 日，最后审查时间 2018 年 12 月 7 日）

◆ 分娩时抗逆转录病毒治疗与预防

专家组的建议

- 分娩前已接受产前联合抗逆转录病毒治疗（ART）的妇女应在分娩期间或择期剖宫产术前尽可能按原服药计划继续服用（A Ⅲ）。
- 静脉注射齐多夫定：
  - 孕妇血中 HIV RNA 定量大于或推测应大于 1000 拷贝 /ml 或病毒载量未明者应于临产前静脉注射齐多夫定（A Ⅰ）。
  - 原已接受抗逆转录病毒治疗、依从性好且孕晚期与临产前血中 HIV RNA 小于 50 拷贝 /ml 的孕妇无需静脉注射齐多夫定（B Ⅱ）。
  - 血中 HIV RNA 介于 50 ~ 999 拷贝 /ml 的孕妇可考虑静脉注射齐多夫定。无足够证据支持于此病毒载量范围的孕妇分娩前静脉注射齐多夫定可减少围产期传播 HIV 的风险。医师可根据患者近期抗逆转录病毒治疗依从性、患者意愿进行临床判断，必要时咨询专家（C Ⅱ）。
- 对于临产前血中 HIV RNA 定量大于 1000 拷贝 /ml 的孕妇，建议于妊娠 38 周进行择期剖宫产（通常选择在妊娠 39 周进行，详见 "母婴传播与分娩方式" 部分）（A Ⅰ）。
- HIV 感染状态未明的临产妇应进行 HIV 抗原 / 抗体联合免疫检测（A Ⅱ）。
  - 初筛结果阳性需尽快进行 HIV-1/2 抗体确证实验与 HIV-1 核酸检测，在等待确证检测结果的同时，给予产妇静脉注射齐多夫定或进行新生儿联合抗逆转录病毒药物预防（A Ⅱ）。
  - 若抗体确证阳性或者抗体确证阴性但 HIV 核酸检验阳性（急性期感染可能表现），应继续新生儿联合 ARV 药物预防，详见 "围产期 HIV 感染或围产期 HIV 的新生儿的抗逆转录病毒治疗" 部分（A Ⅰ）。初筛结果阳性的产妇在不能完全排除 HIV 感染可能时，应停止哺乳，详见 "HIV 感染者的产后随访" 部分（A Ⅱ）。
  - 若抗体确证阴性且 HIV RNA 阴性排除急性期感染可能，应停止预防母婴传播抗病毒用药（A Ⅲ）。

推荐评级：A = 强；B = 中等；C = 可选
证据评级：Ⅰ = 一个或多个具有临床结果和 / 或验证的实验室终点的随机试验；Ⅱ = 一个或多个精心设计的，具有长期临床结局的非随机试验或观察性队列研究；Ⅲ = 专家意见

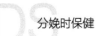

▎妊娠期接受抗逆转录病毒治疗的孕产妇

分娩时静脉注射齐多夫定

PACTG 076 研究方案设计对所有孕产妇在分娩时给予齐多夫定连续静脉注射给药。目前不论孕产妇 CD4 T 淋巴细胞计数以及 HIV 病毒载量，抗逆转录病毒药物联合治疗方案（ART）都被推荐用于所有孕产妇的抗病毒治疗与预防母婴传播。尚无随机临床试验评估接受 ART 的孕产妇静脉注射齐多夫定是否额外获益。

法国围产期队列（the French Perinatal Cohort）评估了 1997 年至 2010 年期间超过 11 000 个接受 ART 的 HIV 感染孕产妇的围产期传播率（10% 的孕产妇接受单独齐多夫定治疗，18% 的孕产妇接受二联抗逆转录病毒药物组合，72% 的孕产妇接受三联抗逆转录病毒药物组合），95% 的孕产妇接受了分娩时静脉注射齐多夫定[1]。加用静脉注射齐多夫定的整体围产期传播率为 0.9%（95/10 239 个新生儿），不加用静脉注射齐多夫定的整体围产期传播率为 1.8%（9/514 个新生儿，P=0.06）。对于分娩时病毒载量 < 1000 拷贝/ml 的孕产妇，不加用静脉注射齐多夫定的 369 个孕产妇没有发生围产期传播事件，加用静脉注射齐多夫定的围产期传播率为 0.6%（47/8132 个新生儿，P > 0.20）。对于分娩时病毒载量 > 1000 拷贝/ml 且新生儿仅接受齐多夫定预防传播的孕产妇，不加用静脉注射齐多夫定的围产期传播率为 10.2%，加用静脉注射齐多夫定的围产期传播率为 2.5%（P < 0.01）。新生儿接受 2 种或以上的抗逆转录病毒药物预防组合不会对围产期传播率产生影响（4.8% vs 4.1%，P=0.83）。一项迈阿密队列研究表明，1996 年至 2008 年期间分娩的 717 个孕产妇（大多数接受 ART 且分娩时 HIV RNA < 1000 拷贝/ml）不接受静脉注射齐多夫定与围产期传播风险的增加无关[2]。一项关于围产期高风险婴儿的欧洲队列研究中，单因素分析结果显示，分娩时不加用静脉注射齐多夫定与围产期传播率的增加相关，但在校正 HIV RNA 或其他因素后，无统计学显著性差异（HR=0.79，95%CI=0.55 ~ 1.15，P=0.23）[3]。一项爱尔兰的队列研究中，HIV RNA < 1000 拷贝/ml 且产前接受 ART 至少 4 周的 61 例孕产妇，分娩时未接受静脉注射齐多夫定的受试者与分娩 4 小时内接受静脉注射齐多夫定的孕妇均未发生围产期 HIV 传播[4]。

基于上述研究结果，不论产前使用何种抗逆转录病毒药物方案，只要分娩时 HIV RNA > 1000 拷贝/ml 或者病毒载量情况未明的 HIV 感染孕产妇均应该静脉注射齐多夫定以减少围产期传播。对于正在接受抗逆转录病毒药物方案，在孕晚期及（或）产前 HIV RNA ≤ 1000 拷贝 /ml 以及药物依从性、耐受性良好的孕产妇，不需要静脉注射齐多夫定。然而，许多专家认为目前无足够证据支持 HIV RNA 介于 50 ～ 999 拷贝 /ml 的孕产妇静脉注射齐多夫定能够进一步减少围产期传播的风险。有的专家建议在前述病毒载量范围的孕产妇静脉注射齐多夫定，因为 HIV RNA 在 50 ～ 999 拷贝 /ml 范围内的围产期传播风险（约 1% ～ 2%）比 HIV RNA < 50 拷贝 /ml 的风险（≤ 1%）略高 [1, 5, 6]。此外，近期研究指出 6% 的病毒载量控制良好的 HIV 感染孕产妇在产前出现病毒学反弹 [7]。不论病毒载量如何，临床医师需根据临床综合评估来决定是否使用静脉注射齐多夫定。

血中 HIV RNA >1000 拷贝 /ml、计划进行剖宫产以规避临产期病毒传播的孕产妇需在计划剖宫产前 3 小时静脉注射齐多夫定。此建议基于妊娠期口服以及分娩期间连续静脉滴注齐多夫定的药代动力学研究结果。初始剂量给药之后，检测基线值以及每 3 ～ 4 小时直至分娩的孕产妇齐多夫定水平。脐带血也进行齐多夫定浓度检测 [8]。血液及细胞内齐多夫定药物浓度从基线开始增加，3 小时后可达稳态水平。脐带血药物水平与孕产妇药物水平以及孕产妇输注时间相关。若是因其他因素进行择期剖宫产，且分娩时 HIV RNA < 1000 拷贝 /ml 的孕产妇不需静脉注射齐多夫定。

即便产前已知或疑似有齐多夫定耐药问题，但临产前 HIV RNA > 1000 拷贝 /ml 孕产妇仍推荐静脉注射齐多夫定，除非有药物过敏史。由于齐多夫定的独特性质，即便孕产妇存在耐药仍能通过静脉注射减少围产期传播的风险（详见"妊娠期抗逆转录病毒药物耐药性及耐药性检测"部分）。

一些国际研究进行了分娩时口服（而不是静脉注射）齐多夫定试验，目前缺乏分娩时齐多夫定口服与静脉用药对比的药代动力学数据。分娩时口服齐多夫定的研究发现，血液齐多夫定浓度低于静脉注射给药，同时药代动力学参数说明分娩时对齐多夫定的吸收不稳定 [9, 10]。因此，对于临产前 HIV RNA > 1000 拷贝 /ml 美国孕产妇，在需要使用齐多夫定的情况下，静脉注射优于口服给药，当无法实现静脉注射给药的情况下，口服齐多夫定可首次给予负荷剂量 600mg，然后给予维持剂量每 3 小时一次，每次 400mg [10]。

分娩期持续使用产前抗逆转录病毒药物方案

产前接受抗逆转录病毒治疗方案的孕产妇应在分娩期间尽可能按时继续

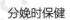

使用该方案，以提供最大程度的病毒抑制并尽量减少发生耐药的机会。如果该孕产妇的妊娠期抗病毒药物方案包括口服齐多夫定，且决定接受静脉注射齐多夫定时，原方案的口服齐多夫定仍可以保留。择期剖宫产术前，可啜饮少量水送服药物。需要与食同服的药物可服用液体膳食补充剂，具体需与麻醉科医师讨论协商。若围产期需暂时中断抗逆转录病毒治疗方案（24 小时以内），所有药物应同时停止或重新开始服用以减少病毒耐药可能。

▌妊娠期接受抗逆转录病毒治疗但临产前未达到病毒学抑制的孕产妇

妊娠期接受抗逆转录病毒药物治疗的孕产妇可能由于依从性不佳、耐药或治疗时间过短等因素，无法在分娩时达到完全病毒抑制。不论何种原因，所有临产前 HIV RNA 大于或推测大于 1000 拷贝 /ml 的孕产妇均应考虑在妊娠 38 周进行择期剖宫产手术，这可能显著减少围产期传播的风险（详见"母婴传播与分娩方式"）。

如前所述，临产前 HIV RNA > 1000 拷贝 /ml 的孕产妇应在妊娠期继续抗逆转录病毒药物治疗的同时，静脉注射齐多夫定。不推荐其他额外的孕产妇抗逆转录病毒药物治疗，例如单剂量奈韦拉平。但在某些高风险情况下，需使用额外的新生儿抗逆转录病毒药物预防，包括临产前孕产妇病毒载量很高，尤其是病毒载量高而又没有择期剖宫产分娩的情况（详见"围产期 HIV 感染或围产期 HIV 的新生儿的抗逆转录病毒治疗"与表 9）。

▌*妊娠期未接受抗逆转录病毒治疗的孕产妇*

HIV 病毒感染状况不明的产妇

所有分娩时 HIV 感染状况不明的产妇应进行 HIV 快速筛查，除非她们拒绝（即"选择不筛查"）。对于妊娠早期已查 HIV 阴性，但存在 HIV 感染风险且未在孕晚期再次筛查的产妇也建议在分娩期进行 HIV 抗原 / 抗体联合免疫检测。增加孕晚期感染风险的因素包括确诊性传播疾病、毒品使用、性交易事件、妊娠期多个性伴侣、存在 HIV 感染风险或已知 HIV 感染的性伴侣、急性 HIV 感染体征、生活在育龄妇女 HIV 感染率较高的地区等[11]。

HIV 的初步检测应该使用美国食品药品管理局批准的检测 HIV-1 和 HIV-2 抗体的抗原 / 抗体联合免疫试验，以及用于筛查急性和慢性期 HIV-1

感染的 HIV RNA 检测。初筛阴性的样本不需要进一步测定。初筛阳性的样本应使用美国食品药品管理局批准的抗体免疫测定法进行测试，该方法可区分 HIV-1 抗体与 HIV-2 抗体。初始抗原 / 抗体联合免疫测定和 HIV-1/HIV-2 抗体鉴别免疫测定出现阳性反应结果说明 HIV-1 抗体阳性；HIV-2 抗体阳性；或 HIV 抗体阳性（未区分 HIV1 和 HIV2）（详见"医疗保健环境下成人、青少年和孕妇 HIV 检测的修订建议"部分与 HIV 实验室检测）。HIV-1 RNA 高而 HIV 抗体阴性很可能是 HIV 感染急性期。

应在所有设有产科和 / 或新生儿重症监护病房的医疗机构提供 24 小时 HIV 快速检测。有关 HIV 快速检测的法规和规定因州而异（请参阅临床医师咨询中心的各州 HIV 检测法律）。所有设有产科和 / 或新生儿重症监护病房的医疗机构提供有关检测的信息。

初始检测阳性的孕产妇应视为 HIV 感染，直到后续检测明确感染状态。如下所述，应立即对所有分娩时初始 HIV 检测阳性的孕产妇静脉注射齐多夫定，以预防母婴传播。初步检测阳性的孕产妇在明确排除 HIV 感染之前不应进行母乳喂养。

在产后期间，临床医生应该随访这些妇女的 HIV-1/HIV-2 抗体鉴别免疫检测和 HIV-1 RNA 检测结果，并尽快对其健康状况进行评估，包括 CD4 细胞计数和 HIV 耐药基因型。同时应纳入 HIV 关怀体系并在出院后提供持续的社会心理支持。如"HIV 感染或暴露新生儿的抗逆转录病毒治疗"部分所述，婴儿应接受抗逆转录病毒药物联合预防。如果后续抗体检测结果为阴性，则应检测 HIV RNA，以排除急性感染可能（参见"急性 HIV 感染"部分）。

妊娠期未接受抗逆转录病毒治疗的孕产妇分娩时 / 产后抗逆转录病毒治疗选择

所有妊娠期未接受抗逆转录病毒药物治疗的 HIV 感染产妇在分娩期应立即静脉注射齐多夫定，以预防围产期传播。虽然分娩时 / 新生儿抗逆转录病毒药物不能预防妊娠期已经发生的围产期传播，但大多数的母婴传播发生在分娩时或邻近分娩时。可以通过给孕产妇提供快速穿过胎盘的药物来提供胎儿的暴露前预防，为分娩期间强烈暴露于母体感染性生殖器分泌物与血液的胎儿提供全身性抗逆转录病毒药物防护。通常来说，齐多夫定和其他核苷类逆转录酶抑制剂、非核苷类逆转录酶抑制剂和整合酶抑制剂 RAL 可很好地穿过胎盘，而蛋白酶抑制剂则不能（参见表10）。一项小型 PK 研究和胎盘灌注实验显示了整合酶抑制剂 EVG 的中度到高的胎盘穿透能力[12, 13]。一项 PK 研究发现 18 名婴儿的脐带血 / 母体血浆中位浓度比率为 1.25，结合病例报告和胎盘灌注实验数据显示，整合酶抑制剂 DTG 具有中度到高度的胎盘穿透能力[14-16]。产后方案的选择与从未接受过抗逆转录病毒治疗的女性相似（参见"从未接受过抗逆转录病毒治疗的 HIV 感染孕产妇"部分）。

一项大型国际试验（NICHD-HPTN 040 / PACTG 1043）表明，对于妊娠期未接受抗逆转录病毒药物治疗的孕产妇，分娩后在新生儿抗逆转录病毒药物方案中加入齐多夫定可进一步减少围产期 HIV 传播（详见"HIV 感染或暴露新生儿的抗逆转录病毒治疗"部分）。在这项研究中，未接受产前抗逆转录病毒药物治疗的孕产妇如果在分娩期间诊断出 HIV 感染，则接受静脉注射齐多夫定治疗，如果产后确诊 HIV，则不接受齐多夫定治疗；新生儿接受 6 周的齐多夫定单药或与其他药物联合治疗。与单用齐多夫定相比，联合方案可导致传播减少 50%[17]。Shapiro 等人在博茨瓦纳进行的 Mashi 试验中，将孕产妇单剂量奈韦拉平联合短期齐多夫定治疗和婴儿单剂量奈韦拉平预防都没有降低围产期传播的风险。因此，对于未接受过产前抗逆转录病毒药物治疗的孕产妇，不建议分娩时使用单剂量奈韦拉平[18]。新药物如整合酶抑制剂的疗效尚未得到评估。在美国，替代喂养是可负担的、可行的、可接受的、可持续的和安全的，在分娩期间或产后被早期诊断患有 HIV 感染的妇女应避免母乳喂养。

◆ 参考文献

1. Briand N, Warszawski J, Mandelbrot L, et al. Is intrapartum intravenous zidovudine for prevention of mother-to-child HIV-1 transmission still useful in the combination antiretroviral therapy era? *Clin Infect Di*s. 2013;57(6):903-914. Available at: http://www.ncbi.nlm.nih.gov/pubmed/23728147.

2. Cotter AM, Brookfield KF, Duthely LM, Gonzalez Quintero VH, Potter JE, O'Sullivan MJ. Duration of membrane rupture and risk of perinatal transmission of HIV-1 in the era of combination antiretroviral therapy. *Am J Obstet Gynecol*. 2012;207(6):482 e481-485. Available at: http://www.ncbi.nlm.nih.gov/pubmed/23103331.

3. Chiappini E, Galli L, Giaquinto C, et al. Use of combination neonatal prophylaxis for the prevention of mother-to-child transmission of HIV infection in European high-risk infants. *AIDS*. 2013;27(6):991-1000. Available at: http://www.ncbi.nlm.nih.gov/pubmed/23211776.

4. Wong VV. Is peripartum zidovudine absolutely necessary for patients with a viral load less than 1,000 copies/mL? *J Obstet Gynaecol*. 2011;31(8):740-742. Available at: http://www.ncbi.nlm.nih.gov/pubmed/22085066.

5. Townsend CL, Byrne L, Cortina-Borja M, et al. Earlier initiation of ART and further decline in mother-to-child HIV transmission rates, 2000-2011. *AIDS*. 2014;28(7):1049-1057. Available at: http://www.ncbi.nlm.nih.gov/pubmed/24566097.

6. Myer L, Phillips TK, McIntyre JA, et al. HIV viraemia and mother-to-child transmission risk after antiretroviral therapy initiation in pregnancy in Cape Town, South Africa. *HIV Med*. 2017;18(2):80-88. Available at: https://www.ncbi.nlm.nih.gov/pubmed/27353189.

7. Boucoiran I, Albert AYK, Tulloch K, et al. Human immunodeficiency virus viral load rebound near delivery in previously suppressed, combination antiretroviral therapy-treated pregnant women. *Obstet Gynecol*. 2017;130(3):497-501. Available at: https://www.ncbi.nlm.nih.gov/pubmed/28796673.

8. Rodman JH, Flynn PM, Robbins B, et al. Systemic pharmacokinetics and cellular pharmacology of zidovudine in human immunodeficiency virus type 1-infected women and newborn infants. *J Infect Dis*. 1999;180(6):1844-1850. Available at: http://www.ncbi.nlm.nih.gov/pubmed/10558940.

9. Bhadrakom C, Simonds RJ, Mei JV, et al. Oral zidovudine during labor to prevent perinatal HIV transmission, Bangkok: tolerance and zidovudine concentration in cord blood. Bangkok collaborative perinatal HIV transmission study group. *AIDS*. 2000;14(5):509-516. Available at: http://www.ncbi.nlm.nih.gov/pubmed/10780713.

10. Mirochnick M, Rodman JH, Robbins BL, et al. Pharmacokinetics of oral zidovudine administered during labour: a preliminary study. *HIV Med*. 2007;8(7):451-456. Available at: http://www.ncbi.nlm.nih.gov/pubmed/17760737.

11. Branson BM, Handsfield HH, Lampe MA, et al. Revised recommendations for HIV testing of adults, adolescents, and pregnant women in health-care settings. *MMWR Recomm Rep*. 2006;55(RR-14):1-17; quiz CE11-14. Available at: http://www.ncbi.nlm.nih.gov/pubmed/16988643.

12. Best B, Caparelli E, Stek A, et al. Elvitegravir/cobicistat pharmacokinetics in pregnancy and postpartum. Presented at: Conference on Retroviruses and Opportunistic Infections. 2017. Seattle, WA.

13. Faure-Bardon V, Mandelbrot L, Duro D, Dussaux C, Le M, Peytavin G. Placental transfer of elvitegravir and cobicistat in an ex vivo human cotyledon double perfusion model. *AIDS*. 2018;32(3):321-325. Available at: https://www.ncbi.nlm.nih.gov/pubmed/29112064.

14. Lewis JM, Railton E, Riordan A, Khoo S, Chaponda M. Early experience of dolutegravir pharmacokinetics in pregnancy: high maternal levels and significant foetal exposure with twice-daily dosing. *AIDS*. 2016;30(8):1313-1315. Available at: https://www.ncbi.nlm.nih.gov/pubmed/27128333.

15. Rimawi BH, Johnson E, Rajakumar A, et al. Pharmacokinetics and placental transfer of elvitegravir and dolutegravir, and other antiretrovirals during pregnancy. *Antimicrob Agents Chemother*. 2017. Available at: https://www.ncbi.nlm.nih.gov/pubmed/28348149.

16. Mulligan N, Best BM, Wang J, et al. Dolutegravir pharmacokinetics in pregnant and postpartum women living with HIV. *AIDS*. 2018;32(6):729-737. Available at: https://www.ncbi.nlm.nih.gov/pubmed/29369162.

17. Nielsen-Saines K, Watts DH, Veloso VG, et al. Three postpartum antiretroviral regimens to prevent intrapartum HIV infection. *N Engl J Med*. 2012;366(25):2368-2379. Available at: http://www.ncbi.nlm.nih.gov/pubmed/22716975.

18. Shapiro RL, Thior I, Gilbert PB, et al. Maternal single-dose nevirapine versus placebo as part of an antiretroviral strategy to prevent mother-to-child HIV transmission in Botswana. *AIDS*. 2006;20(9):1281-1288. Available at: http://www.ncbi.nlm.nih.gov/pubmed/16816557.

母婴传播与分娩方式

（2018 年 12 月 7 日最新更新，2018 年 12 月 7 日最新评审）

专家组的建议

· 对于临产前 HIV RNA> 1000 拷贝 /ml 或病毒载量未知的女性，无论妊娠期是否接受过抗逆转录病毒治疗（ART），建议在妊娠 38 周时进行择期剖宫产以尽量减少母婴传播（A Ⅱ）。

· 对于妊娠期接受抗逆转录病毒治疗且临产前 HIV RNA < 1000 拷贝 /ml 的孕产妇，HIV 围产期传率较低，因此**不建议常规推荐**择期剖宫产（A Ⅱ）。

· 对于 HIV RNA 水平 ≤ 1000 拷贝 /ml 的孕产妇，如果需要进行剖宫产或引产，则应按照产科适应证的标准时限进行（A Ⅱ）。

· 对于 HIV RNA> 1000 拷贝 /ml 或病毒载量未知且产程自然发动或胎膜破裂的孕产妇，没有足够证据确定剖宫产是否会降低围产期 HIV 传播的风险。因 HIV 感染而需进行择期剖宫产的孕产妇在分娩时需要个性化管理（B Ⅱ）。在这种情况下，咨询围产期艾滋病专家（例如，与国家围产期 HIV/ 艾滋病临床咨询中心电话咨询，电话号码是 888-448-8765）可能有助于快速制定个性化的分娩计划。

· 对于正在使用抗逆转录病毒药物治疗且 HIV RNA <1000 拷贝 /ml 的孕产妇，膜破裂持续时间与围产期传播风险增加无关，建议阴道分娩（B Ⅱ）。

推荐评级：A = 强；B = 中等；C = 可选

证据评级：Ⅰ = 一个或多个具有临床结果和 / 或验证的实验室终点的随机试验；Ⅱ = 一个或多个精心设计的，具有长期临床结局的非随机试验或观察性队列研究；Ⅲ = 专家意见

▌*目前建议的研究基础*

择期剖宫产（定义为产程启动前的剖宫产与胎膜破裂前的剖宫产），建议用于临产前产妇 HIV RNA> 1000 拷贝 /ml 或 HIV RNA 水平未知的产妇以预防围产期传播。

该建议基于多中心随机临床试验[1]和大型患者数据荟萃分析的结果[2]。这两项研究是在大多数 HIV 感染者未接受 ARV 药物或齐多夫定作为单一预防药物且病毒载量信息难以获得的年代进行的，而现在妊娠期建议抗病毒治疗且病毒载量信息很容易获得，但研究结果仍是目前分娩方式推荐的重要

依据。

HIV RNA> 1000 拷贝 /ml 作为推荐择期剖宫产的门槛

美国妇产科医师学会（ACOG）建议对 HIV RNA> 1000 拷贝 /ml 的孕产妇提供有关择期剖宫产潜在获益的咨询[3]。最初，1000 拷贝 /ml 的阈值主要是基于妇女和婴儿传播研究的数据，该研究是一项大型前瞻性队列研究，该研究报告 57 名 HIV RNA < 1000 拷贝 /ml 的女性未发现 HIV 传播[4]。此后的研究报告表明，在病毒载量低的孕产妇所生的婴儿身上也可能发生 HIV 的传播事件。大多数研究没有指明分娩前最后一次 HIV RNA 的检测时间。HIV 感染和预防围产期传播的孕妇治疗小组建议在大约 34 ~ 36 周妊娠期进行病毒载量检测，以便为选择分娩方式以及新生儿最佳治疗时间做出决定提供依据。一项加拿大回顾性分析报告称，6% 的女性（ n = 318）在妊娠期某些时候检测不到 HIV RNA 水平，但在分娩过程中可检测到病毒，因此证明即使在接受抗逆转录病毒药物治疗的孕产妇中也可能出现病毒反弹[5]。

一项对 957 名血浆病毒载量 ≤ 1000 拷贝 /ml 的孕产妇的研究结果显示，剖宫产（不论是择期或紧急）在校正潜在混杂因素（包括接受孕产妇抗逆转录病毒药物治疗）时降低了艾滋病病毒传播的风险 [调整后的比值（AOR）= 0.30；P= 0.022]；然而，该研究中单一齐多夫定是主要预防方案[6]。在 834 名 HIV RNA < 1000 拷贝 /ml 接受抗逆转录病毒药物治疗的孕产妇中，8 名婴儿（1%）出生时患有 HIV。在一份基于英国和爱尔兰综合国家监测系统数据的报告中，HIV RNA < 50 拷贝 /ml 的孕产妇所生的 2309 名婴儿中有 3 名（0.1%）HIV RNA < 50 拷贝 /ml，1023 名婴儿中有 12 名（1.2%）HIV RNA 介于 50 ~ 999 拷贝 /ml，其中一些感染表明了宫内传播的发生[7]。

一些研究表明即使在非常低的 HIV RNA 水平下也可能发生围产期传播。然而，鉴于病毒载量非常低的孕产妇的围产期传播率很低，目前尚不清楚择期剖宫产是否会带来额外减少传播的受益。此外，有证据表明，HIV 感染妇女的剖宫产并发症发生率高于未感染 HIV 妇女[8]。因此，根据产科医生和孕妇之间的讨论，对于接受抗逆转录病毒药物治疗且 HIV RNA 水平 ≤ 1000 拷贝 /ml 的孕产妇的分娩方式决定应该因地制宜。应告知相关孕产妇，目前尚无证据表明，择期剖宫产手术对于正在接受抗逆转录病毒药物治疗且 HIV RNA ≤ 1000 拷贝 /ml 的孕产妇有任何减少围产期传播的获益，因此**不常规推荐**这些孕产妇进行择期剖宫产。

抗逆转录病毒治疗时代的择期剖宫产选择

2008 年发表的英国和爱尔兰监测数据表明，接受抗逆转录病毒组合（即 ≥ 3 种药物）治疗的孕产妇的围产期传播率约为 1%（未按照分娩方式进行调整）[7]。鉴于孕产妇使用抗逆转录病毒药物疗法即可实现低传播率，因此难以评估择期剖宫产的获益。随机临床试验[1]和荟萃分析[2]中记录了剖宫产分娩的获益，不过其中纳入的大多数孕产妇既没有接受抗逆转录病毒药物治疗，也没有接受齐多夫定单独治疗。其他研究部分解决了这个问题。

在 2000 年至 2011 年间关于英国和爱尔兰 HIV 感染妇女分娩的报告中，在接受抗逆转录病毒药物治疗且 HIV RNA < 1000 拷贝 /ml 且行择期剖宫产的孕产妇剖宫产中，HIV 母婴传播率（13/3544；0.3%）与阴道分娩母婴传播率（6/2238；0.3%）统计学没有差异[9]。来自法国围产期队列的数据同样显示，抗逆转录病毒药物治疗且病毒完全抑制的孕产妇选择阴道分娩与选择剖宫产的传播率无显著性差异，都是 0.3%。对于 HIV RNA < 1000 拷贝 /ml 的早产女性，阴道分娩的传播率略高于择期剖宫产分娩，但此队列中病毒载量 < 400 拷贝 /ml 的女性数量较少且病毒载量的差异无统计学意义 [HIV RNA 处于 400～1000 拷贝 /ml 的阴道分娩和择期剖宫产分娩的传播率为 1/9（11.1%）比 1/17（5.9%）；HIV RNA 处于 50～400 拷贝 /ml 的为 1/39（2.6%）对 1/56（1.8%）；HIV RNA < 50 拷贝 /ml 的为 1/189（0.5%）与 0/143（0%）][10]。在 1993 年至 2013 年芬兰记录的 290 例 HIV 感染孕产妇分娩中，75.4% 的妇女通过阴道分娩，12.5% 通过择期剖宫产，12.5% 通过紧急剖宫产；80% 的孕产妇 HIV RNA < 50 拷贝 /ml。全部没有发生围产期 HIV 传播[11]。因此，迄今为止没有任何证据表明，接受抗逆转录病毒治疗数周以及在分娩时或接近分娩时病毒抑制的 HIV 感染孕产妇进行择期剖宫产有任何获益。

当选择的分娩方法是择期剖宫产且孕产妇病毒载量 >1000 拷贝 /ml 时，在择期剖宫产前 3 小时先以初始剂量静脉缓慢输注齐多夫定，再以维持剂量持续静脉注射齐多夫定 2 小时（总共 3 小时）。一项对 28 名孕妇进行静脉注射齐多夫定的药代动力学研究表明，分娩前 3～6 小时接受静脉注射齐多夫定 3～6 小时，输注的脐带血齐多夫定浓度 / 孕产妇血液齐多夫定浓度的比例显著高于分娩前 3 小时以内接受输注的组别（分别为 1.0 和 0.55）[12]。这表明 ≥ 3 小时间隔可以为齐多夫定提供足够的时间穿过胎盘并与母体达到浓度平衡，尽管脐带血齐多夫定水平或脐带血 / 母体齐多夫定水平与预防围产期传播 HIV 的效果之间的关系还是未知的。

因为非择期剖宫产迫于孕产妇和胎儿指征需要而实施，当病毒载量 > 1000 拷贝 /ml 的孕产妇进行非择期剖宫产时，应考虑缩短静脉注射齐多夫定给药和分娩之间的间隔。例如，一些专家建议给药 1 小时负荷剂量的静脉注射齐多夫定，并且在分娩前不需要等待给药过程结束。

孕晚期的孕产妇

孕晚期未接受抗逆转录病毒药物治疗的 HIV 感染孕产妇在分娩前可能没有 HIV RNA 检测结果。由于没有接受治疗，基线时 HIV RNA 水平不太可能 ≤ 1000 拷贝 /ml。即使立即开始抗病毒治疗，降低血浆 HIV RNA 至检测不到的水平也可能需要几周时间，这取决于基线病毒载量和特定药物方案的药效动力学 [13-15]。在这种情况下，除非在妊娠 38 周之前已知达到病毒抑制状态，否则选择择期剖宫产可能会在降低孕妇围产期 HIV 传播的风险方面提供额外的好处。尽管有些专家会建议在一个有短暂病毒学抑制（例如 < 2 周）的孕产妇选择剖宫产，但只要该孕妇分娩时血浆 HIV RNA 水平低于 1000 拷贝 /ml，更多专家会支持阴道分娩。

阴道分娩的时机选择

一项对 613 名孕 38 ~ 40 周、阴道分娩的孕产妇（HIV RNA < 1000 拷贝 /ml）和 303 名孕 ≥ 40 周阴道分娩的孕产妇比较显示，按分娩胎龄计算的围产期 HIV 传播率没有差异（0.3 % vs 0.5 %），这表明没有择期剖宫产指征的 HIV 感染孕产妇可根据标准产科指征选择分娩时机，以预防 HIV 围产期传播 [16]。

择期剖宫产的时机选择

对于一般产科人群，ACOG 建议不要在妊娠 39 周之前进行择期剖宫产，因为存在医源性早产的风险 [17, 18]。然而当剖宫产被证明可以预防 HIV 传播时，ACOG 建议在妊娠 38 周进行剖宫产，以降低早产或胎膜破裂的可能性 [3]。在所有再次接受剖宫产的妇女中，新生儿不良事件的总体风险——包括新生儿死亡、呼吸并发症、低血糖、新生儿败血症或新生儿重症监护病房入院——在妊娠 37 周概率为 15.3 %，妊娠 38 周为 11.0 %，妊娠 39 周为 8.0 %。胎龄应该由最好的预产期标准来确定，参考指标包括最后一次月经和为了确定预产期的早期超声波。如果可能的话，应该避免对 HIV 感染孕产妇进行羊膜穿刺术来记录肺成熟度以预防 HIV 传播，这也是在择期剖宫产之前很少会被告知的注意事项。

一项包含 1194 例 HIV 感染孕产妇所生婴儿的研究中，9 例（1.6 %）通过阴道分娩的婴儿以及 18 例（4.4 %）通过择期剖宫产分娩的婴儿患有呼吸窘迫综合征（RDS）（$P < 0.001$）。在调整婴儿胎龄和出生体重因素之后，分娩方式和婴儿 RDS 之间没有统计学上的显著关联[19]。尽管妊娠 < 39 周的择期剖宫产可能会增加新生儿并发症，但 38 周实施择期剖宫产手术在预防 HIV 传播方面的好处通常会超过风险。当 HIV RNA ≤ 1000 拷贝/ml 的孕产妇由于其他指征而不是为了减少 HIV 传播而进行择期剖宫产手术时，应该根据 ACOG 对没有 HIV 的女性的指导原则安排剖宫产。

产妇并发症的风险

建议所有妇女在围术期预防性应用抗菌药物，以降低与剖宫产相关的孕产妇感染性疾病发病率。大多数研究表明，与未感染 HIV 妇女相比，HIV 感染妇女术后并发症的发生率更高（主要是感染性并发症），并发症的风险与免疫抑制程度和接受抑制性抗逆转录病毒药物治疗有关[20-25]。此外，关于六项 HIV 感染女性研究的 Cochrane 系统综述得出结论，急诊剖宫产与产后高发病率风险相关，择期剖宫产处于中间风险，阴道分娩的发病率最低[26, 27]。在大多数研究中，HIV 感染者的并发症发生率[1, 28-32]与未感染 HIV 的人群相当，且频率或严重程度不足以抵消围产期 HIV 传播减少的潜在获益。美国对一个大型行政数据库中具有全国代表性的数据进行的研究表明，即使在抗逆转录病毒药物治疗（ART）时代，HIV 感染妇女的感染性疾病并发症、手术创伤、长期住院和住院期间死亡人数仍然高于未感染 HIV 妇女[8]。与剖宫产相关的任何并发症的发生率在 HIV 感染妇女中为 117 / 1000，在未感染 HIV 妇女中为 67 / 1000。对 HIV 感染女性的主要观察性研究的荟萃分析也报告了选择剖宫产比阴道分娩的发病率更高（OR 3.12），并且正在使用抗逆转录病毒药物治疗的孕产妇围产期 HIV 传播没有减少[33]。因此，HIV 感染者应该被告知在 HIV 感染情况下接受剖宫产的具体风险。

此外，在没有明确证据显示有好处的情况下，尤其是年轻女性会有更多的妊娠机会，可能会有多次剖宫产，因此在进行剖宫分娩时应该小心谨慎。异常胎盘植入（如前置胎盘、胎盘粘连、胎盘植入、胎盘穿透子宫）和分娩时出血都与剖宫产次数的增加而风险增加。在进行剖宫产之前，应该考虑与孕产妇讨论这些风险 [34, 35]。

早产或胎膜破裂的孕产妇管理

大多数研究显示，出现分娩和胎膜破裂后产科指征的剖宫产与阴道分娩有相似的 HIV 传播风险。在一项研究中，接受紧急剖宫产和阴道分娩的妇女的 HIV 传播率相似（分别为 1.6 ％ 和 1.9 ％）[7]。一项对 HIV 感染妇女（大多数妇女没有接受抗逆转录病毒药物或仅接受齐多夫定）进行的荟萃分析显示，胎膜破裂每延长一小时，传播风险就会增加 2%[36]。然而，目前还不清楚分娩前或胎膜破裂后多久，剖宫产的好处就丧失了 [37]。一项对 707 名爱尔兰孕产妇的前瞻性研究显示，在 493 名接受抗逆转录病毒药物治疗且 HIV RNA 水平低于 1000 拷贝 /ml 的孕产妇中，没有发生胎膜破裂长达 25 小时的围产期传播病例。只有病毒载量超过 10 000 拷贝 /ml 是围产期传播的独立危险因素 [38]。一项对英国和爱尔兰 2398 名 HIV 感染孕产妇进行的前瞻性研究显示，无论母亲的病毒载量如何，在 2116 例足月分娩中胎膜破裂持续时间和围产期 HIV 传播之间没有关联。89 ％ 的女性 HIV RNA 水平低于 50 拷贝 / ml；在剩下的 11% 中，9 ％ 的人的 HIV RNA 水平为 50 ~ 399 拷贝 /ml，1 ％ 为 400 ~ 999 拷贝 /ml，0.4 ％ 为 1000 ~ 9999 拷贝 /ml，0.6 ％ 大于 10 000 拷贝 /ml。在围产期传播且没有宫内传播证据的母婴组合中，2 名母亲检测不到 HIVRNA 水平（ < 50 拷贝 /ml），1 名母亲的 HIVRNA 水平为 50 ~ 399 拷贝 /ml，2 名母亲的水平超过 10，000 拷贝 /mL。足月分娩胎膜破裂的中位持续时间为 3 小时 30 分钟；71 例（3.4 ％）胎膜破裂 > 24 小时，24 例（1.1 ％）胎膜破裂 > 48 小时。该研究的作者得出结论，使用抗逆转录病毒药物治疗的 HIV 感染孕产妇在胎膜破裂时的产科保健应该"正常化" [39, 40]。由于分娩开始后的剖宫产是否会降低围产期 HIV 传播的风险尚不清楚，对于分娩中的原定剖宫产妇女必须在分娩时个性化管理。在这种情况下，咨询围产期 HIV 专家可能会有所帮助。由于个性化分娩计划必须快速制定，可通过每周 7 天、每天 24 小时的热线电话咨询（例如，全国围产期 HIV/ 艾滋病临床咨询中心可能有助于快速制定个性化分娩计划）。

不管选择何种分娩方式，孕产妇之前的口服抗逆转录病毒药物方案应该继续，同时开始静脉注射齐多夫定（如果事先有计划的话）。

当在妊娠 37 周之前胎膜破裂发生时，考虑到早产和 HIV 传播对婴儿的风险，分娩时机的决定应该基于最佳产科实践结论。在适当的时候，应该给予类固醇来加速胎儿肺的成熟，因为没有数据表明这些建议对 HIV 感染孕产妇有所不同。当决定分娩时，应该根据产科指征来决定分娩方式。

手术助产的阴道分娩

在过去，抗逆转录病毒药物治疗时代的数据无法得知，HIV 被认为是用镊子或负压吸引手术阴道分娩的相对禁忌证，但是一直缺乏抗逆转录病毒药物治疗时代的数据验证。Peters 等人回顾了 2008 年至 2016 年期间英国 9 072 名 HIV 感染妇女的分娩情况，发现 2007 年至 2011 年期间，达到病毒血学抑制的妇女比例为 80%，2012 年至 2014 年期间为 90%。在 3023/3663 例阴道分娩中，有 249 例（8.2%）涉及手术助产分娩（5.6% 使用镊子，2.4% 使用负压装置，0.1% 使用镊子和负压装置，0.2% 装置类型未知）。在 222 名 18 个月大的已知 HIV 状况的婴儿中，有 1 例 HIV 传播事件（有多种可能的原因，但没有足够的证据证实分娩时传播）。研究作者得出结论，手术助产分娩对病毒抑制的 HIV 感染孕产妇来说是一个安全的选择 [41]。

◆ 参考文献

1. European Mode of Delivery Collaboration. Elective caesarean-section versus vaginal delivery in prevention of vertical HIV-1 transmission: a randomised clinical trial. *Lancet*. 1999;353(9158):1035-1039. Available at: http://www.ncbi.nlm.nih.gov/pubmed/10199349.

2. International Perinatal HIV Group. The mode of delivery and the risk of vertical transmission of human immunodeficiency virus type 1--a meta-analysis of 15 prospective cohort studies. The International Perinatal HIV Group. *N Engl J Med*. 1999;340(13):977-987. Available at: http://www.ncbi.nlm.nih.gov/pubmed/10099139.

3. American College of Obstetricians and Gynecologists. ACOG Committee Opinion No. 751: labor and delivery management of women with Human Immunodeficiency Virus infection. *Obstet Gynecol*. 2018;132(3):e131-e137. Available at: https://www.ncbi.nlm.nih.gov/pubmed/30134427.

4. Garcia PM, Kalish LA, Pitt J, et al. Maternal levels of plasma human immunodeficiency virus type 1 RNA and the risk of perinatal transmission. Women and infants transmission study group. *N Engl J Med*. 1999;341(6):394-402. Available at: http://www.ncbi.nlm.nih.gov/pubmed/10432324.

5. Boucoiran I, Albert AYK, Tulloch K, et al. Human immunodeficiency virus viral load rebound near delivery in previously suppressed, combination antiretroviral therapy-treated pregnant women. *Obstet Gynecol*. 2017;130(3):497-501. Available at: https://www.ncbi.nlm.nih.gov/pubmed/28796673.

6. Ioannidis JP, Abrams EJ, Ammann A, et al. Perinatal transmission of human immunodeficiency virus type 1 by pregnant women with RNA virus loads <1000 copies/ml. *J Infect Dis*. 2001;183(4):539-545. Available at: http://www.ncbi.nlm.nih.gov/pubmed/11170978.

7. Townsend CL, Cortina-Borja M, Peckham CS, de Ruiter A, Lyall H, Tookey PA. Low rates of mother-to-child transmission of HIV following effective pregnancy interventions in the United Kingdom and Ireland, 2000–2006. *AIDS*. 2008;22(8):973-981. Available at: http://www.ncbi.nlm.nih.gov/pubmed/18453857.

8. Kourtis AP, Ellington S, Pazol K, Flowers L, Haddad L, Jamieson DJ. Complications of cesarean deliveries among HIV-infected women in the United States. *AIDS*. 2014;28(17):2609-2618. Available at: http://www.ncbi.nlm.nih.gov/pubmed/25574961.

9. Townsend CL, Byrne L, Cortina-Borja M, et al. Earlier initiation of ART and further decline in mother-to-child HIV transmission rates, 2000-2011. *AIDS*. 2014;28(7):1049-1057. Available at: http://www.ncbi.nlm.nih.gov/pubmed/24566097.

10. Briand N, Jasseron C, Sibiude J, et al. Cesarean section for HIV-infected women in the combination antiretroviral therapies era, 2000-2010. *Am J Obstet Gynecol*. 2013;209(4):335 e331-335 e312. Available at: http://www.ncbi.nlm.nih.gov/pubmed/23791563.

11. Aho I, Kaijomaa M, Kivela P, et al. Most women living with HIV can deliver vaginally: national data from Finland 1993–2013. *PLoS One*. 2018;13(3):e0194370. Available at: https://www.ncbi.nlm.nih.gov/pubmed/29566017.

12. Rodman JH, Flynn PM, Robbins B, et al. Systemic pharmacokinetics and cellular pharmacology of zidovudine in human immunodeficiency virus type 1-infected women and newborn infants. *J Infect Dis*. 1999;180(6):1844-1850. Available at: http://www.ncbi.nlm.nih.gov/pubmed/10558940.

13. European Collaborative Study, Patel D, Cortina-Borja M, Thorne C, Newell ML. Time to undetectable viral load after highly active antiretroviral therapy initiation among HIV-infected pregnant women. *Clin Infect Dis*. 2007;44(12):1647-1656. Available at: http://www.ncbi.nlm.nih.gov/pubmed/17516411.

14. Aziz N, Sokoloff A, Kornak J, et al. Time to viral load suppression in antiretroviral-naive and -experienced HIV-infected pregnant women on highly active antiretroviral therapy: implications for pregnant women presenting late in gestation. *BJOG*. 2013;120(12):1534-1547. Available at: http://www.ncbi.nlm.nih.gov/pubmed/23924192.

15. Read PJ, Mandalia S, Khan P, et al. When should HAART be initiated in pregnancy to achieve an undetectable HIV viral load by delivery? *AIDS*. 2012;26(9):1095-1103. Available at: http://www.ncbi.nlm.nih.gov/pubmed/22441248.

16. Scott RK, Chakhtoura N, Burke MM, Cohen RA, Kreitchmann R. Delivery after 40 weeks of gestation in pregnant women with well-controlled human immunodeficiency virus. *Obstet Gynecol*. 2017;130(3):502-510. Available at: https://www.ncbi.nlm.nih.gov/pubmed/28796679.

17. American College of Obstetricians and Gynecologists. ACOG Practice Bulletin No. 97: Fetal lung maturity. *Obstet Gynecol*. 2008;112(3):717-726. Available at: http://www.ncbi.nlm.nih.gov/pubmed/18757686.

18. Tita AT, Landon MB, Spong CY, et al. Timing of elective repeat cesarean delivery at term and neonatal outcomes. *N Engl J Med*. 2009;360(2):111-120. Available at: http://www.ncbi.nlm.nih.gov/pubmed/19129525.

19. Livingston EG, Huo Y, Patel K, et al. Mode of delivery and infant respiratory morbidity among infants born to HIV-1-infected women. *Obstet Gynecol*. 2010;116(2 Pt 1):335-343. Available at: http://www.ncbi.nlm.nih.gov/pubmed/20664394.

20. Grubert TA, Reindell D, Kastner R, Lutz-Friedrich R, Belohradsky BH, Dathe O. Complications after caesarean section in HIV-1-infected women not taking antiretroviral treatment. *Lancet*. 1999;354(9190):1612-1613. Available at: http://www.ncbi.nlm.nih.gov/pubmed/10560681.

21. Maiques-Montesinos V, Cervera-Sanchez J, Bellver-Pradas J, Abad-Carrascosa A, Serra-Serra V. Post-cesarean section morbidity in HIV-positive women. *Acta Obstet Gynecol Scand*. 1999;78(9):789-792. Available at: http://www.ncbi.nlm.nih.gov/pubmed/10535342.

22. Rodriguez EJ, Spann C, Jamieson D, Lindsay M. Postoperative morbidity associated with cesarean delivery among human immunodeficiency virus-seropositive women. *Am J Obstet Gynecol*. 2001;184(6):1108-1111. Available at: http://www.ncbi.nlm.nih.gov/pubmed/11349171.

23. Semprini AE, Castagna C, Ravizza M, et al. The incidence of complications after caesarean section in 156 HIV-positive women. *AIDS*. 1995;9(8):913-917. Available at: http://www.ncbi.nlm.nih.gov/pubmed/7576327.

24. Urbani G, de Vries MM, Cronje HS, Niemand I, Bam RH, Beyer E. Complications associated with cesarean section in HIV-infected patients. *Int J Gynaecol Obstet*. 2001;74(1):9-15. Available at: http://www.ncbi.nlm.nih.gov/pubmed/11430935.

25. Vimercati A, Greco P, Loverro G, Lopalco PL, Pansini V, Selvaggi L. Maternal complications after caesarean section in HIV infected women. *Eur J Obstet Gynecol Reprod Biol*. 2000;90(1):73-76. Available at: http://www.ncbi.nlm.nih.gov/pubmed/10767514.

26. Read JS, Newell MK. Efficacy and safety of cesarean delivery for prevention of mother-to-child transmission of HIV-1. *Cochrane Database Syst Rev*. 2005(4):CD005479. Available at: http://www.ncbi.nlm.nih.gov/pubmed/16235405.

27. Livingston EG, Huo Y, Patel K, et al. Complications and route of delivery in a large cohort study of HIV-1-infected women-IMPAACT P1025. *J Acquir Immune Defic Syndr*. 2016;73(1):74-82. Available at: https://www.ncbi.nlm.nih.gov/pubmed/27082506.

28. Faucher P, Batallan A, Bastian H, et al. Management of pregnant women infected with HIV at Bichat Hospital between 1990 and 1998: analysis of 202 pregnancies. *Gynecol Obstet Fertil*. 2001;29(3):211-225. Available at: http://www.ncbi.nlm.nih.gov/pubmed/11300046.

29. Fiore S, Newell ML, Thorne C, European HIV in Obstetrics Group. Higher rates of post-partum complications in HIV-infected than in uninfected women irrespective of mode of delivery. *AIDS*. 2004;18(6):933-938. Available at: http://www.ncbi.nlm.nih.gov/pubmed/15060441.

30. Marcollet A, Goffinet F, Firtion G, et al. Differences in postpartum morbidity in women who are infected with the human immunodeficiency virus after elective cesarean delivery, emergency cesarean delivery, or vaginal delivery. *Am J Obstet Gynecol*. 2002;186(4):784-789. Available at: http://www.ncbi.nlm.nih.gov/pubmed/11967508.

31. Read JS, Tuomala R, Kpamegan E, et al. Mode of delivery and postpartum morbidity among HIV-infected women: the women and infants transmission study. *J Acquir Immune Defic Syndr*. 2001;26(3):236-245. Available at: http://www.ncbi.nlm.nih.gov/pubmed/11242196.

32. Watts DH, Lambert JS, Stiehm ER, et al. Complications according to mode of delivery among human immunodeficiency virus-infected women with CD4 lymphocyte counts of < or = 500/microL. *Am J Obstet Gynecol*. 2000;183(1):100-107. Available at: http://www.ncbi.nlm.nih.gov/pubmed/10920316.

33. Kennedy CE, Yeh PT, Pandey S, Betran AP, Narasimhan M. Elective cesarean section for women living with HIV: a systematic review of risks and benefits. *AIDS*. 2017;31(11):1579-1591. Available at: https://www.ncbi.nlm.nih.gov/pubmed/28481770.

34. Silver RM, Landon MB, Rouse DJ, et al. Maternal morbidity associated with multiple repeat cesarean deliveries. *Obstet Gynecol*. 2006;107(6):1226-1232. Available at: https://www.ncbi.nlm.nih.gov/pubmed/16738145.

35. Greenbaum S, Wainstock T, Dukler D, Leron E, Erez O. Underlying mechanisms of retained placenta: Evidence from a population based cohort study. *Eur J Obstet Gynecol Reprod Biol*. 2017;216:12-17. Available at: https://www.ncbi.nlm.nih.gov/pubmed/28692888.

36. International Perinatal HIVG. Duration of ruptured membranes and vertical transmission of HIV-1: a meta-analysis from 15 prospective cohort studies. *AIDS*. 2001;15(3):357-368. Available at: http://www.ncbi.nlm.nih.gov/pubmed/11273216.

37. Jamieson DJ, Read JS, Kourtis AP, Durant TM, Lampe MA, Dominguez KL. Cesarean delivery for HIV-infected women: recommendations and controversies. *Am J Obstet Gynecol*. 2007;197(3 Suppl):S96-100. Available at: http://www.ncbi.nlm.nih.gov/pubmed/17825656.

38. Cotter AM, Brookfield KF, Duthely LM, Gonzalez Quintero VH, Potter JE, O'Sullivan MJ. Duration of membrane rupture and risk of perinatal transmission of HIV-1 in the era of combination antiretroviral therapy. *Am J Obstet Gynecol*. 2012;207(6):482 e481-485. Available at: http://www.ncbi.nlm.nih.gov/pubmed/23103331.

39. Peters H, Byrne L, De Ruiter A, et al. Duration of ruptured membranes and mother-to-child HIV transmission: a prospective population-based surveillance study. *BJOG*. 2015. Available at: http://www.ncbi.nlm.nih.gov/pubmed/26011825.

40. Eppes C. Is it time to leave the avoidance of rupture of membranes for women infected with HIV and receiving cART in the past? *BJOG*. 2015. Available at: http://www.ncbi.nlm.nih.gov/pubmed/25998194.

41. Peters H, Francis K, Harding K, Tookey PA, Thorne C. Operative vaginal delivery and invasive procedures in pregnancy among women living with HIV. *Eur J Obstet Gynecol Reprod Biol*. 2017;210:295-299. Available at: https://www.ncbi.nlm.nih.gov/pubmed/28092853.

其他分娩时管理注意事项

（2018 年 12 月 7 日最新更新，2018 年 12 月 7 日最新评审）

专家组的建议

- 接受抗逆转录病毒疗法（ART）的 HIV 病毒抑制孕产妇可以根据标准产科指征进行人工破膜术（ROM）（B Ⅱ）。
- 除非有明确的产科指征，否则由于 HIV 围产期传播的潜在风险增加，一般应避免以下程序：
  - 病毒血症环境中的人工破膜术（B Ⅲ）
  - 常规使用胎儿头皮电极进行胎儿监护（B Ⅲ）
  - 使用镊子或真空提取器进行手术分娩（B Ⅲ）
- 在处理子宫弛缓症导致的产后出血过多时，应考虑孕产妇正在接受的抗逆转录病毒药物方案：
  - 在接受细胞色素 P450（CYP）3A4 酶抑制剂（例如蛋白酶抑制剂、整合酶抑制剂、考比司他）的孕产妇中，只有在缺乏产后出血的替代治疗方法，并且药物治疗的需求大于风险时，才考虑使用甲基炔诺酮。如果使用甲基炔诺酮，应该以最低有效剂量给药且持续时间尽可能短（B Ⅲ）。
  - 在接受 CYP3A4 酶诱导剂如奈韦拉平、依非韦伦或 ETV 的妇女中，可能需要额外的子宫收缩剂，因为抗病毒药物可能导致甲基麦角新碱浓度降低以及治疗效果不佳（B Ⅲ）。

推荐评级：A = 强；B = 中等；C = 可选

证据评级：I = 一个或多个具有临床结果和 / 或验证的实验室终点的随机试验；II = 一个或多个精心设计的，具有长期临床结局的非随机试验或观察性队列研究；III = 专家意见

在高效的抗逆转录病毒方案（ART）时代，胎膜破裂（ROM）持续时间与围产期 HIV 传播之间没有相关性。一项针对 707 名使用 ART 的孕妇的前瞻性队列研究，包括 493 名分娩时 HIV RNA < 1000 拷贝 /ml 的孕产妇，在长达 25 小时的胎膜破裂期间没有围产期传播病例；回归分析发现，病毒载量超过 10 000 拷贝 /ml 是传播的唯一独立风险因素[1]。英国和爱尔兰的一项大型、前瞻性、基于人群的监测研究评估了 2007 年至 2012 年收集的 2116 例妊娠数据；该数据包括关于 ROM 持续时间的信息。本研究中的婴儿由正

在接受 ART 的 HIV 感染孕产妇足月阴道分娩或紧急剖宫产分娩。ROM 的中位持续时间为 3 小时 30 分钟（IQR =1 ~ 8 小时），不同 ROM 持续时间的围产期总传播率没有显著差异（ROM 持续时间 ≥ 4 小时的为 0.64 %，ROM 持续时间 < 4 小时的为 0.34 %；OR=1.90，95% CI，0.45 ~ 7.97]）。在病毒载量 < 50 拷贝 /ml 的妇女中，ROM ≥ 4 小时的围产期传染率和 ROM < 4 小时的围产期传染率之间没有差异（0.14 % 的 ROM ≥ 4 小时，0.12 % 的 ROM < 4 小时；OR 1.14，95% CI，0.07 ~ 18.27）。在母亲病毒载量低于 50 拷贝 /ml 的 163 次早产事件中，没有发生分娩时传播 [2]。如果是病毒完全抑制的 HIV 感染孕产妇在分娩前或分娩早期发生自发性 ROM，可以根据产科考虑采取干预措施以缩短分娩间隔（例如，施用催产素）。除非有明确的产科指征，否则可检测到病毒载量的 HIV 感染孕产妇不应接受人工 ROM。

在一些研究中（主要是在 ART 之前时期进行的研究），增加胎儿接触母体血液风险的产科手术（如侵入性胎儿监测）与围产期传播率的风险增加有关 [3-6]。在接受抑制性 ART 且病毒低于检测下限的 HIV 感染孕产妇分娩期间使用胎儿头皮电极获取的数据有限；在母体 HIV 感染的情况下，通常应避免常规使用胎儿头皮电极进行胎儿监测。同样，关于使用产钳或负压设备和 /或会阴切开术进行手术阴道分娩的潜在围产期 HIV 传播风险的数据有限 [4, 6]；现有数据大多来自 ART 之前的时代。一项英国和爱尔兰的基于人群的前瞻性监测研究报告了 2008 年 1 月至 2016 年 3 月期间 251 例手术分娩（使用镊子或负压设备），已知 1 例手术分娩的婴儿感染了 HIV，尽管可能还有其他重要的风险因素导致了这种传播 [7]。虽然本报告中没有包括关于 HIV RNA 水平的信息，但在此期间，英国 80 % ~ 90 %HIV 感染孕妇在分娩时已经实现了病毒抑制 [7, 8]。只有在有明确产科指征的情况下，才应该进行手术助产分娩。ART 时代没有关于会阴切开术或阴道或会阴撕裂相关围产期 HIV 传播风险的数据，特别是没有母体病毒血症相关数据；会阴切开术的适应证应该和未感染 HIV 的妇女相同（例如，需要快速阴道分娩，需要手术助产阴道分娩，肩难产）。

延迟脐带结扎与足月和早产儿的铁储备改善有关，也与无 HIV 感染母亲所生早产儿坏死性小肠结肠炎和脑室内出血的发生率较低有关。美国妇产科学院现在建议足月和早产儿分娩后延迟脐带结扎 ≥ 30 ~ 60 秒 [9-11]。在 HIV 感染的背景下，最近一项对 64 对母婴的研究发现，32 例婴儿早期脐带结扎（即出生后 30 秒），32 例婴儿延迟脐带结扎（即出生后 120 秒），24 小时的平均血红蛋白水平在脐带延迟结扎组显著升高（P= 0.05）。尽管对患有贫血的婴儿有不同的补铁处方，这种差异在 1 个月大时持续存在（$P<0.05$）。所有母亲都接受稳定的抗逆转录病毒疗法。在 18 个月的随访中，没有发生 HIV 传播，也没有因延迟脐带结扎而增加黄疸或红细胞增多的风险 [12]。

‖ 分娩时硬膜外用药及与抗逆转录病毒药物的药物相互作用

利托那韦对细胞色素 P450（CYP）3A4 的抑制使芬太尼的清除减少 67%，导致接受含利托那韦方案的妇女可能增加呼吸抑制的风险，尤其是在分娩期间患者自控镇痛的情况下。然而，药代动力学模拟研究表明，即使硬膜外给予最大临床剂量芬太尼用药超过 24 小时，利托那韦诱导的 CYP3A4 抑制所致的血浆芬太尼浓度增加也不太可能引起每分通气量减少 [13]。这表明，无论 ART 方案如何，硬膜外麻醉都可以安全使用。

‖ 产后出血、抗逆转录病毒药物和甲基炔诺酮的使用

口服或非口服的甲基麦角新碱或其他麦角生物碱通常被用作宫缩乏力引起产后出血的一线治疗。然而，甲基麦角新碱不应与有效的 CYP3A4 酶抑制剂，如蛋白酶抑制剂（PIs）合用。麦角胺伴随使用 PIs 和 / 或考比司他与过度的血管收缩反应有关 [14]。当接受 PIs 或考比司他治疗的妇女宫缩乏力导致产后出血过多时，只有在前列腺素 F2 -α、米索前列醇或催产素等替代疗法不可用或被禁止的情况下，才应使用甲基麦角新碱。如果没有其他药物可供选择，并且药物治疗的需求超过了风险，则应在尽可能短的时间内以最低的有效剂量使用麦角胺。相比之下，当使用 CYP3A4 诱导剂的其他 ARV 药物（例如奈韦拉平、依法韦伦、依曲韦林）时，可能需要额外的子宫收缩剂，因为这些药物可能会降低甲基麦角新碱水平导致治疗效果不佳。

◆ 参考文献

1. Cotter AM, Brookfield KF, Duthely LM, Gonzalez Quintero VH, Potter JE, O'Sullivan MJ. Duration of membrane rupture and risk of perinatal transmission of HIV-1 in the era of combination antiretroviral therapy. *Am J Obstet Gynecol*. 2012;207(6):482 e481-485. Available at: http://www.ncbi.nlm.nih.gov/pubmed/23103331.

2. Peters H, Francis K, Harding K, Tookey PA, Thorne C. Operative vaginal delivery and invasive procedures in pregnancy among women living with HIV. *Eur J Obstet Gynecol Reprod Biol*. 2016;210:295-299. Available at: https://www.ncbi.nlm.nih.gov/pubmed/28092853.

3. Boyer PJ, Dillon M, Navaie M, et al. Factors predictive of maternal-fetal transmission of HIV-1. Preliminary analysis of zidovudine given during pregnancy and/or delivery. *JAMA*. 1994;271(24):1925-1930. Available at: http://www.ncbi.nlm.nih.gov/pubmed/7911164.

4. Mandelbrot L, Mayaux MJ, Bongain A, et al. Obstetric factors and mother-to-child transmission of human immunodeficiency virus type 1: the French perinatal cohorts. SEROGEST French Pediatric HIV Infection Study Group. *Am J Obstet Gynecol*. 1996;175(3 Pt 1):661-667. Available at: http://www.ncbi.nlm.nih.gov/pubmed/8828431.

5. Mofenson LM, Lambert JS, Stiehm ER, et al. Risk factors for perinatal transmission of human immunodeficiency virus type 1 in women treated with zidovudine. Pediatric AIDS Clinical Trials Group Study 185 Team. *N Engl J Med*. 1999;341(6):385-393. Available at: http://www.ncbi.nlm.nih.gov/pubmed/10432323.

6. Shapiro DE, Sperling RS, Mandelbrot L, Britto P, Cunningham BE. Risk factors for perinatal human immunodeficiency virus transmission in patients receiving zidovudine prophylaxis. Pediatric AIDS Clinical Trials Group protocol 076 Study Group. *Obstet Gynecol*. 1999;94(6):897-908. Available at: http://www.ncbi.nlm.nih.gov/pubmed/10576173.

7. Peters H, Francis K, Sconza R, et al. UK mother-to-child HIV transmission rates continue to decline: 2012–2014. *Clin Infect Dis*. 2017;64(4):527-528. Available at: https://www.ncbi.nlm.nih.gov/pubmed/28174911.

8. Townsend CL, Byrne L, Cortina-Borja M, et al. Earlier initiation of ART and further decline in mother-to-child HIV transmission rates, 2000–2011. *AIDS*. 2014;28(7):1049-1057. Available at: http://www.ncbi.nlm.nih.gov/pubmed/24566097.

9. McDonald SJ, Middleton P, Dowswell T, Morris PS. Effect of timing of umbilical cord clamping of term infants on maternal and neonatal outcomes. *Cochrane Database Syst Rev*. 2013;7:CD004074. Available at: http://www.ncbi.nlm.nih.gov/pubmed/23843134.

10. Rabe H, Diaz-Rossello JL, Duley L, Dowswell T. Effect of timing of umbilical cord clamping and other strategies to influence placental transfusion at preterm birth on maternal and infant outcomes. *Cochrane Database Syst Rev*. 2012;8:CD003248. Available at: http://www.ncbi.nlm.nih.gov/pubmed/22895933.

11. American College of Obstetricians and Gynecologists. Committee Opinion No. 684: Delayed umbilical cord clamping after birth. *Obstet Gynecol*. 2017;129(1):e5-e10. Available at: https://www.ncbi.nlm.nih.gov/pubmed/28002310.

12. Pogliani L, Erba P, Nannini P, Giacomet V, Zuccotti GV. Effects and safety of delayed versus early umbilical cord clamping in newborns of HIV-infected mothers. *J Matern Fetal Neonatal Med*. 2017:1-4. Available at: https://www.ncbi.nlm.nih.gov/pubmed/28969479.

13. Cambic CR, Avram MJ, Gupta DK, Wong CA. Effect of ritonavir-induced cytochrome P450 3A4 inhibition on plasma fentanyl concentrations during patient-controlled epidural labor analgesia: a pharmacokinetic simulation. *Int J Obstet Anesth*. 2014;23(1):45-51. Available at: http://www.ncbi.nlm.nih.gov/pubmed/24333052.

14. Navarro J, Curran A, Burgos J, et al. Acute leg ischaemia in an HIV-infected patient receiving antiretroviral treatment. *Antivir Ther*. 2017;22(1):89-90. Available at: https://www.ncbi.nlm.nih.gov/pubmed/27546463.

产后保健

（2018 年 12 月 7 日最新更新，2018 年 12 月 7 日最新评审）

专家组的建议

· 目前建议所有 HIV 感染者接受抗逆转录病毒疗法，以降低疾病发展的风险与预防 HIV
性传播（A Ⅰ）。

· 分娩后，任何调整分娩前 ART 的计划都应与妇女及其 HIV 医护人员进行协商，最好是
在分娩前便协商完成，参照非孕妇成人的推荐治疗方案（A Ⅲ）。

· 因为分娩后短期内对抗逆转录病毒药物（ARV）的依从性提出了独特的挑战，所以在出
院之前，应该安排新的或持续的产后支持服务（A Ⅱ）。

· 应在产前开始避孕咨询；应在出院前制定避孕计划（A Ⅲ）。

· 分娩期间 HIV 抗体检测呈阳性的妇女需要立即纳入 HIV 关怀和综合随访体系，包括确
认 HIV 感染状态（A Ⅱ）。

· 出院前，产妇自己和所生新生儿应该被给予所需服用的抗逆转录病毒药物，以便在家
服用（A Ⅲ）。

· 在美国因为有更安全的替代方法，对于已经确认或可疑 HIV 感染妇女，不建议母乳喂
养（AI）。

· 应在产前阶段开始婴儿喂养咨询，包括对配方奶喂养潜在障碍的讨论，分娩后应复核
这些信息（A Ⅲ）。

推荐评级：A = 强；B = 中等；C = 可选

*证据评级：Ⅰ = 一个或多个具有临床结果和 / 或验证的实验室终点的随机试验；Ⅱ = 一
个或多个精心设计的，具有长期临床结局的非随机试验或观察性队列研究；Ⅲ = 专家
意见*

HIV 感染者的产后随访

产后时期为审查和优化妇女保健提供了机会。全面的医疗保健和支持服
务对 HIV 感染妇女及其家庭尤为重要，她们经常面临多重医疗和社会挑战。
综合保健的组成部分根据需要包括以下服务：

· 为 HIV 感染妇女提供初级保健、妇科 / 产科保健和 HIV 专科保健；

· 婴儿的儿科保健；

· 计划生育服务；

- 心理健康服务；
- 药物滥用治疗；
- 支持服务；
- 通过个案管理协调对妇女、其孩子和其他家庭成员的照顾；
- 预防 HIV 感染状态不一致的伴侣间的性传播，包括避孕套使用咨询、抗逆转录病毒疗法（ART）以维持 HIV 感染伴侣的病毒学抑制（即作为预防的治疗），以及未感染 HIV 的伴侣使用暴露前预防（PrEP）。

支持服务应针对妇女的个性化需要，并包括个案管理；儿童保健；临时保健；援助基本生活需求，如住房、食物和交通；同伴咨询；以及法律和宣传服务。理想情况下，这种保健应该在妊娠前开始，并持续到整个妊娠和产后。

所有 HIV 感染妇女，特别是分娩时 HIV 检测呈阳性的妇女，都需要立即与保健、全面医疗评估、咨询和随访联系起来。美国妇产科医师学院建议所有妇女在产后的前 3 周内与妇产科医师或其他产科护理人员联系[1]。HIV 感染妇女应在出院后的前 2 ~ 4 周内与管理其 HIV 保健的提供者进行随访预约，无论是产科医师还是 HIV 卫生保健提供者。

当卫生保健不在同一个地方或不在同一个医疗保健系统中时，病例管理者可以促进保健协调。接受病例管理的妇女更有可能达到病毒抑制，并被留在保健系统中[2]。确保产前和产后期间 ART 的连续性尤为重要。出院前，母亲应该为自己和新生儿接受 HIV 药物治疗。可能需要建立特殊的医院项目，以支持出院前向母亲分发 ART。

分娩后对 ART 方案的任何改变都应在咨询妇女及其提供 HIV 卫生保健的人员后做出决定，最好是在分娩前完成咨询。有一些 ART 方案被推荐给非妊娠的成年人（参见"成年人和青少年指南"），由于数据不足或药物动力学问题，这些方案在妊娠期可能没有相同的效用。参见表 6 和表 7，了解关于孕妇和试图妊娠的妇女使用的治疗方案的具体建议。

ART 目前被推荐给所有 HIV 感染者，以降低疾病进展的风险并防止 HIV 二次传播[3]。START 和 TEMPRANO 两项随机临床试验，表明即使是 CD4 T 淋巴细胞计数大于 500 个 /mm³ 的个体，早期 ART 可以降低疾病进展的风险；HPTN 052 随机临床试验表明早期 ART 可以把不和谐伴侣之间的性传播风险降低 96 %[4-6]。更重要的意义是让人知晓，没有一种单一的方法（包括治疗）可以 100 % 预防 HIV 传播；然而，随着全面、持续的 HIV 抑制，性传播的风险微乎其微。

帮助 HIV 感染妇女了解终身抗逆转录病毒疗法的必要性是产后保健的优先事项。几项研究表明产后 ART 依从性显著下降[7-11]。在产后期间，妇女可能难以进行医疗预约随访，这可能会影响 ART 依从性。建议对所有 HIV 感染者在 HIV 保健方面进行系统监测，但产后期间需要特别关注。许多研究表明，产后抑郁症在 HIV 感染妇女中很常见[12-20]。美国预防医学工作组建议使用有效的方法对所有妇女进行产后抑郁症筛查[21]；这对 HIV 感染妇女来说尤其重要，她们在产后抑郁症和 ART 依从性差的风险似乎更高。妇女产后身体和心理变化（以及照顾新生儿的压力和需求）可能会使 ART 依从性更难，在此期间可能需要额外的支持[2, 22-25]。

不良依从性被证明与病毒学失败、耐药性的发展和 ART 的长期有效性降低有关[26-28]。在分娩时实现病毒抑制的妇女中，产后简化为每天一次的复方制剂——这通常是非妊娠成人首选的初始方案——可以在这个充满挑战的时期促进依从性。努力在产后保持足够的依从性可以确保治疗的有效性（参见"成人和青少年指南"中的"依从性"）。对于正在继续抗逆转录病毒疗法并在妊娠期接受更多蛋白酶抑制剂剂量的妇女，现有数据表明，分娩后剂量可以立即降低到标准剂量。

产后时期是合理控制安全性行为以减少 HIV 二次传播给性伴侣的关键时期[29]，临床医生应该在产前时期开始与患者讨论这些行为。在咨询期间，应该讨论的主题包括避孕套、针对 HIV 携带者的 ART 以保持病毒抑制低于检测极限，以及 HIV 未感染者可使用 PrEP。随着女性全面、持续地抑制 HIV——无论 HIV 未感染的伴侣是否可靠地使用 PrEP，传播的可能性微乎其微（有关更多信息，请参见"生育选择"）。

重要的是，将计划生育综合措施和妊娠前保健纳入所有保健随访，并在常规产前和产后随访中特别关注这些主题。放弃母乳喂养与生育力提前恢复有关；排卵最早在产后 6 周恢复，一些妇女排卵可能会更早发生，这使得她们在分娩后不久就有妊娠的危险[30]。如果患者需要长效可逆避孕药（LARC），如注射、植入或宫内节育器（IUD），应该在出院前或产后 3 周产科保健期间插入。如果 LARC 推迟到产后随访期间，可采用 Depo-Provera 避孕方法在此期间避免意外妊娠，特别是在错过产后预约的情况下。没有 HIV 感染的妇女妊娠间隔小于 18 个月与围产期和产妇结局不佳的风险增加有关[31]。由于新生儿的压力和需求，妇女可能更容易接受有效避孕，但同时她们不坚持避孕的风险更高，因此意外妊娠[32]。

几种抗逆转录病毒（ARV）药物和激素避孕药之间的潜在药物相互作用在"妊娠前咨询和对 HIV 感染育龄妇女的保健"和表 3 中讨论。世界卫生组织系统回顾并总结了关于激素避孕、宫内节育器使用和 HIV 感染风险的研究，得出结论：HIV 感染妇女可以使用各种形式的避孕[33, 34]。对激素避孕方法和 HIV 传染给未感染 HIV 伴侣的风险进行系统综述的结果得出结论，口服避孕药和甲羟孕酮不会增加接受抗逆转录病毒疗法的妇女 HIV 感染风险，尽管数据有限且存在一些方法问题[35]。永久性绝育仅适用于确定不希望未来妊娠的妇女。

在美国，避免母乳喂养一直是并且继续是提供给 HIV 感染产妇的一个标准、强烈的建议，因为虽然母体 ART 大大减少了母乳传播几率，但并没有彻底消除母乳传播，而且也很容易获得安全的婴儿喂养替代方案。还有其他考虑的问题，包括对新生儿可能存在药物毒性，或者，如果发生 HIV 传播，婴儿可能由于母乳中治疗效果不佳的药物水平而产生抗逆转录病毒药物耐药性。然而，临床医生应该意识到，尽管有这一建议，妇女可能会考虑母乳喂养面临的社会、家庭和个人压力；对于来自母乳喂养很重要的文化的妇女来说，这可能尤其成问题，因为她们可能担心配方奶喂养会暴露她们的HIV 状况[36, 37]。因此，重要的是解决产前期间配方奶喂养的这些可能障碍（参见"美国 HIV 感染妇女母乳喂养咨询和管理指南"）。初次 HIV 检测呈阳性的妇女不应母乳喂养，除非确认 HIV 检测呈阴性（关于孕产妇 HIV 检测的详细指导，请参见"妊娠期妇女 HIV 检测和围产期 HIV 暴露的诊断"）。如果 HIV 感染得到确认，就需要进行全面的健康评估，包括与新诊断的HIV 感染相关的咨询、对终身抗逆转录病毒疗法必要性的讨论、对预防机会性感染必要性的评估以及对相关医疗状况的评估。新生儿应接受适当的检测和抗逆转录病毒药物管理。其他儿童和伴侣应该进行 HIV 检测。同样，应该让 HIV 感染妇女意识到婴儿食品通过咀嚼喂养（母亲口中预先嚼碎或预热）传播 HIV 的风险[38]。当母亲的病毒载量低于检测极限时，目前尚不知食品咀嚼喂养是否有传播 HIV 的风险。

◆ 参考文献

1. American College of Obstetricians and Gynecologists. ACOG Committee Opinion No. 736: optimizing postpartum care. *Obstet Gynecol.* 2018;131(5):e140-e150. Available at: https://www.ncbi.nlm.nih.gov/pubmed/29683911.

2. Anderson EA, Momplaisir FM, Corson C, Brady KA. Assessing the impact of perinatal HIV case management on outcomes along the HIV care continuum for pregnant and postpartum women living with HIV, Philadelphia 2005–2013. *AIDS Behav.* 2017. Available at: https://www.ncbi.nlm.nih.gov/pubmed/28176167.

3. Panel on Antiretroviral Guidelines for Adults and Adolescents. Guidelines for the use of antiretroviral agents in adults and adolescents living with HIV. 2018. Available at: http://aidsinfo.nih.gov/contentfiles/lvguidelines/AdultandAdolescentGL.pdf.

4. Danel C, Gabillard D, Le Carrou J, et al. Early ART and IPT in HIV-infected African adults with high CD4 count (TEMPRANO trial). Presented at: 22nd on Retroviruses and Opportunistic Infections. 2015. Seattle, WA.

5. National Institute of Allergy and Infectious Diseases. Starting antiretroviral treatment early improves outcomes for HIV-infected individuals. NIH News. 2015. Available at: http://www.niaid.nih.gov/news/newsreleases/2015/Pages/START.aspx.

6. Cohen MS, Chen YQ, McCauley M, et al. Prevention of HIV-1 infection with early antiretroviral therapy. *N Engl J Med.* 2011;365(6):493-505. Available at: http://www.ncbi.nlm.nih.gov/pubmed/21767103.

7. Kreitchmann R, Harris R, Kakehasi Fea. Adherence during pregnancy and post-partum: Latin America. Abstract 1016. Presented at: 6th International AIDS Society Conference on HIV Pathogenesis, Treatment and Prevention. 2011. Rome, Italy.

8. Kaida A, Kanters S, Chaworth-Musters T, et al. Antiretroviral adherence during pregnancy and postpartum among HIV-positive women receiving highly active antiretroviral therapy (HAART) in British Columbia (BC), Canada (1997–2008). CDB397-CD-ROM. Presented at: 6th International AIDS Society Conference on HIV Pathogenesis, Treatment and Prevention. 2011. Rome, Italy.

9. Mellins CA, Chu C, Malee K, et al. Adherence to antiretroviral treatment among pregnant and postpartum HIV-infected women. *AIDS Care.* 2008;20(8):958-968. Available at: http://www.ncbi.nlm.nih.gov/pubmed/18608073.

10. Nachega J, Uthman C, Mills E, Muessig K, et al. Adherence to antiretroviral therapy (ART) during and after pregnancy in low, middle and high income countries: a systematic review and meta-analysis. Abstract 1006. Presented at: 19th Conference on Retroviruses and Opportunistic Infections. 2012. Seattle, WA.

11. Adams JW, Brady KA, Michael YL, Yehia BR, Momplaisir FM. Postpartum engagement in HIV care: an important predictor of long-term retention in care and viral suppression. *Clin Infect Dis.* 2015;61(12):1880-1887. Available at: http://www.ncbi.nlm.nih.gov/pubmed/26265499.

12. Ross R, Sawatphanit W, Mizuno M, Takeo K. Depressive symptoms among HIV-positive postpartum women in Thailand. *Arch Psychiatr Nurs.* 2011;25(1):36-42. Available at: http://www.ncbi.nlm.nih.gov/pubmed/21251600.

13. Chibanda D, Mangezi W, Tshimanga M, et al. Postnatal depression by HIV status among women in Zimbabwe. *J Womens Health (Larchmt).* 2010;19(11):2071-2077. Available at: http://www.ncbi.nlm.nih.gov/pubmed/20849286.

14. Rubin LH, Cook JA, Grey DD, et al. Perinatal depressive symptoms in HIV-infected versus HIV-uninfected women: a prospective study from preconception to postpartum. *J Womens Health (Larchmt).* 2011;20(9):1287-1295. Available at: http://www.ncbi.nlm.nih.gov/pubmed/21732738.

15. Kapetanovic S, Christensen S, Karim R, et al. Correlates of perinatal depression in HIV-infected women. *AIDS Patient Care STDS.* 2009;23(2):101-108. Available at: http://www.ncbi.nlm.nih.gov/pubmed/19196032.

16. Bonacquisti A, Geller PA, Aaron E. Rates and predictors of prenatal depression in women living with and without HIV. *AIDS Care.* 2014;26(1):100-106. Available at: http://www.ncbi.nlm.nih.gov/pubmed/23750820.

17. Aaron E, Bonacquisti A, Geller PA, Polansky M. Perinatal depression and anxiety in women with and without human immunodeficiency virus infection. *Womens Health Issues.* 2015;25(5):579-585. Available at: http://www.ncbi.nlm.nih.gov/pubmed/26093677.

18. Ion A, Wagner AC, Greene S, Loutfy MR, Team HIVMS. HIV-related stigma in pregnancy and early postpartum of mothers living with HIV in Ontario, Canada. *AIDS Care.* 2017;29(2):137-144. Available at: https://www.ncbi.nlm.nih.gov/pubmed/27449254.

19. Wielding S, Scott A. What women want: social characteristics, gender-based violence and social support preferences in a cohort of women living with HIV. *Int J STD AIDS.* 2017;28(5):486-490. Available at: https://www.ncbi.nlm.nih.gov/pubmed/27270691.

20. Gauthreaux C, Negron J, Castellanos D, et al. The association between pregnancy intendedness and experiencing symptoms of postpartum depression among new mothers in the United States, 2009 to 2011: A secondary analysis of PRAMS data. *Medicine (Baltimore).* 2017;96(6):e5851. Available at: https://www.ncbi.nlm.nih.gov/pubmed/28178128.

21. O'Connor E, Rossom RC, Henninger M, Groom HC, Burda BU. Primary care screening for and treatment of depression in pregnant and postpartum women: evidence report and systematic review for the US preventive services task force. *JAMA.* 2016;315(4):388-406. Available at: https://www.ncbi.nlm.nih.gov/pubmed/26813212.

22. Cohn SE, Umbleja T, Mrus J, Bardeguez AD, Andersen JW, Chesney MA. Prior illicit drug use and missed prenatal vitamins predict nonadherence to antiretroviral therapy in pregnancy: adherence analysis A5084. *AIDS Patient Care STDS*. 2008;22(1):29-40. Available at: http://www.ncbi.nlm.nih.gov/pubmed/18442305.

23. Ickovics JR, Wilson TE, Royce RA, et al. Prenatal and postpartum zidovudine adherence among pregnant women with HIV: results of a MEMS substudy from the perinatal guidelines evaluation project. *J Acquir Immune Defic Syndr*. 2002;30(3):311-315. Available at: http://www.ncbi.nlm.nih.gov/pubmed/12131568.

24. Bardeguez AD, Lindsey JC, Shannon M, et al. Adherence to antiretrovirals among US women during and after pregnancy. *J Acquir Immune Defic Syndr*. 2008;48(4):408-417. Available at: http://www.ncbi.nlm.nih.gov/pubmed/18614923.

25. Buchberg MK, Fletcher FE, Vidrine DJ, et al. A mixed-methods approach to understanding barriers to postpartum retention in care among low-income, HIV-infected women. *AIDS Patient Care STDS*. 2015;29(3):126-132. Available at: http://www.ncbi.nlm.nih.gov/pubmed/25612217.

26. Paterson DL, Swindells S, Mohr J, et al. Adherence to protease inhibitor therapy and outcomes in patients with HIV infection. *Ann Intern Med*. 2000;133(1):21-30. Available at: http://www.ncbi.nlm.nih.gov/pubmed/10877736.

27. Le Moing V, Chene G, Carrieri MP, et al. Clinical, biologic, and behavioral predictors of early immunologic and virologic response in HIV-infected patients initiating protease inhibitors. *J Acquir Immune Defic Syndr*. 2001;27(4):372-376. Available at: http://www.ncbi.nlm.nih.gov/pubmed/11468425.

28. Murri R, Ammassari A, Gallicano K, et al. Patient-reported nonadherence to HAART is related to protease inhibitor levels. *J Acquir Immune Defic Syndr*. 2000;24(2):123-128. Available at: http://www.ncbi.nlm.nih.gov/pubmed/10935687.

29. Cates W, Jr., Steiner MJ. Dual protection against unintended pregnancy and sexually transmitted infections: what is the best contraceptive approach? *Sex Transm Dis*. 2002;29(3):168-174. Available at: http://www.ncbi.nlm.nih.gov/pubmed/11875378.

30. Jackson E, Glasier A. Return of ovulation and menses in postpartum nonlactating women: a systematic review. *Obstet Gynecol*. 2011;117(3):657-662. Available at: http://www.ncbi.nlm.nih.gov/pubmed/21343770.

31. Sholapurkar SL. Is there an ideal interpregnancy interval after a live birth, miscarriage or other adverse pregnancy outcomes? *J Obstet Gynaecol*. 2010;30(2):107-110. Available at: http://www.ncbi.nlm.nih.gov/pubmed/20143964.

32. Sha BE, Tierney C, Cohn SE, et al. Postpartum viral load rebound in HIV-1-infected women treated with highly active antiretroviral therapy: AIDS Clinical Trials Group Protocol A5150. *HIV Clin Trials*. 2011;12(1):9-23. Available at: http://www.ncbi.nlm.nih.gov/pubmed/21388937.

33. World Health Organization. Review of priorities in research: hormnonal contraception and IUDs and HIV infection. 2010. Available at: http://www.who.int/reproductivehealth/publications/rtis/rhr_10_21/en/.

34. Polis CB, Curtis KM. Use of hormonal contraceptives and HIV acquisition in women: a systematic review of the epidemiological evidence. *Lancet Infect Dis*. 2013;13(9):797-808. Available at: http://www.ncbi.nlm.nih.gov/pubmed/23871397.

35. Haddad LB, Polis CB, Sheth AN, et al. Contraceptive methods and risk of HIV acquisition or female-to-male transmission. *Curr HIV/AIDS Rep*. 2014;11(4):447-458. Available at: http://www.ncbi.nlm.nih.gov/pubmed/25297973.

36. Levison J, Weber S, Cohan D. Breastfeeding and HIV-infected women in the United States: harm reduction counseling strategies. *Clin Infect Dis*. 2014;59(2):304-309. Available at: http://www.ncbi.nlm.nih.gov/pubmed/24771330.

37. Tariq S, Elford J, Tookey P, et al. "It pains me because as a woman you have to breastfeed your baby": decision-making about infant feeding among African women living with HIV in the UK. *Sex Transm Infect*. 2016;92(5):331-336. Available at: https://www.ncbi.nlm.nih.gov/pubmed/26757986.

38. Gaur AH, Dominguez KL, Kalish ML, et al. Practice of feeding premasticated food to infants: a potential risk factor for HIV transmission. *Pediatrics*. 2009;124(2):658-666. Available at: http://www.ncbi.nlm.nih.gov/pubmed/19620190.

美国 HIV 感染妇女母乳喂养咨询和管理指南

（最近更新于 2018 年 3 月 27 日，最后审查于 2018 年 3 月 27 日）

专家组的建议

· 在美国，**不建议** HIV 感染妇女母乳喂养。对母乳喂养有疑问或希望母乳喂养的女性应该接受以患者为中心的、基于循证医学证据的婴儿喂养方式咨询（A Ⅲ）。

· 当 HIV 感染者不顾咨询建议依旧选择母乳喂养时，应该建议他们使用减少伤害的措施来减少 HIV 传染给婴儿的风险（B Ⅲ）。

推荐评级：A = 强；B = 中等；C = 可选

证据评级：Ⅰ = 一个或多个具有临床结果和 / 或验证的实验室终点的随机试验；Ⅱ = 一个或多个精心设计的，具有长期临床结局的非随机试验或观察性队列研究；Ⅲ = 专家意见

在美国，强烈建议避免对 HIV 感染女性母乳喂养，因为：

· 产妇抗逆转录病毒疗法可以减少但并没法完全消除母乳传播 HIV 的风险；

· 在美国，安全且可负担的婴儿喂养替代方案很容易获得；以及

· 大多数现代抗逆转录病毒治疗在母乳喂养期间的安全数据很少。

美国的建议不同于许多低收入和中等收入国家的建议，在那些国家，获得配方奶粉的成本太高而受到限制，配方奶粉的数量不足以及 / 或者不安全的饮用水与婴儿死亡率高有关[1]。来自美国没有安全饮用水的地区的妇女可能面临类似的挑战。使用配方奶粉、库存母乳或经过适当筛查的 HIV 阴性奶妈进行婴儿替代喂养仍然是消除通过婴儿喂养传播 HIV 风险的唯一途径。然而，尽管有通过母乳传播 HIV 的风险，妇女可能会面临环境、社会、家庭和个人压力而考虑依旧进行母乳喂养[2-4]。

一项对加拿大 HIV 感染母亲进行的定性研究发现，婴儿喂养是一个社会、文化和情感问题，且往往存在 HIV 歧视现象[4]。一些妇女，特别是那些来自母乳喂养是常态的国家或文化背景的妇女，担心不予母乳喂养会暴露他们的 HIV 状况[2]。在发达国家，许多专家呼吁以患者为中心、以减少伤害的

方式对 HIV 感染妇女进行婴儿喂养方式咨询[2, 5, 6]。本指南的这一部分旨在提供阐明母乳喂养的潜在风险，以便向 HIV 感染妇女提供咨询，并为那些不顾咨询建议而选择母乳喂养的妇女提供减少伤害的方法。**这一部分并不是为了支持母乳喂养，也不是为了向美国 HIV 感染妇女推荐母乳喂养**。

母乳喂养和降低 HIV 传播风险的策略

关于通过母乳喂养传播 HIV 风险的证据和减少这类传播的策略都来自于在低收入和中等收入国家进行的研究，这些国家的婴儿死亡率很高且许多家庭无法获得安全饮用水和负担得起的配方奶粉。如果没有孕产妇和新生儿抗逆转录病毒疗法，HIV 感染妇女在 2 年内将病毒传染给哺乳婴儿的风险是 15 % ~ 20 %[7, 8]。

研究表明，妇女在妊娠和母乳喂养期间的抗逆转录病毒疗法以及母乳喂养期间的婴儿抗逆转录病毒预防可以减少但不能完全消除通过母乳传播 HIV 的风险[9-13]。然而，这些研究大多只在产后 6 个月内向妇女或其婴儿提供抗逆转录病毒药物，并且收集的母乳喂养期间母亲血浆 HIV 载量的数据有限。

随着 ART 越来越广泛地应用于妊娠和产后的妇女，目前的研究关注在妊娠早期开始 ART 并比以前的研究中 ART 持续更长的时间。一项对 CD4 T 淋巴细胞计数 ≥ 350 细胞 /mm[3] 的妇女的研究将婴儿奈韦拉平延长治疗与母体 ART 进行了比较，两种治疗都持续到停止母乳喂养或产后 18 个月（以先到者为准）。这项研究估计 6 个月和 12 个月的传染率分别为 0.3 % 和 0.6 %[14]。重要的是，尽管检测不到母体血浆病毒载量，但还是发生了通过母乳喂养传播 HIV 的病例[15]。

在低收入国家可获得抗逆转录病毒疗法之前的研究表明，婴儿出生的前 6 个月通过纯母乳喂养比混合喂养（母乳喂养的婴儿加上其他液体或固体食物，包括配方奶粉）的 HIV 传播率更低[16, 17]。6 个月后，当婴儿需要补充食物来获得足够的营养时，对母乳的需求会减少，并且会出现逐渐断奶的情况。不建议在几天内快速断奶。在低收入国家获得的抗逆转录病毒治疗之前的大量研究发现，母乳喂养的妇女在快速断奶期间，HIV 可能会更多地流入母乳中，并增加 HIV 传播的风险[18-20]。

◆ 母乳喂养期间母婴使用抗逆转录病毒药物的安全性

研究显示，NNRTIs（奈韦拉平、依非韦伦和依曲韦林）都可以进入母乳，但浓度低于母体血浆中的水平。PIs（洛匹那韦、奈非那韦、利托那韦、茚地那韦、阿扎那韦）在母乳中的浓度非常低，母乳喂养的婴儿血液中几乎检测不到药物[21]。NRTIs显示出比PIs和NNTRs更大的差异性。富马酸替诺福韦酯几乎没有转移到母乳中，母乳中没有检测到药物浓度[21-23]。恩曲他滨和拉米夫定在母乳中蓄积较多，有时可以在母乳喂养婴儿的血液中检测到（分别在19％和36％的婴儿中）[21]。（有关ARV进入母乳的更多细节，请参见个人"抗病毒药物部分附录B"）

对妊娠期服用TDF和不服用TDF的女性的研究进行回顾，发现婴儿生长都正常[21, 24]。一项回顾性研究显示，与单独服用齐多夫定的母亲相比，服用联合ART的母亲婴儿的骨矿物质含量有所下降（无论是服用基于替诺福韦二磷酸酯的ART还是服用基于齐多夫定的ART）。另一项研究显示，接受替诺福韦二磷酸酯为基础的抗逆转录病毒疗法的母乳喂养母亲的骨矿物质含量比没有接受抗逆转录病毒疗法的母亲有所下降，但是这些发现在停止母乳喂养后是否会持续下去还不得而知[24]。

母乳喂养母亲中与ART相关的严重不良婴儿事件似乎相对少见。在两项研究中，比较了母亲ART（一项研究中基于齐多夫定的ART和另一项研究中基于TDF的ART）与母乳喂养期间母亲没接收ART、婴儿出生后使用单药奈韦拉平预防的HIV传播情况，研究组之间的不良事件没有显著差异[10, 14]。一项研究报告称，母乳喂养期间暴露于齐多夫定为基础的抗逆转录病毒疗法的婴儿贫血发生率高于未暴露于抗逆转录病毒疗法的婴儿[25-27]。

如上所述，母乳喂养期间婴儿抗逆转录病毒预防的严重不良事件发生率与孕产妇ART相似。在一项研究中，接受6个月奈韦拉平的婴儿的不良事件发生率与接受奈韦拉平安慰剂的婴儿没有显著差异。另一项研究比较两种婴儿抗逆转录病毒预防方案（洛匹那韦/利托那韦与拉米夫定）发现接受这两种方案的婴儿的不良事件发生率没有显著差异[10-12, 14]。迄今为止的研究仅观察了短期不良事件，很少有关于这些药物暴露是否会产生长期后果的数据。

◆ 喂养咨询和管理的方法

配方奶、库存供体奶和经过适当筛查的来自HIV阴性奶妈的奶，仍然是预防母乳喂养期间HIV传播的唯一完全可靠的方法。HIV感染孕妇治疗和预防围产期传播预防小组建议美国HIV感染妇女不要母乳喂养婴儿。然而，以患者为中心的婴儿喂养咨询内容必须平衡母亲心理社会问题、母乳喂养对婴儿健康的获益以及 HIV 传播的风险等信息。医疗人员可以在妊娠早期与感染孕妇讨论婴儿喂养的非判断性咨询开始，然后通过联合解决问题和共同决策来让母亲参与进来。一种方法是对所有 HIV 感染孕妇说："在美国，我们建议配方奶喂养，以避免 HIV 通过母乳传染给你的婴儿的风险。你对此有任何问题或担忧吗？"对于考虑母乳喂养的女性，我们建议让每位女性私下参与一场关于其母乳喂养意愿背后动机的非评判性对话，与此同时咨询负责婴儿保健的临床医生。"

尽管广泛的咨询之后，如果一名妇女依旧决定母乳喂养，应该采取减少伤害的措施来降低 HIV 传播的风险。这些措施包括：

- 确保母亲在妊娠期和哺乳期间对 ART 的依从性和坚持参与 HIV 治疗、保健。
- 记录分娩前和整个母乳喂养期间病毒持续抑制情况。这可以通过母乳喂养期间每 1 ~ 2 个月监测母体血浆病毒载量来实现。如果检测到母体病毒载量，请立即咨询专家。
- 产后 6 个月内纯母乳喂养，6 个月后母乳结合辅食添加喂养。
- 根据家庭和医疗人员的意见制定断奶计划。不建议在几天内快速断奶。
- 婴儿应接受至少 6 周的齐多夫定和 / 或奈韦拉平婴儿抗逆转录病毒预防方案。高质量的证据表明，在非母乳喂养的婴儿中，用齐多夫定进行 4 ~ 6 周的婴儿预防可防止 HIV 传播（见围产期 HIV 感染新生儿抗逆转录病毒治疗）。目前最广泛研究的婴儿预防方案是奈韦拉平每日给药，这种药物被证实当用于母亲未接受 ART 的婴儿的长期预防时是安全有效的[11, 14]。如果母亲接受 ART，婴儿 ARV 预防可以在 6 周后停止。美国的一些专家认为，即使母亲正在接受 ART，在断奶后 1 个月内继续预防婴儿 ARV 会更安全。然而，HPTN 046 试验表明在母亲接受 ART 的情况下婴儿出生后接受奈韦拉平或安慰剂的病毒传播率没有差异，表明没有附加效应[11]。
- 在母乳喂养期间监测婴儿是否感染 HIV。婴儿监测的合理方法将包括在标准时间点进行 HIV 病毒学检测（见"妊娠期妇女 HIV 检测和围产期 HIV 暴露的诊断"）、在母乳喂养期间每 3 个月进行一次、在停止母乳喂养后 4 ~ 6 周、3 个月和 6 个月进行随访监测。
- 尽管母乳喂养传播 HIV 可能性不高，但一旦发生，迅速为婴儿启动全面的联合抗逆转录病毒治疗方案非常重要。应该对婴儿病毒分离物进行耐药性测试。如果发现了耐药性，可以适当调整治疗方案。
- 产妇乳腺炎和婴儿鹅口疮应立即得到识别和治疗，因为这两种情况都增加了通过母乳喂养传播 HIV 的风险。受影响乳房的乳汁应该被泵出并丢弃，直到乳腺炎消退。

产后期间对坚持医疗保健和 ART 依从性提出了独特的挑战。对于计划母乳喂养的妇女，应考虑密切随访和加强支持服务（见 "HIV 感染者的产后随访"）。

照顾正在考虑母乳喂养的 HIV 携带妇女的临床医生应咨询专家，必要时，还应咨询围产期 HIV 热线（888 - 448 - 8765）。

◆ 参考文献

1. World Health Organization. Guideline: Updates on HIV and Infant Feeding: The Duration of Breastfeeding, and Support from Health Services to Improve Feeding Practices Among Mothers Living with HIV. Geneva. 2016.

2. Yudin MH, Kennedy VL, MacGillivray SJ. HIV and infant feeding in resource-rich settings: considering the clinical significance of a complicated dilemma. *AIDS Care*. 2016;28(8):1023-1026. Available at https://www.ncbi.nlm.nih.gov/pubmed/26881474.

3. Levison J, Weber S, Cohan D. Breastfeeding and HIV-infected women in the United States: harm reduction counseling strategies. *Clin Infect Dis*. 2014;59(2):304-309. Available at http://www.ncbi.nlm.nih.gov/pubmed/24771330.

4. Greene S, Ion A, Elston D, et al. "Why aren't you breastfeeding?": How mothers living with HIV talk about infant feeding in a "Breast Is Best" world. *Health Care Women Int*. 2015;36(8):883-901. Available at https://www.ncbi.nlm.nih.gov/pubmed/24527767.

5. Morrison P, Israel-Ballard K, Greiner T. Informed choice in infant feeding decisions can be supported for HIV-infected women even in industrialized countries. *AIDS*. 2011;25(15):1807-1811. Available at https://www.ncbi.nlm.nih.gov/pubmed/21811145.

6. Johnson G, Levison J, Malek J. Should providers discuss breastfeeding with women living with HIV in high-income countries? an ethical analysis. *Clin Infect Dis*. 2016;63(10):1368-1372. Available at https://www.ncbi.nlm.nih.gov/pubmed/27572099.

7. Nduati R, John G, Mbori-Ngacha D, et al. Effect of breastfeeding and formula feeding on transmission of HIV-1: a randomized clinical trial. *JAMA*. 2000;283(9):1167-1174. Available at https://www.ncbi.nlm.nih.gov/pubmed/10703779.

8. World Health Organization. HIV Transmission through breastfeeding: a review of available evidence; 2007 update. 2008. Available at http://apps.who.int/iris/bitstream/10665/43879/1/9789241596596_eng.pdf.

9. White AB, Mirjahangir JF, Horvath H, Anglemyer A, Read JS. Antiretroviral interventions for preventing breast milk transmission of HIV. *Cochrane Database Syst Rev*. 2014(10):CD011323. Available at https://www.ncbi.nlm.nih.gov/pubmed/25280769.

10. Chasela CS, Hudgens MG, Jamieson DJ, et al. Maternal or infant antiretroviral drugs to reduce HIV-1 transmission. *N Engl J Med*. 2010;362(24):2271-2281. Available at http://www.ncbi.nlm.nih.gov/pubmed/20554982.

11. Coovadia HM, Brown ER, Fowler MG, et al. Efficacy and safety of an extended nevirapine regimen in infant children of breastfeeding mothers with HIV-1 infection for prevention of postnatal HIV-1 transmission (HPTN 046): a randomised, double-blind, placebo-controlled trial. *Lancet*. 2012;379(9812):221-228. Available at http://www.ncbi.nlm.nih.gov/pubmed/22196945.

12. Nagot N, Kankasa C, Tumwine JK, et al. Extended pre-exposure prophylaxis with lopinavir-ritonavir versus lamivudine to prevent HIV-1 transmission through breastfeeding up to 50 weeks in infants in Africa (ANRS 12174): a randomised controlled trial. *Lancet*. 2016;387(10018):566-573. Available at http://www.ncbi.nlm.nih.gov/pubmed/26603917.

13. Kesho Bora Study G, de Vincenzi I. Triple antiretroviral compared with zidovudine and single-dose nevirapine prophylaxis during pregnancy and breastfeeding for prevention of mother-to-child transmission of HIV-1 (Kesho Bora study): a randomised controlled trial. *Lancet Infect Dis*. 2011;11(3):171-180. Available at http://www.ncbi.nlm.nih.gov/pubmed/21237718.

14. Flynn PM, Taha TE, Cababasay M, et al. Prevention of HIV-1 transmission through breastfeeding: efficacy and safety of maternal antiretroviral therapy versus infant nevirapine prophylaxis for duration of breastfeeding in HIV-1-infected women with high CD4 cell count (IMPAACT PROMISE): a randomized, open label, clinical trial. *J Acquir Immune Defic Syndr*. 2017. Available at https://www.ncbi.nlm.nih.gov/pubmed/29239901.

15. Shapiro RL, Hughes MD, Ogwu A, et al. Antiretroviral regimens in pregnancy and breast-feeding in Botswana. *N Engl J Med*. 2010;362(24):2282-2294. Available at http://www.ncbi.nlm.nih.gov/pubmed/20554983.

16. Coovadia HM, Rollins NC, Bland RM, et al. Mother-to-child transmission of HIV-1 infection during exclusive breastfeeding in the first 6 months of life: an intervention cohort study. *Lancet*. 2007;369(9567):1107-1116. Available at https://www.ncbi.nlm.nih.gov/pubmed/17398310.

17. Coutsoudis A, Pillay K, Spooner E, Kuhn L, Coovadia HM. Influence of infant-feeding patterns on early mother-to-child transmission of HIV-1 in Durban, South Africa: a prospective cohort study. South African Vitamin A Study Group. *Lancet*. 1999;354(9177):471-476. Available at https://www.ncbi.nlm.nih.gov/pubmed/10465172.

18. Kuhn L, Aldrovandi GM, Sinkala M, et al. Effects of early, abrupt weaning on HIV-free survival of children in Zambia. *N Engl J Med*. 2008;359(2):130-141. Available at https://www.ncbi.nlm.nih.gov/pubmed/18525036.

19. Thea DM, Aldrovandi G, Kankasa C, et al. Post-weaning breast milk HIV-1 viral load, blood prolactin levels and breast milk volume. *AIDS*. 2006;20(11):1539-1547. Available at https://www.ncbi.nlm.nih.gov/pubmed/16847409.

20. Kuhn L, Kim HY, Walter J, et al. HIV-1 concentrations in human breast milk before and after weaning. *Sci Transl Med*. 2013;5(181):181ra151. Available at https://www.ncbi.nlm.nih.gov/pubmed/23596203.

21. Waitt C, Olagunju A, Nakalema S, et al. Plasma and breast milk pharmacokinetics of emtricitabine, tenofovir and lamivudine using dried blood and breast milk spots in nursing African mother-infant pairs. *J Antimicrob Chemother*. 2018. Available at https://www.ncbi.nlm.nih.gov/pubmed/29309634.

22. Mugwanya KK, Hendrix CW, Mugo NR, et al. Pre-exposure prophylaxis use by breastfeeding HIV-uninfected women: a prospective short-term study of antiretroviral excretion in breast milk and infant absorption. *PLoS Med*. 2016;13(9):e1002132. Available at https://www.ncbi.nlm.nih.gov/pubmed/27676257.

23. Palombi L, Pirillo MF, Marchei E, et al. Concentrations of tenofovir, lamivudine and efavirenz in mothers and children enrolled under the Option B-Plus approach in Malawi. *J Antimicrob Chemother*. 2016;71(4):1027-1030. Available at https://www.ncbi.nlm.nih.gov/pubmed/26679247.

24. Mofenson LM, Baggaley RC, Mameletzis I. Tenofovir disoproxil fumarate safety for women and their infants during pregnancy and breastfeeding. *AIDS*. 2017;31(2):213-232. Available at https://www.ncbi.nlm.nih.gov/pubmed/27831952.

25. Dryden-Peterson S, Shapiro RL, Hughes MD, et al. Increased risk of severe infant anemia after exposure to maternal HAART, Botswana. *J Acquir Immune Defic Syndr*. 2011;56(5):428-436. Available at http://www.ncbi.nlm.nih.gov/pubmed/21266910.

26. Fogel J, Li Q, Taha TE, et al. Initiation of antiretroviral treatment in women after delivery can induce multiclass drug resistance in breastfeeding HIV-infected infants. *Clin Infect Dis*. 2011;52(8):1069-1076. Available at http://www.ncbi.nlm.nih.gov/pubmed/21460326.

27. Zeh C, Weidle PJ, Nafisa L, et al. HIV-1 drug resistance emergence among breastfeeding infants born to HIV-infected mothers during a single-arm trial of triple-antiretroviral prophylaxis for prevention of mother-to-child transmission: a secondary analysis. *PLoS Med*. 2011;8(3):e1000430. Available at http://www.ncbi.nlm.nih.gov/pubmed/21468304.

围产期 HIV 感染或暴露的新生儿抗逆转录病毒药物方案管理

（2018 年 12 月 7 日最新更新，2018 年 12 月 7 日最新评审）

专家组的建议

- 所有围产期 HIV 暴露的新生儿都应该接受产后抗逆转录病毒药物预防，以降低围产期 HIV 感染风险（AI）。
- 新生儿抗逆转录病毒疗法——在胎龄合适的剂量下——应该在出生后尽早开始，最好在分娩后 6 ~ 12 小时内开始（A Ⅱ）。
- 新生儿抗逆转录病毒方案的选择应该基于影响围产期 HIV 传播风险的母婴因素决定（A Ⅲ）。抗逆转录病毒疗法在新生儿中的应用包括：
  - **ARV 预防用药**：给新生儿服用一种或多种抗逆转录病毒药物，以降低围产期 HIV 感染风险。
  - **HIV 经验性用药**：对围产期 HIV 感染风险最高的新生儿实施三联抗逆转录病毒药物方案。经验性治疗旨在对后来被证明感染了 HIV 的新生儿进行初步治疗，同时也是对那些在子宫内、分娩过程中或母乳喂养期间 HIV 暴露且未感染 HIV 新生儿进行预防。
  - **HIV 治疗方案**：对记录在案的 HIV 感染新生儿（见"HIV 感染诊断"）实施治疗剂量的三联抗逆转录病毒疗法。
- 对于在妊娠期接受抗逆转录病毒疗法且分娩前病毒持续抑制、依从性良好的母亲所产新生儿，可以使用 4 周的齐多夫定 ARV 预防方案（B Ⅱ）。
- 围产期 HIV 感染风险较高的新生儿应接受多种药物的 ARV 预防方案或基于临床医生风险评估的经验性 HIV 治疗（推荐方案见表 8 和表 9）。HIV 感染风险较高的新生儿包括那些由 HIV 感染妇女所生的新生儿，他们：
  - 妊娠期或分娩时没有接受抗逆转录病毒药物（AI），或
  - 仅接受分娩时抗逆转录病毒药物（AI），或
  - 曾接受产前抗逆转录病毒药物，但在分娩前没有实现病毒抑制（A Ⅱ），或
  - 妊娠期发生原发性或急性 HIV 感染（A Ⅱ），或
  - 母乳喂养期间发生原发性或急性 HIV 感染（A Ⅱ）。
- HIV 感染状况不明的妇女如果在分娩期间或出生后不久采用 HIV 抗原 / 抗体联合免疫检测出 HIV 阳性，她们所生新生儿应启动抗逆转录病毒疗法（基于临床医生风险评估的抗逆转录病毒预防或经验性 HIV 治疗）（A Ⅱ）。如果补充检测为阴性，新生儿可以停止 ARV 疗法（A Ⅱ）。

专家组的建议
·对于 HIV 感染新生儿,应该启动抗逆转录病毒疗法(AI)。
·由于缺乏药物安全性数据(B Ⅲ),除齐多夫定、拉米夫定和奈韦拉平外,不推荐在早产儿(分娩胎龄小于 37 孕周)中使用抗逆转录病毒药物。
·对围产期 HIV 暴露的 ARV 管理有疑问的医疗人员应咨询全国围产期 HIV 热线(1-888-448-8765),该热线提供围产期 HIV 所有方面的免费临床咨询,包括新生儿保健(A Ⅲ)。

推荐评级:A = 强;B = 中等;C = 可选
证据评级:Ⅰ = 一个或多个具有临床结果和 / 或验证的实验室终点的随机试验;Ⅱ = 一个或多个精心设计的,具有长期临床结局的非随机试验或观察性队列研究;Ⅲ = 专家意见

▌HIV 暴露或出生时 HIV 感染的新生儿抗逆转录病毒治疗的一般考虑

所有围产期 HIV 暴露的新生儿应在新生儿期接受抗逆转录病毒药物治疗,以减少围产期 HIV 的传播,并根据传播风险水平选择适当的抗逆转录病毒疗法。影响新生儿 HIV 感染风险的最重要因素是母亲是否接受了产前 /分娩时抗逆转录病毒疗法(ART)及其病毒载量。在没有母体 ART 的情况下,或者如果母体产前 / 分娩时治疗在早孕后开始,或者在病毒载量抑制效果欠佳,都会增加传播风险;尤其是在妊娠后期,更高的母体病毒载量与更高的传播风险相关。传播风险还取决于其他母婴因素,包括分娩方式、分娩时的胎龄和产妇健康状况。HIV 可在子宫内、分娩时或母乳喂养期间传播。

历史上,新生儿期抗逆转录病毒药物的使用被称为抗逆转录病毒预防,因为它主要侧重于防止新生儿围产期 HIV 感染。最近,临床医生已经开始识别 HIV 感染风险最高的新生儿,并开始使用三种药物抗逆转录病毒疗法作为 HIV 的经验性治疗。在本指南中,将使用以下术语:

· **预防性 ARV 治疗**:给未知 HIV 感染状态的新生儿服用抗逆转录病毒药物,以降低 HIV 感染风险。ARV 预防包括施用单一药物(通常是齐多夫定)以及两种或三种 ARV 药物的组合。
· **经验性 HIV 治疗**:对具有 HIV 感染高风险的新生儿实施三药抗逆转录病毒疗法。经验性 HIV 治疗旨在为后来被证明感染了 HIV 的新生儿提供早期治疗,同时也为那些在子宫内、分娩过程中或母乳喂养期间 HIV 暴露但未感染 HIV 新生儿提供抗逆转录病毒预防。
· **HIV 治疗**:对已知 HIV 感染新生儿实施三药抗逆转录病毒治疗方案(见"HIV 感染诊断")。艾滋抗病毒治疗是终生的。

抗逆转录病毒预防和经验性 HIV 治疗这两个术语描述了临床医生开抗逆转录病毒药物的意图，可能有重叠之处。例如，经验性 HIV 治疗方案也可为新生儿提供抗逆转录病毒预防。然而，二联（以及一些三联）的抗逆转录病毒预防方案，尤其是那些使用预防性而非治疗性剂量奈韦拉平的方案，不被视为经验性的 HIV 治疗。

新生儿预防性抗逆转录病毒治疗或经验性 HIV 治疗开始时间以及仍然有益的治疗时间尚未确定；然而，大多数研究支持在分娩后尽早提供抗逆转录病毒药物 [1-6]。

表 8 根据围产期 HIV 传染风险概述了新生儿抗逆转录病毒治疗的建议，总结了新生儿抗逆转录病毒治疗的剂量建议。关于新生儿剂量选择的更多信息，包括早产儿（妊娠小于 37 周胎龄），可以在"儿科抗逆转录病毒药物信息"中找到。此外，全国围产期 HIV 热线（888 - 448 - 8765）是一项联邦资助的服务，为照顾 HIV 感染孕妇及其新生儿的服务者提供疑难病例的免费临床咨询，并可向当地或地区儿科 HIV 专家转诊。

表 8　根据新生儿 HIV 感染风险进行新生儿抗逆转录病毒治疗

药物选择和给药考虑与新生儿的年龄和胎龄有关。全国围产期 HIV 热线（888 - 448 - 8765）可提供咨询服务。

类别	描述	新生儿抗逆转录病毒治疗
低围产期 HIV 传播风险	·妊娠期接受抗逆转录病毒疗法的母亲，分娩期间病毒持续抑制，且无依从性方面担忧	齐多夫定持续 4 周给药
高围产期 HIV 传播风险 [a,b]	·既未接受产前也未接受分娩时抗逆转录病毒药物的母亲 ·仅接受分娩时抗逆转录病毒药物的母亲 ·接受产前和分娩时抗逆转录病毒药物，但在分娩附近有可检测到的病毒载量的母亲,尤其是在分娩时阴道分娩的情况下 ·妊娠或母乳喂养期间感染了急性或原发性 HIV 的母亲（在这种情况下,母亲**应该停止**母乳喂养）[c]	二联抗逆转录病毒药物预防（NICHD-HPTN 040/PACTG 1043 方案）,含 6 周 ZDV 和 3 剂 NVP(预防剂量,出生后 48 小时内、第一剂后 48 小时内和第二剂后 96 小时内给予) 或者 使用 ZDV、3TC 和 NVP(治疗剂量)或 ZDV、3TC 和 RAL 从出生到 6 周进行的经验性 HIV 治疗 [d]

类别	描述	新生儿抗逆转录病毒治疗
推定新生儿 HIV 暴露	· 产前 HIV 状况不明的母亲在分娩或产后检测 HIV 呈阳性，或其新生儿检测 HIV 抗体呈阳性	如上所述的抗逆转录病毒治疗（针对围产期 HIV 传播的更高风险） 如果补充检测证实母亲没有 HIV，应该立即停止使用新生儿抗逆转录病毒药物
新生儿 HIV 感染[e]	· 新生儿 HIV 核酸检测阳性	使用治疗剂量的 3 联 ARV 药物方案

[a] 关于支持两种药物联合的抗逆转录病毒预防方案和经验性 HIV 治疗的证据，见正文

[b] 参见"分娩时保健"部分，了解有关计划剖宫产和分娩时静脉注射齐多夫定指征的指南，以降低分娩时病毒载量升高的母亲围产期 HIV 传播的风险

[c] 大多数专家组成员建议对妊娠期患有急性 HIV 感染母亲所产婴儿进行经验性 HIV 治疗，因为子宫内传播的风险较高。如果母亲在母乳喂养期间诊断出急性 HIV，应该停止母乳喂养

[d] 对围产期 HIV 传播风险较高的新生儿进行经验性 HIV 治疗的最佳时间尚不清楚。一些专家组成员选择在出生后核酸检测恢复为阴性时停止奈韦拉平、RAL 和 / 或拉米夫定，而其他成员将继续对 HIV 感染风险最高的婴儿进行为期 6 周的经验性 HIV 治疗。在所有情况下，齐多夫定应持续 6 周。建议医疗人员咨询儿科 HIV 感染专家，根据具体病例的风险因素和 HIV 核酸检测结果确定治疗时间

[e] 鉴于 HIV 核酸检测假阳性的可能性很低，大多数专家组成员不建议在确认 HIV 核酸检测结果出来之前推迟 ART 的启动

注： 抗逆转录病毒药物应尽可能在出生时开始使用，最好在分娩后 6 ~ 12 小时内开始使用。具体剂量见表 9

缩略词： 3TC=拉米夫定；ART=抗逆转录病毒疗法；ARV=抗逆转录病毒药物；IV=静脉注射；NAT=核酸测试；NVP=奈韦拉平；小组 =HIV 感染孕妇治疗和预防围产期传染小组；RAL=拉替拉韦；ZDV=齐多夫定

表 9　新生儿抗逆转录病毒剂量建议

围产期 HIV 传播低风险的新生儿	
推荐组合	**推荐持续时间**
· ZDV	· ZDV 给药 4 周

围产期 HIV 传播高风险的新生儿	
推荐组合	**推荐持续时间**
· 二联 ARV 组合:ZDV 和 3 剂 NVP(NICHD-HPTN 040/PACTG 1043 方案,或其他	· ZDV 给药 6 周;产后第一周服用 3 剂 NVP
· HIV 经验性治疗:ZDV/3TC/NVP,或其他	· ZDV 给药 6 周;3TC 和 NVP 给药 2 ~ 6 周,直到 6 周大 [a]
· HIV 经验性治疗:ZDV/3TC/RAL,	· ZDV 给药 6 周;3TC 和 RAL 给药 2 ~ 6 周,直到 6 周大 [b]

HIV 感染新生儿	
推荐组合	**推荐持续时间**
· HIV 治疗方案:ZDV/3TC/NVP,或其他	· 终生用药
· HIV 治疗方案:ZDV/3TC/RAL,	· 终生用药

用药指征			
药物	**低风险预防**	**高风险预防:2 联用药**	**高风险预防:经验用药和治疗用药**
ZDV **注意:** 对于不能耐受口服药物的新生儿,静脉注射剂量是口服剂量的 75 %,同时保持相同的给药间隔	妊娠 ≥ 35 周出生: · ZDV 每剂 4mg/kg,每日口服两次 妊娠 ≥ 35 周出生的新生儿的简化体重 - 剂量范围:		妊娠 ≥ 35 周出生: 出生到 4 周内: · ZDV 每剂 4mg/kg,每日口服两次 出生 4 周以上: · ZDV 每剂 12mg/kg,每日口服两次 从出生到 4 周妊娠 ≥ 35 周的新生儿的简化体重 - 剂量范围:

妊娠 ≥ 35 周出生的新生儿的简化体重 - 剂量范围:

重量范围(kg)	体积(ml) ZDV 10mg/ml 口服糖浆,每天两次
2 ~ 3kg	1ml
3 ~ 4kg	1.5ml
4 ~ 5kg	2ml

从出生到 4 周妊娠 ≥ 35 周的新生儿的简化体重 - 剂量范围:

重量范围(kg)	体积(ml) ZDV 10mg/ml 口服糖浆,每天两次
2 ~ 3kg	1ml
3 ~ 4kg	1.5ml
4 ~ 5kg	2ml

妊娠 30 ~ 35 周出生:
出生 2 周以内:
· ZDV 每剂 2mg/kg,每日口服两次
出生 2 周到 4 ~ 6 周:

妊娠 30 ~ 35 周出生:
出生 2 周以内:
· ZDV 2mg/kg/ 剂,每日口服两次
出生 2 周到 6 ~ 8 周:

	用药指征		
药物	低风险预防	高风险预防:2联用药	高风险预防:经验用药和治疗用药
	·ZDV 每剂 3mg/kg,每日口服两次 妊娠 30 周以下出生: 出生后~ 4 ~ 6 周: ·ZDV 每 3mg/kg,每日口服两次		·ZDV 3mg/kg/ 剂,每日口服两次 出生 6 ~ 8 周以上: ·ZDV 12mg/kg/ 剂,每日口服两次 妊娠 30 周以下出生: 出生后至 4 周: ·ZDV 每剂 2mg/kg,每日口服两次 出生 4 周到 8 ~ 10 周: ·ZDV 每剂 3mg/kg,每日口服两次 出生 8 ~ 10 周以上: ·ZDV 每剂 12mg/kg,每日口服两次
拉米夫定	暂无	暂无	妊娠≥ 32 周出生 出生至 4 周: ·3TC 每剂 2mg/kg,每日口服两次 4 周以上时: ·3TC 每剂 4mg/kg,每日口服两次
奈韦拉平	暂无	妊娠≥ 32 周出生: ·给予 3 剂 NVP 1. 出生后 48 小时内给药 2. 第一次给药后 48 小时第二次给药 3. 第二次给药后第 96 小时第三次给药 出生体重 1.5 ~ 2kg: ·口服每剂 NVP 8mg。 注:此剂量不需要计算;**这是实际剂量,不是** mg/kg **剂量** 出生体重 > 2kg: ·口服每剂 NVP 12mg。 注:此剂量不需要计算;**这是实际剂量,不是** mg/kg **剂量**	妊娠≥ 37 周出生 出生至 4 周: ·NVP 每剂 6mg/kg,每日口服两次[b] 4 周以上时: ·NVP 每剂 200mg/m²BSA(体表面积),每天口服两次 妊娠 34 ~ 37 周出生 出生至 1 周: ·NVP 每剂 4mg/kg,每日口服两次 1 ~ 4 周时: ·NVP 每剂 6mg/kg,每日口服两次 4 周以上时: ·NVP 每剂 200 mg/m²BSA ,每天口服两次 注:对于经验性 HIV 治疗,4 周龄时 NVP 剂量调整是可选的

续表

用药指征			
药物	低风险预防	高风险预防：2联用药	高风险预防：经验用药和治疗用药
拉替拉韦	暂无	暂无	妊娠≥37周出生且出生体重≥2kg[c] *出生至6周：*

体重（kg）	待给药悬浮液的体积（剂量），RAL 10mg/ml
出生至1周：每日给药一次	**每剂大约 1.5 mg/kg**
2～3 kg	0.4 ml（4mg）每日一次
3～4 kg	0.5 ml（5mg）每日一次
4～5 kg	0.7 ml（7mg）每日一次
1～4周：每日给药两次	**每剂大约 3mg/kg**
2～3 kg	0.8 ml（8mg）每日两次
3～4 kg	1.0 ml（10mg）每日两次
4～5 kg	1.5 ml（15mg）每日两次
4～6周：每日给药两次	**每剂大约 6mg/kg**
3～4 kg	2.5 ml（25mg）每日两次
4～6 kg	3 ml（30mg）每日两次

[a] 对围产期 HIV 传播风险较高的新生儿进行经验性 HIV 治疗的最佳时间尚不清楚。一些小组成员选择在出生 NAT 恢复为阴性时停止奈韦拉平、RAL 和 / 或拉米夫定，而其他成员将继续对 HIV 感染风险最高的婴儿进行为期 6 周的经验性 HIV 治疗。在新生儿 HIV 感染风险较高的所有情况下，齐多夫定应持续 6 周。建议咨询儿科 HIV 专家，根据具体病例风险因素和中期 HIVNAT 结果选择治疗时间

[b] 专家小组建议研究性奈韦拉平治疗剂量；FDA 还没有批准 1 个月以下婴儿服用奈韦拉平

[c] RAL 给药在 1 周和 4 周时增加，因为 UGT1A1 的代谢在出生时很低，在未来 4～6 周内迅速增加。对于早产儿或低出生体重儿没有剂量数据

缩略词： 3TC= 拉米夫定；ARV= 抗逆转录病毒药物；BSA = 身体表面积；FDA= 食品和药物管理局；IV= 静脉注射；N/A= 无建议；NAT= 核酸测试；NVP= 奈韦拉平；小组 =HIV 感染孕妇治疗和预防围产期传染小组；RAL= 拉替拉韦；UGT1A1 = 尿苷二磷酸葡糖转移酶；ZDV= 齐多夫定

▎**特定临床情况下抗逆转录病毒药物的建议**

在以下章节和表8中，HIV 感染孕妇治疗和预防围产期传染小组（小组）

提供了现有的数据和建议，用于管理已知 HIV 感染母亲所产新生儿，这些母亲：

· 接受产前 / 分娩时抗逆转录病毒药物治疗且病毒被有效抑制
· 将 HIV 传染给新生儿的风险更高，包括那些：
  · 既未接受产前也未接受分娩时抗逆转录病毒药物
  · 仅接受分娩时抗逆转录病毒药物，或
  · 接受产前和分娩时抗逆转录病毒药物，但在接近分娩时有可检测到病毒载量，特别是阴道分娩
· 妊娠或哺乳期间有急性或原发性 HIV 感染
· HIV 状况不明
· 已知病毒产生耐药性

接受产前 / 分娩时抗逆转录病毒药物并有效抑制病毒的母亲所生的新生儿

妊娠和分娩期间接受抗逆转录病毒疗法的妇女所生新生儿 HIV 感染风险低于 1%。在 PACTG 076 研究中，单独使用齐多夫定可以有效减少围产期 HIV 传播，并被推荐用于接受 ART 且持续病毒学抑制的孕产妇所产新生儿的预防措施。临床试验尚未确定新生儿齐多夫定预防的最佳最小持续时间。PACTG 076 研究了 6 周新生儿齐多夫定方案。然而，在英国和许多其他欧洲国家，建议对妊娠期 ART 治疗且达到病毒抑制的母亲所生的新生儿采用 4 周的齐多夫定预防方案，但总体 HIV 围产期传播率没有明显增加[7, 8]。据报道，与 6 周齐多夫定方案相比，4 周齐多夫定方案可使原本健康的新生儿早日从贫血中恢复[9]。

因此，专家小组建议，如果孕妇在妊娠 36 周或之后接受抗病毒治疗且达到病毒学抑制（通常定义为低于超灵敏检测下限的确认的 HIV RNA 水平），新生儿可以使用 4 周齐多夫定预防方案，并且不存在与母亲依从性相关的问题。针对齐多夫定的给药建议适用于早产儿，并且可以进行静脉注射。表 9 显示了根据胎龄和出生体重推荐的新生儿齐多夫定剂量。

未接受产前或分娩时抗逆转录病毒药物、仅接受分娩时抗逆转录病毒药物、接受抗逆转录病毒药物且分娩时无病毒抑制或在妊娠或哺乳期间 HIV 感染孕产妇所产的新生儿

分娩时病毒载量可检测的母亲所生的所有新生儿，如果孕产妇只接受分娩时抗逆转录病毒药物，或者在妊娠或分娩期间没有接受抗逆转录病毒药物，则新生儿 HIV 感染风险较高，**应该接受多种药物的抗逆转录病毒预防方案或经验性的 HIV 治疗** [5, 10-14]。这些方案的经验描述如下。目前，在围产期 HIV 传播风险较高的新生儿中，经验性 HIV 治疗方案的最佳疗程尚不清楚。当出生 HIV 核酸检测（NAT）结果为阴性时，一些专家组成员会选择停止奈韦拉平、拉替拉韦和 / 或拉米夫定，而有的专家组成员会继续进行为期 6 周的经验性 HIV 治疗。在新生儿 HIV 感染风险较高的所有情况下，齐多夫定应持续 6 周。建议咨询儿科 HIV 专家，根据具体病例的风险因素和 HIVNAT 结果选择治疗时间。

对于在妊娠期接受抗逆转录病毒药物，但在分娩时（妊娠 36 周或之后）仍可检测到病毒载量的孕产妇来说，母体病毒血症水平是否会限制新生儿多联药物抗逆转录病毒预防方案或经验性 HIV 治疗的还不清楚。在两项关于妇女产前联合抗逆转录病毒药物的大型观察研究中，当母亲分娩时病毒载量测量值小于 50 拷贝 /ml 时，围产期传染率分别为 0.05 % 和 0.3 %。当病毒载量测量值为 50 ~ 399 拷贝 /ml 时，传染率增加到 1.1 % 和 1.5 %，当病毒载量测量值大于 400 拷贝 /ml 时，传染率增加到 2.8 % 和 4.1 % [15, 16]。然而，没有研究比较多种药物 ARV 预防方案或经验性 HIV 治疗与标准新生儿预防在这些不同母体病毒血症阈值下的相对疗效。虽然一些专家小组成员会推荐不管是什么病毒载量水平都应该使用多种药物的抗逆转录病毒预防方案或经验性 HIV 治疗，但也有成员会偏向于保留多种药物的抗逆转录病毒预防方案和经验性 HIV 治疗，除非记录到更高水平的母体病毒载量。具体是启动多联药物 ARV 预防方案还是经验性 HIV 治疗，应在与新生儿的父母讨论权衡拟议方案的风险和获益后做决定。

妊娠期原发性或急性 HIV 感染会增加围产期 HIV 传播的风险。应该对婴儿实施多种药物的 ARV 预防方案或经验性 HIV 治疗，直到妇女 HIV 感染情况可以确认或排除（见"急性 HIV 感染"）。

总之，在婴儿 HIV 感染风险较高的情况下，专家小组建议采用多种药物的抗逆转录病毒预防方案，特别是 NICHD-HPTN 040/PACTG 1043 方案，或者经验性的 HIV 治疗方案。支持使用这些疗法的数据概述如下，如何选择方案将取决于临床医生对 HIV 传播可能性的评估。

多种药物抗逆转录病毒预防

目前缺乏随机临床试验数据来指导新生儿多重 ARV 预防方案的最佳选择。迄今为止，NICHD-HPTN 040/PACTG 1043 试验是唯一一项针对 HIV 感染风险较高的新生儿进行多抗逆转录病毒预防的随机临床试验。在这项研究中，1746 名妊娠期没有接受任何抗逆转录病毒药物的 HIV 感染妇女所生的使用配方奶粉喂养的婴儿被随机分为 3 种新生儿预防方案中的 1 种：标准的 6 周齐多夫定方案；6 周齐多夫定加 3 剂奈韦拉平，在出生后第一周给药（出生后 48 小时内第一次给药，第一剂后 48 小时第二次给药，第二剂后 96 小时第三次给药）；和 6 周齐多夫定加 2 周拉米夫定 / 奈非那韦方案。41% 的母亲在分娩时服用齐多夫定。分娩时传播风险在二联和三联药物组显著降低（分别为 2.2 % 和 2.5 %，相比之下，单用齐多夫定 6 周风险为 4.9 %；NICHD - HPTN 040 / PACTG 1043 方案与单独使用齐多夫定治疗的 53 名宫内感染患者中的 3 名（5.7 %）和 33 名单独使用齐多夫定加奈韦拉平治疗的 6 名（18.2 %）的核苷逆转录酶抑制剂（NRTI）耐药性相关（$P < 0.05$）。此外，三联方案中的第三种药物是奈非那韦，它在低龄组具有高度可变的药代动力学参数（PKs），在 46 % 研究参与者中没有达到奈非那韦的最低有效血浆浓度[17]。虽然两种方案传播率相似，但是三联药物方案比两联药物或单独使用齐多夫定方案出现更多的中性粒细胞减少现象（27.5 % vs 15 %，$P < 0.0001$）。

来自欧洲和美国的数据显示，HIV 感染新生儿越来越多地使用多种药物的抗逆转录病毒预防方案。在英国和爱尔兰，使用抗逆转录病毒疗法的新生儿比例从 2001 年至 2004 年间的 9 % 增加到 2005 年至 2008 年间的 13 %，在对 134 家美国医疗人员的调查中，62 % 的人报告在高传播风险的新生儿中使用了多种抗逆转录病毒疗法[18-20]。然而，这些观察性研究的解释因抗逆转录病毒预防的定义、奈韦拉平预防和治疗剂量的使用以及将多种不同的抗逆转录病毒预防疗法与齐多夫定单药进行比较而变得复杂。许多研究包括单剂量奈韦拉平联合另一种抗逆转录病毒药物，通常是齐多夫定，作为二联药物预防艾滋病。大多数人没有报告奈韦拉平以推荐预防剂量给药，还是作为经验性 HIV 治疗组成部分以更高剂量给药。因此，尽管越来越多地使用各种抗逆转录病毒预防方案，但依旧缺乏关于疗效和安全性的全面数据。对于 HIV 感染风险较高的新生儿（表 8），专家小组建议使用 NICHD - IIPTN 040 / PACTG 1043 2 - 药物方案，即 6 周齐多夫定加 3 剂奈韦拉平，作为一种用药选择。

经验性 HIV 治疗

专家小组为围产期 HIV 感染风险较高的新生儿推荐的另一种选择是三联药物的 ARV 经验性 HIV 治疗方案，包括齐多夫定、拉米夫定和奈韦拉平（治疗剂量）或拉替拉韦。

对这三联药物治疗的研究源于 2013 年报道的一例新生儿 HIV "功能性治疗" [21]。新生儿是在妊娠 35 周通过阴道分娩出生的，母亲没有接受产前保健，其 HIV 感染是通过分娩期间的快速检测诊断出来的；分娩前孕妇未服用抗逆转录病毒药物。新生儿在 30 小时时，开始使用齐多夫定、拉米夫定和奈韦拉平（后者以较高的治疗剂量而非标准预防性剂量给药）。在 30 小时时获得的样本中发现新生儿的 HIV DNA 聚合酶链反应（PCR）呈阳性，在 31 小时时进行的 HIV RNA PCR 检测中，该新生儿的 HIV RNA 水平为 19 812 拷贝 /ml。根据这些测试结果，认为是通过宫内传播感染的，新生儿继续接受 HIV 治疗。在 18 个月大时，母亲停止了孩子的 ART，在没有 ART 的情况下，儿童血浆 RNA、前病毒 DNA 和 HIV 抗体的水平在超过 2 年的时间里仍然检测不到。不幸的是，在儿童 4 岁前不久，被发现病毒反弹。令人感兴趣的是随后报道的一个婴儿从出生就接受治疗直到四岁，并在抗病毒治疗停止后的几天内便出现病毒反弹的病例 [22]。

来自加拿大调查人员进一步肯定了经验性 HIV 治疗的效果，他们报告了 136 例被认为 HIV 感染风险较高的新生儿（即由携带 HIV 的妇女有可检测的病毒载量和 / 或分娩前对治疗的依从性不良所产的新生儿），他们在出生后 72 小时内接受了三联抗逆转录病毒疗法。在这 136 例新生儿中，有 12 例（9 %）被发现感染了 HIV，并且没有发现与该药物方案相关的主要毒性事件 [23]。然而，该研究没有对照组，也就难以证实该方法与单一药物或两种药物方案相比的安全性或有效性。加拿大的另一项研究比较了 148 例高危暴露新生儿（即母体分娩时病毒学抑制不完全，或在没有母体病毒载量结果的情况下，母体对 ART 的依从性不佳，或妊娠晚期才开始 ART）的经验性 HIV 治疗的安全性，并与对照组中 145 例低危新生儿中单独使用齐多夫定进行了比较。经验性 HIV 治疗组中有 13 例新生儿感染了 HIV，其中 5 例在出生后 48 小时内 HIV 核酸检测呈阳性，表明是子宫内感染。只有低风险齐多夫定组中没有新生儿感染 HIV。在接受经验性 HIV 治疗的新生儿报告了可能比单独齐多夫定组更容易出现药物相关副作用的非特异性症状和体征（例如呕吐、腹泻、皮疹、神经过敏、易怒）（10.2 % vs 0 %，$P < 0.001$）。接

受经验性 HIV 治疗的新生儿比仅接受齐多夫定治疗的新生儿更有可能提前停用 ARV 药物（9.5 % vs 2.1 %，P= 0.01）[24]。

新生儿的经验性 HIV 治疗符合美国疾病预防控制中心关于成人职业性和非职业性 HIV 暴露后预防的建议，其中感染风险通常低于 HIV 感染风险较高的新生儿[25, 26]。除非抗逆转录病毒药物在新生儿体内有更多完善的药代动力学研究与安全数据，否则新生儿使用经验性 HIV 治疗还是受限的。尽管已发现使用奈韦拉平预防围产期传播对早产儿和低出生体重新生儿是安全的，但这些预防剂量方案的药物水平比目标治疗水平低 ≥ 10 倍。不过最近已经有针对奈韦拉平和拉替拉韦治疗剂量的研究，确定了可达到目标药代动力学参数的安全剂量[27-31]。

此时，如果选择经验性 HIV 治疗方案，专家小组建议联合使用齐多夫定、拉米夫定和奈韦拉平（治疗剂量）或齐多夫定、拉米夫定和拉替拉韦（见表8 和表9）。对于围产期 HIV 传播风险较高的新生儿，经验性 HIV 治疗的最佳持续时间尚不清楚。一些专家小组成员选择停止额外的药物治疗，如果分娩时的 NAT 结果报告为阴性，而其他人将根据 HIV 传播的风险继续经验性治疗 6 周。在所有情况下，齐多夫定应持续 6 周。建议咨询儿科 HIV 专家，根据具体病例的风险因素和治疗时 HIVNAT 结果选择治疗时间。

分娩时 HIV 状况不明的孕产妇所生的新生儿

对于 HIV 状况不明的妇女，建议在分娩期间进行快速 HIV 检测，如果分娩期间没有进行检测，则在母亲和 / 或新生儿出生后尽快进行检测（见围产期暴露鉴定）。快速测试结果应在 60 分钟内提供。如果母婴快速检测呈阳性，**新生儿应立即接受多种药物的 ARV 预防方案或经验性 HIV 治疗，而无需等待补充检测的结果**。所有设有产科和 / 或新生儿重症监护室或特殊保健或新生儿托儿所的机构都应 24 小时提供快速 HIV 检测。

在确证实验报告澄清母亲和新生儿状况之前，母亲或新生儿的初筛阳性结果可推定母亲感染 HIV。如果母亲（或新生儿）的确证检测结果为阴性，可以停止使用新生儿抗逆转录病毒药物。临床医生应该了解他们的州法律，因为在未经父母同意的情况下允许进行 HIV 检测可能在不同地区规定有所区别。

根据最初的阳性抗体或抗体／抗原检测结果怀疑患有 HIV 的孕产妇应该停止母乳喂养，直到确认或排除 HIV。

建议泵吸取乳、暂时丢弃或冷冻母乳。如果排除了 HIV 感染可能，可以恢复母乳喂养。如果确认 HIV 感染，应该永久停止母乳喂养[32]。

孕产妇携有患有抗逆转录病毒药物耐药性病毒的新生儿

对于携带耐药性病毒的妇女所分娩的新生儿，尚不清楚最佳的抗逆转录病毒疗法。母亲体内的耐药病毒是否会增加婴儿 HIV 感染风险，目前还不清楚。对于已知或怀疑有耐药性的母亲所生新生儿，ARV 方案应在分娩前咨询儿科 HIV 专家，或通过全国围产期 HIV 热线（888 - 448 - 8765）咨询来确定。然而，没有证据表明基于母亲耐药性定制的新生儿预防方案比标准新生儿预防方案更有效。

WITS 研究的数据表明，在混合了齐多夫定抗药性和对齐多夫定敏感性的病毒群体的妇女中，齐多夫定敏感的病毒可能会优先母婴传播[33, 34]。因此，新生儿 ARV 方案的选择应该基于其他风险因素（表 8）。

一些研究表明，ARV 耐药病毒可能降低了复制能力（降低了病毒适应性）和传播能力[34]。然而据报道，多耐药病毒在美国和国际环境中都有围产期传播先例[35-39]。

HIV 感染新生儿

直到最近，新生儿抗逆转录病毒疗法都是为预防围产期 HIV 传播而设计的，并且尽可能简单实用。没有理由针对新生儿开发治疗性的抗逆转录病毒疗法，因为当时 HIVNAT 结果所需的周转时间很长，这意味着新生儿感染通常不会在出生后的第一周被诊断出来。而现在 HIVNAT 结果在几天内就可以得到，新生儿中的 HIV 最早在出生的第一天就被诊断出来了。一个阳性的 HIV 检测必须再次重复检测，以确认 HIV 感染情况。但鉴于 HIVNAT 假阳性的可能性很低，大多数专家组成员不建议在等待确认 HIVNAT 的结果时推迟 ART 的启动。然而目前缺乏证据表明，非常早期的治疗（在 2 周之前）会导致 HIV 新生儿的长期缓解或更好的结果。HIV 感染高风险新生儿的早期诊断以及越来越多地经验性 HIV 治疗，使得有必要对足月和早产儿服用抗逆转录病毒药物的剂量和安全性进行研究。尽管目前抗逆转录病毒药物的 PK 和安全性资料仍然不完整，尤其是对早产儿来说，但这方面的数据越来越多。如前所述，目前预防和治疗新生儿抗逆转录病毒药物的推荐剂量一般都是相同的，奈韦拉平除外（见"儿科抗逆转录病毒药物信息"）。

目前有足够的数据提供适合使用以下药物治疗新生儿 HIV 的剂量建议（参见"抗逆转录病毒药物在儿童 HIV 感染中的使用指南"）：
· 足月分娩和早产儿：齐多夫定、拉米夫定、奈韦拉平
· 足月新生儿出生时：恩曲他滨、拉替拉韦
· 足月新生儿 2 周起：洛匹那韦 / 利托那韦（LPV/r）

早产儿剂量推荐仅适用于齐多夫定、拉米夫定和奈韦拉平。表 9 总结了新生儿给药建议，包括早产儿给药建议。有关新生儿给药建议和这些药物的考虑因素的更详细信息，请参见儿"科抗逆转录病毒药物信息"。

母乳喂养时母亲被诊断为 HIV 感染的新生儿

怀疑 HIV 感染妇女（例如，初筛试验呈阳性）应该停止母乳喂养，直到排除 HIV。对于怀疑感染了 HIV，但 HIV 血清状况尚未得到确认，并希望继续母乳喂养的母亲，可以建议她们泵吸母乳，暂时丢弃或冷冻母乳。如果排除了 HIV，母乳喂养可以恢复。在美国，包括接受抗逆转录病毒疗法的妇女，都不建议母乳喂养（见"美国 HIV 感染妇女母乳喂养咨询和管理指南"）[40]。

与母乳喂养相关的 HIV 传播的风险取决于新生儿和母亲多方面的因素，包括母亲病毒载量和 CD4 T 淋巴细胞计数[41]。母乳喂养时感染急性 HIV 的妇女所产新生儿 HIV 感染风险高于母亲患有慢性 HIV 感染的新生儿[42]。因为急性 HIV 感染伴随着病毒载量的快速增加和 CD4 细胞计数的相应减少[43]。

除了停止母乳喂养之外，HIV 感染母亲（通常是因为母亲刚刚了解到自己的 HIV 诊断）母乳喂养的新生儿的最佳管理策略尚未确定。一些小组成员将考虑在新生儿停止母乳喂养后 4 ~ 6 周内使用暴露后预防。然而，暴露后预防在这种情况下不太可能比其他非职业暴露有效，因为暴露母乳的时间可能很长，而不是一次暴露病毒[44]。

在资源缺乏地区进行的几项研究表明患有慢性 HIV 感染的妇女进行母乳喂养时，新生儿每日给予奈韦拉平＋拉米夫定＋洛匹那韦 / 利托那韦或奈韦拉平＋齐多夫定可以降低母乳喂养期间感染风险[45-49]。没有试验评估过急性 HIV 感染的母亲停止母乳喂养后使用多联抗逆转录病毒疗法预防传播的效用。

鉴于急性 HIV 感染的孕产妇进行母乳喂养存在较高的出生后传播风险，一些专家小组成员青睐的替代方法是提供经验性 HIV 治疗，直到婴儿 HIV 状况得到确定。如果婴儿最初的 HIV NAT 为阴性，经验 HIV 治疗的最佳持续时间未知。根据目前关于非职业性 HIV 暴露的建议，28 天的药物疗程可能是合理的[44]。如同在其他情况下一样，关于抗逆转录病毒治疗的选择与决定应该咨询儿科 HIV 专家，并就该这种方法潜在风险和获益告知产妇。全国围产期 HIV 热线（888 - 448 - 8765）是一项联邦资助的服务，为照顾 HIV 感染孕妇及其新生儿的医疗人员提供疑难病例的免费临床咨询，并可向当地或地区儿科 HIV 专家提供转诊服务。

新生儿应在开始经验性 HIV 治疗前、母亲诊断为 HIV 感染后 4～6 周和停止母乳喂养后 4～6 个月接受 HIV 检测，以确定真实的 HIV 感染状况。在停止经验性 HIV 治疗后 2～4 周，应进行额外的病毒学测试（见"诊断"部分）。如果新生儿已经接受了除经验性 HIV 治疗以外的抗逆转录病毒预防方案，并且被发现感染了 HIV，则应停止预防方案，并开始 HIV 治疗方案。同时应进行耐药性测试，必要时修改 ART 方案（参见"儿童抗逆转录病毒指南"）。

▍短期抗逆转录病毒药物安全性

新生儿预防所使用的齐多夫定毒性很小，主要不良反应包括短暂的血液毒性（主要是贫血），通常在新生儿 12 周大时就可以消除（见"初始产后管理"）。其他抗逆转录病毒药物对新生儿的毒性研究数据有限。

除了齐多夫定，拉米夫定是新生儿预防方面最有经验的 NRTI。在早期的研究中，新生儿使用齐多夫定 / 拉米夫定组合通常限于 1 周[13, 50, 51]或 2 周[5]，也有新生儿使用齐多夫定 / 拉米夫定 6 周的研究。这些研究表明，齐多夫定＋拉米夫定的血液毒性可能比单独使用齐多夫定更大，尽管这些研究中的新生儿在子宫内也可能暴露于母体所接受的其他 HIV 治疗方案所的导致毒性。

一项法国研究表明，暴露于 6 周齐多夫定＋拉米夫定预防加母体产前齐多夫定＋拉米夫定的新生儿与仅接触母体和新生儿齐多夫定的新生儿历史队列相比，出现了更严重的贫血和中性粒细胞减少。据报道，在暴露于齐多夫定＋拉米夫定预防的新生儿中，15 % 患有贫血，18 % 患有中性粒细胞减少症，2 % 的新生儿因毒性需要输血，4 % 的新生儿需要停止治疗 [52]。同样，一项巴西对产妇产前和 6 周新生儿齐多夫定＋拉米夫定预防的研究中，新生儿血液毒性很常见，69 % 的新生儿患有贫血，13 % 的新生儿患有中性粒细胞减少症 [53]。

其他 NRTI 药物用于新生儿预防的经验更有限 [54, 55]。与单一 NRTI 相比，接触多种 NRTI 药物可能更常见血液和线粒体毒性 [52, 56-59]。

在极少数情况下，孕妇慢性多剂量奈韦拉平预防与严重或潜在威胁生命的皮疹和肝毒性有关 [60]。不论在在新生儿接受单剂量奈韦拉平预防给药、NICHD-HPTN 040/PACTG 1043 组合的出生后第一周三剂奈韦拉平＋齐多夫定的二联组合，或者每天接受奈韦拉平预防给药持续 6 周~18 个月以防止 HIV 通过母乳传播的母乳喂养新生儿中，都没有观察到以上不良反应 [5, 45-47, 49, 61]。

美国食品药品管理局最近批准了足月新生儿在出生时妊娠 ≥ 37 周，体重 ≥ 2kg 时服用 RAL（不适用于早产或低出生体重婴儿）。新生儿 RAL 剂量需要在 1 周和 4 周时增加。RAL 被 UGT1A1 代谢，UGT1A 1 是负责胆红素消除的同一种酶。UGT 酶活性在出生时很低，新生儿中的 RAL 消除时间延长。此外，胆红素和 RAL 可能会争夺白蛋白结合位点，新生儿血浆 RAL 浓度的极度升高可能会造成核黄疸 [62]。IMPAACT P1110 是一项多中心的临床一期试验，纳入了 HIV 感染足月新生儿，表明无论是否在子宫内暴露 RAL，都可能在围产期感染 HIV-1。在出生后的前 6 周，每日 RAL 给药是安全的且耐受性良好。婴儿出生后接受 ≤ 6 周的治疗，并随访 24 周。没有观察到药物相关的临床不良反应，只有 3 例实验室不良反应：1 例接受含齐多夫定方案的婴儿出现 4 级短暂中性粒细胞减少；和 2 例胆红素升高的病例（一级和二级各 1 例），这些病例被认为不严重，不需要特殊治疗 [63]（更多信息请参见"儿科抗逆转录病毒药物信息"）。

P1110 研究得到的每日给药的安全性和 PK 数据来自母亲没有接受过 RAL 所产的婴儿；正在接受 RAL 治疗的母亲所生婴儿的研究还在进行中。即便如此，专家小组认为，基于目前关于早产儿和 RAL 暴露婴儿的药物代谢的数据，美国食品药品管理局所批准的 RAL 剂量，在用于正在接受 RAL 的母亲所生婴儿时，首次剂量可以推迟使用。

在蛋白酶抑制剂中，LPV/r、利托那韦、达芦那韦、替拉那韦和福沙那韦可用于儿童，但是由于缺乏给药和安全信息，不建议在新生儿出生后的第一周使用。此外，LPV/r 口服溶液含有 42.4% 的乙醇和 15.3% 的丙二醇，代谢这些化合物的酶在新生儿中尚未发育完全，尤其是早产儿。4 例早产新生儿（2 组双胞胎）从出生时就开始接受 LPV/r 治疗，在停药后发展成心脏传导阻滞 [64, 65]。在成人研究中，利托那韦和 LPV/r 都会导致 PR 间期的剂量依赖性延长，据报道有明显的心脏传导阻滞，包括完全的心脏传导阻滞。17 - 羟基孕酮和脱氢表雄酮硫酸酯的升高也与新生儿期 LPV/r 的给药有关，这与齐多夫定没有关联。宫内 LPV/r 暴露的新生儿的 17 - 羟基孕酮水平高于仅在新生儿期暴露的新生儿。足月新生儿无症状，但 3 例早产儿发生了危及生命的肾上腺功能不全症状，包括低钠血症和高钾血症，其中一例伴有心源性休克 [66]。根据这些和其他上市后不良反应报告：包括心脏毒性（包括完全房室传导阻滞、心动过缓和心肌病）、乳酸酸中毒、急性肾衰竭、肾上腺功能障碍、中枢神经系统抑郁、导致死亡的呼吸并发症和代谢毒性 [67]，都主要发生在早产儿身上。美国食品药品管理局现在建议在产后 42 周（母亲最后一次月经来潮的第 1 天加上出生后经过的时间）和产后 ≥ 14 天之前，**不要给新生儿服用** LPV/r 口服溶液 [68]。然而，最近的一项研究（ANRS 12174）随机抽取了 1273 例新生儿，615 例服用 LPV/r，621 例服用拉米夫定，作为哺乳期间 CD4 计数超过当地治疗阈值的妇女的预防措施。新生儿研究预防在出生 7 天开始，只有体重超过 2kg 的新生儿被随机分组。临床和生物学严重不良事件表明，LPV/r 对足月新生儿、7 天以上的新生儿是安全的，两组之间没有差异 [69]。自此，专家小组建议，不要在停经后 42 周和产后 14 天内使用 LPV/r。

◆ 参考文献

1. Wade NA, Birkhead GS, Warren BL, et al. Abbreviated regimens of zidovudine prophylaxis and perinatal transmission of the human immunodeficiency virus. *N Engl J Med*. 1998;339(20):1409-1414. Available at: http://www.ncbi.nlm.nih.gov/pubmed/9811915.

2. Van Rompay KK, Otsyula MG, Marthas ML, Miller CJ, McChesney MB, Pedersen NC. Immediate zidovudine treatment protects simian immunodeficiency virus-infected newborn macaques against rapid onset of AIDS. *Antimicrob Agents Chemother*. 1995;39(1):125-131. Available at: http://www.ncbi.nlm.nih.gov/pubmed/7695293.

3. Tsai CC, Follis KE, Sabo A, et al. Prevention of SIV infection in macaques by (R)-9-(2-phosphonylmethoxypropyl) adenine. *Science*. 1995;270(5239):1197-1199. Available at: http://www.ncbi.nlm.nih.gov/pubmed/7502044.

4. Bottiger D, Johansson NG, Samuelsson B, et al. Prevention of simian immunodeficiency virus, SIVsm, or HIV-2 infection in cynomolgus monkeys by pre- and postexposure administration of BEA-005. *AIDS*. 1997;11(2):157-162. Available at: http://www.ncbi.nlm.nih.gov/pubmed/9030361.

5.   Nielsen-Saines K, Watts DH, Veloso VG, et al. Three postpartum antiretroviral regimens to prevent intrapartum HIV infection. *N Engl J Med*. 2012;366(25):2368-2379. Available at: http://www.ncbi.nlm.nih.gov/pubmed/22716975.

6.   Dunn DT, Brandt CD, Krivine A, et al. The sensitivity of HIV-1 DNA polymerase chain reaction in the neonatal period and the relative contributions of intra-uterine and intra-partum transmission. *AIDS*. 1995;9(9):F7-11. Available at: http://www.ncbi.nlm.nih.gov/pubmed/8527070.

7.   de Ruiter A, Mercey D, Anderson J, et al. British HIV Association and Children's HIV Association guidelines for the management of HIV infection in pregnant women 2008. *HIV Med*. 2008;9(7):452-502. Available at: http://www.ncbi.nlm.nih.gov/pubmed/18840151.

8.   Ferguson W, Goode M, Walsh A, Gavin P, Butler K. Evaluation of 4 weeks' neonatal antiretroviral prophylaxis as a component of a prevention of mother-to-child transmission program in a resource-rich setting. *Pediatr Infect Dis J*. 2011;30(5):408-412. Available at: http://www.ncbi.nlm.nih.gov/pubmed/21266939.

9.   Lahoz R, Noguera A, Rovira N, et al. Antiretroviral-related hematologic short-term toxicity in healthy infants: implications of the new neonatal 4-week zidovudine regimen. *Pediatr Infect Dis J*. 2010;29(4):376-379. Available at: http://www.ncbi.nlm.nih.gov/pubmed/19949355.

10.   Mofenson LM, Lambert JS, Stiehm ER, et al. Risk factors for perinatal transmission of human immunodeficiency virus type 1 in women treated with zidovudine. Pediatric AIDS Clinical Trials Group Study 185 Team. *N Engl J Med*. 1999;341(6):385-393. Available at: http://www.ncbi.nlm.nih.gov/pubmed/10432323.

11.   Garcia PM, Kalish LA, Pitt J, et al. Maternal levels of plasma human immunodeficiency virus type 1 RNA and the risk of perinatal transmission. Women and infants transmission study group. *N Engl J Med*. 1999;341(6):394-402. Available at: http://www.ncbi.nlm.nih.gov/pubmed/10432324.

12.   Cooper ER, Charurat M, Mofenson L, et al. Combination antiretroviral strategies for the treatment of pregnant HIV-1-infected women and prevention of perinatal HIV-1 transmission. *J Acquir Immune Defic Syndr*. 2002;29(5):484-494. Available at: http://www.ncbi.nlm.nih.gov/pubmed/11981365.

13.   Petra Study Team. Efficacy of three short-course regimens of zidovudine and lamivudine in preventing early and late transmission of HIV-1 from mother to child in Tanzania, South Africa, and Uganda (Petra study): a randomised, double-blind, placebo-controlled trial. *Lancet*. 2002;359(9313):1178-1186. Available at: http://www.ncbi.nlm.nih.gov/pubmed/11955535.

14.   Lallemant M, Jourdain G, Le Coeur S, et al. A trial of shortened zidovudine regimens to prevent mother-to-child transmission of human immunodeficiency virus type 1. Perinatal HIV Prevention Trial (Thailand) Investigators. *N Engl J Med*. 2000;343(14):982-991. Available at: http://www.ncbi.nlm.nih.gov/pubmed/11018164.

15.   Mandelbrot L, Tubiana R, Le Chenadec J, et al. No perinatal HIV-1 transmission from women with effective antiretroviral therapy starting before conception. *Clin Infect Dis*. 2015. Available at: http://www.ncbi.nlm.nih.gov/pubmed/26197844.

16.   Townsend CL, Byrne L, Cortina-Borja M, et al. Earlier initiation of ART and further decline in mother-to-child HIV transmission rates, 2000-2011. *AIDS*. 2014;28(7):1049-1057. Available at: http://www.ncbi.nlm.nih.gov/pubmed/24566097.

17.   Mirochnick M, Nielsen-Saines K, Pilotto JH, et al. Nelfinavir and lamivudine pharmacokinetics during the first two weeks of life. *Pediatr Infect Dis J*. 2011;30(9):769-772. Available at: http://www.ncbi.nlm.nih.gov/pubmed/21666540.

18.   Haile-Selassie H, Townsend C, Tookey P. Use of neonatal post-exposure prophylaxis for prevention of mother-to-child HIV transmission in the UK and Ireland, 2001-2008. *HIV Med*. 2011;12(7):422-427. Available at: http://www.ncbi.nlm.nih.gov/pubmed/21251184.

19.   McKeegan K, Rutstein R, Lowenthal E. Postnatal infant HIV prophylaxis: a survey of U.S. practice. *AIDS Patient Care STDS*. 2011;25(1):1-4. Available at: http://www.ncbi.nlm.nih.gov/pubmed/21162689.

20.   Chiappini E, Galli L, Giaquinto C, et al. Use of combination neonatal prophylaxis for the prevention of mother-to-child transmission of HIV infection in European high-risk infants. *AIDS*. 2013;27(6):991-1000. Available at: http://www.ncbi.nlm.nih.gov/pubmed/23211776.

21.   Persaud D, Gaye H, et al. Absence of detectable HIV-1 viremia following treatment cessation in an infant. *N Engl J Med*. 2013;369(19):1828-35. Available at: https://www.ncbi.nlm.nih.gov/pubmed/24152233.

22.   Butler KM, Gavin P, Coughlan S, et al. Rapid viral rebound after 4 years of suppressive therapy in a seronegative HIV-1 infected infant treated from birth. *Pediatr Infect Dis J*. 2014. Available at: http://www.ncbi.nlm.nih.gov/pubmed/25251719.

23.   Bitnun A, Samson L, Chun TW, et al. Early initiation of combination antiretroviral therapy in HIV-1-infected newborns can achieve sustained virologic suppression with low frequency of CD4+ T cells carrying HIV in peripheral blood. *Clin Infect Dis*. 2014;59(7):1012-1019. Available at: http://www.ncbi.nlm.nih.gov/pubmed/24917662.

24.   Kakkar FW, Samson L, Vaudry W, et al. Safety of combination antiretroviral prophylaxis in high-risk HIV-exposed newborns: a retrospective review of the Canadian experience. *J Int AIDS Soc*. 2016;19(1):20520. Available at: http://www.ncbi.nlm.nih.gov/pubmed/26880241.

25. Centers for Disease Control and Prevention. Updated guidelines for antiretroviral postexposure prophylaxis after sexual, injection drug use, or other nonoccupational exposure to HIV—United States, 2016. 2016; http://www.cdc.gov/hiv/pdf/programresources/cdc-hiv-npep-guidelines.pdf.

26. Kuhar DT, Henderson DK, Struble KA, et al. Updated US Public Health Service guidelines for the management of occupational exposures to human immunodeficiency virus and recommendations for postexposure prophylaxis. *Infect Control Hosp Epidemiol*. 2013;34(9):875-892. Available at: http://www.ncbi.nlm.nih.gov/pubmed/23917901.

27. Lau E, Brophy J, Samson L, et al. Nevirapine pharmacokinetics and safety in neonates receiving combination antiretroviral therapy for prevention of vertical HIV transmission. *J Acquir Immune Defic Syndr*. 2017;74(5):493-498. Available at: https://www.ncbi.nlm.nih.gov/pubmed/28114187.

28. Cressey TR, Punyawudho B, Le Coeur S, et al. Assessment of nevirapine prophylactic and therapeutic dosing regimens for neonates. *J Acquir Immune Defic Syndr*. 2017;75(5):554-560. Available at: https://www.ncbi.nlm.nih.gov/pubmed/28489732.

29. Clarke DF, Acosta EP, Rizk ML, et al. Raltegravir pharmacokinetics in neonates following maternal dosing. *J Acquir Immune Defic Syndr*. 2014;67(3):310-315. Available at: http://www.ncbi.nlm.nih.gov/pubmed/25162819.

30. Clarke DF, Wong RJ, Wenning L, Stevenson DK, Mirochnick M. Raltegravir *in vitro* effect on bilirubin binding. *Pediatr Infect Dis J*. 2013;32(9):978-980. Available at: http://www.ncbi.nlm.nih.gov/pubmed/23470680.

31. Clarke DF, Penazzato M, Capparelli E, et al. Prevention and treatment of HIV infection in neonates: evidence base for existing WHO dosing recommendations and implementation considerations. *Expert Rev Clin Pharmacol*. 2018;11(1):83-93. Available at: https://www.ncbi.nlm.nih.gov/pubmed/29039686.

32. American Academy of Pediatrics (AAP). Breastfeeding and the use of human milk. 2012. Available at: http://www.Pediatrics.org/cgi/doi/10.1542/peds.2011-3552.

33. Colgrove RC, Pitt J, Chung PH, Welles SL, Japour AJ. Selective vertical transmission of HIV-1 antiretroviral resistance mutations. *AIDS*. 1998;12(17):2281-2288. Available at: http://www.ncbi.nlm.nih.gov/pubmed/9863870.

34. Bauer GR, Colgrove RC, Larussa PS, Pitt J, Welles SL. Antiretroviral resistance in viral isolates from HIV-1-transmitting mothers and their infants. *AIDS*. 2006;20(13):1707-1712. Available at: http://www.ncbi.nlm.nih.gov/pubmed/16931934.

35. Cohan D, Feakins C, Wara D, et al. Perinatal transmission of multidrug-resistant HIV-1 despite viral suppression on an enfuvirtide-based treatment regimen. *AIDS*. 2005;19(9):989-990. Available at: http://www.ncbi.nlm.nih.gov/pubmed/15905684.

36. Desai N, Mathur M. Selective transmission of multidrug resistant HIV to a newborn related to poor maternal adherence. *Sex Transm Infect*. 2003;79(5):419-421. Available at: http://www.ncbi.nlm.nih.gov/pubmed/14573842.

37. De Jose MI, Ramos JT, Alvarez S, Jimenez JL, Munoz-Fernandez MA. Vertical transmission of HIV-1 variants resistant to reverse transcriptase and protease inhibitors. *Arch Intern Med*. 2001;161(22):2738-2739. Available at: http://www.ncbi.nlm.nih.gov/pubmed/11732941.

38. Zeh C, Weidle PJ, Nafisa L, et al. HIV-1 drug resistance emergence among breastfeeding infants born to HIV-infected mothers during a single-arm trial of triple-antiretroviral prophylaxis for prevention of mother-to-child transmission: a secondary analysis. *PLoS Med*. 2011;8(3):e1000430. Available at: http://www.ncbi.nlm.nih.gov/pubmed/21468304.

39. Fogel J, Li Q, Taha TE, et al. Initiation of antiretroviral treatment in women after delivery can induce multiclass drug resistance in breastfeeding HIV-infected infants. *Clin Infect Dis*. 2011;52(8):1069-1076. Available at: http://www.ncbi.nlm.nih.gov/pubmed/21460326.

40. Committee On Pediatric AIDS. Infant feeding and transmission of human immunodeficiency virus in the United States. *Pediatrics*. 2013;131(2):391-396. Available at: http://www.ncbi.nlm.nih.gov/pubmed/23359577.

41. Kuhn L, Reitz C, Abrams EJ. Breastfeeding and AIDS in the developing world. *Curr Opin Pediatr*. 2009;21(1):83-93. Available at: http://www.ncbi.nlm.nih.gov/pubmed/19242244.

42. Van de Perre P, Lepage P, Homsy J, Dabis F. Mother-to-infant transmission of human immunodeficiency virus by breast milk: presumed innocent or presumed guilty? *Clin Infect Dis*. 1992;15(3):502-507. Available at: http://www.ncbi.nlm.nih.gov/pubmed/1445596.

43. Daar ES. Virology and immunology of acute HIV type 1 infection. *AIDS Res Hum Retroviruses*. 1998;14 Suppl 3:S229-234. Available at: http://www.ncbi.nlm.nih.gov/pubmed/9814948.

44. Smith DK, Grohskopf LA, Black RJ, et al. Antiretroviral postexposure prophylaxis after sexual, injection-drug use, or other nonoccupational exposure to HIV in the United States: recommendations from the U.S. Department of Health and Human Services. *MMWR Recomm Rep*. 2005;54(RR-2):1-20. Available at: http://www.ncbi.nlm.nih.gov/pubmed/15660015.

45. Six Week Extended-Dose Nevirapine Study Team, Bedri A, Gudetta B, et al. Extended-dose nevirapine to 6 weeks of age for infants to prevent HIV transmission via breastfeeding in Ethiopia, India, and Uganda: an analysis of three randomised controlled trials. *Lancet*. 2008;372(9635):300-313. Available at: http://www.ncbi.nlm.nih.gov/pubmed/18657709.

46. Kumwenda NI, Hoover DR, Mofenson LM, et al. Extended antiretroviral prophylaxis to reduce breast-milk HIV-1 transmission. *N Engl J Med*. 2008;359(2):119-129. Available at: http://www.ncbi.nlm.nih.gov/pubmed/18525035.

47. Chasela CS, Hudgens MG, Jamieson DJ, et al. Maternal or infant antiretroviral drugs to reduce HIV-1 transmission. *N Engl J Med*. 2010;362(24):2271-2281. Available at: http://www.ncbi.nlm.nih.gov/pubmed/20554982.

48. Kilewo C, Karlsson K, Massawe A, et al. Prevention of mother-to-child transmission of HIV-1 through breast-feeding by treating infants prophylactically with lamivudine in Dar es Salaam, Tanzania: the Mitra Study. *J Acquir Immune Defic Syndr*. 2008;48(3):315-323. Available at: http://www.ncbi.nlm.nih.gov/pubmed/18344879.

49. Taha T, Flynn P, Cababasay M, et al. Comparing maternal triple antiretrovirals (mART) and infant nevirapine (iNVP) prophylaxis for the prevention of mother to child transmission (MTCT) of HIV during breastfeeding (Bf). Presented at: 21st International AIDS Conference; 2016; Durban, SA.

50. Moodley J, Moodley D, Pillay K, et al. Pharmacokinetics and antiretroviral activity of lamivudine alone or when coadministered with zidovudine in human immunodeficiency virus type 1-infected pregnant women and their offspring. *J Infect Dis*. 1998;178(5):1327-1333. Available at: http://www.ncbi.nlm.nih.gov/pubmed/9780252.

51. Moodley D, Moodley J, Coovadia H, et al. A multicenter randomized controlled trial of nevirapine versus a combination of zidovudine and lamivudine to reduce intrapartum and early postpartum mother-to-child transmission of human immunodeficiency virus type 1. *J Infect Dis*. 2003;187(5):725-735. Available at: http://www.ncbi.nlm.nih.gov/pubmed/12599045.

52. Mandelbrot L, Landreau-Mascaro A, Rekacewicz C, et al. Lamivudine-zidovudine combination for prevention of maternal-infant transmission of HIV-1. *JAMA*. 2001;285(16):2083-2093. Available at: http://www.ncbi.nlm.nih.gov/pubmed/11311097.

53. Lambert JS, Nogueira SA, Abreu T, et al. A pilot study to evaluate the safety and feasibility of the administration of AZT/3TC fixed dose combination to HIV infected pregnant women and their infants in Rio de Janeiro, Brazil. *Sex Transm Infect*. 2003;79(6):448-452. Available at: http://www.ncbi.nlm.nih.gov/pubmed/14663118.

54. Gray G, Violari A, McIntyre J, et al. Antiviral activity of nucleoside analogues during short-course monotherapy or dual therapy: its role in preventing HIV infection in infants. *J Acquir Immune Defic Syndr*. 2006;42(2):169-176. Available at: http://www.ncbi.nlm.nih.gov/pubmed/16639342.

55. Rongkavilit C, van Heeswijk RP, Limpongsanurak S, et al. Dose-escalating study of the safety and pharmacokinetics of nelfinavir in HIV-exposed neonates. *J Acquir Immune Defic Syndr*. 2002;29(5):455-463. Available at: http://www.ncbi.nlm.nih.gov/pubmed/11981361.

56. Torres SM, Walker DM, Carter MM, et al. Mutagenicity of zidovudine, lamivudine, and abacavir following *in vitro* exposure of human lymphoblastoid cells or *in utero* exposure of CD-1 mice to single agents or drug combinations. *Environ Mol Mutagen*. 2007;48(3-4):224-238. Available at: http://www.ncbi.nlm.nih.gov/pubmed/17358033.

57. Le Chenadec J, Mayaux MJ, Guihenneuc-Jouyaux C, Blanche S, Enquete Perinatale Francaise Study G. Perinatal antiretroviral treatment and hematopoiesis in HIV-uninfected infants. *AIDS*. 2003;17(14):2053-2061. Available at: http://www.ncbi.nlm.nih.gov/pubmed/14502008.

58. Pacheco SE, McIntosh K, Lu M, et al. Effect of perinatal antiretroviral drug exposure on hematologic values in HIV-uninfected children: An analysis of the women and infants transmission study. *J Infect Dis*. 2006;194(8):1089-1097. Available at: http://www.ncbi.nlm.nih.gov/pubmed/16991083.

59. Feiterna-Sperling C, Weizsaecker K, Buhrer C, et al. Hematologic effects of maternal antiretroviral therapy and transmission prophylaxis in HIV-1-exposed uninfected newborn infants. *J Acquir Immune Defic Syndr*. 2007;45(1):43-51. Available at: http://www.ncbi.nlm.nih.gov/pubmed/17356471.

60. Hitti J, Frenkel LM, Stek AM, et al. Maternal toxicity with continuous nevirapine in pregnancy: results from PACTG 1022. *J Acquir Immune Defic Syndr*. 2004;36(3):772-776. Available at: http://www.ncbi.nlm.nih.gov/pubmed/15213559.

61. Coovadia HM, Brown ER, Fowler MG, et al. Efficacy and safety of an extended nevirapine regimen in infant children of breastfeeding mothers with HIV-1 infection for prevention of postnatal HIV-1 transmission (HPTN 046): a randomised, double-blind, placebo-controlled trial. *Lancet*. 2012;379(9812):221-228. Available at: http://www.ncbi.nlm.nih.gov/pubmed/22196945.

62. Clarke DF, Wong RJ, Wenning L, Stephenson DK, Mirochnick M. Raltegravir *In vitro* effect on bilirubin binding. *Pediatr Infect Dis J*. 2013. Available at: http://www.ncbi.nlm.nih.gov/pubmed/23470680.

63. Raltegravir [package insert]. Food and Drug Administration. 2017. Available at: https://www.accessdata.fda.gov/drugsatfda_docs/label/2017/022145s036,203045s013,205786s004lbl.pdf.

64. Lopriore E, Rozendaal L, Gelinck LB, Bokenkamp R, Boelen CC, Walther FJ. Twins with cardiomyopathy and complete heart block born to an HIV-infected mother treated with HAART. *AIDS*. 2007;21(18):2564-2565. Available at: http://www.ncbi.nlm.nih.gov/pubmed/18025905.

65. McArthur MA, Kalu SU, Foulks AR, Aly AM, Jain SK, Patel JA. Twin preterm neonates with cardiac toxicity related to lopinavir/ritonavir therapy. *Pediatr Infect Dis J*. 2009;28(12):1127-1129. Available at: http://www.ncbi.nlm.nih.gov/pubmed/19820426.

66. Simon A, Warszawski J, Kariyawasam D, et al. Association of prenatal and postnatal exposure to lopinavir-ritonavir and adrenal dysfunction among uninfected infants of HIV-infected mothers. *JAMA*. 2011;306(1):70-78. Available at: http://www.ncbi.nlm.nih.gov/pubmed/21730243.

67. Boxwell D, Cao K, Lewis L, Marcus K, Nikhar B. Neonatal toxicity of Kaletra oral solution: LPV, ethanol or prophylene glycol? Presented at: 18th Conference on Retroviruses and Opportunistic Infections. 2011. Boston, MA.

68. Food and Drug Administration. FDA drug safety communication: serious health problems seen in premature babies given kaletra (lopinavir/ritonavir) oral solution. 2011; http://www.fda.gov/Drugs/DrugSafety/ucm246002.htm.

69. Nagot N, Kankasa C, Tumwine JK, et al. Extended pre-exposure prophylaxis with lopinavir-ritonavir versus lamivudine to prevent HIV-1 transmission through breastfeeding up to 50 weeks in infants in Africa (ANRS 12174): a randomised controlled trial. *Lancet*. 2016;387(10018):566-573. Available at: http://www.ncbi.nlm.nih.gov/pubmed/26603917.

婴儿和儿童 HIV 感染的诊断

（2018 年 12 月 7 日最新更新，2018 年 12 月 7 日最新评审）

专家组的建议

- 围产期和产后 HIV 暴露的婴儿和 18 个月以下儿童的 HIV 诊断必须使用直接检测 HIV 的病毒学方法（即 HIV RNA 和 HIV DNA 核酸检测（NATs）；不应使用 HIV 抗体检测方法（AⅡ）。
- HIV RNA 或 HIV DNA 核酸检测通常被同等推荐（AⅡ）。
- 一种检测 HIV 非 B 亚型或 O 组病毒感染的检测方法（例如，HIV RNA NAT 或双靶总 DNA/RNA 检测）推荐用于婴儿和儿童，其母亲患有已知或疑似非 B 亚型或 O 组病毒的感染（AⅡ）。
- 建议对以下年龄围产期 HIV 暴露的所有婴儿进行病毒学诊断检测：
  - 产后 14 ~ 21 天（AⅡ）
  - 产后 1 ~ 2 个月（AⅡ）
  - 产后 4 ~ 6 个月（AⅡ）
- 对于围产期 HIV 传播风险较高的婴儿，建议在出生时（AⅡ）和停止预防性抗逆转录病毒治疗（BⅡ）后 2 ~ 4 周进行额外的病毒学诊断检测。
- 病毒学测试阳性之后应尽快使用不同的样本重复进行病毒学检测（AⅡ）。
- 明确排除非母乳喂养的婴儿中的 HIV 感染是基于两次或多次阴性病毒学检测，一次在 ≥ 1 个月时检测，另一次在 ≥ 4 个月时检测，或者两次 ≥ 6 个月的不同样本中检测 HIV 抗体阴性（AⅡ）。
- 对于没有 HIV 抗体检测记录的母亲所生的婴儿，一些专家通过进行 HIV 抗体检测，以明确先前病毒学检测阴性的儿童中，12 ~ 18 个月时没有感染 HIV（BⅢ）。
- 由于围产期 HIV 暴露的儿童 18 ~ 24 个月时偶尔会有残留的母亲 HIV 抗体，因此 HIV 抗体呈阳性的这一年龄组儿童应该基于 HIV 核酸检测来最终排除或确认 HIV 感染（AⅡ）。
- 非围产期暴露的儿童或年龄超过 24 个月的围产期暴露儿童主要依赖于 HIV 抗体（或抗原/抗体）检测进行诊断；当怀疑有急性 HIV 感染时，可能需要加用 HIV 核酸检测进行诊断（AⅡ）。

注：国家临床医生咨询中心就围产期 HIV 感染管理相关问题提供咨询（1 - 888 - 448 - 8765；全天 24 小时，一周 7 天）。

推荐评级：A = 强；B = 中等；C = 可选

专家组的建议

证据评级： I = 一项或多项具有临床预后和／或验证的实验室终点的儿童随机试验；I*= 一项或多项具有临床预后和／或验证的实验室终点的成人随机试验，同时伴有来自儿童的一项或多项设计良好、非随机试验或长期临床预后的观察队列研究的匹配数据；II = 一项或多项精心设计的，具有长期临床预后的儿童非随机试验或观察性队列研究；II *= 一项或多项精心设计的，具有长期临床预后的成人非随机试验或观察性队列研究†，同时伴有来自儿童的一项或多项有临床预后的类似的非随机试验或观察性队列研究匹配数据；III = 专家意见

†纳入儿童或儿童和青少年的研究，但不限于青春期后青少年的研究

◆ 婴儿和儿童 HIV 感染的诊断

大多数围产期 HIV 暴露的非母乳喂养婴儿在 1 ~ 2 月龄时，以及几乎所有 HIV 感染的婴儿在 4 ~ 6 月龄时，都可以通过病毒学检测来确诊 HIV。由于母体 HIV 抗体可透过胎盘，抗体测试，包括较新的抗原抗体联合免疫检测（有时称为第四代和第五代检测），不能确定婴儿中是否感染 HIV；因此，必须使用病毒学检测[1, 2]。病毒学检测阳性（即核酸检测（NAT），包括 HIV RNA 和 HIV DNA 聚合酶链式反应（PCR）检测，以及相关 RNA 定性或定量检测）表明可能感染 HIV。第一次检测阳性后，应该尽快对第二份样本进行病毒学复测以进行确认，因为 RNA 和 DNA 检测都可能出现假阳性结果[3]。关于 HIV 和 RNA 检测以及 M 组非 B 亚型和 O 组 HIV-1 感染和 HIV-2 感染诊断的更多信息，请参见下面的相关章节。

HIV-1/2 抗体和 HIV-1 p24 抗原的抗原／抗体组合免疫检测不推荐用于婴儿 HIV 的诊断。刚出生几个月抗原成分的敏感性低于 HIV 核酸检测，而抗体检测不应用于婴儿和 18 个月以下儿童的诊断[4-6]。出生 18 ~ 24 个月的围产期 HIV 暴露的儿童偶尔会有残留的母体 HIV 抗体；HIV 抗体阳性的这一年龄组儿童应该基于核酸检测最终确认 HIV 感染状态（参见"特殊情况下围产期 HIV 感染儿童的诊断测试"）。年龄大于 24 个月的儿童的诊断主要依赖于 HIV 抗体和抗原／抗体测试（参见"非妊娠期 HIV 感染儿童或围产期感染年龄 > 24 个月的儿童的诊断测试"）[1]。

HIV 抗体检测呈阳性，但母亲的 HIV 状况不明的婴儿（见"妊娠期妇女 HIV 检测和围产期 HIV 暴露的诊断"）应被认为已经 HIV 暴露。婴儿应接受下文所述的 HIV 诊断测试，并尽快接受抗逆转录病毒（ARV）预防或经验性 HIV 治疗。关于 HIV 感染新生儿和 HIV 感染新生儿（包括尚未确认

感染的新生儿）的抗逆转录病毒治疗，请参见"围产期 HIV 感染新生儿或围产期 HIV 感染新生儿的抗逆转录病毒治疗部分"[8, 9]。

◆ 围产期 HIV 暴露婴儿诊断检测的时机

HIV 感染确认需要基于婴儿和 18 个月以下儿童的两次病毒学检测结果。图 1 总结了对低传播风险婴儿（母亲接受抗逆转录病毒疗法（ART）且达到病毒学抑制）进行病毒学诊断检测的时间建议，对于高风险婴儿和联合抗逆转录病毒预防方案的婴儿，需要考虑增加额外的检测时间点。

低风险：HIV 感染但在妊娠期接受标准 ART 治疗且维持病毒学抑制（通常定义为 HIV RNA 低于超灵敏检测设备的检测下限）且无依从性不佳顾虑的孕产妇所产新生儿。

高风险：HIV 感染但没有接受产前保健、产前或分娩时抗逆转录病毒药物，只接受分娩时抗逆转录病毒药物，在妊娠晚期（妊娠中晚期或妊娠晚期）开始抗逆转录病毒药物治疗、在妊娠期诊断急性 HIV 感染、在接近分娩时有可检测到的 HIV 载量、接受联合抗逆转录病毒药物治疗但没有持续病毒抑制的孕产妇所生的新生儿。

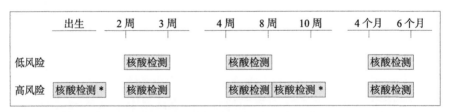

图 1 围产期 HIV 传播风险暴露的婴儿的推荐病毒学检测时间表

＊对于高危婴儿，建议在出生时和停止抗逆转录病毒预防后 2 ~ 4 周（即 8 ~ 10 周）进行额外的病毒学诊断检测

关键词缩写：ART＝抗逆转录病毒疗法；ARV＝抗逆转录病毒药物；NAT＝核酸测试

以下情况的非母乳喂养婴儿可以**排除** HIV 感染：两次或多次阴性病毒学检测结果（一次在年龄 ≥ 14 天，一次在年龄 ≥ 4 周）或年龄 ≥ 8 周的一次阴性病毒学检测（即阴性 NAT 结果，不管是 RNA 或 DNA）或在年龄 ≥ 6 个月的一次阴性 HIV 抗体检测[1, 7]。

明确排除非母乳喂养婴儿中的 HIV 感染需基于两次或多次阴性病毒学

测试（即，阴性 NATs，不管是 RNA 或 DNA），一次在年龄 ≥ 1 个月，另一次在年龄 ≥ 4 个月，或者年龄 ≥ 6 个月时两次独立样本 HIV 抗体检测阴性。

对于儿童最终 HIV 感染状态的**推定**和**排除**，必须没有其他实验室证据（即没有阳性病毒学检测结果或低 CD4 T 淋巴细胞计数 / 百分比）或 HIV 感染的临床证据，且暂时不应进行母乳喂养。许多专家通过在 12～18 个月大的时候进行病毒学检测来证明 HIV 抗体阴性的婴儿没有感染 HIV。

建议从出生 4～6 周开始，对 HIV 感染**状况不明**的婴儿进行肺孢子虫肺炎（PCP）预防，直到**确定**他们没有 HIV 感染 [10]。因此，如果可以排除 HIV 感染，则可以避免或停止 PCP 预防（参见"儿童机会感染指南"和"接触 HIV 新生儿出生后初始管理"）。

HIV 感染**状况不明**的临床定义是指 HIV 暴露的儿童，年龄小于 18 个月，由 HIV 感染妇女所生，不符合 HIV 感染或 HIV 未感染的标准。这包括了未达到"**假定未受感染**"最低要求的婴儿（如出生 4 周时有一个阴性测试结果）。

▌ *围产期 HIV 传播风险较高的新生儿出生时病毒学检测*

围产期 HIV 传播风险较高的新生儿出生时应进行病毒学检测 [11-16]，如婴儿母亲是个 HIV 感染者且满足：
· 没有接受产前保健
· 没有接受产前或分娩时抗逆转录病毒药物
· 仅接受分娩时抗逆转录病毒药物
· 妊娠晚期（妊娠中期或孕晚期）开始 ART
· 在妊娠期诊断急性 HIV 感染
· 在接近分娩时检测到 HIV 载量
· 接受联合抗逆转录病毒药物治疗，但没有持续的病毒抑制

对接近出生时 HIV 暴露的婴儿进行检测，仅发现 20%～58% 的婴儿感染了 HIV。然而，在一项专门评估妊娠期未接受抗逆转录病毒药物的母亲所生婴儿的研究中，检测发现 66.4% 的婴儿出生时感染了 HIV [17]。及时诊断婴儿 HIV 感染对于停止抗逆转录病毒预防和尽早开始早期抗逆转录病毒疗法至关重要（参见"儿童抗逆转录病毒指南"中"何时开始抗逆转录病毒药物治疗"）。脐带血液样本不应该用于诊断评估，因为可能会受到母体血液污

染。婴儿出生 48 小时或之前的阳性病毒学检测结果即可认定为早期（即宫内）感染，而出生后第一周病毒学检测结果呈阴性且随后检测呈阳性的婴儿被认为晚期（即分娩时）感染 [11, 12, 18]。

出生 14~21 天的病毒学测试

病毒学检测的诊断敏感性在出生 2 周后 [7] 迅速增加，早期识别感染可以指导停止新生儿 ARV 预防和开始 ART 治疗（参见"12 月以下新生儿"一节与儿童 ARV 指南中的"何时开始抗逆转录病毒疗法——初生儿"的表 5）。

出生 1~2 个月时的病毒学测试

对 1~2 个月大的新生儿进行检测旨在最大限度地提高诊断婴儿 HIV 感染的可能性 [19, 20]。两项研究发现，母亲或婴儿所使用的预防方案不影响 HIV 检测诊断的敏感性。然而，在婴儿抗逆转录病毒预防期间的诊断性 HIV 检测的敏感性低于不再接受预防的 3 个月大的婴儿。总体来说，在这两项研究中，89% 的 HIV 感染婴儿在 4~6 周大的时候被发现。在新生儿 ARV 预防期间，对出生前 7 天测试结果为阴性的婴儿在 ≥ 4~6 周进行重复测试。在一项研究中，这样的重复测试显示 76% 的婴儿感染 HIV[19]。在第二项研究显示，68% 的婴儿感染 HIV[17]。在这两项研究中，所有在出生前 7 天测试结果为阴性的婴儿都在 3 个月大时再次接受了 HIV 检测。

对于围产期 HIV 传播风险较高的婴儿，HIV 感染孕妇治疗和预防围产期传播小组建议在停止抗逆转录病毒预防后 2~4 周（即 8~10 周）进行额外的病毒学测试，因为考虑到感染风险的增加，以及抗逆转录病毒预防，特别是联合抗逆转录病毒预防，可能会降低预防期间测试的敏感性 [7, 17, 19]。在这种情况下，许多专家建议在出生 4~6 周进行一次检测，以便迅速识别 HIV 感染婴儿，并在婴儿出生 8 周（停止预防后 2 周）进行额外检测，以捕获更多病例。对于低传播风险的婴儿，在 1~2 个月大时进行的单一次测试可能需在停止 ARV 预防后的 2~4 周再次进行。

婴儿在以下情况可以被视为未感染 HIV：有两次阴性病毒学测试结果（一次在出生 ≥ 14 天，另一次在出生 ≥ 4 周），或者一次出生 ≥ 8 周的阴性测试结果、没有更早的阳性病毒学测试结果、没有 CD4 免疫抑制的实验室证据或者表明 HIV 感染的其他临床证据。

▌ *出生 4 ~ 6 个月时的病毒学测试*

HIV 暴露的婴儿在出生 14 ~ 21 天以及 1 ~ 2 个月时病毒学检测呈阴性，没有 HIV 感染临床证据，并且没有进行母乳喂养，应该在 4 ~ 6 个月时再次检测，以明确排除 HIV 感染。

▌ *出生 6 个月及以上的抗体检测*

在年龄 ≥ 6 个月的非母乳喂养的婴儿中进行的两次或更多次 HIV 抗体测试的阴性结果也可以用于明确排除没有临床或病毒学实验室记录的 HIV 感染证据的儿童中的 HIV 感染[21, 22]。

▌ *出生 12 ~ 18 个月时的抗体检测以记录血清学逆转*

一些专家通过重复血清检测来确认 12 ~ 18 个月大的病毒检测结果阴性的婴儿和儿童体内是否已经完全清除掉子宫内转移的母亲 HIV 抗体，进而确定是否存在 HIV 感染（当没有事先确认两次阴性抗体检测结果时）[1]。一项 2012 年的研究表明，血清学逆转的中位年龄为 13.9 个月[23]。尽管大多数没有 HIV 的婴儿将在 15 ~ 18 个月大时血清逆转，但有报告称 18 个月后才发生血清逆转（见下文）。可能影响血清逆转时间的因素包括母体疾病阶段和检测灵敏度[23-26]。

◆ 围产期 HIV 暴露儿童的特殊情况下诊断检测

▌ *血清学晚期逆转（≤ 24 个月龄）*

围产期 HIV 暴露、没有其他 HIV 传播风险、也没有 HIV 感染的临床或病毒学实验室证据的未母乳喂养的儿童可能在 24 个月之前有残留的 HIV 抗体。这些儿童被称为血清学晚期转化者[23-26]。在一项研究中，14%HIV 感染儿童在 18 个月后血清学恢复正常[23]。这些儿童可能免疫检测结果呈阳性，但补充抗体检测结果显示 HIV 状态不明 [如 Western blot 或免疫荧光检测（IFA）]。在这种情况下，需晚期再次重复抗体测试以确认血清逆转。由于残留 HIV 抗体的可能性，对于 18 ~ 24 个月时进行 HIV 抗体（或抗原 / 抗体）检测阳性结果的儿童，病毒学检测（即 NAT）对于明确排除或确认围产期 HIV 暴露儿童的 HIV 感染是必要的。

▌ *围产期 HIV 暴露和先前阴性病毒学检测结果的儿童的出生后 HIV 传播风险增加*

与血清晚期转化者相反，更罕见的情况是，先前 HIV 病毒学测试中呈阴性的 HIV 暴露儿童在出生后 HIV 感染。这种情况发生在完成测试后通过额外风险因素获得 HIV 的儿童身上（参见非妊娠 HIV 感染儿童或围产期感染年龄大于 24 个月的儿童的诊断测试）。如果 18～24 个月大时 HIV 抗体检测呈阳性，重复病毒学检测将用于区分晚期血清转化（未感染）儿童和潜在 HIV 感染导致的产生抗体的儿童。

病毒学检测结果为假阴性需怀疑 HIV-2 或非 B 亚型 HIV-1 感染

非 B 亚型 HIV-1 的儿童和 HIV-2 的儿童可能有假阴性病毒学测试，但是持续的阳性免疫测试结果和 HIV-1 蛋白印迹结果不确定[27-29]。这些情况下的诊断方法将在下文关于诊断 M 组非 B 亚型和 O 组 HIV-1 感染的病毒学分析和诊断 HIV-2 感染的病毒学分析的章节中讨论。

◆ 年龄大于 24 个月的非妊娠期 HIV 暴露儿童或围产期 HIV 暴露儿童的诊断检测

母乳喂养

应鼓励 HIV 感染妇女避免母乳喂养（见"围产期 HIV 感染或暴露新生儿的抗逆转录病毒治疗"）。对选择母乳喂养的 HIV 携带者所生婴儿的监测应包括立即进行 HIV 诊断测试，在标准时间点进行艾滋病病毒学测试和 NAT（见上文图 1）。许多专家建议在整个母乳喂养过程中每 3 个月检测一次，然后在停止母乳喂养后的 4～6 周、3 个月和 6 个月进行监测。照顾正在考虑母乳喂养的 HIV 携带妇女的临床医生应咨询专家，必要时，还应咨询围产期 HIV 热线（888 - 448 - 8765）。参见"围产期 HIV 感染或暴露新生儿的抗逆转录病毒治疗"，以及"美国 HIV 感染妇女母乳喂养咨询和管理指南"[30-32]。

早产

接受由艾滋病病毒感染者预先咀嚼或（在口中预热）的固体食物与 HIV 传播的风险相关[33-38]。如果这种情况发生在出生 24 个月或更小的围产期 HIV 感染儿童中，且之前的病毒学测试呈阴性，那么这些儿童将有必要再次接受病毒学诊断测试，因为他们可能有残留的母体 HIV 抗体（参见"特殊情况下围产期 HIV 感染儿童的诊断测试"）。

HIV 传播的其他途径

儿童 HIV 传播的其他途径包括性虐待、接受受污染的血液制品以及用受污染的针头针刺。在这种情况下，产妇 HIV 状况可能是阴性的。如果产妇 HIV 状况不明，应按照围产期 HIV 暴露儿童的标准进行适龄检测。通过意外针刺伤害、性传播或注射毒品，年龄较大的儿童可能感染 HIV。在感染控制实践不充分的环境中执行的医疗程序可能会带来潜在风险；虽然文身或身体穿刺有传播 HIV 的潜在风险，但没有记录显示 HIV 通过这些活动传播的案例[39]。

诊断测试

HIV 抗体和抗原 / 抗体测试仅用于在非妊娠期 HIV 暴露的婴儿和儿童或围产期 HIV 暴露年龄 > 24 个月的儿童中 HIV-1 感染的诊断[1, 40]。美国食品药品管理局批准的诊断测试包括：

· 抗原 / 抗体组合免疫测定，可检测 HIV-1/2 抗体以及 HIV-1 p24 抗原。
· 建议用于初步检测以筛查已确定的 HIV-1 或 HIV-2 感染以及急性 HIV-1 感染然而，非 B 非 M 的 HIV-1 株与 HIV-2 株的 p24 抗原可能无法被检测到[41]。
· HIV-1/2 免疫测定（第三代抗体测试）是初始测试的替代方案。
· 建议进行 HIV-1/HIV-2 抗体分化免疫分析，将 HIV-1 抗体与 HIV-2 抗体区分开来进行补充检测。
· HIV-1 NAT 可能是诊断急性 HIV 感染所必需的额外测试。
· HIV-1 蛋白质印迹和 HIV-1 间接 IFAs（第一代测试）是补充测试的替代方案，但不能检测急性 HIV 感染。

非围产期暴露儿童或年龄 > 24 个月的围产期儿童的 HIV-2 诊断依赖于美国疾病预防控制中心 / 公共卫生实验室协会 2014 年实验室测试指南，建议使用 HIV-1/HIV-2 抗体分化免疫（可区分 HIV-1 抗体和 HIV-2 抗体）方法用于补充检测。这与使用 HIV-1 蛋白质印迹作为补充试验时的测试模糊性不同；通过 HIV-1 蛋白质印迹法会将 > 60% 的 HIV-2 个体错误分类为 HIV-1[1, 42]。所有 HIV-2 病例都应报告给州或地方卫生部门的 HIV 监测计划；如果 HIV-1/HIV-2 抗体分化免疫测定结果不确定，可由当地公共卫生实验室或 CDC 安排额外的 HIV-2 DNA PCR 测试。HIV-2 DNA PCR 检测可能是明确诊断 HIV-2 所必需的项目，尽管该检测方法尚未商业化[43, 44]。

◆ 围产期 HIV-1 暴露的 18 个月以下婴儿的病毒学检测诊断

HIV RNA 检测分析

HIV 定量 RNA 检测血浆中的细胞外病毒 RNA，在出生时和 1 个月、3 个月、6 个月时的特异性均为 100%，可与 HIV DNA PCR 相媲美[19]。HIV RNA 水平 < 5000 拷贝 /ml 的定量分析结果重复性较差，如果这些结果作为判断婴儿 HIV 是否感染的依据，应该重复测试[45, 46]。出生时的测试将检测子宫内 HIV 感染婴儿，而不是分娩期间或分娩前（即分娩期）HIV 暴露的婴儿。研究表明，HIV RNA 检测可确定 25% ~ 58% 从出生到出生第一周的婴儿感染 HIV，1 个月时为 89%，2 ~ 3 个月为 90% ~ 100%（类似于用于早期诊断 HIV 的 HIV DNA PCR 结果）[3, 7, 19, 47]。

HIV RNA 通过逆转录成为双链 DNA，双链 DNA 在受感染的细胞内持续存在。HIV DNA PCR 检测可检测细胞内 DNA，即使接受 ART 的个体病毒载量（RNA）受到抑制，也继续会获得阳性结果。相比之下，HIV RNA 检测受到母体产前治疗或婴儿联合 ARV 预防的影响[48]。在一项研究中，HIV RNA 检测的敏感性与母亲抗逆转录病毒疗法或婴儿抗逆转录病毒预防的类型无关，但是接受多药预防的 HIV 感染婴儿 1 个月的 HIV RNA 水平（n = 9）明显低于接受单一药物齐多夫定预防的婴儿的水平（n = 47）（中位 HIV RNA 分别为 2.5log 拷贝 /ml 和 5.4log 拷贝 /ml）。相比之下，在停止预防后的 3 个月，两组的 HIV RNA 水平中位数都很高（HIV RNA 中位数为 5.6log 拷贝 /ml）[19]。在 2010 年至 2016 年期间，南非的早期婴儿诊断项目中发现基线病毒血症显著下降，一些 HIV 婴儿中检测不到病毒。这种下降可能反映了在这些年里，按照世界卫生组织的建议，实施了各种预防方案，包括方案 A、方案 B 和方案 B+[49]。需要进一步研究，评估婴儿在接受三种药物 ARV 预防或经验性治疗期间 HIV RNA 检测的敏感性。

一种 HIV RNA 定量检测法可以作为对 HIV DNA PCR 检测结果呈初始阳性的婴儿的补充检测。除了可提供感染状态的病毒学确认，避免了重复进行 HIV DNA PCR 检测的费用，HIV RNA 测量还可用于评估基线病毒载量。这种病毒载量也可用于确定 HIV 基因型，并指导 HIV 婴儿的初始 ARV 治疗。HIV RNA 检测可能比 HIV DNA PCR 检测非 B 亚型 HIV 株更敏感（参见诊断 M 组非 B 亚型和 O 组 HIV-1 感染的病毒学检测）。

HIV RNA 定性检测（APTIMA HIV-1 RNA 定性检测）是一种可用于婴

儿检测的替代诊断检测。这是美国食品药品管理局批准的唯一 RNA 定性检测 [18, 50-53]。

HIV DNA PCR 及相关检测

HIV DNA PCR 是一种灵敏的技术，用于检测外周血单个核细胞中的细胞内 HIV 病毒 DNA。HIV DNA PCR 的特异性在出生时为 99.8%，在 1 个月、3 个月和 6 个月时为 100%。研究表明，HIV DNA PCR 检测鉴定了 20%～55% 的婴儿从出生到出生的第一周感染 HIV，与 RNA 检测有相同的警告——出生时的检测只检测子宫内的 HIV 感染，而不检测分娩时 HIV 感染婴儿。这一比例在新生儿 2～4 周龄时增加到 > 90%，在出生 3 个月和 6 个月时增加到 100%[7, 18, 19, 47]。

两项研究提供了在不同时间点确诊 HIV 感染的婴儿的诊断检测数据，包括出生时检测结果为阴性的婴儿（即，被认为在分娩期感染了 HIV 的婴儿）。一项对 1684 例婴儿进行的随机国际研究评估了三种不同新生儿预防方案的疗效，包括单独使用 6 周齐多夫定或与两种或三种其他抗逆转录病毒药物联合使用；没有一例婴儿的母亲接受过产前抗逆转录病毒药物。婴儿在出生时、10～14 天、4～6 周、3～6 个月进行（在 6 周～3 个月之间没有进行测试）进行诊断检测。140 例 HIV 感染婴儿中有 93 例（66.4%）在出生时被确认，4～6 周时，140 例婴儿中有 89% 被确认。在 47 例出生时 DNA PCR 检测结果为阴性的 HIV 感染婴儿中，68% 在新生儿 ARV 预防期间的 4～6 周被发现；到 3 个月时，所有 47 例婴儿都被识别出来 [17]。来自泰国的数据显示，在未接受免疫接种的婴儿中，接受齐多夫定 / 拉米夫定 / 奈韦拉平预防方案 6 周与首次 HIV DNA 检测的延迟有关。在这个队列中，多达 20% 的 HIV 感染婴儿在 2 个月后进行了首次阳性 DNA PCR 检测，这促使作者建议新生儿在新生儿预防已经停止至少 4～6 周，即在 4 个月大时进行检测 [54]。

最新一项开普敦的研究评估了 HIV 感染婴儿在出生后 8 天内、婴儿 ART 开始期间和之后，HIV DNA 检测的敏感性。这些婴儿接受了母体子宫内抗逆转录病毒疗法和早期抗逆转录病毒疗法的联合预防和治疗。该研究指出，1 例婴儿在治疗 6 天后检测不到 HIV DNA，另一例婴儿在 3 个月后检测不到，第三例婴儿在 4 个月后检测不到。在 7 例病毒抑制的婴儿中（定义为血浆 HIV RNA 持续下降趋势，6 个月后低于 100 拷贝 /ml），HIV 总 DNA 在 12 个月内继续衰退。作者认为，HIV-1 RNA 和 DNA 的快速下降可能会使最终诊断复杂化 [55]。来自南非西开普省的 38 043 例婴儿（被测试的中位年龄为 45 天）的队列显示，这些婴儿正在接受强化的垂直 HIV 传播预防方案中，特别是在使用 B+ 方案显示不确定的 PCR 的频率降低了。这些发现应该被高度怀疑，因为许多患者在随后的样本中有代表真实 HIV 感染的阳性结果。需要对这些不正常发现进行额外的病毒学测试来确定诊断 [56]。另一组南非调查人员在对约翰内斯堡的 5743 例 HIV 感染新生儿进行的一项研究中也报告了类似的结论 [57]。

虽然自 1992 年推出以来，AMPLICOR®HIV-1 DNA 检测已被广泛用于诊断 HIV-1 感染母亲所生婴儿，但在美国已无法商业化。非商业性 HIV-1 DNA 测试（使用单独的实验室试剂）的敏感性和特异性可能与美国食品药品管理局批准的商业测试的敏感性和特异性不同。

COBAS®AmpliPrep/COBAS®TaqMan®HIV-1 定性检测（检测血浆，全血和干血斑中的 HIV-1 RNA 和前病毒 DNA）可用于婴儿诊断，但尚未获得美国食品药品管理局批准 [57-59]。

◆ 其他问题

▌*M 组非 B 亚型和 O 组 HIV-1 感染诊断的病毒学检测*

尽管 HIV-1 组 M 亚型 B 是在美国发现的主要病毒亚型，但在美国也同时发现了多种亚型和重组形式，且具有广泛的地理分布 [60]。CDC 国家 HIV 监测系统的最新数据显示，自 2011 年以来，外国出生的 HIV 感染儿童已超过美国出生的 HIV 感染儿童人数，其中 65.5% 的外国出生的 HIV 儿童出生在撒哈拉以南非洲，14.3% 出生在东欧 [61]。在 2001 年和 2002 年在纽约州接受围产期 HIV 感染诊断的婴儿中，16.7% 的婴儿获得了非 B 亚型 HIV 病毒，而 1998 年和 1999 年出生的婴儿中有 4.4% [62]。在罗德岛的一家儿科艾滋病诊所 1991 年至 2012 年间就诊的 40 例儿童中，14 例（35%）获得了非 B 亚型 HIV-1 的 HIV。所有 14 例非 B 亚型儿童要么在美国境外出生，要么父母是外国人 [63]。在对 2004 年至 2011 年在罗德岛收集的 1277 个独特序列的分析中，8.3% 为非 B 亚型（包括重组形式）。22% 的非 B 亚型形成了传播群，包括围产期获得性感染的个体 [64]。在 2011 年 7 月至 2012 年 6 月期间在美国收集的 3895 例 HIV-1 序列的分析中，5.3% 被确定为非 B 亚型（包括重组形式）。在个别州中，非 B 亚型的百分比从南达科他州的 0%（12 个州）到 28.6% 不等，其中 7 个州的百分比大于 10% [65]。

不断演变的移民模式可能会导致 HIV-1 亚型多样性的局部和区域增加。非 B 亚型病毒在世界其他地区占主导地位，如非洲和印度地区的 C 亚型和东南亚大部分地区的 CRF01 亚型。在西非和中非可以看到 O 组 HIV 病毒株 [66]。在与这些地理区域有联系的国家也可以看到非 B 亚型和 O 组病毒株 [67-71]。HIV 病毒群的地理分布可在"HIV 序列数据库"中找到。

与检测不了或只能适当扩增非 B 亚型和 O 组 HIV 毒株的早期 RNA 检测相比 [72-77]，目前可用的实时 HIV RNA PCR 检测和定性诊断 RNA 检测提高了检测非 B 亚型 HIV 感染和较不常见的 O 组病毒株的灵敏度（参见"小儿 HIV 感染的临床和实验室监测"）。同样，COBAS® AmpliPrep/COBAS® TaqMan® HIV-1 定性检测（双靶 DNA/RNA 检测）可以识别非亚型 B 和 O 组感染 [58, 59]。

因此，在评估 HIV 感染且新生儿的母亲 HIV 感染与流行非 B 亚型 HIV 或 O 组毒株的地区有关（如非洲或东南亚）时，应使用实时 PCR 检测、定性 RNA 检测或双靶 DNA/RNA 检测代替 DNA PCR 检测。另一个迹象是，当使用 HIV DNA PCR 检测的初始检测呈阴性时，怀疑非 B 亚型或 O 组病毒株围产期暴露。年龄 ≥ 6 个月时获得的两次 HIV 抗体阴性测试提供了进一步的证据，可以明确排除 HIV 感染。临床医生应该咨询儿科 HIV 感染专家；州或地方公共卫生部门或疾病预防控制中心可能能够帮助获得诊断测试的转诊。

‖ *HIV-2 感染诊断的病毒学分析*

HIV-2 在安哥拉；莫桑比克；西非国家，包括佛得角、科特迪瓦、冈比亚、几内亚比绍、马里、毛里塔尼亚、尼日利亚、塞拉利昂、贝宁、布基纳法索、加纳、几内亚、利比里亚、尼日尔、尼日利亚、圣多美、塞内加尔和多哥；和印度部分地区等地区流行 [78-80]。它也发生在法国和葡萄牙等国家，这些国家有大量来自这些地区的移民 [81, 82]。HIV-1 和 HIV-2 也可能同时感染，但在 HIV-2 流行的地区以外，这种情况很少见。HIV-2 在美国很少见。虽然准确诊断 HIV-2 可能很困难，但它在临床上很重要，因为 HIV-2 菌株对几种抑制 HIV-1 的抗逆转录病毒药物存在抗药性 [83-85]。

使用 HIV-2 特异性 DNA PCR 检测的婴儿检测应该在与评估母亲所生婴儿患有已知或疑似 HIV-2 感染时用于 HIV-1 检测的时间点相似的时间点进行。如果母亲的感染与 HIV-2 感染的地方病相关，或者如果她的 HIV 检测结果暗示 HIV-2 感染（即，母亲最初的 HIV 1/2 免疫检测结果呈阳性，HIV-1 Western 印迹结果反复不确定，并且 HIV-1 RNA 病毒载量处于或低于检测极限，则应怀疑母亲感染了 HIV-2；然而，目前关于使用 HIV-1/HIV-2 抗体差异免疫测定进行补充检测的建议与使用 HIV-1 蛋白质印迹作为补充检测时不存在同样的检测模糊性）[1, 86]。HIV-2 DNA PCR 检测可以由州或地方卫生部的 HIV 监测项目通过其公共卫生实验室或 CDC 安排，因为这种检测无法在商业上获得[43, 44]。临床医生在护理疑似或已知接触 HIV-2 的婴儿时，应该咨询儿科 HIV 感染专家[78, 87]。

◆ 参考文献

1. Centers for Disease Control and Prevention and Association of Public Health Laboratories. Laboratory testing for the diagnosis of HIV infection: updated recommendations. 2014. Available at: http://dx.doi.org/10.15620/cdc.23447.

2. Donovan M, Palumbo P. Diagnosis of HIV: challenges and strategies for HIV prevention and detection among pregnant women and their infants. *Clin Perinatol*. 2010;37(4):751-763, viii. Available at: http://www.ncbi.nlm.nih.gov/pubmed/21078448.

3. Read JS, Committee on Pediatric AIDS, American Academy of Pediatrics. Diagnosis of HIV-1 infection in children younger than 18 months in the United States. *Pediatrics*. 2007;120(6):e1547-1562. Available at: http://www.ncbi.nlm.nih.gov/pubmed/18055670.

4. Tamhane M, Gautney B, Shiu C, et al. Analysis of the optimal cut-point for HIV-p24 antigen testing to diagnose HIV infection in HIV-exposed children from resource-constrained settings. *J Clin Virol*. 2011;50(4):338-341. Available at: http://www.ncbi.nlm.nih.gov/pubmed/21330193.

5. Wessman MJ, Theilgaard Z, Katzenstein TL. Determination of HIV status of infants born to HIV-infected mothers: a review of the diagnostic methods with special focus on the applicability of p24 antigen testing in developing countries. *Scand Journal of Infect Dis*. 2012;44(3):209-215. Available at: http://www.ncbi.nlm.nih.gov/pubmed/22074445.

6. Bhowan K, Sherman GG. Performance of the first fourth-generation rapid human immunodeficiency virus test in children. *Pediatr Infect Dis J*. 2013;32(5):486-488. Available at: http://www.ncbi.nlm.nih.gov/pubmed/23190776.

7. Havens PL, Mofenson LM, American Academy of Pediatrics Committee on Pediatric AIDS. Evaluation and management of the infant exposed to HIV-1 in the United States. *Pediatrics*. 2009;123(1):175-187. Available at: http://www.ncbi.nlm.nih.gov/pubmed/19117880.

8. Ferguson W, Goode M, Walsh A, Gavin P, Butler K. Evaluation of 4 weeks' neonatal antiretroviral prophylaxis as a component of a prevention of mother-to-child transmission program in a resource-rich setting. *Pediatr Infect Dis J*. 2011;30(5):408-412. Available at: http://www.ncbi.nlm.nih.gov/pubmed/21266939.

9. Sollai S, Noguera-Julian A, Galli L, et al. Strategies for the prevention of mother to child transmission in Western countries: an update. *Pediatr Infect Dis J*. 2015;34(5 Suppl 1):S14-30. Available at: http://www.ncbi.nlm.nih.gov/pubmed/25894973.

10. Panel on Opportunistic Infections in HIV-Exposed and HIV-Infected Children. Guidelines for the prevention and treatment of opportunistic infections in HIV-exposed and HIV-infected children. 2018. Available at http://aidsinfo.nih.gov/contentfiles/lvguidelines/oi_guidelines_Pediatrics.pdf.

11. Lilian RR, Kalk E, Technau KG, Sherman GG. Birth diagnosis of HIV infection on infants to reduce infant mortality and monitor for elimination of mother-to-child transmission. *Pediatr Infect Dis J*. 2013. Available at: http://www.ncbi.nlm.nih.gov/pubmed/23574775.

12. Jourdain G, Mary JY, Coeur SL, et al. Risk factors for *in utero* or intrapartum mother-to-child transmission of human immunodeficiency virus type 1 in Thailand. *J Infect Dis*. 2007;196(11):1629-1636. Available at: http://www.ncbi.nlm.nih.gov/pubmed/18008246.

13. Tubiana R, Le Chenadec J, Rouzioux C, et al. Factors associated with mother-to-child transmission of HIV-1 despite a maternal viral load <500 copies/mL at delivery: a case-control study nested in the French perinatal cohort (EPF-ANRS CO1). *Clin Infect Dis*. 2010;50(4):585-596. Available at: http://www.ncbi.nlm.nih.gov/pubmed/20070234.

14. Katz IT, Shapiro DE, Tuomala R. Factors associated with lack of viral suppression at delivery. *Ann Intern Med*. 2015;162(12):874-875. Available at: http://www.ncbi.nlm.nih.gov/pubmed/26075762.

15. Momplaisir FM, Brady KA, Fekete T, Thompson DR, Diez Roux A, Yehia BR. Time of HIV diagnosis and engagement in prenatal care impact virologic outcomes of pregnant women with HIV. *PLoS One*. 2015;10(7):e0132262. Available at: http://www.ncbi.nlm.nih.gov/pubmed/26132142.

16. Mandelbrot L, Tubiana R, Le Chenadec J, et al. No perinatal HIV-1 transmission from women with effective antiretroviral therapy starting before conception. *Clin Infect Dis*. 2015;61(11):1715-1725. Available at: http://www.ncbi.nlm.nih.gov/pubmed/26197844.

17. Nielsen-Saines K, Watts DH, Veloso VG, et al. Three postpartum antiretroviral regimens to prevent intrapartum HIV infection. *N Engl J Med*. 2012;366(25):2368-2379. Available at: http://www.ncbi.nlm.nih.gov/pubmed/22716975.

18. Lilian RR, Kalk E, Bhowan K, et al. Early diagnosis of *in utero* and intrapartum HIV infection in infants prior to 6 weeks of age. *J Clin Microbiol*. 2012;50(7):2373-2377. Available at: http://www.ncbi.nlm.nih.gov/pubmed/22518871.

19. Burgard M, Blanche S, Jasseron C, et al. Performance of HIV-1 DNA or HIV-1 RNA tests for early diagnosis of perinatal HIV-1 infection during anti-retroviral prophylaxis. *J Pediatr*. 2012;160(1):60-66 e61. Available at: http://www.ncbi.nlm.nih.gov/pubmed/21868029.

20. Lilian RR, Johnson LF, Moolla H, Sherman GG. A mathematical model evaluating the timing of early diagnostic testing in HIV-exposed infants in South Africa. *J Acquir Immune Defic Syndr*. 2014;67(3):341-348. Available at: http://www.ncbi.nlm.nih.gov/pubmed/25118910.

21. Kuhn L, Schramm DB, Shiau S, et al. Young age at start of antiretroviral therapy and negative HIV antibody results in HIV-infected children when suppressed. *AIDS*. 2015;29(9):1053-1060. Available at: http://www.ncbi.nlm.nih.gov/pubmed/25870988.

22. Payne H, Mkhize N, Otwombe K, et al. Reactivity of routine HIV antibody tests in children who initiated antiretroviral therapy in early infancy as part of the children with HIV early antiretroviral therapy (CHER) trial: a retrospective analysis. *Lancet Infect Dis*. 2015;15(7):803-809. Available at: http://www.ncbi.nlm.nih.gov/pubmed/26043884.

23. Gutierrez M, Ludwig DA, Khan SS, et al. Has highly active antiretroviral therapy increased the time to seroreversion in HIV exposed but uninfected children? *Clin Infect Dis*. 2012;55(9):1255-1261. Available at: http://www.ncbi.nlm.nih.gov/pubmed/22851494.

24. Gulia J, Kumwenda N, Li Q, Taha TE. HIV seroreversion time in HIV-1-uninfected children born to HIV-1-infected mothers in Malawi. *J Acquir Immune Defic Syndr*. 2007;46(3):332-337. Available at: http://www.ncbi.nlm.nih.gov/pubmed/17786126.

25. Alcantara KC, Pereira GA, Albuquerque M, Stefani MM. Seroreversion in children born to HIV-positive and AIDS mothers from Central West Brazil. *Trans R Soc Trop Med Hyg*. 2009;103(6):620-626. Available at: http://www.ncbi.nlm.nih.gov/pubmed/19339030.

26. Sohn AH, Thanh TC, Thinh le Q, et al. Failure of human immunodeficiency virus enzyme immunoassay to rule out infection among polymerase chain reaction-negative Vietnamese infants at 12 months of age. *Pediatr Infect Dis J*. 2009;28(4):273-276. Available at: http://www.ncbi.nlm.nih.gov/pubmed/19289981.

27. Kline NE, Schwarzwald H, Kline MW. False negative DNA polymerase chain reaction in an infant with subtype C human immunodeficiency virus 1 infection. *Pediatr Infect Dis J*. 2002;21(9):885-886. Available at: http://www.ncbi.nlm.nih.gov/pubmed/12380591.

28. Zaman MM, Recco RA, Haag R. Infection with non-B subtype HIV type 1 complicates management of established infection in adult patients and diagnosis of infection in newborn infants. *Clin Infect Dis*. 2002;34(3):417-418. Available at: http://www.ncbi.nlm.nih.gov/pubmed/11774090.

29. Obaro SK, Losikoff P, Harwell J, Pugatch D. Failure of serial human immunodeficiency virus type 1 DNA polymerase chain reactions to identify human immunodeficiency virus type 1 clade A/G. *Pediatr Infect Dis J*. 2005;24(2):183-184. Available at: http://www.ncbi.nlm.nih.gov/pubmed/15702052.

30. Panel on Treatment of Pregnant Women with HIV Infection and Prevention of Perinatal Transmission. Recommendations for the use of antiretroviral drugs in pregnant women with HIV infection and interventions to reduce perinatal HIV transmission in the United States. 2018. Available at http://aidsinfo.nih.gov/contentfiles/lvguidelines/PerinatalGL.pdf.

31. Committee on Pediatric AIDS. Infant feeding and transmission of human immunodeficiency virus in the United States. *Pediatrics*. 2013;131(2):391-396. Available at: http://www.ncbi.nlm.nih.gov/pubmed/23359577.

32. King CC, Kourtis AP, Persaud D, et al. Delayed HIV detection among infants exposed to postnatal antiretroviral prophylaxis during breastfeeding. *AIDS*. 2015;29(15):1953-1961. Available at: http://www.ncbi.nlm.nih.gov/pubmed/26153671.

33. Centers for Disease Control and Prevention. Premastication of food by caregivers of HIV-exposed children—nine U.S. sites, 2009-2010. *MMWR Morb Mortal Wkly Rep*. 2011;60(9):273-275. Available at: http://www.ncbi.nlm.nih.gov/pubmed/21389930.

34. Gaur AH, Freimanis-Hance L, Dominguez K, et al. Knowledge and practice of prechewing/prewarming food by HIV-infected women. *Pediatrics*. 2011;127(5):e1206-1211. Available at: http://www.ncbi.nlm.nih.gov/pubmed/21482608.

35. Hafeez S, Salami O, Alvarado M, Maldonado M, Purswani M, Hagmann S. Infant feeding practice of premastication: an anonymous survey among human immunodeficiency virus-infected mothers. *Arch Pediatr Adolesc Med*. 2011;165(1):92-93. Available at: http://www.ncbi.nlm.nih.gov/pubmed/21199989.

36. Maritz ER, Kidd M, Cotton MF. Premasticating food for weaning African infants: a possible vehicle for transmission of HIV. *Pediatrics*. 2011;128(3):e579-590. Available at: http://www.ncbi.nlm.nih.gov/pubmed/21873699.

247

37. Ivy W, 3rd, Dominguez KL, Rakhmanina NY, et al. Premastication as a route of pediatric HIV transmission: case-control and cross-sectional investigations. *J Acquir Immune Defic Syndr*. 2012;59(2):207-212. Available at: http://www.ncbi.nlm.nih.gov/pubmed/22027873.

38. Gaur AH, Cohen RA, Read JS, et al. Prechewing and prewarming food for HIV-exposed children: a prospective cohort experience from Latin America. *AIDS Patient Care STDS*. 2013;27(3):142-145. Available at: http://www.ncbi.nlm.nih.gov/pubmed/23477456.

39. Centers for Disease Control and Prevention. HIV transmission. 2018. Available at: https://www.cdc.gov/hiv/basics/transmission.html.

40. Alexander TS. Human immunodeficiency virus diagnostic testing: 30 years of evolution. *Clin Vaccine Immunol*. 2016;23(4):249-253. Available at: http://www.ncbi.nlm.nih.gov/pubmed/26936099.

41. Ly TD, Plantier JC, Leballais L, Gonzalo S, Lemee V, Laperche S. The variable sensitivity of HIV Ag/Ab combination assays in the detection of p24Ag according to genotype could compromise the diagnosis of early HIV infection. *J Clin Virol*. 2012;55(2):121-127. Available at: http://www.ncbi.nlm.nih.gov/pubmed/22795598.

42. Centers for Disease Control and Prevention. HIV-2 infection surveillance—United States, 1987–2009. *MMWR Morb Mortal Wkly Rep*. 2011;60(29):985-988. Available at: http://www.ncbi.nlm.nih.gov/pubmed/21796096.

43. Shanmugam V, Switzer WM, Nkengasong JN, et al. Lower HIV-2 plasma viral loads may explain differences between the natural histories of HIV-1 and HIV-2 infections. *J Acquir Immune Defic Syndr*. 2000;24(3):257-263. Available at: http://www.ncbi.nlm.nih.gov/pubmed/10969350.

44. Damond F, Benard A, Balotta C, et al. An international collaboration to standardize HIV-2 viral load assays: results from the 2009 ACHI(E)V(2E) quality control study. *J Clin Microbiol*. 2011;49(10):3491-3497. Available at: http://www.ncbi.nlm.nih.gov/pubmed/21813718.

45. Lilian RR, Bhowan K, Sherman GG. Early diagnosis of human immunodeficiency virus-1 infection in infants with the NucliSens EasyQ assay on dried blood spots. *J Clin Virol*: the official publication of the Pan American Society for Clinical Virology. 2010;48(1):40-43. Available at: https://www.ncbi.nlm.nih.gov/pubmed/20211580.

46. Patel JA, Anderson EJ, Dong J. False positive ultrasensitive HIV bDNA viral load results in diagnosis of perinatal HIV-infection in the era of low transmission. *Laboratory Medicine*. 2009;40(10):611-614. Available at: http://labmed.oxfordjournals.org/content/40/10/611.

47. American Academy of Pediatrics Committee on Pediatric AIDS. HIV testing and prophylaxis to prevent mother-to-child transmission in the United States. *Pediatrics*. 2008;122(5):1127-1134. Available at: http://www.ncbi.nlm.nih.gov/pubmed/18977995.

48. Saitoh A, Hsia K, Fenton T, et al. Persistence of human immunodeficiency virus (HIV) type 1 DNA in peripheral blood despite prolonged suppression of plasma HIV-1 RNA in children. *J Infect Dis*. 2002;185(10):1409-1416. Available at: http://www.ncbi.nlm.nih.gov/pubmed/11992275.

49. Mazanderani AH, Moyo F, Kufa T, Sherman GG. Brief report: declining baseline viremia and escalating discordant HIV-1 confirmatory results within South Africa's early infant diagnosis program, 2010-2016. *J Acquir Immune Defic Syndr*. 2018;77(2):212-216. Available at: https://www.ncbi.nlm.nih.gov/pubmed/29084045.

50. Food and Drug Administration. APTIMA HIV-1 RNA qualitative assay. 2006. Available at: http://www.fda.gov/BiologicsBloodVaccines/BloodBloodProducts/ApprovedProducts/LicensedProductsBLAs/BloodDonorScreening/InfectiousDisease/ucm149922.htm.

51. Pierce VM, Neide B, Hodinka RL. Evaluation of the gen-probe aptima HIV-1 RNA qualitative assay as an alternative to Western blot analysis for confirmation of HIV infection. *J Clin Microbiol*. 2011;49(4):1642-1645. Available at: http://www.ncbi.nlm.nih.gov/pubmed/21346052.

52. Fiscus SA, McMillion T, Nelson JA, Miller WC. Validation of the gen-probe aptima qualitative HIV-1 RNA assay for diagnosis of human immunodeficiency virus infection in infants. *J Clin Microbiol*. 2013;51(12):4137-4140. Available at: http://www.ncbi.nlm.nih.gov/pubmed/24088864.

53. Nelson JA, Hawkins JT, Schanz M, et al. Comparison of the gen-probe aptima HIV-1 and abbott HIV-1 qualitative assays with the roche amplicor HIV-1 DNA assay for early infant diagnosis using dried blood spots. *J Clin Virol*. 2014;60(4):418-421. Available at: http://www.ncbi.nlm.nih.gov/pubmed/24929752.

54. Puthankit T, Rojanawiwat T. Delayed HIV DNA PCR detection among infants received combination ART prophylaxis. Presented at: Conference on Retroviruses and Opportunistic Infections. 2017. Seattle, WA.

55. Veldsman KA, Maritz J, Isaacs S, et al. Rapid decline of HIV-1 DNA and RNA in infants starting very early antiretroviral therapy may pose a diagnostic challenge. *AIDS*. 2018;32(5):629-634. Available at: https://www.ncbi.nlm.nih.gov/pubmed/29334551.

56. Maritz J, Maharaj JN, Cotton MF, Preiser W. Interpretation of indeterminate HIV-1 PCR results are influenced by changing vertical transmission prevention regimens. *J Clin Virol*. 2017;95:86-89. Available at: https://www.ncbi.nlm.nih.gov/pubmed/28898704.

57. Technau KG, Mazanderani AH, Kuhn L, et al. Prevalence and outcomes of HIV-1 diagnostic challenges during universal birth testing - an urban South African observational cohort. *J Int AIDS Soc*. 2017;20(Suppl 6):21761. Available at: https://www.ncbi.nlm.nih.gov/pubmed/28872276.

58. Templer SP, Seiverth B, Baum P, Stevens W, Seguin-Devaux C, Carmona S. Improved sensitivity of a dual-target HIV-1 qualitative test for plasma and dried blood spots. *J Clin Microbiol*. 2016;54(7):1877-1882. Available at: https://www.ncbi.nlm.nih.gov/pubmed/27194686.

59. Mossoro-Kpinde CD, Jenabian MA, Gody JC, et al. Evaluation of the upgraded version 2.0 of the Roche COBAS((R)) AmpliPrep/COBAS((R)) TaqMan HIV-1 qualitative assay in Central African Children. *Open AIDS J*. 2016;10:158-163. Available at: https://www.ncbi.nlm.nih.gov/pubmed/27857825.

60. Pyne MT, Hackett J, Jr., Holzmayer V, Hillyard DR. Large-scale analysis of the prevalence and geographic distribution of HIV-1 non-B variants in the United States. *J Clin Microbiol*. 2013;51(8):2662-2669. Available at: http://www.ncbi.nlm.nih.gov/pubmed/23761148.

61. Nesheim SR, Linley L, Gray KM, et al. Country of Birth of Children With Diagnosed HIV Infection in the United States, 2008-2014. *J Acquir Immune Defic Syndr*. 2018;77(1):23-30. Available at: https://www.ncbi.nlm.nih.gov/pubmed/29040167.

62. Karchava M, Pulver W, Smith L, et al. Prevalence of drug-resistance mutations and non-subtype B strains among HIV-infected infants from New York State. *J Acquir Immune Defic Syndr*. 2006;42(5):614-619. Available at: http://www.ncbi.nlm.nih.gov/pubmed/16868498.

63. Rogo T, DeLong AK, Chan P, Kantor R. Antiretroviral treatment failure, drug resistance, and subtype diversity in the only pediatric HIV clinic in Rhode Island. *Clin Infect Dis*. 2015;60(9):1426-1435. Available at: http://www.ncbi.nlm.nih.gov/pubmed/25637585.

64. Chan PA, Reitsma MB, DeLong A, et al. Phylogenetic and geospatial evaluation of HIV-1 subtype diversity at the largest HIV center in Rhode Island. *Infect Genet Evol*. 2014;28:358-366. Available at: http://www.ncbi.nlm.nih.gov/pubmed/24721515.

65. Germer JJ, Wu P, Soderberg JD, Mandrekar JN, Yao JD. HIV-1 subtype diversity among clinical specimens submitted for routine antiviral drug resistance testing in the United States. *Diagn Microbiol Infect Dis*. 2015;83(3):257-260. Available at: http://www.ncbi.nlm.nih.gov/pubmed/26302855.

66. Bush S, Tebit DM. HIV-1 group O origin, evolution, pathogenesis, and treatment: unraveling the complexity of an outlier 25 years later. *AIDS Rev*. 2015;17(3):147-158. Available at: http://www.ncbi.nlm.nih.gov/pubmed/26450803.

67. Auwanit W, Isarangkura-Na-Ayuthaya P, Kasornpikul D, Ikuta K, Sawanpanyalert P, Kameoka M. Detection of drug resistance-associated and background mutations in human immunodeficiency virus type 1 CRF01_AE protease and reverse transcriptase derived from drug treatment-naive patients residing in central Thailand. *AIDS Res Hum Retroviruses*. 2009;25(6):625-631. Available at: http://www.ncbi.nlm.nih.gov/pubmed/19500016.

68. Deshpande A, Jauvin V, Pinson P, Jeannot AC, Fleury HJ. Phylogenetic analysis of HIV-1 reverse transcriptase sequences from 382 patients recruited in JJ Hospital of Mumbai, India, between 2002 and 2008. *AIDS Res Hum Retroviruses*. 2009;25(6):633-635. Available at: http://www.ncbi.nlm.nih.gov/pubmed/19534630.

69. Chaix ML, Seng R, Frange P, et al. Increasing HIV-1 non-B subtype primary infections in patients in France and effect of HIV subtypes on virological and immunological responses to combined antiretroviral therapy. *Clin Infect Dis*. 2013;56(6):880-887. Available at: http://www.ncbi.nlm.nih.gov/pubmed/23223603.

70. Hemelaar J, Gouws E, Ghys PD, Osmanov S, WHO-UNAIDS Network for HIV Isolation Characterisation. Global trends in molecular epidemiology of HIV-1 during 2000–2007. *AIDS*. 2011;25(5):679-689. Available at: http://www.ncbi.nlm.nih.gov/pubmed/21297424.

71. Dauwe K, Mortier V, Schauvliege M, et al. Characteristics and spread to the native population of HIV-1 non-B subtypes in two European countries with high migration rate. *BMC Infect Dis*. 2015;15:524. Available at: http://www.ncbi.nlm.nih.gov/pubmed/26572861.

72. Church D, Gregson D, Lloyd T, et al. Comparison of the RealTime HIV-1, COBAS TaqMan 48 v1.0, Easy Q v1.2, and Versant v3.0 assays for determination of HIV-1 viral loads in a cohort of Canadian patients with diverse HIV subtype infections. *J Clin Microbiol*. 2011;49(1):118-124. Available at: http://www.ncbi.nlm.nih.gov/pubmed/21084515.

73. Cobb BR, Vaks JE, Do T, Vilchez RA. Evolution in the sensitivity of quantitative HIV-1 viral load tests. *J Clin Virol*. 2011;52 Suppl 1:S77-82. Available at: http://www.ncbi.nlm.nih.gov/pubmed/22036041.

74. Katsoulidou A, Rokka C, Issaris C, et al. Comparative evaluation of the performance of the abbott realtime HIV-1 assay for measurement of HIV-1 plasma viral load on genetically diverse samples from Greece. *Virol J*. 2011;8:10. Available at: http://www.ncbi.nlm.nih.gov/pubmed/21219667.

75. Gueudin M, Leoz M, Lemee V, et al. A new real-time quantitative PCR for diagnosis and monitoring of HIV-1 group O infection. *J Clin Microbiol*. 2012;50(3):831-836. Available at: http://www.ncbi.nlm.nih.gov/pubmed/22170927.

76. Xu S, Song A, Nie J, et al. Comparison between the automated Roche Cobas AmpliPrep/Cobas TaqMan HIV-1 test version 2.0 assay and its version 1 and Nuclisens HIV-1 EasyQ version 2.0 assays when measuring diverse HIV-1 genotypes in China. *J Clin Virol*. 2012;53(1):33-37. Available at: http://www.ncbi.nlm.nih.gov/pubmed/22051503.

77. Muenchhoff M, Madurai S, Hempenstall AJ, et al. Evaluation of the NucliSens EasyQ v2.0 assay in comparison with the Roche Amplicor v1.5 and the Roche CAP/CTM HIV-1 Test v2.0 in quantification of C-clade HIV-1 in plasma. *PLoS One*. 2014;9(8):e103983. Available at: http://www.ncbi.nlm.nih.gov/pubmed/25157919.

78. Torian LV, Eavey JJ, Punsalang AP, et al. HIV type 2 in New York City, 2000-2008. *Clin Infect Dis*. 2010;51(11):1334-1342. Available at: http://www.ncbi.nlm.nih.gov/pubmed/21039219.

79. Campbell-Yesufu OT, Gandhi RT. Update on human immunodeficiency virus (HIV)-2 infection. *Clin Infect Dis*. 2011;52(6):780-787. Available at: http://www.ncbi.nlm.nih.gov/pubmed/21367732.

80. Prince PD, Matser A, van Tienen C, Whittle HC, Schim van der Loeff MF. Mortality rates in people dually infected with HIV-1/2 and those infected with either HIV-1 or HIV-2: a systematic review and meta-analysis. *AIDS*. 2014;28(4):549-558. Available at: http://www.ncbi.nlm.nih.gov/pubmed/23921613.

81. Barin F, Cazein F, Lot F, et al. Prevalence of HIV-2 and HIV-1 group O infections among new HIV diagnoses in France: 2003-2006. *AIDS*. 2007;21(17):2351-2353. Available at: http://www.ncbi.nlm.nih.gov/pubmed/18090288.

82. Thiebaut R, Matheron S, Taieb A, et al. Long-term nonprogressors and elite controllers in the ANRS CO5 HIV-2 cohort. *AIDS*. 2011;25(6):865-867. Available at: http://www.ncbi.nlm.nih.gov/pubmed/21358376.

83. Menendez-Arias L, Alvarez M. Antiretroviral therapy and drug resistance in human immunodeficiency virus type 2 infection. *Antiviral Res*. 2014;102:70-86. Available at: http://www.ncbi.nlm.nih.gov/pubmed/24345729.

84. Tchounga BK, Inwoley A, Coffie PA, et al. Re-testing and misclassification of HIV-2 and HIV-1&2 dually reactive patients among the HIV-2 cohort of the West African database to evaluate AIDS collaboration. *J Int AIDS Soc*. 2014;17:19064. Available at: http://www.ncbi.nlm.nih.gov/pubmed/25128907.

85. Balestre E, Ekouevi DK, Tchounga B, et al. Immunologic response in treatment-naive HIV-2-infected patients: the IeDEA West Africa cohort. *J Int AIDS Soc*. 2016;19(1):20044. Available at: http://www.ncbi.nlm.nih.gov/pubmed/26861115.

86. Linley L, Ethridge SF, Oraka E, et al. Evaluation of supplemental testing with the multispot HIV-1/HIV-2 rapid test and APTIMA HIV-1 RNA qualitative assay to resolve specimens with indeterminate or negative HIV-1 Western blots. *J Clin Virol*. 2013;58 Suppl 1:e108-112. Available at: http://www.ncbi.nlm.nih.gov/pubmed/24342469.

87. Burgard M, Jasseron C, Matheron S, et al. Mother-to-child transmission of HIV-2 infection from 1986 to 2007 in the ANRS French Perinatal Cohort EPF-CO1. *Clin Infect Dis*. 2010;51(7):833-843. Available at: http://www.ncbi.nlm.nih.gov/pubmed/20804413.

HIV 暴露新生儿的产后保健

（2018 年 12 月 7 日最新更新，2018 年 12 月 7 日最新评审）

专家组的建议

- 应该对新生儿进行全面的血细胞计数和分类作为基线评估（B Ⅲ）。
- 如果在接受预防的婴儿中发现血液异常，需要个性化决定是否继续进行婴儿抗逆转录病毒（ARV）预防。如果考虑早期停止预防，建议咨询儿科 HIV 感染专家（C Ⅲ）。
- 关于随后监测婴儿血液学参数的时间点决定取决于婴儿的基线血液学值、出生时的胎龄、临床状况、婴儿接受齐多夫定、其他抗逆转录病毒药物以及伴随药物的情况；和产妇产前治疗（C Ⅲ）。
- 对于接受含齐多夫定 / 拉米夫定联合抗逆转录病毒预防方案的婴儿，应在开始预防后4 周重新测量血红蛋白和中性粒细胞计数（AI）。
- 不建议常规测量血清乳酸。然而，如果婴儿出现不明病因的严重临床症状（特别是神经症状），可以考虑酶的测量（C Ⅲ）。
- 需要病毒学测试来诊断 18 个月以下婴儿的 HIV 感染（参见"婴儿和儿童的 HIV 感染诊断"）（A Ⅱ）。
- 为了预防肺孢子虫肺炎（PCP），所有 HIV 感染妇女所生婴儿在完成 ARV 预防性治疗方案后，都应该在 4 ~ 6 周开始预防 PCP，除非有足够的测试信息可以排除 HIV 感染（参见"儿科机会性感染指南"）（A Ⅱ）。
- 保健人员应定期询问母乳喂养和咀嚼喂养情况，并告知护理人员安全喂养方案（A Ⅱ）。

推荐评级：A = 强；B = 中等；C = 可选

证据评级：Ⅰ = 一个或多个具有临床结果和 / 或验证的实验室终点的随机试验；Ⅱ = 一个或多个精心设计的，具有长期临床结局的非随机试验或观察性队列研究；Ⅲ = 专家意见

‖ *HIV 暴露新生儿的产后保健*

HIV 暴露的婴儿出生后应该进行详细体格检查，并获得完整的母亲病史。HIV 感染妇女可能合并感染其他可母婴传播的病原体，如巨细胞病毒、寨卡病毒、单纯疱疹病毒、乙型肝炎、丙型肝炎、梅毒、弓形体病或结核病。患有这种合并感染的母亲所生的婴儿应该接受适当的评估，以排除传播其他传染病的可能性。对于 HIV 感染妇女所生的 HIV 暴露的婴儿，应遵循儿童常规初级免疫接种计划。对于已知 HIV 感染婴儿，可能需要修改免疫接种计划时间表（有关更多信息，请参见"儿童机会性感染指南"）。

宫内抗逆转录病毒（ARV）药物暴露或正接受抗逆转录病毒药物预防围产期 HIV 传播的婴儿需要检测药物毒性（见"围产期 HIV 感染或暴露新生儿的抗逆转录病毒治疗"）。全面保健还包括适当的 HIV 诊断测试和婴儿喂养支持，以帮助避免母乳喂养。HIV 感染孕妇治疗和预防围产期传染小组没有足够的数据评估围产期 HIV 暴露的新生儿是否需要改变常规洗澡习惯或包皮环切的时间。

▌*血液毒性*

在开始对 HIV 暴露的新生儿进行抗逆转录病毒药物预防或经验性 HIV 治疗之前，应进行全面的血细胞计数和分类（参见"围产期 HIV 感染或暴露新生儿的抗逆转录病毒治疗"）。婴儿出生后血液学监测时间点的决定取决于几个因素，包括婴儿的基线血液学值、出生时的胎龄和临床状况；正在服用的婴儿抗逆转录病毒药物和伴随药物；和产妇产前抗逆转录病毒药物疗法。

贫血是接受齐多夫定产后 6 周预防方案新生儿的主要并发症。在 PACTG 076 中，齐多夫定组婴儿出生时的血红蛋白水平低于安慰剂组，各组之间的最大差异（1g/dl）发生在 3 周龄 [1]。齐多夫定组血红蛋白水平的最低平均值（10g/dl）发生在 6 周龄。到 12 岁时，两组血红蛋白值相似。没有观察到各组间在其他实验室参数上的显著差异。婴儿每天两次服用 4mg/kg 齐多夫定的血液学安全性数据有限。一些专家在齐多夫定预防 4 周后和 / 或获得诊断性 HIV 聚合酶链反应（PCR）检测后，会选择定期重新测量血红蛋白和中性粒细胞计数。

既往研究表明，宫内暴露于母体抗逆转录病毒药物组合和婴儿贫血和 / 或中性粒细胞减少症的关联比单独使用齐多夫定更大 [2-4]。在 PACTG 316 中，77% 的母亲接受产前联合治疗，13% 的婴儿出现显著的 3 级或更高级贫血，12% 的婴儿出现中性粒细胞减少症。一些专家建议对于子宫内或新生儿期接受联合抗逆转录病毒药物治疗的婴儿，出生后需对血液检测进行更深入的监测。

关于接受齐多夫定联合其他抗逆转录病毒药物预防的婴儿的数据有限。然而，在接受齐多夫定 / 拉米夫定和其他联合预防方案的婴儿中，血液毒性的发生率高于单独接受齐多夫定或齐多夫定加奈韦拉平的婴儿[5-7]。因此，在对开始预防后 4 周和 / 或接受含齐多夫定 / 拉米夫定的联合抗逆转录病毒预防方案的婴儿进行诊断性 HIV PCR 检测时，应重新测量血红蛋白水平和中性粒细胞计数[8]。

如果发现血液异常，是否继续婴儿抗逆转录病毒预防的需要个性化决定。考虑因素包括异常程度、是否存在相关症状、婴儿预防的持续时间以及 HIV 感染风险（根据母亲抗逆转录病毒预防史、分娩时母亲病毒载量和分娩方式进行评估）。据报道，4 周齐多夫定方案相比于 6 周齐多夫定方案相比，可使 HIV 暴露但健康的婴儿早日从贫血中恢复[9]。当母亲在妊娠期接受了标准的抗逆转录病毒疗法（ART）且达到病毒学抑制且不担心母亲的依从性时，建议使用 4 周（而不是 6 周）齐多夫定新生儿预防方案；较短的疗程将降低这类妇女所生婴儿贫血的风险，从而降低 HIV 感染风险（见"新生儿抗逆转录病毒疗法"）[10-11]。

高乳酸血症

据报道，宫内抗逆转录病毒药物暴露的婴儿出现了高乳酸血症，但这似乎是短暂的且在大多数情况下是无症状的[12, 13]。对于无症状的新生儿，不建议常规测量血清乳酸来评估潜在的线粒体毒性，因为高乳酸血症的临床相关性未知，且乳酸水平作为毒性预测指标的价值似乎很低。然而，对于出现不明病因的严重临床症状的婴儿，尤其是神经症状的婴儿，应该考虑测量血清乳酸水平。对于有症状的婴儿，如果血清乳酸水平明显异常（即 > 5mmol/L），应停止抗逆转录病毒预防，并就替代预防咨询儿科 HIV 感染专家。

预防肺孢子虫肺炎

为了预防肺孢子虫肺炎，所有 HIV 感染者所生的婴儿都应该在婴儿 ARV 预防方案完成后的 4 ~ 6 周开始甲氧苄啶 - 磺胺甲噁唑（TMP-SMX）预防，除非有足够的病毒学测试信息可以推定排除 HIV 感染（参见"儿童机会性感染指南"）[14]。

婴儿 HIV 检测

所有围产期 HIV 暴露的婴儿都需要进行病毒学 HIV 检测，以诊断或排除 HIV 感染。有关详细讨论，包括测试类型和建议的 HIV 测试时间表，请参见"婴儿和儿童 HIV 感染的诊断"。

▌ 婴儿喂养方式与 HIV 传播风险

在美国，有安全的婴儿喂养替代方案，并且建议 HIV 感染的妇女不要母乳喂养[15]。母亲接受抗逆转录病毒疗法可能会减少母乳中的游离病毒，但细胞相关病毒（细胞内 HIVDNA）的存在不受影响，并可能继续构成传播风险[16]。然而，临床医生应该意识到，尽管有这一建议，一些妇女可能会面临巨大的社会、家庭和个人母乳喂养压力（参见"美国 HIV 感染妇女母乳喂养咨询和管理指南"）。在产前咨询阶段尽早提出配方奶喂养可能存在的问题非常重要。

在一些婴儿期后期的 HIV 传播事件被认为是由于婴儿食用了由 HIV 保健者预先处理（预先咀嚼或预先加热）的固体食物。对来自病例和疑似来源的病毒进行系统发育比较，以及询问临床病史和调查发现，给婴儿喂食咀嚼或口内预热的食物是 HIV 传播的潜在危险因素。保健人员应定期询问产前检查情况，指导 HIV 感染护理人员不要采用这种喂养方式，并就更安全的喂养方式提出建议[17, 18]。

◆ 参考文献

1. Connor EM, Sperling RS, Gelber R, et al. Reduction of maternal-infant transmission of human immunodeficiency virus type 1 with zidovudine treatment. Pediatric AIDS clinical trials group protocol 076 study group. *N Engl J Med*. 1994;331(18):1173-1180. Available at: http://www.ncbi.nlm.nih.gov/pubmed/7935654.

2. Feiterna-Sperling C, Weizsaecker K, Buhrer C, et al. Hematologic effects of maternal antiretroviral therapy and transmission prophylaxis in HIV-1-exposed uninfected newborn infants. *J Acquir Immune Defic Syndr*. 2007;45(1):43-51. Available at: http://www.ncbi.nlm.nih.gov/pubmed/17356471.

3. El Beitune P, Duarte G. Antiretroviral agents during pregnancy: consequences on hematologic parameters in HIV-exposed, uninfected newborn infant. *Eur J Obstet Gynecol Reprod Biol*. 2006;128(1-2):59-63. Available at: http://www.ncbi.nlm.nih.gov/pubmed/16876310.

4. Dryden-Peterson S, Shapiro RL, Hughes MD, et al. Increased risk of severe infant anemia after exposure to maternal HAART, Botswana. *J Acquir Immune Defic Syndr*. 2011;56(5):428-436. Available at: http://www.ncbi.nlm.nih.gov/pubmed/21266910.

5. Nielsen-Saines K, Watts DH, Veloso VG, et al. Three postpartum antiretroviral regimens to prevent intrapartum HIV infection. *N Engl J Med*. 2012;366(25):2368-2379. Available at: http://www.ncbi.nlm.nih.gov/pubmed/22716975.

6. Smith C, Forster JE, Levin MJ, et al. Serious adverse events are uncommon with combination neonatal antiretroviral prophylaxis: a retrospective case review. *PLoS One*. 2015;10(5):e0127062. Available at: http://www.ncbi.nlm.nih.gov/pubmed/26000984.

7. Kakkar FW, Samson L, Vaudry W, et al. Safety of combination antiretroviral prophylaxis in high-risk HIV-exposed newborns: a retrospective review of the Canadian experience. *J Int AIDS Soc*. 2016;19(1):20520. Available at: http://www.ncbi.nlm.nih.gov/pubmed/26880241.

8. Mandelbrot L, Landreau-Mascaro A, Rekacewicz C, et al. Lamivudine-zidovudine combination for prevention of maternal-infant transmission of HIV-1. *JAMA*. 2001;285(16):2083-2093. Available at: http://www.ncbi.nlm.nih.gov/pubmed/11311097.

9. Lahoz R, Noguera A, Rovira N, et al. Antiretroviral-related hematologic short-term toxicity in healthy infants: implications of the new neonatal 4-week zidovudine regimen. *Pediatr Infect Dis J*. 2010;29(4):376-379. Available at: http://www.ncbi.nlm.nih.gov/pubmed/19949355.

10. de Ruiter A, Taylor GP, Clayden P, et al. British HIV association guidelines for the management of HIV infection in pregnant women 2012 (2014 interim review). *HIV Med*. 2014;15 Suppl 4:1-77. Available at: https://www.ncbi.nlm.nih.gov/pubmed/25604045.

11. Ferguson W, Goode M, Walsh A, Gavin P, Butler K. Evaluation of 4 weeks' neonatal antiretroviral prophylaxis as a component of a prevention of mother-to-child transmission program in a resource-rich setting. *Pediatr Infect Dis J*. 2011;30(5):408-412. Available at: http://www.ncbi.nlm.nih.gov/pubmed/21266939.

12. Ekouevi DK, Toure R, Becquet R, et al. Serum lactate levels in infants exposed peripartum to antiretroviral agents to prevent mother-to-child transmission of HIV: Agence Nationale de Recherches Sur le SIDA et les Hepatites Virales 1209 study, Abidjan, Ivory Coast. *Pediatrics*. 2006;118(4):e1071-1077. Available at: http://www.ncbi.nlm.nih.gov/pubmed/16950945.

13. Noguera A, Fortuny C, Munoz-Almagro C, et al. Hyperlactatemia in human immunodeficiency virus-uninfected infants who are exposed to antiretrovirals. *Pediatrics*. 2004;114(5):e598-603. Available at: http://www.ncbi.nlm.nih.gov/pubmed/15492359.

14. Mofenson LM, Brady MT, Danner SP, et al. Guidelines for the Prevention and Treatment of Opportunistic Infections among HIV-exposed and HIV-infected children: recommendations from CDC, the National Institutes of Health, the *HIV Medicine* Association of the Infectious Diseases Society of America, the Pediatric Infectious Diseases Society, and the American Academy of Pediatrics. *MMWR Recomm Rep*. 2009;58(RR-11):1-166. Available at: http://www.ncbi.nlm.nih.gov/pubmed/19730409.

15. Committee on Pediatric AIDS. Infant feeding and transmission of human immunodeficiency virus in the United States. *Pediatrics*. 2013;131(2):391-396. Available at: http://www.ncbi.nlm.nih.gov/pubmed/23359577.

16. Gaillard P, Fowler MG, Dabis F, et al. Use of antiretroviral drugs to prevent HIV-1 transmission through breast-feeding: from animal studies to randomized clinical trials. *J Acquir Immune Defic Syndr*. 2004;35(2):178-187. Available at: http://www.ncbi.nlm.nih.gov/pubmed/14722452.

17. Ivy W, 3rd, Dominguez KL, Rakhmanina NY, et al. Premastication as a route of pediatric HIV transmission: case-control and cross-sectional investigations. *J Acquir Immune Defic Syndr*. 2012;59(2):207-212. Available at: http://www.ncbi.nlm.nih.gov/pubmed/22027873.

18. Gaur AH, Dominguez KL, Kalish ML, et al. Practice of feeding premasticated food to infants: a potential risk factor for HIV transmission. *Pediatrics*. 2009;124(2):658-666. Available at: http://www.ncbi.nlm.nih.gov/pubmed/19620190.

接受过抗逆转录病毒药物的婴儿长期随访

（2018 年 12 月 7 日最新更新，2018 年 12 月 7 日最新评审）

专家组的建议

· 子宫内暴露或产后暴露于抗逆转录病毒（ARV）药物的儿童,如果出现病因不明的器官系统异常,特别是神经系统或心脏异常,应评估其潜在的线粒体功能障碍（C Ⅲ）。
· 重要的是,未感染 HIV 的儿童的长期医疗记录应该包括宫内和新生儿抗逆转录病毒暴露（B Ⅲ）的信息。

推荐评级: A = 强; B = 中等; C = 可选
证据评级: Ⅰ: 一个或多个具有临床结果和 / 或验证的实验室终点的随机试验; Ⅱ: 一个或多个精心设计的, 具有长期临床结局的非随机试验或观察性队列研究; Ⅲ: 专家意见

从 20 世纪 90 年代开始，关于子宫内暴露抗逆转录病毒药物是否会对儿童健康构成后期风险的长期监测研究、结果研究以及其他类型的监测和研究已经开始进行。包括对 HIV 感染孕产妇所生的无 HIV 儿童的研究，例如儿童艾滋病临床试验组（PACTG）后期结果研究，以及来自儿童 HIV/ 艾滋病队列研究（PHACS）的 ART 毒性监测（SMARTT）。儿童及其父母参与这些类型的观察研究，为监测和确定子宫内 HIV 和抗逆转录病毒暴露是否会对长期健康结果所需的研究做出了重要贡献。现有证据无法就子宫内暴露于抗逆转录病毒药物是否会影响儿童恶性肿瘤、心脏代谢或神经心理结果的长期风险得出明确结论；然而，过去 20 多年证据的积累，特别是与齐多夫定暴露相关的证据，是令人放心的。潜在的毒性需要进一步的长期调查，特别是随着个体产前抗逆转录病毒药物和抗逆转录病毒药物组合的不断发展。PACTG 076 婴儿随访至 6 岁的初步数据没有显示接受齐多夫定治疗的婴儿和接受安慰剂的婴儿在免疫、神经或生长参数方面有任何差异，也没有发现恶性肿瘤[1, 2]。即便如此人们仍然担心，接受 ARV 药物可能会对线粒体和免疫功能产生长期影响。PHACS 和其他受 HIV 感染但未受感染的儿童群体中正在进行的研究可能有助于确定婴儿感染 ARV 药物的长期风险。

▌ *潜在的线粒体毒性*

核苷逆转录酶抑制剂（NRTI）药物对线粒体 DNA 聚合酶的不同亲和力，会诱导一定程度的线粒体功能障碍。这种亲和力会干扰线粒体复制，导致线粒体 DNA（mtDNA）耗竭和功能障碍 [3-5]。其他研究已经描述过在非人灵长类动物和子宫中暴露于 NRTI 药物的新生动物中，线粒体的异常组织形态学、mtDNA 突变、脐带血单核细胞中 mtDNA 水平的变化，甚至脐带血细胞中出现的非整倍体 [6-11]。据报道，mtDNA 水平的变化增加了对其临床意义的解释的复杂性；此外，这些数据可能会被母体 HIV 感染的阶段、实验室检测和所用细胞系的差异以及变化的持续时间所混淆 [8, 10, 12-15]。一项研究报告称，HIV 暴露但未感染的婴儿与未暴露 HIV 的婴儿相比，由于呼吸链线粒体功能受到微妙而短暂的干扰使得中间代谢产物（氨基酸和酰基肉碱升高）的新生儿代谢异常筛查结果的发生率增加 [16]。这些实验室所观察到的线粒体异常在临床上的相关程度尚不清楚，但母婴抗逆转录病毒方案预防围产期 HIV 传播方面强有力的、经证实的功效大大超过了实验室观察到的线粒体异常副作用 [8, 17]。

线粒体毒性临床影响的证据也是相互矛盾的。据记录，接受抗逆转录病毒疗法（ART）的美国女性所生的婴儿中，高乳酸血症的发生率较低（3.4%）[18]。然而，法国围产期研究小组队列的早期研究指出，HIV 感染妇女所生的未感染婴儿中线粒体功能障的临床事件发生率显著增加，包括癫痫发作、认知和运动延迟、神经影像异常、高乳酸血症、心脏功能障碍和 2 例死亡（孕产妇在妊娠期接受或没有接受 ARV 药物分别为 12/2644 和 0/1748，$P = 0.002$）[19, 20]。不过美国和欧洲的进一步临床研究没有发现类似于法国研究的结果 [21-27]。在来自美国长期随访研究的报告中（PACTG 219/219C），在 1037 例暴露于 HIV 但未受感染的婴儿队列中，发现了 20 例可能有线粒体功能障碍症状的儿童 [26]。无法做出明确诊断，因为没有进行过线粒体功能活检；然而，20 例儿童中有 3 例没有抗逆转录病毒药物暴露史。在另外 17 例儿童中，症状与第一次暴露齐多夫定 + 拉米夫定（限于妊娠晚期）之间存在关联，但整体 NRTI 药物暴露与症状无关。这些儿童的储存标本中记录了 mtDNA 和氧化磷酸化酶活性的微小变化，但这些指标的临床意义仍不清楚 [28, 29]。

鉴于上述数据，线粒体功能障碍更应该没有 HIV 感染情况的儿童中被考虑。但是围产期暴露于 ARV 药物中的儿童确实会出现病因不明的、特别是神经系统方面的严重临床表现，重要的是，在将来未感染 HIV 儿童的长

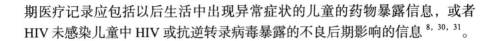

期医疗记录应包括以后生活中出现异常症状的儿童的药物暴露信息，或者 HIV 未感染儿童中 HIV 或抗逆转录病毒暴露的不良后期影响的信息 [8, 30, 31]。

核苷类逆转录酶抑制剂药物暴露和潜在的癌症风险

尽管早先研究没有发现宫内抗逆转录病毒暴露与恶性肿瘤之间的联系，但当时研究随访仅限于早期儿童 [1, 2, 27]。动物研究报告了猴子核苷类似物治疗的潜在胎盘遗传毒性，并且在宫内核苷类似物暴露的婴儿中发现了微核红细胞 [32, 33]。然而与齐多夫定单一疗法相比，暴露于 DDI/ 拉米夫定联合疗法的儿童患癌症的相对风险更高 [34]。一份法国围产期队列的最新报告描述了 15 163 例未感染 HIV 儿童（中位年龄 9.9 岁）在子宫内暴露 HIV 和 ≥ 1 种 NRTI 药物的 21 例癌症情况 [35]。在研究的 NRTIs 中，DDI（**不再被推荐**）可能与癌症风险相关。在美国的一项研究中，3087 例 HIV 感染儿童中有 4 例被诊断为癌症；HIV 感染但未接受抗逆转录病毒预防的儿童的癌症发病率与接受任何抗逆转录病毒预防的儿童的发病率没有显著差异，癌症病例的数量与根据国家参考率预计的病例没有显著差异 [36]。需要继续跟踪 HIV 感染和抗逆转录病毒但未受感染的儿童，以评估这些儿童长大成人后患癌症的潜在风险。

潜在的免疫功能障碍

HIV 暴露对未感染 HIV 婴儿免疫系统的潜在影响尚不清楚。一项研究报告称，母亲在分娩时的病毒载量超过 1000 拷贝 /ml 的 HIV 暴露但未感染的婴儿的 CD4 T 淋巴细胞计数低于母亲在分娩时的病毒载量低于 50 拷贝 /ml 的 HIV 暴露但未感染的婴儿 [37]。其他数据表明，宫内暴露于 HIV 可能与婴儿对疫苗和婴儿非特异性抗原的 CD4 和 CD8 细胞介导的免疫应答改变有关 [38]。最新数据表明，与未暴露于 HIV 的婴儿相比，暴露于 HIV 的婴儿的免疫激活和促炎应答更强 [39-43]。

潜在的发病率和死亡率增加

法国围产期队列小组报告显示，HIV 感染、CD4 数量低的母亲所产婴儿感染荚膜微生物的风险增加 [44]。

博茨瓦纳的数据还显示，与婴儿期未经历 HIV 暴露的相比，HIV 暴露但未感染的婴儿和儿童的发病率和死亡率更高 [45-47]。一项荟萃分析一致观察到 HIV 暴露但未感染的婴儿和儿童相比于未经历 HIV 暴露的婴儿，全因死亡率的风险增加 [48]。未来需要进一步研究这些数据的再现性，以及 HIV 感染但未感染传染病的婴儿和儿童的易感性增加是否有免疫学基础 [49]。

‖ 总结

对宫内抗逆转录病毒暴露药物早期和晚期影响以及婴儿喂养方法的持续评估，包括由州卫生部门和疾病预防控制中心进行的儿童 HIV/ 艾滋病队列研究监测抗逆转录病毒毒性研究、自然史研究和 HIV/ 艾滋病监测。由于迄今为止的大部分可用随访数据仅涉及妊娠期齐多夫定或其他 NRTIs 宫内暴露，而且目前大多数 HIV 感染孕妇都在接受 ART 治疗，因此继续支持评估宫内药物暴露潜在不良影响的研究至关重要。国家 HIV 监测数据库提供了收集有关宫内抗逆转录病毒药物暴露的人群信息的机会。可以在联邦法律和法规允许的范围内，将这些机密登记处的数据与出生缺陷和癌症登记处的信息进行比较，以确定潜在的不良后果。

◆ 参考文献

1. Culnane M, Fowler M, Lee SS, et al. Lack of long-term effects of *in utero* exposure to zidovudine among uninfected children born to HIV-infected women. Pediatric AIDS clinical trials group protocol 219/076 teams. *JAMA*. 1999;281(2):151-157. Available at: http://www.ncbi.nlm.nih.gov/pubmed/9917118.

2. Hanson IC, Antonelli TA, Sperling RS, et al. Lack of tumors in infants with perinatal HIV-1 exposure and fetal/neonatal exposure to zidovudine. *J Acquir Immune Defic Syndr Hum Retrovirol*. 1999;20(5):463-467. Available at: http://www.ncbi.nlm.nih.gov/pubmed/10225228.

3. Brinkman K, Ter Hofstede HJ, Burger DM, et al. Adverse effects of reverse transcriptase inhibitors: mitochondrial toxicity as common pathway. *AIDS*. 1998;12(14):1735-1744. Available at: http://www.ncbi.nlm.nih.gov/entrez/query.fcgi?cmd=Retrieve&db=PubMed&list_uids=9792373&dopt=Abstract.

4. Birkus G, Hitchcock MJ, Cihlar T. Assessment of mitochondrial toxicity in human cells treated with tenofovir: comparison with other nucleoside reverse transcriptase inhibitors. *Antimicrob Agents Chemother*. 2002;46(3):716-723. Available at: http://www.ncbi.nlm.nih.gov/pubmed/11850253.

5. Saitoh A, Haas RH, Naviaux RK, Salva NG, Wong JK, Spector SA. Impact of nucleoside reverse transcriptase inhibitors on mitochondrial DNA and RNA in human skeletal muscle cells. *Antimicrob Agents Chemother*. 2008;52(8):2825-2830. Available at: http://www.ncbi.nlm.nih.gov/pubmed/18541728.

6. Divi RL, Leonard SL, Kuo MM, et al. Transplacentally exposed human and monkey newborn infants show similar evidence of nucleoside reverse transcriptase inhibitor-induced mitochondrial toxicity. *Environ Mol Mutagen*. 2007;48(3-4):201-209. Available at: http://www.ncbi.nlm.nih.gov/pubmed/16538687.

7. Poirier MC, Divi RL, Al-Harthi L, et al. Long-term mitochondrial toxicity in HIV-uninfected infants born to HIV-infected mothers. *J Acquir Immune Defic Syndr*. 2003;33(2):175-183. Available at: http://www.ncbi.nlm.nih.gov/pubmed/12794551.

8. Jao J, Abrams EJ. Metabolic complications of *in utero* maternal HIV and antiretroviral exposure in HIV-exposed Infants. *Pediatr Infect Dis J*. 2014;33(7):734-740. Available at: http://www.ncbi.nlm.nih.gov/pubmed/24378947.

9. Martin F, Taylor GP. The safety of highly active antiretroviral therapy for the HIV-positive pregnant mother and her baby: is 'the more the merrier'? *J Antimicrob Chemother*. 2009;64(5):895-900. Available at: http://www.ncbi.nlm.nih.gov/pubmed/19706669.

10. Jao J, Powis KM, Kirmse B, et al. Lower mitochondrial DNA and altered mitochondrial fuel metabolism in hiv-exposed uninfected infants in cameroon. *AIDS*. 2017;31(18):2475-2481. Available at: https://www.ncbi.nlm.nih.gov/pubmed/28926411.

11. Budd MA, Calli K, Samson L, et al. Blood mitochondrial DNA content in HIV-exposed uninfected children with Autism Spectrum Disorder. *Viruses*. 2018;10(2). Available at: https://www.ncbi.nlm.nih.gov/pubmed/29439467.

12. Aldrovandi GM, Chu C, Shearer WT, et al. Antiretroviral exposure and lymphocyte mtDNA content among uninfected infants of HIV-1-infected women. *Pediatrics*. 2009;124(6):e1189-1197. Available at: http://www.ncbi.nlm.nih.gov/pubmed/19933732.

13. Cote HC, Raboud J, Bitnun A, et al. Perinatal exposure to antiretroviral therapy is associated with increased blood mitochondrial DNA levels and decreased mitochondrial gene expression in infants. *J Infect Dis*. 2008;198(6):851-859. Available at: http://www.ncbi.nlm.nih.gov/pubmed/18684095.

14. Gingelmaier A, Grubert TA, Kost BP, et al. Mitochondrial toxicity in HIV type-1-exposed pregnancies in the era of highly active antiretroviral therapy. *Antivir Ther*. 2009;14(3):331-338. Available at: http://www.ncbi.nlm.nih.gov/pubmed/19474467.

15. Ajaykumar A, Zhu M, Soudeyns H, et al. HEU blood MTDNA content remains elevated from birth into early life (0-3 years). Abstract 879. Presented at: Conference on Retroviruses and Opportunistic Infections. 2018. Boston, Massachusetts. Available at: http://www.croiconference.org/sessions/heu-blood-mtdna-content-remains-elevated-birth-early-life-0-3-years-0.

16. Kirmse B, Hobbs CV, Peter I, et al. Abnormal newborn screens and acylcarnitines in HIV-exposed and ARV-exposed infants. *Pediatr Infect Dis J*. 2013;32(2):146-150. Available at: http://www.ncbi.nlm.nih.gov/pubmed/22935866.

17. Newell ML, Bunders MJ. Safety of antiretroviral drugs in pregnancy and breastfeeding for mother and child. *Curr Opin HIV AIDS*. 2013;8(5):504-510. Available at: http://www.ncbi.nlm.nih.gov/pubmed/23743789.

18. Crain MJ, Williams PL, Griner R, et al. Point-of-care capillary blood lactate measurements in human immunodeficiency virus-uninfected children with *in utero* exposure to human immunodeficiency virus and antiretroviral medications. *Pediatr Infect Dis J*. 2011;30(12):1069-1074. Available at: http://www.ncbi.nlm.nih.gov/pubmed/22051859.

19. Blanche S, Tardieu M, Rustin P, et al. Persistent mitochondrial dysfunction and perinatal exposure to antiretroviral nucleoside analogues. *Lancet*. 1999;354(9184):1084-1089. Available at: http://www.ncbi.nlm.nih.gov/pubmed/10509500.

20. Barret B, Tardieu M, Rustin P, et al. Persistent mitochondrial dysfunction in HIV-1-exposed but uninfected infants: clinical screening in a large prospective cohort. *AIDS*. 2003;17(12):1769-1785. Available at: http://www.ncbi.nlm.nih.gov/pubmed/12891063.

21. Sperling RS, Shapiro DE, McSherry GD, et al. Safety of the maternal-infant zidovudine regimen utilized in the pediatric AIDS clinical trial group 076 study. *AIDS*. 1998;12(14):1805-1813. Available at: http://www.ncbi.nlm.nih.gov/pubmed/9792381.

22. The Perinatal Safety Review Working Group. Nucleoside exposure in the children of HIV-infected women receiving antiretroviral drugs: absence of clear evidence for mitochondrial disease in children who died before 5 years of age in five United States cohorts. *J Acquir Immune Defic Syndr*. 2000;25(3):261-268. Available at: http://www.ncbi.nlm.nih.gov/pubmed/11115957.

23. Lipshultz SE, Easley KA, Orav EJ, et al. Absence of cardiac toxicity of zidovudine in infants. Pediatric pulmonary and cardiac complications of vertically transmitted HIV infection study group. *N Engl J Med*. 2000;343(11):759-766. Available at: http://www.ncbi.nlm.nih.gov/pubmed/10984563.

24. European Collaborative Study. Exposure to antiretroviral therapy *in utero* or early life: the health of uninfected children born to HIV-infected women. *J Acquir Immune Defic Syndr*. 2003;32(4):380-387. Available at: http://www.ncbi.nlm.nih.gov/entrez/query.fcgi?cmd=Retrieve&db=PubMed&list_uids=12640195&dopt=Abstract.

25. Alimenti A, Forbes JC, Oberlander TF, et al. A prospective controlled study of neurodevelopment in HIV-uninfected children exposed to combination antiretroviral drugs in pregnancy. *Pediatrics*. 2006;118(4):e1139-1145. Available at: http://www.ncbi.nlm.nih.gov/pubmed/16940166.

26. Brogly SB, Ylitalo N, Mofenson LM, et al. *In utero* nucleoside reverse transcriptase inhibitor exposure and signs of possible mitochondrial dysfunction in HIV-uninfected children. *AIDS*. 2007;21(8):929-938. Available at: http://www.ncbi.nlm.nih.gov/pubmed/17457086.

27. Hankin C, Lyall H, Peckham C, Tookey P. Monitoring death and cancer in children born to HIV-infected women in England and Wales: use of HIV surveillance and national routine data. *AIDS*. 2007;21(7):867-869. Available at: http://www.ncbi.nlm.nih.gov/pubmed/17415042.

28. Brogly SB, DiMauro S, Van Dyke RB, et al. Short communication: transplacental nucleoside analogue exposure and mitochondrial parameters in HIV-uninfected children. *AIDS Res Hum Retroviruses*. 2011;27(7):777-783. Available at: http://www.ncbi.nlm.nih.gov/pubmed/21142587.

29. Brogly SB, Foca M, Deville JG, et al. Potential confounding of the association between exposure to nucleoside analogues and mitochondrial dysfunction in HIV-uninfected and indeterminate infants. *J Acquir Immune Defic Syndr*. 2010;53(1):154-157. Available at: http://www.ncbi.nlm.nih.gov/pubmed/20035168.

30. Mofenson LM, Watts DH. Safety of pediatric HIV elimination: the growing population of HIV- and antiretroviral-exposed but uninfected infants. *PLoS Med*. 2014;11(4):e1001636. Available at: http://www.ncbi.nlm.nih.gov/pubmed/24781352.

31. Hazra R, Siberry GK, Mofenson LM. Growing up with HIV: children, adolescents, and young adults with perinatally acquired HIV infection. *Ann Rev Med*. 2010;61:169-185. Available at: http://www.ncbi.nlm.nih.gov/pubmed/19622036.

32. Olivero OA, Fernandez JJ, Antiochos BB, Wagner JL, St Claire ME, Poirier MC. Transplacental genotoxicity of combined antiretroviral nucleoside analogue therapy in Erythrocebus patas monkeys. *J Acquir Immune Defic Syndr*. 2002;29(4):323-329. Available at: http://www.ncbi.nlm.nih.gov/pubmed/11917235.

33. Witt KL, Cunningham CK, Patterson KB, et al. Elevated frequencies of micronucleated erythrocytes in infants exposed to zidovudine *in utero* and postpartum to prevent mother-to-child transmission of HIV. *Environ Mol Mutagen*. 2007;48(3-4):322-329. Available at: http://www.ncbi.nlm.nih.gov/pubmed/17358032.

34. Benhammou V, Warszawski J, Bellec S, et al. Incidence of cancer in children perinatally exposed to nucleoside reverse transcriptase inhibitors. *AIDS*. 2008;22(16):2165-2177. Available at: http://www.ncbi.nlm.nih.gov/pubmed/18832880.

35. Hleyhel M, Goujon S, Delteil C, et al. Risk of cancer in children exposed to didanosine *in utero*. *AIDS*. 2016;30(8):1245-1256. Available at: http://www.ncbi.nlm.nih.gov/pubmed/26854809.

36. Ivy W, 3rd, Nesheim SR, Paul SM, et al. Cancer among children with perinatal exposure to HIV and antiretroviral medications--New Jersey, 1995-2010. *J Acquir Immune Defic Syndr*. 2015;70(1):62-66. Available at: https://www.ncbi.nlm.nih.gov/pubmed/26017660.

37. Kakkar F, Lamarre V, Ducruet T, et al. Impact of maternal HIV-1 viremia on lymphocyte subsets among HIV-exposed uninfected infants: protective mechanism or immunodeficiency. *BMC Infect Dis*. 2014;14:236. Available at: http://www.ncbi.nlm.nih.gov/pubmed/24885498.

38. Kidzeru EB, Hesseling AC, Passmore JA, et al. *In-utero* exposure to maternal HIV infection alters T-cell immune responses to vaccination in HIV-uninfected infants. *AIDS*. 2014;28(10):1421-1430. Available at: http://www.ncbi.nlm.nih.gov/pubmed/24785950.

39. Schoeman JC, Moutloatse GP, Harms AC, et al. Fetal metabolic stress disrupts immune homeostasis and induces proinflammatory responses in human immunodeficiency virus type 1- and combination antiretroviral therapy-exposed infants. *J Infect Dis*. 2017;216(4):436-446. Available at: https://www.ncbi.nlm.nih.gov/pubmed/28633455.

40. Evans C, Chasekwa B, Rukobo S, et al. Inflammation, CMV and the growth hormone axis in HIV-exposed uninfected infants. Abstract 873. Presented at: Conference on Retroviruses and Opportunistic Infections. 2018. Boston, Massachusetts. Available at: http://www.croiconference.org/sessions/inflammation-cmv-and-growth-hormone-axis-hiv-exposed-uninfected-infants.

41. Mussi-Pinhata MM, Weinberg A, Yu Q, et al. Increased inflammation and monocyte activation in HIV-exposed uninfected infants. Presented at: Conference Retroviruses and Opportunistic Infections. 2018. Boston, Massachusetts. Available at: http://www.croiconference.org/sessions/increased-inflammation-and-monocyte-activation-hiv-exposed-uninfected-infants-0.

42. Broncano PG, Kgole SW, Masasa G, et al. Innate immune activation among HIV-1 exposed uninfected infants from Botswana. Abstract 881. Presented at: Conference on Retroviruses Opportunistic Infections. 2018. Boston, Massachusetts. Available at: http://www.croiconference.org/sessions/innate-immune-activation-among-hiv-1-exposed-uninfected-infants-botswana.

43. Mitchell C, Dominguez S, George V, et al. Microbial translocation, immune activation, and gut dysbiosis in HIV-exposed infants. Abstract 882. Presented at: Conferences on Retroviruses and Opportunistic Infections. 2018. Boston, Massachusetts. Available at: http://www.croiconference.org/sessions/microbial-translocation-immune-activation-and-gut-dysbiosis-hiv-exposed-infants-0.

44. Taron-Brocard C, Le Chenadec J, Faye A, et al. Increased risk of serious bacterial infections due to maternal immunosuppression in HIV-exposed uninfected infants in a European country. *Clin Infect Dis*. 2014;59(9):1332-1345. Available at: http://www.ncbi.nlm.nih.gov/pubmed/25053719.

45. Zash R, Leidner J, Souda S, et al. HIV-exposed children account for more than half of 24-month mortality in Botswana. Presented at: The 23rd Conference on Retroviruses and Opportunistic Infections. 2016. Boston, MA.

46. Dryden-Peterson S, Ramos T, Shapiro R, Lockman S. Maternal ART and hospitalization or death among HIV-exposed uninfected infants. Presented at: The 23rd Conference on Retroviruses and Opportunistic Infections. 2016. Seattle, WA.

47. Ajibola G, Mayondi G, Leidner J, et al. Higher mortality in HIV-exposed/uninfected vs. HIV-unexposed infants, Botswana. Presented at: The 23rd Conference on Retroviruses and Opportunistic Infections. 2016. Seattle, WA.

48. Brennan AT, Bonawitz R, Gill CJ, et al. A meta-analysis assessing all-cause mortality in HIV-exposed uninfected compared with HIV-unexposed uninfected infants and children. *AIDS*. 2016;30(15):2351-2360. Available at: https://www.ncbi.nlm.nih.gov/pubmed/27456985.

49. Ruck C, Reikie BA, Marchant A, Kollmann TR, Kakkar F. Linking susceptibility to infectious diseases to immune system abnormalities among HIV-exposed uninfected infants. *Front Immunol*. 2016;7:310. Available at: https://www.ncbi.nlm.nih.gov/pubmed/27594857.

附录 A：抗逆转录病毒干预预防围产期 HIV 传播的临床试验综述

（2018 年 12 月 7 日最新更新，2018 年 12 月 7 日最新评审）

    HIV 研究的主要成果之一是 PACTG 076 临床试验表明，给孕妇及其婴儿服用齐多夫定可以降低围产期传播的风险近 70%[1]。PACTG 076 结果后，研究人员开始探索开发更适用于资源受限环境的时限更短、更便宜的预防方案。此外，多项研究试图确定降低母乳喂养期间产后传播风险的最佳方案。最近，在关于普遍抗逆转录病毒疗法（ART）的建议方面，研究还探讨了妊娠和哺乳期间普遍 ART 的功效。本附录提供了一份表格，总结了用于预防围产期传播的抗逆转录病毒（ARV）干预措施的主要研究结果（见附表 1），并简要讨论了吸取的教训。在许多情况下，无法直接比较这些试验的结果，因为这些研究涉及来自不同地理位置的不同患者群体，具有不同的病毒亚型和婴儿喂养习惯。然而，整体研究的概括与理解在资源有限和资源丰富的国家使用抗逆转录病毒药物预防围产期传播有关。此外，这些研究提供了阐明围产期传播的风险、时机和机制的关键信息。

◆ ART 比单一药物预防方案更能有效减少围产期传播

    ARV 药物在预防围产期传播方面非常有效，即使在 HIV 感染晚期的妇女中也是如此[2,3]。许多短期 ARV 方案已经证明有效，包括单独使用齐多夫定、齐多夫定加拉米夫定、单剂量奈韦拉平和单剂量奈韦拉平联合使用短期齐多夫定或齐多夫定 / 拉米夫定[4-13]。总体而言，联合方案比单药物方案更有效地降低围产期传播的风险。此外，在产前、产中和产后期间服用抗逆转录病毒药物比仅在产前和分娩时或产中和产后期间服用抗逆转录病毒药物更有效地预防围产期传播[5,14,15]。

    在资源有限的国家，几乎所有试验方案都包括口服药物分娩时预防，产妇产前和 / 或婴儿（有时是产妇）产后预防的持续时间各不相同。含有产前成分的方案，包括最晚在妊娠 36 周开始的方案，可以降低围产期传播的风险，即使这些方案缺乏婴儿预防成分[10-12]。然而，从妊娠 28 周开始的更长时间的产前齐多夫定预防比从妊娠 35 周开始的更短时间的齐多夫定预防更有效[13]。围产期 HIV 预防试验（PHPT）-5 试验表明，妊娠期接受少于 8 周预防的妇女比接受更长时间预防的妇女围产期传播的风险大得多[16]。欧洲国家妊娠和儿童 HIV 研究表明，产前每增加一周的三联药物疗法相当于传播风险降低 10%[17]。更长时间的婴儿接触后预防似乎不能替代更长时间的母亲抗逆转录病毒预防[13]。

促进孕产妇和婴儿生存（promoting maternal and infant survival everywhere，PROMISE）研究是一项大型随机临床试验，证明联合逆转录病毒药物方案优于仅基于齐多夫定的预防，用于预防 CD4 T 淋巴细胞细胞计数大于 350 个 /mm³ 的宫内传播[18]。该研究中孕妇被随机分配到三个研究组：

· 分娩时齐多夫定 + 单剂量奈韦拉平，产后 TDF+FTC
· 齐多夫定 + 拉米夫定 +LPV/r
· TDF+FTC+LPV/r

接受 ART 的妇女围产期传染率（0.5%，1710 例婴儿中 9 例感染）显著低于随机接受分娩时齐多夫定 + 单剂量奈韦拉平，产后 TDF+FTC 的妇女（1.8%，1386 例婴儿中 25 例感染）。

妊娠期不包括孕产妇抗逆转录病毒的治疗方案已经经过评估，因为一些妇女可能缺乏产前保健，并且在分娩时第一次接受产前保健。仅包括分娩时和产后给药的方案也被证明能有效降低围产期传播的风险[4-6]。然而，如果没有持续的婴儿暴露后预防性用药，单独使用核苷逆转录酶抑制剂药物（齐多夫定 / 拉米夫定）的分娩时暴露前预防在降低传播风险方面并不有效[5]。一项南非的分娩时奈韦拉平试验（SAINT）表明分娩时 / 产后齐多夫定 / 拉米夫定和单剂量分娩时 / 新生儿奈韦拉平在预防围产期传播的效力和安全性上相似[6]。

◆ 美国建议对 HIV 感染风险高的婴儿进行联合抗逆转录病毒药物治疗进行预防

孕妇 HIV 筛查 / 诊断延迟或孕产期保健延迟均可能导致在妊娠或分娩期间失去提供孕妇抗逆转录病毒药物的机会。在缺乏母体治疗的情况下，根据资源丰富国家的流行病学数据，6 周齐多夫定的标准婴儿预防方案与没有预防相比，有效降低了 HIV 传播的风险[19]。一项马拉维母乳喂养婴儿的试验表明，与婴儿单剂量奈韦拉平相比，婴儿单剂量奈韦拉平加 1 周齐多夫定治疗，降低了 36% 的传播风险[7]。

为了确定婴儿产前 ARV 药物给药的最佳婴儿预防方案，在美国的婴儿配方奶喂养群体中，NICHD-HPTN 040 / P1043（NCT00099359）临床试验在当前妊娠期未接受抗逆转录病毒药物的母亲所生的婴儿比较了三种婴儿抗逆转录病毒治疗方案:

- 标准 6 周单独齐多夫定给药
- 在出生后第一周给予 6 周的齐多夫定加三剂奈韦拉平（出生后 48 小时内第一次给药，第一次给药后 48 小时第二次给药，第二次给药后 96 小时第三次给药）
- 从出生到 2 周，给予 6 周的齐多夫定 + 拉米夫定 +NFV[20]

    研究表明，与单独使用齐多夫定的婴儿预防相比，二联和三联合方案降低了分娩时传播的风险约 50%，尽管三联方案有更多的血液毒性（见附表 1）。基于这些数据，美国现在建议对传播风险增加的妇女所生婴儿进行联合抗逆转录病毒预防（见"围产期 HIV 感染或暴露新生儿的抗逆转录病毒治疗"）。

◆ 接受标准产前抗逆转录病毒预防的美国妇女不推荐给予单剂量分娩时奈韦拉平

    PACTG 316（一项在美国、欧洲、巴西和巴哈马进行的临床试验）表明，在分娩时对病毒载量非常低的非母乳喂养妇女的产前抗逆转录病毒综合预防中添加单剂量奈韦拉平并没有带来显著的获益[21]。因此，对于接受标准产前抗逆转录病毒预防建议的美国妇女，不建议添加单剂量奈韦拉平（参见"分娩时抗逆转录病毒治疗 / 预防"）。

◆ 美国不建议 HIV 感染妇女母乳喂养

    在美国，**不建议** HIV 感染妇女（包括接受抗逆转录病毒药物的妇女）母乳喂养，因为替代喂养是负担得起的、可行的、可接受的、可持续的和安全的，而且腹泻和呼吸道感染导致婴儿死亡的风险很低[22]。

    资源有限环境下的临床试验表明，母乳喂养期间的婴儿预防（每日婴儿奈韦拉平 + 拉米夫定 +LPV/r）和母乳喂养期间的母亲三种药物预防降低了产后感染的风险（见附表 1）[2, 23-31]。PROMISE 试验作为一项大型随机临床试验，证明每日婴儿奈韦拉平和母体抗逆转录病毒治疗在 CD4 细胞计数 ≥ 350 细胞 /mm^3 的女性中，在预防母乳喂养期间的围产期传播方面具有相似的安全性和有效性[3, 18, 32]。在产后 6 ~ 14 天，该研究将参与者随机分组接受婴儿奈韦拉平或产妇抗逆转录病毒治疗，直至分娩后 18 个月或停止母乳

附表 1 关于预防围产期 HIV 传播的抗逆转录病毒干预措施的主要研究结果

研究名称；地点；婴儿喂养方式	抗逆转录病毒药物	产前和分娩时干预	产后干预	围产期传染率和疗效
PACTG 076；美国，法国[1]；配方奶喂养	ZDV 与安慰剂	长期(妊娠 14 周开始)静脉注射，分娩时	长期(6周)新生儿	ZDV 组 18 个月围产期传播率为 8.3%，安慰剂组为 25.5% (有效率为 68%)
CDC 短期 ZDV 试验；泰国[12]；配方奶喂养	ZDV 与安慰剂	短期(妊娠 36 周开始)口服，分娩时	无	ZDV 组 6 个月围产期传染率为 9.4%，安慰剂组为 18.9% (有效率为 50%)
DITRAME (ANRS 049 A)试验；科特迪瓦，布基纳法索[11,39]；母乳喂养	ZDV 与安慰剂	短期(妊娠 36 周开始)分娩时口服	短期(1周)；(仅母亲)	ZDV 组 6 个月围产期传染率为 18.0%，安慰剂组为 27.5% (有效率为 38%) ZDV 组 15 个月围产期传播率为 21.5%，安慰剂组为 30.6% (有效率为 30%) 在 24 个月的汇总分析中，ZDV 组产期传染率为 22.5%，安慰剂组为 30.2% (有效率为 26%)
CDC 短期 ZDV 试验；象牙海岸[10,11]；母乳喂养	ZDV 与安慰剂	短期(从妊娠 36 周开始)分娩时口服	无	ZDV 组产期产后 3 个月传播率为 16.5%，安慰剂组为 26.1% (有效率为 37%) 在 24 个月的汇总分析中，ZDV 组围产期传染率为 22.5%，安慰剂组为 30.2% (有效率为 26%)
PETRA 试验；南非，坦桑尼亚，乌干达[5]；母乳喂养和配方奶喂养	产前/分娩时/产后 ZDV+3TC 与 分娩时/产后 ZDV+3TC 与 分娩时 ZDV+3TC 与 安慰剂	短期(从妊娠 36 周开始)分娩时口服	短期(1周)；母亲和婴儿	产前/分娩时/产后 ZDV+3TC 的围产期传染率为 5.7%，分娩时 ZDV+3TC 为 8.9%，仅分娩时 ZDV+3TC 为 14.2%，安慰剂为 15.3% (与安慰剂相比，疗效分别为 63%，42% 和 0%) 产前/分娩时/产后 ZDV+3TC 的围产期传染率为 14.9%，分娩时 ZDV+3TC 为 18.1%，分娩时 ZDV+3TC 为 20.0%，安慰剂为 22.2% (与安慰剂相比，疗效分别为 34%，18% 和 0%)

续表

研究名称；地点；婴儿喂养方式	抗逆转录病毒药物	产前和分娩时干预	产后干预	围产期传染率和疗效
HIVNET 012 试验；乌干达[4]；母乳喂养	单剂 NVP 与 ZDV	没有产前方案 分娩时口服： 单剂 NVP 与口服 ZDV	出生后 72 小时内 的单剂 NVP；只有 婴儿 对 ZDV 持续 1 周；只 有婴儿	出生后 72 小时内 6~8 周围产期传染率为 11.8% 的单剂 NVP 组与 ZDV 组的 20.0%，NVP 组与 ZDV 组的 15.7%，ZDV 组 25.8%（有效率 为 42%）和 在 18 个月时，（有效率为 41%）
SAINT 试验；南非[6]；母乳喂养和配方奶喂养	单剂 NVP 与 ZDV+ 3TC 的对比	没有产前方案 分娩时口服： 单剂 NVP 与 ZDV+3TC	出生后 48 小时内 的单剂 NVP；母亲 和婴儿 与 ZDV 加 3TC 治疗 1 周；母亲和婴儿	单剂 NVP 组 8 周围产期传染率为 12.3%，ZDV+ 3TC 组为 9.3%（差异无统计学意义，P=0.11）
PHPT-1 试验；泰国[13]；配方奶喂养	4 种不同持续时间 的 ZDV 产前和婴儿 产后给药方案；没有 安慰剂	长期（28 周） 或 短期（36 周） 分娩时口服	长期（6 周） 或 短期（3 天）； 只有婴儿	短期试验围产期传染率为 10.5%。这个试验在中 期分析时被停止了 6 个月时，长期试验围产期传染率为 6.5%，而长期 和短期围产期传染率分别为 4.7% 和 8.6%（无统 计学差异。子宫内传播明显高于短期和长期母体 治疗方案（5.1% 对 1.6%)
PACTG 316 试验；巴哈马,比利时,巴西,法国,德国,意大利,西班牙,瑞典,瑞士,联合王国,美国[21]；配方奶喂养	已经接受 ZDV 治疗 的女性 SD NVP 与 安慰剂比较（23%）；或 ZDV 加其他抗逆 转录病毒药物（77%；配 合联合治疗）	非研究抗逆转录药物方 案 分娩时口服： 安慰剂与单剂 NVP 加静 脉注射 ZDV	出生后 72 小时内 安慰剂 与 转录病毒疗法	出生后 72 小时内 77% 的妇女在妊娠期接受了双重或三重联合抗逆 转录病毒疗法 由于两组围产期传染率非常低，试验提前停止：单 剂 NVP 组为 1.4%，安慰剂组为 1.6%（围产期传播） 率的 53% 为宫内传播）

续表

研究名称;地点;婴儿喂养方式	抗逆转录病毒药物	产前和分娩时的干预	产后干预	围产期传染率和疗效
	非研究 ARV 方案 分娩时口服: • 安慰剂与单剂 NVP 加静脉注射 ZDV		单剂 NVP 加非研究性抗逆转录病毒药物(ZDV); 只有婴儿	
PHPT-2; 泰国[40]; 配方奶喂养	仅 ZDV 与 ZDV 加上母婴单剂 NVP 与 ZDV 加上产妇单剂 NVP	妊娠 28 周开始 ZDV 分娩时口服: • 单独使用 ZDV, 或 • ZDV+单剂 NVP	ZDV 持续 1 周, 有单剂 SD NVP; 或没有 SD NVP; 仅婴儿	ZDV 试验被停止, 因为该组的围产期传染率高; 在 ZDV/NVP 组(分别为 6.3% 和 1.1%)。在母亲接受单剂 NVP 的人群中, 无论婴儿是否接受 SD NVP, 围产期传染率都没有显著差异(分别为 2.0% 和 2.8%)
DITRAME Plus(ANRS 1201.0)试验; 象牙海岸[15]; 母乳喂养和配方奶喂养	开放标签, ZDV+单剂 NVP	妊娠 36 周开始 ZDV 分娩时口服: • ZDV+单剂 NVP	单剂 NVP 加 ZDV 1 周; 仅婴儿	6 周围产期传染率为 6.5% (95%CI,3.9%~9.1%); 接受短期 ZDV(98% 母乳喂养)的历史对照组围产期传染率为 12.8%
DITRAME Plus(ANRS 1201.1)试验; 象牙海岸[15]; 母乳喂养和配方奶喂养	开放标签, ZDV+3TC+单剂 NVP	妊娠 32 周开始 ZDV+3TC(产后 3 天停止) 分娩时口服: • ZDV+3TC+单剂 NVP	单剂 NVP 加 ZDV 1 周; 仅婴儿	6 周围产期传染率为 4.7% (95%CI,2.4%~7.0%); 接受短期 ZDV(98% 母乳喂养)的历史对照组围产期传染率为 12.8%
NVAZ 试验; 马拉维[7]; 母乳喂养	新生儿单剂 NVP 与 ZDV+单剂 NVP	无产前或分娩时方案	带或不带 ZDV 的单剂 SD NVP, 持续 1 剂 NVP 周; 仅婴儿	单剂 NVP+ZDV 组围产期传染率为 15.3%, 而仅单剂 NVP 组为 20.9%。出生时无 HIV 的婴儿在 6~8 周的围产期传染率分别为 7.7% 和 12.1%(有效率为 36%

续表

研究名称；地点；婴儿喂养方式	抗逆转录病毒药物	产前和分娩时干预	产后干预	围产期传染率和疗效
产后NVP+ZDV试验；马拉维[8]；母乳喂养	新生儿单剂NVP 与 ZDV+单剂NVP	无产前方案 分娩时口服：单剂NVP	带或不带ZDV的单剂NVP，持续1周；仅婴儿	NVP+ZDV组围产期传染率为16.3%，SD NVP组为14.1%（差异无统计学意义） 出生时无HIV的婴儿在6~8周的围产期传染率分别为6.5%和16.9%。
暴露后婴儿预防[9]；南非；母乳喂养和配方奶喂养	新生儿单剂NVP 与 为期6周ZDV	无产前或分娩时方案	单剂NVP与ZDV持续6周	（仅对于配方奶喂养的婴儿，SD NVP组6周围产期传染率为14.3%，ZDV组为14.1%（不显著，P=0.30）。仅母乳喂养的婴儿，围产期传染率单剂NVP组12.2%，ZDV组19.6%（P=0.03）
Mashi试验；博茨瓦纳[41,42]；母乳喂养和配方奶喂养	初始设计： · 短程ZDV，有/无母婴单剂SDP，有/无母乳喂养 修订设计： · 短程ZDV加婴儿单剂NVP，有/无母体单剂NVP，有/无母乳喂养，CD4细胞计数<200个/mm³的女性接受联合治疗	第一次随机： · ZDV从妊娠34周开始 分娩时： · ZDV加上单剂NVP或安慰剂	第二次随机： · 母乳喂养加ZDV 6个月加单剂NVP；仅婴儿， 与 · 配方奶喂养加ZDV 4周加单剂NVP；仅婴儿	初始设计： 产妇和婴儿单剂NVP组在配方奶粉喂养组，婴儿单剂NVP组1个月围产期传染率为2.4%，安慰剂组为3.3%（P=0.05） 母乳喂养加婴儿ZDV组中，单剂NVP组1个月围产期传染率为8.4%，安慰剂组为4.1%（差异无统计学意义） 修订设计： 产妇和婴儿单剂NVP组1个月围产期传染率为4.3%，而产妇加安慰剂和婴儿单剂NVP组为3.7%（无显著差异；不与母乳喂养方式交互） 母乳喂养加ZDV组7个月围产期传染率为9.1%，配方奶粉喂养组7个月围产期传染率为5.6%；母乳喂养加ZDV组7个月死亡率为4.9%，配方奶粉喂养组为9.3%；母乳喂养加ZDV组18个月无HIV生存率为15.6%，配方奶粉喂养组为14.2%

续表

研究名称;地点;婴儿喂养方式	抗逆转录病毒药物	产前和分娩时的干预	产后干预	围产期传染率和疗效
SWEN;乌干达,埃塞俄比亚,印度[24];母乳喂养	单剂 NVP 与 NVP 持续 6 周	无产前抗逆转录病毒药物方案 分娩时口服:单剂 NVP	婴儿单剂 NVP 与 NVP 持续 6 周	出生时无 HIV 的婴儿出生后感染:6 周围产期传染率单剂 NVP 组为 5.3%,而扩展 NVP 组为 2.5%(风险比为 0.54,P=0.009) 单剂 NVP 组 6 个月围产期传染率为 9.0%,而扩展 NVP 组为 6.9%(风险比为 0.80,P=0.16) 在 6 周和 6 个月大时,扩展 NVP 组的无 HIV 存活率显著降低
PEPI-Malawi 试验[23];马拉维;母乳喂养	单剂 NVP 加 ZDV 持续 1 周(对照)对 2 个延长的婴儿疗程(NVP 或 NVP/ZDV)持续 14 周	没有产前抗逆转录病毒药物 分娩时:单剂 NVP(如果母亲及时到场)	婴儿单剂 NVP 加 ZDV 1 周(对照)与 对照加 NVP 14 周 与 对照加 NVP/ZDV 14 周	出生时无 HIV 的婴儿出生后感染:6 周时,对照组围产期传染率为 5.1%,扩展 NVP 组为 1.7%(有效率 67%),扩展 NVP/ZDV 组为 1.6%(有效率 69%) 9 个月时,对照组围产期传染率为 10.6%,扩展 NVP 组为 5.2%(51% 有效),扩展 NVP/ZDV 组为 6.4%(40% 有效) 扩展预防组之间围产期传播没有显著差异;然而,NVP/ZDV 对血液的毒性更大
MITRA;[26] 坦桑尼亚;母乳喂养	婴儿每日 3TC 持续 6 个月(观察性)	ZDV/3TC 从妊娠 36 周开始	产妇 ZDV/3TC,为期 1 周;婴儿 3TC 持续 6 个月	6 个月的围产期传染率 4.9%(6 周～6 个月的产后围产期传染率为 1.2%)
Kisumu 母乳喂养试验;[29] 肯尼亚;母乳喂养	产妇三联药物预防(观察性)	ZDV/3TC/NVP(如果 CD4 细胞计数 > 250 个/mm³,则为 NFV),从妊娠 34 周开始	产妇 ZDV/3TC/NVP 6 个月(如果 CD4 细胞计数 > 250 个/mm³,则为 NFV),婴儿 SD NVP	6 个月的围产期传染率 5.0%(7 天～6 个月的产后围产期传染率 2.6%)

续表

研究名称；地点；婴儿喂养方式	抗逆转录病毒药物预防	产前和分娩时干预	产后干预	围产期传染率和疗效
MITRA-PLUS[25]；坦桑尼亚；母乳喂养	产妇三联药物预防（观察性）	ZDV/3TC/NVP(如果CD4细胞计数>200个/mm³,则为NFV),自妊娠34周开始	母亲ZDV/3TC/NVP(如果CD4计数>200细胞/mm³,则为NFV)持续6个月,婴儿ZDV/3TC持续1周	6个月的围产期传染率为5.0%(6周～6个月的产后围产期传染率为0.9%),与MITRA试验的6个月婴儿预防没有显著差异
Kesho Bora试验[28]；多非洲国家；主要母乳喂养	产前ZDV+单剂NVP,无产后预防与CD4细胞计数为200～500个/mm³的产妇三联药物预防	组1：ZDV/3TC/LPV/R 组2：ZDV+单剂NVP 从妊娠28周开始	组1：产妇ZDV/3TC/LPV/r持续6个月,婴儿L SD NVP加ZDV持续1周 组2：产妇ZDV/3TC持续1周(没有进一步的产后预防),婴儿单剂NVP加ZDV持续1周(没有进一步的产后预防)	产妇三联药物预防（第1组）的围产期传染率为1.8%,ZDV/单剂NVP预防（第2组）的围产期传染率为2.5%,没有显著差异。CD4细胞数为350～500个/mm³的女性中,出生时围产期传染率为1.7% 12个月的围产期传染率：产妇三联药物预防（第1组）的围产期传染为5.4%,产妇SD NVP为9.5%(1周后后没有进一步的产后预防)（第2组）(P=0.029)
MmaBana试验[2]；博茨瓦纳；母乳喂养	比较CD4细胞计数>200个/mm³的产妇三联药物预防方案	组1：ZDV/3TC/ABC 组2：ZDV/3TC/LPV/R 从妊娠26周开始	组1：产妇ZDV/3TC/ABC 6个月,婴儿单剂NVP加ZDV 4周 组2：产妇ZDV/3TC/LPV/r持续6个月,婴儿的单剂NVP+ZDV持续4周	6个月时围产期传染率为1.3%:ZDV/3TC/ABC第1组为2.1%,ZDV/3TC/LPV/r第2组为0.4% 第1组为2.1%,ZDV/3TC/LPV/r第2组为0.4%(P=0.53)

续表

研究名称;地点;婴儿喂养方式	抗逆转录病毒药物	产前和分娩时干预	产后干预	围产期传染率和疗效
BAN 试验;马拉维[27,43];母乳喂养	产后的 CD4 细胞计数 ≥ 250/mm³ 的妇女使用产妇三联药物预防与婴儿 NVP 预防的比较	没有产前药物分娩时方案 组 1(对照组):ZDV/3TC +SD NVP 组 2:ZDV/3TC+SD NVP 组 3:ZDV/3TC+SD NVP	组 1(对照组):产妇 ZDV/3TC,为期 1 周;婴儿单剂 NVP 加 ZDV/3TC 持续 1 周 组 2:如上对照,然后母体 ZDV/3TC/LPV/r 持续 6 个月 组 3:如上对照,然后婴儿 NVP 6 个月	无 HIV 婴儿出生后 2 周的感染情况: 28 周围产期传染率为 5.7% 在对照组 1 中,母亲三联预防组 2 中的 2.9%($P=0.009$,对照),婴儿 NVP 组 3 中的 1.7%($P < 0.001$,对照) 48 周围产期传染率为 7.0% 在对照组 1 中,母亲三联预防组 2 中有 4.0%($P=0.0273$),婴儿 NVP 组 3 中有 4%($P=0.0027$,对照) 孕产妇三联药物预防(第 2 组)和婴儿 NVP(第 3 组)之间没有显著差异(28 周时 $P=0.12$,48 周时 $P=0.426$)
HPTN 046 试验;南非、坦桑尼亚、乌干达、津巴布韦[38,44];母乳喂养	预防母乳传播 HIV 的产后预防:婴儿 6 周与 6 个月 NVP	如果产妇健康需要,允许使用产前药物	所有婴儿从出生到 6 周每天接受 NVP 组 1:从 6 周到 6 个月的每日婴儿 NVP 组 2:从 6 周到 6 个月的每日婴儿安慰剂	在 6 周末感染 HIV 婴儿中,扩展 NVP 组的 6 个月婴儿 HIV 感染率为 1.1%(0.3% ~ 1.8%),安慰剂组为 2.4%(1.3% ~ 3.6%)($P=0.048$) 出生后 18 个月的感染率,扩展 NVP 组为 2.2%(1.1% ~ 3.3%),而扩展 NVP 组 3.1%(1.9%)安慰剂组为 4.4%($P=0.28$)。在任何年龄 ~ 18 个月期间,各组之间的 HIV 感染率和死亡率没有差异 在 6 周大的婴儿随机分组时,每组中只有 29% 的母亲接受了三种药物的抗逆转录病毒疗法来治疗 HIV 在随机化时接受三种药物抗逆转录病毒疗法的母亲,在 6 周末感染 HIV 婴儿中,6 个月婴儿 HIV 感染率为 0.2%,与扩展 NVP 组(0.5%)和安慰剂组(0%)的感染率没有统计学差异

续表

研究名称；地点；婴儿喂养方式	抗逆转录病毒药物	产前和分娩时的干预	产后干预	围产期转染率和疗效
				对于 CD4 计数 > 350 个细胞/mm³ 的母亲，如果她们没有接受三种药物的抗逆转录病毒疗法，那么在 6 周大的无 HIV 婴儿中，6 个月大的婴儿 HIV 感染率在扩展 NVP 组为 0.7%（0% ~ 1.5%），而安慰剂组为 2.8%（1.3% ~ 4.4%）（P=0.014）
NICHD-HPTN 040 / PACTG 1043 试验；巴西、阿根廷、南非、美国[45]；配方奶喂养	6周 ZDV 婴儿预防 与 6周婴儿 ZDV 加上 3剂 NVP 与 6周婴儿 ZDV+2周 3TC/NFV	没有产前药物 如果母亲参与足够早，分娩期间会使用静脉注射 ZDV	组 1（对照组）：婴儿 ZDV 给药 6 周 组 2：如上所述的对照组加上 NVP，出生 48 小时内第一次给药，48 小时后第二次给药，96 小时后第三次给药 组 3：如上对照组，加上从出生到 2 周的每日 3TC 和 NFV	出生时 HIV 检测呈阴性的婴儿中，分娩时 HIV 传播：ZDV（组 1）为 4.8%（3.2% ~ 7.1%），ZDV+NVP（组 2）为 2.2%（1.2% ~ 3.9%）（与组 1 相比 P=0.046），ZDV+3TC/NFV（组 3）为 2.4%（1.4% ~ 4.3%）（与组 1 相比 P=0.046） 总给 HIV 总体传播率，包括宫内感染：ZDV（组 1）为 11.0%（8.7% ~ 14.0%），ZDV+NVP（组 2）为 7.1%（5.2% ~ 9.6%）（与组 1 相比 P=0.035），ZDV+3TC/NFV（组 3）为 7.4%（5.4% ~ 9.9%）（与组 1 相比 P=0.035）
ANRS 12174 试验；布基纳法索、南非、乌干达、赞比亚[30,31]；母乳喂养	比较母乳喂养期间的两种婴儿抗逆转录病毒预防方案；婴儿出生时检测 PCR 阴性，出生时母亲的 CD4 细胞计数超过 350/mm³	按照保健标准	组 1：· 1 ~ 50 周的婴儿每日 LPV/r 组 2：· 1 ~ 50 周的婴儿每日 3TC	出生时无 HIV 的婴儿出生后感染：出生后 50 周传染率在第 1 组为 1.4%（0.70 ~ 2.76），在第 2 组为 1.5%（0.80 ~ 2.91）（P=0.83） 第 1 组无 HIV 生存率为 96.5%（84.6 ~ 97.7），第 2 组无 HIV 生存率为 96.3%（94.4 ~ 97.5）（P=0.85）

续表

研究名称；地点；婴儿喂养方式	抗逆转录病毒药物	产前和分娩时干预	产后干预	围产期传染率和疗效
PROMISE[46]；乌干达；母乳喂养	比较 2 种三抗逆转录病毒疗法；没有 CD4 限制	组 1： · ZDV/3TC/LPV/R 组 2： · ZDV/3TC/EFV · 抗逆转录病毒药物从妊娠 12 ~ 28 周开始，分娩过后继续使用	随机方案持续产后 1 年母乳喂养	LPV/r 组的无 HIV 生存率为 92.9%，而 EFV 组为 97.2%（P=0.10）。374 名活产婴儿中只有 2 名 LPV/r 组感染了
PROMISE；印度，马拉维，南非，坦桑尼亚，乌干达，赞比亚，津巴布韦[18]；配方奶喂养（产前部分）	比较妊娠 > 14 周且 CD4 细胞计数 ≥ 350/mm³ 的妇女在妊娠期的 ZDV 预防和 2 种 ART 方案	组 1： · 妊娠期的 ZDV+SD NVP +TDF+分娩时的 FTC 组 2： · ZDV+3TC+LPV/R 组 3： · TDF+FTC+LPV/R	组 1： · TDF/FTC 产后持续 6 ~ 14 天 组 2 和组 3： · ART 方案在产后持续 6 ~ 14 天 · 婴儿每天接受一次 NVP，持续 6周	14 日龄婴儿 HIV 感染率 组 1：1.8%（25/1,386） 组 2：0.5%（7/1,385） 组 3：0.6%（2/325） ART 组与 ZDV 组在围产期传播风险上的组合差异： −1.3%（95% CI，−2.1% ~ −0.4%）

273

续表

研究名称；地点；婴儿喂养方式	抗逆转录病毒药物	产前和分娩时的干预	产后干预	围产期传染率和疗效
PROMISE；印度，马拉维，南非，坦桑尼亚，乌干达，赞比亚，津巴布韦[18]；母乳喂养(产后部分)	CD4 细胞计数 ≥ 350 个/mm³ 的女性所生婴儿在母乳喂养期间 NVP 和 ART 的比较	这是一项产后干预的研究。纳入的妇女包括在承诺产前注册的妇女(见上文)和在妊娠期没有接受抗逆转录病毒药物治疗的妇女	组 1： · 母亲获得 TDF+FTC+LPV/r 组 2： · 婴儿每天一次 NVP 疗程一直持续到上次母乳接触后 42 天或年龄 18 个月，以先到到者为准	婴儿感染率： 组 1：0.57% (7/1,219) 组 2：0.58% (7/1,211) 未感染 HIV-1 婴儿的 24 个月存活率 组 1：97.1% 组 2：97.7%

缩略词：3TC = 拉米夫定；ABC = 阿巴卡韦；AP = 产前；ARV = 抗逆转录病毒药物；ART = 抗逆转录病毒药物疗法；CD4 = CD4 T 淋巴细胞；CDC = 疾病预防控制中心；CI = 置信区间；EFV = 依非韦伦；FTC = 恩曲他滨；IP = 分娩时；IV = 静脉注射；LPV/r = 洛匹那韦 / 利托那韦；NFV = 奈非那韦；NVP = 奈韦拉平；PCR = 聚合酶链式反应；PP = 产后；SD = 单剂量；TDF = 富马酸替诺福韦二吡呋酯；ZDV = 齐多夫定

喂养。两组围产期传播率相似（0.58%，接受奈韦拉平治疗的1211例婴儿中有5例感染，0.57%，母亲接受抗逆转录病毒治疗的1219例婴儿中有7例感染），两种策略都是安全的，婴儿无HIV-1存活率很高（婴儿奈韦拉平治疗为97.7%，母亲接受24个月ART治疗为97.1%）。

假如，产妇抗病毒药物治疗方案是在产后或妊娠后期开始的，产妇三联预防可能不如婴儿预防有效，因为要在母乳中完全抑制病毒需要几周到几个月的时间[27, 33]。重要的是，尽管预防显著降低了产后传播的风险，但婴儿和产妇产后抗逆转录病毒预防都没有完全消除母乳传播HIV的风险。因此，不建议生活在美国的HIV感染母亲进行母乳喂养（包括那些接受联合抗逆转录病毒药物治疗的妇女）[22]。最后，婴儿奈韦拉平预防和母乳喂养期间的母亲抗逆转录病毒药物仍可能感染HIV，原因是尽管婴儿接受了预防，但仍可能发生抗逆转录病毒药物耐药性；尽管母亲进行了三联药物预防，但母乳喂养的HIV婴儿中还是出现了多种药物耐药[34-38]。

◆ 参考文献

1. Connor EM, Sperling RS, Gelber R, et al. Reduction of maternal-infant transmission of human immunodeficiency virus type 1 with zidovudine treatment. Pediatric AIDS Clinical Trials Group Protocol 076 Study Group. *N Engl J Med*. 1994;331(18):1173-1180. Available at: http://www.ncbi.nlm.nih.gov/pubmed/7935654.

2. Shapiro RL, Hughes MD, Ogwu A, et al. Antiretroviral regimens in pregnancy and breast-feeding in Botswana. *N Engl J Med*. 2010;362(24):2282-2294. Available at: http://www.ncbi.nlm.nih.gov/pubmed/20554983.

3. Kesho Bora Study Group. Eighteen-month follow-up of HIV-1-infected mothers and their children enrolled in the kesho bora study observational cohorts. *J Acquir Immune Defic Syndr*. 2010;54(5):533-541. Available at: http://www.ncbi. nlm.nih.gov/pubmed/20543706.

4. Jackson JB, Musoke P, Fleming T, et al. Intrapartum and neonatal single-dose nevirapine compared with zidovudine for prevention of mother-to-child transmission of HIV-1 in Kampala, Uganda: 18-month follow-up of the HIVNET 012 randomised trial. *Lancet*. 2003;362(9387):859-868. Available at: http://www.ncbi.nlm.nih.gov/pubmed/13678973.

5. Petra Study Team. Efficacy of three short-course regimens of zidovudine and lamivudine in preventing early and late transmission of HIV-1 from mother to child in Tanzania, South Africa, and Uganda (Petra study): a randomised, double-blind, placebo-controlled trial. *Lancet*. 2002;359(9313):1178-1186. Available at: http://www.ncbi.nlm.nih.gov/ pubmed/11955535.

6. Moodley D, Moodley J, Coovadia H, et al. A multicenter randomized controlled trial of nevirapine versus a combination of zidovudine and lamivudine to reduce intrapartum and early postpartum mother-to-child transmission of human immunodeficiency virus type 1. *J Infect Dis*. 2003;187(5):725-735. Available at: http://www.ncbi.nlm.nih.gov/ pubmed/12599045.

7. Taha TE, Kumwenda NI, Gibbons A, et al. Short postexposure prophylaxis in newborn babies to reduce mother-to-child transmission of HIV-1: NVAZ randomised clinical trial. *Lancet*. 2003;362(9391):1171-1177. Available at: http://www. ncbi.nlm.nih.gov/pubmed/14568737.

8. Taha TE, Kumwenda NI, Hoover DR, et al. Nevirapine and zidovudine at birth to reduce perinatal transmission of HIV in an African setting: a randomized controlled trial. *JAMA*. 2004;292(2):202-209. Available at: http://www.ncbi.nlm.nih. gov/pubmed/15249569.

9. Gray GE, Urban M, Chersich MF, et al. A randomized trial of two postexposure prophylaxis regimens to reduce mother-to-child HIV-1 transmission in infants of untreated mothers. *AIDS*. 2005;19(12):1289-1297. Available at: http://www. ncbi.nlm.nih.gov/pubmed/16052084.

10. Wiktor SZ, Ekpini E, Karon JM, et al. Short-course oral zidovudine for prevention of mother-to-child transmission of HIV-1 in Abidjan, Cote d'Ivoire: a randomised trial. *Lancet*. 1999;353(9155):781-785. Available at: http://www.ncbi. nlm.nih.gov/pubmed/10459958.

11. Leroy V, Karon JM, Alioum A, et al. Twenty-four month efficacy of a maternal short-course zidovudine regimen to prevent mother-to-child transmission of HIV-1 in West Africa. *AIDS*. 2002;16(4):631-641. Available at: http://www.ncbi.nlm.nih.gov/pubmed/11873008.

12. Shaffer N, Chuachoowong R, Mock PA, et al. Short-course zidovudine for perinatal HIV-1 transmission in Bangkok, Thailand: a randomised controlled trial. Bangkok collaborative perinatal HIV transmission study group. *Lancet*. 1999;353(9155):773-780. Available at: http://www.ncbi.nlm.nih.gov/pubmed/10459957.

13. Lallemant M, Jourdain G, Le Coeur S, et al. A trial of shortened zidovudine regimens to prevent mother-to-child transmission of human immunodeficiency virus type 1. Perinatal HIV prevention trial (Thailand) investigators. *N Engl J Med*. 2000;343(14):982-991. Available at: http://www.ncbi.nlm.nih.gov/pubmed/11018164.

14. Leroy V, Sakarovitch C, Cortina-Borja M, et al. Is there a difference in the efficacy of peripartum antiretroviral regimens in reducing mother-to-child transmission of HIV in Africa? *AIDS*. 2005;19(16):1865-1875. Available at: http://www.ncbi.nlm.nih.gov/pubmed/16227795.

15. Dabis F, Bequet L, Ekouevi DK, et al. Field efficacy of zidovudine, lamivudine and single-dose nevirapine to prevent peripartum HIV transmission. *AIDS*. 2005;19(3):309-318. Available at: http://www.ncbi.nlm.nih.gov/pubmed/15718842.

16. Lallemant M, Le Coeur S, Sirirungsi W, et al. Randomized noninferiority trial of two maternal single-dose nevirapine-sparing regimens to prevent perinatal HIV in Thailand. *AIDS*. 2015;29(18):2497-2507. Available at: http://www.ncbi.nlm.nih.gov/pubmed/26372485.

17. Townsend CL, Cortina-Borja M, Peckham CS, de Ruiter A, Lyall H, Tookey PA. Low rates of mother-to-child transmission of HIV following effective pregnancy interventions in the United Kingdom and Ireland, 2000-2006. *AIDS*. 2008;22(8):973-981. Available at: http://www.ncbi.nlm.nih.gov/pubmed/18453857.

18. Fowler MG, Qin M, Fiscus SA, et al. Benefits and risks of antiretroviral therapy for perinatal HIV prevention. *N Engl J Med*. 2016;375(18):1726-1737. Available at: https://www.ncbi.nlm.nih.gov/pubmed/27806243.

19. Wade NA, Birkhead GS, Warren BL, et al. Abbreviated regimens of zidovudine prophylaxis and perinatal transmission of the human immunodeficiency virus. *N Engl J Med*. 1998;339(20):1409-1414. Available at: http://www.ncbi.nlm.nih.gov/pubmed/9811915.

20. Nielsen-Saines K, Watts DH, Veloso VG, et al. Three postpartum antiretroviral regimens to prevent intrapartum HIV infection. *N Engl J Med*. 2012;366(25):2368-2379. Available at: http://www.ncbi.nlm.nih.gov/pubmed/22716975.

21. Dorenbaum A, Cunningham CK, Gelber RD, et al. Two-dose intrapartum/newborn nevirapine and standard antiretroviral therapy to reduce perinatal HIV transmission: a randomized trial. *JAMA*. 2002;288(2):189-198. Available at: http://www.ncbi.nlm.nih.gov/pubmed/12095383.

22. Committee on Pediatric AIDS. Infant feeding and transmission of human immunodeficiency virus in the United States. *Pediatrics*. 2013;131(2):391-396. Available at: http://www.ncbi.nlm.nih.gov/pubmed/23359577.

23. Kumwenda NI, Hoover DR, Mofenson LM, et al. Extended antiretroviral prophylaxis to reduce breast-milk HIV-1 transmission. *N Engl J Med*. 2008;359(2):119-129. Available at: http://www.ncbi.nlm.nih.gov/pubmed/18525035.

24. Six Week Extended-Dose Nevirapine Study Team, Bedri A, Gudetta B, et al. Extended-dose nevirapine to 6 weeks of age for infants to prevent HIV transmission via breastfeeding in Ethiopia, India, and Uganda: an analysis of three randomised controlled trials. *Lancet*. 2008;372(9635):300-313. Available at: http://www.ncbi.nlm.nih.gov/pubmed/18657709.

25. Kilewo C, Karlsson K, Ngarina M, et al. Prevention of mother-to-child transmission of HIV-1 through breastfeeding by treating mothers with triple antiretroviral therapy in Dar es Salaam, Tanzania: the mitra plus study. *J Acquir Immune Defic Syndr*. 2009;52(3):406-416. Available at: http://www.ncbi.nlm.nih.gov/pubmed/19730269.

26. Kilewo C, Karlsson K, Massawe A, et al. Prevention of mother-to-child transmission of HIV-1 through breast-feeding by treating infants prophylactically with lamivudine in Dar es Salaam, Tanzania: the mitra study. *J Acquir Immune Defic Syndr*. 2008;48(3):315-323. Available at: http://www.ncbi.nlm.nih.gov/pubmed/18344879.

27. Chasela CS, Hudgens MG, Jamieson DJ, et al. Maternal or infant antiretroviral drugs to reduce HIV-1 transmission. *N Engl J Med*. 2010;362(24):2271-2281. Available at: http://www.ncbi.nlm.nih.gov/pubmed/20554982.

28. Kesho Bora Study Group, de Vincenzi I. Triple antiretroviral compared with zidovudine and single-dose nevirapine prophylaxis during pregnancy and breastfeeding for prevention of mother-to-child transmission of HIV-1 (kesho bora study): a randomised controlled trial. *Lancet Infect Dis*. 2011;11(3):171-180. Available at: http://www.ncbi.nlm.nih.gov/pubmed/21237718.

29. Thomas TK, Masaba R, Borkowf CB, et al. Triple-antiretroviral prophylaxis to prevent mother-to-child HIV transmission through breastfeeding--the Kisumu Breastfeeding Study, Kenya: a clinical trial. *PLoS Med*. 2011;8(3):e1001015. Available at: http://www.ncbi.nlm.nih.gov/pubmed/21468300.

30. Kankasa C, Nagot N, Meda N. Infant lopinavir/r versus 3TC to prevent postnatal HIV-1 transmission: the ANRS 12174 trial. Presented at: 21st Conference on Retroviruses and Opportunistic Infections. 2014. Boston, MA.

31. Nagot N, Kankasa C, Tumwine JK, et al. Extended pre-exposure prophylaxis with lopinavir-ritonavir versus lamivudine to prevent HIV-1 transmission through breastfeeding up to 50 weeks in infants in Africa (ANRS 12174): a randomised controlled trial. *Lancet*. 2016;387(10018):566-573. Available at: http://www.ncbi.nlm.nih.gov/pubmed/26603917.

32. Flynn PM, Taha TE, Cababasay M, et al. Prevention of HIV-1 transmission through breastfeeding: efficacy and safety of maternal antiretroviral therapy versus infant nevirapine prophylaxis for duration of breastfeeding in HIV-1-infected women with high CD4 cell count (IMPAACT PROMISE): a randomized, open-label, clinical trial. *J Acquir Immune Defic Syndr*. 2018;77(4):383-392. Available at: https://www.ncbi.nlm.nih.gov/pubmed/29239901.

33. Mofenson LM. Protecting the next generation--eliminating perinatal HIV-1 infection. *N Engl J Med*. 2010;362(24):2316-2318. Available at: http://www.ncbi.nlm.nih.gov/pubmed/20554987.

34. Moorthy A, Gupta A, Bhosale R, et al. Nevirapine resistance and breast-milk HIV transmission: effects of single and extended-dose nevirapine prophylaxis in subtype C HIV-infected infants. *PLoS One*. 2009;4(1):e4096. Available at: http://www.ncbi.nlm.nih.gov/pubmed/19119321.

35. Lidstrom J, Guay L, Musoke P, et al. Multi-class drug resistance arises frequently in HIV-infected breastfeeding infants whose mothers initiate HAART postpartum. Presented at: 17th Conference on Retroviruses and Opportunistic Infections. 2010. San Francisco, CA.

36. Zeh C, Weidle PJ, Nafisa L, et al. HIV-1 drug resistance emergence among breastfeeding infants born to HIV-infected mothers during a single-arm trial of triple-antiretroviral prophylaxis for prevention of mother-to-child transmission: a secondary analysis. *PLoS Med*. 2011;8(3):e1000430. Available at: http://www.ncbi.nlm.nih.gov/pubmed/21468304.

37. Fogel J, Li Q, Taha TE, et al. Initiation of antiretroviral treatment in women after delivery can induce multiclass drug resistance in breastfeeding HIV-infected infants. *Clin Infect Dis*. 2011;52(8):1069-1076. Available at: http://www.ncbi.nlm.nih.gov/pubmed/21460326.

38. Coovadia HM, Brown ER, Fowler MG, et al. Efficacy and safety of an extended nevirapine regimen in infant children of breastfeeding mothers with HIV-1 infection for prevention of postnatal HIV-1 transmission (HPTN 046): a randomised, double-blind, placebo-controlled trial. *Lancet*. 2012;379(9812):221-228. Available at: http://www.ncbi.nlm.nih.gov/pubmed/22196945.

39. Dabis F, Msellati P, Meda N, et al. 6-month efficacy, tolerance, and acceptability of a short regimen of oral zidovudine to reduce vertical transmission of HIV in breastfed children in Cote d'Ivoire and Burkina Faso: a double-blind placebo-controlled multicentre trial. DITRAME Study Group. DIminution de la transmission mere-enfant. *Lancet*. 1999;353(9155):786-792. Available at: http://www.ncbi.nlm.nih.gov/pubmed/10459959.

40. Lallemant M, Jourdain G, Le Coeur S, et al. Single-dose perinatal nevirapine plus standard zidovudine to prevent mother-to-child transmission of HIV-1 in Thailand. *N Engl J Med*. 2004;351(3):217-228. Available at: http://www.ncbi.nlm.nih.gov/pubmed/15247338.

41. Shapiro RL, Thior I, Gilbert PB, et al. Maternal single-dose nevirapine versus placebo as part of an antiretroviral strategy to prevent mother-to-child HIV transmission in Botswana. *AIDS*. 2006;20(9):1281-1288. Available at: http://www.ncbi.nlm.nih.gov/pubmed/16816557.

42. Thior I, Lockman S, Smeaton LM, et al. Breastfeeding plus infant zidovudine prophylaxis for 6 months vs formula feeding plus infant zidovudine for 1 month to reduce mother-to-child HIV transmission in Botswana: a randomized trial: the Mashi Study. *JAMA*. 2006;296(7):794-805. Available at: http://www.ncbi.nlm.nih.gov/pubmed/16905785.

43. Jamieson DJ, Chasela CS, Hudgens MG, et al. Maternal and infant antiretroviral regimens to prevent postnatal HIV-1 transmission: 48-week follow-up of the BAN randomised controlled trial. *Lancet*. 2012. Available at: http://www.ncbi.nlm.nih.gov/pubmed/22541418.

44. Fowler MG, Coovadia H, Herron CM, et al. Efficacy and safety of an extended nevirapine regimen in infants of breastfeeding mothers with HIV-1 infection for prevention of HIV-1 transmission (HPTN 046): 18-month results of a randomized, double-blind, placebo-controlled trial. *J Acquir Immune Defic Syndr*. 2014;65(3):366-374. Available at: http://www.ncbi.nlm.nih.gov/pubmed/24189151.

45. Nielsen-Saines K, et al. Tenofovir disoproxil fumarate (TDF) pharmacokinetics (PK) with daily dosing in the first week of life (HPTN 057). Abstract no. TUAB0201. Presented at: 19th International AIDS Conference. 2012. Washington, DC.

46. Cohan D, Natureeba P, Koss CA, et al. Efficacy and safety of lopinavir/ritonavir versus efavirenz-based antiretroviral therapy in HIV-infected pregnant Ugandan women. *AIDS*. 2015;29(2):183-191. Available at: http://www.ncbi.nlm.nih.gov/pubmed/25426808.

附录 B：妊娠期个体使用抗逆转录病毒药物的安全性和毒性

表 10 妊娠期 HIV 感染孕妇抗逆转录病毒药物的使用：药代动力学、毒性数据和使用建议 [a]

注：使用 FDCs 时，请参阅附录 B 和表 10 中的其他章节，了解有关妊娠期 FDC 各药物成分的剂量和安全性信息

通用名（缩写）商品名	剂型	推荐剂量	妊娠期使用	最新评审
NRTIs				
阿巴卡韦（ABC）赛进（ABC/3TC）Epzicom（ABC/3TC/ZDV）三协维（ABC/DTG/3TC）绥美凯 注：通用药可用于某些复方制剂	ABC（赛进）[d] 片剂： · 300mg 溶液剂： · 20mg/ml ABC/3TC（Epzicom）[d]： · ABC 600mg+3TC 300mg 片剂 ABC/3TC/ZDV（三协维）： · ABC 300mg+3TC 150mg+ZDV 300mg 片剂	成人标准剂量： ABC（赛进）： · ABC 300mg/次,2次/d或ABC 600mg/次,1次/d,无须与食物同服 ABC/3TC（Epzicom）： · 1片/次,1次/d,无须与食物同服 ABC/3TC/ZDV（三协维）： · 1片/次,2次/d,无须与食物同服 ABC/DTG/3TC（绥美凯）： · 1片/次,1次/d,无须与食物同服	胎盘转运高[b] 无人类致畸性证据（可以排除整体出生缺陷增加 1.5 倍的可能性）	2018 年 12 月 7 日

建议将 NRTIs 作为联合方案的一部分使用，方案通常包括 2 个 NRTI+1 个 NNRTIs 或 1 个及更多 PIs。不建议单独使用单一或双 NRTIs 治疗 HIV 感染。关于母婴线粒体潜在毒性的讨论见正文

续表

通用名 (缩写) 商品名	剂型	推荐剂量	妊娠期使用	最新评审
ABC/DTG/3TC (绥美凯) [d]： · ABC 600mg+3TC 300mg+DTG 50mg 片剂		妊娠期给药： · 剂量不变 妊娠期药代动力学： · PK 在妊娠期没有明显变化 · 妊娠期使用复方制剂的指导，请参阅其他部分见体章节 (即 3TC,ZDV,DTG)	HSRs 发生于约 5% ~ 8% 的非妊娠个体。少数发生致命性反应，这些致命反应通常与再应答有关。妊娠期反应率未知。HLA-B* 5701 检测确定有反应风险的患者，应该在开始 ABC 之前完成检测并确定为阴性。可用药，应对患者进行 HSR 症状的宣教	
地达诺syn (ddl) 惠妥滋 惠妥滋 EC 注：通用药可用于某些复方制剂	ddl (惠妥滋) 缓释片剂 (非 EC)： · 不再使用 溶液剂： · 10mg/ml 口服溶液 惠妥滋 EC (EC 颗粒) 胶囊： · 125mg · 200mg · 250mg · 400mg	**成人标准剂量** *体重 ≥ 60kg：* · ddl 400mg/ 次,1 次 /d *合用 TDF：* · ddl 250mg/ 次,1 次 /d；饭前半小时或饭后两小时服用 *体重 < 60kg：* · ddl 250mg/ 次,1 次 /d *合用 TDF：* · ddl 200mg/ 次,1 次 /d；饭前半小时或饭后两小时服用	ddl **不建议孕妇引使用** 胎盘转运中 - 低 [b] ddl **不应**与 d4T 连用。据报道，接受 ddl 和 d4T 治疗的孕妇可患乳酸中毒，有时甚至致命	2018 年 12 月 7 日

279

续表

通用名 （缩写） 商品名	剂型	推荐剂量	妊娠期使用	最新评审
	普通缓释胶囊[d]： · 200mg · 250mg · 400mg	注：口服溶液的最佳剂量为每日2次（每日总剂量分2次服用）。饭前半小时或饭后两小时服用 妊娠期给药： · 剂量不变 妊娠期药代动力学： · PK在妊娠期没有明显变化		
恩曲他滨 （FTC） Emtriva （FTC/EFV/TDF） Atripla （FTC/BIC/TAF） 比克替拉韦	FTC（Emtriva） 胶囊： · 200mg 口服溶液： · 10mg/ml FTC/EFV/TDF（Atripla）： · FTC 200mg+EFV 600mg+ TDF 300mg 片剂	成人标准剂量 FTC（Emtriva）： 胶囊： · EVG 200mg/次，1次/d，无须与食物同服 口服溶液： · EVG 240mg（24ml）/次，1次/d，无须与食物同服 FTC/EFV/TDF（Atripla）： · 1片/次，1次/d，睡前服用	胎盘转运高[b] 无人类致畸性证据（可以排除整体出生缺陷增加1.5倍的可能性） 如果患者合并HBV感染，停止药物可能发生HBV类感染加重；见"HIV/HBV共感染"	2018年12月7日

续表

通用名 （缩写） 商品名	剂型	推荐剂量	妊娠期使用	最新评审
	FTC/BIC/TAF（比克替拉韦）： •FTC 200mg+BIC 50mg+TAF 25mg 片剂	•空腹服用以减少副作用 FTC/BIC/TAF（比克替拉韦）： •1片/次,1次/d,与或不与食物同服		
（FTC/RPV/TDF） 康普莱	FTC/RPV/TDF（康普莱）： •FTC 200mg+RPV 25mg+TDF 300mg 片剂	FTC/RPV/TDF（康普莱）： •1片/次,1次/d,与食物同服		
（FTC/TAF） 达可挥	FTC/TAF（达可挥）： •FTC 200mg+TAF 25mg 片剂	FTC/TAF（达可挥）： •1片/次,1次/d,与或不与食物同服		
（FTC/EVG/COBI/ TAF） 捷扶康	FTC/EVG/COBI/TAF（捷扶康）： •FTC 200mg+EVG 150mg+ COBI 150mg+TAF 10mg 片剂	FTC/EVG/COBI/TAF（捷扶康）： •1片/次,1次/d,与食物同服		
（FTC/RPV/TAF） Odefsey	FTC/RPV/TAF（Odefsey）： •FTC 200mg+RPV 25mg+TAF 25mg 片剂	FTC/RPV/TAF（Odefsey）： •1片/次,1次/d,与食物同服		
（FTC/EVG/COBI/ TDF） Stribild		FTC/EVG/COBI/TDF（Stribild）： •1片/次,1次/d,与食物同服		
（FTC/DRV/COBI/ TAF） Symtuza	FTC/DRV/COBI/TAF（Symtuza）：	FTC/DRV/COBI/TAF（Symtuza）： •1片/次,1次/d,与食物同服		

续表

通用名 （缩写） 商品名	剂型	推荐剂量	妊娠期使用	最新评审
（FTC/TDF） 舒发泰	**FTC/EVG/COBI/TDF（Stribild）：** ・FTC 200mg+EVG 150mg+ COBI 150mg+TDF 300mg 片剂 **FTC/DRV/COBI/TAF（Symtuza）：** ・FTC 200mg+DRV 800mg+ COBI 150mg+TAF 10mg 片剂 **FTC/TDF（舒发泰）：** ・FTC 200mg plus TDF 300mg 片剂	**FTC/TDF（舒发泰）：** ・1 片 / 次，1 次 / d，无须与食物同服 妊娠期给药： ・剂量不变 妊娠期药代动力学： ・PK 在妊娠期没有明显变化。 ・妊娠期使用复方制剂的指导，请参阅其他部 分具体章节（即 TDF，TAF，EFV，RPV，DRV， EVG，BIC，COBI）		
拉米夫定 （3TC） 益平维	**3TC（Epivir）[d]** *片剂：* ・150mg ・300mg *口服溶液：* ・10mg/ml	**成人标准剂量** *3TC（Epivir）：* ・3TC 150mg/ 次，2 次 /d，或 300mg/ 次，1 次 /d，无须与食物同服	胎盘转运高 [b] 无人类致畸性证据（可以排 除整体出生缺陷增加 1.5 倍的可能性）	2018 年 12 月 7 日
（3TC/TDF） Cimduo	**3TC/TDF（Cimduo）：** ・3TC 300mg+TDF 300mg 片剂	*3TC/TDF（Cimduo）：* ・1 片 / 次，1 次 /d，无须与食物同服	如果患者合并 HBV 感染， 停止药物可能发生 HBV 感	
（3TC/ZDV） 双汰芝		*3TC/ZDV（双汰芝）：* ・1 片 / 次，2 次 /d，无须与食物同服	染加重；见 "HIV/HBV 共 感染"	

282

续表

通用名 (缩写) 商品名	剂型	推荐剂量	妊娠期使用	最新评审
(3TC/DOR/TDF) *Delstrigo*	3TC/ZDV(双汰芝)^d： • 3TC 150mg+ZDV 300mg 片剂	3TC/DOR/TDF(*Delstrigo*)： • 1片/次,1次/d,无须与食物同服	**注**：专为治疗 HBV 研发的 3TC 产 品(如 EpivirHBV) 含有较低剂量 3TC,<u>不适合</u> 治疗 HIV	
(3TC/ABC) *Epzicom*	3TC/DOR/TDF(*Delstrigo*)： • 3TC 300mg+DOR 100mg+ TDF 300mg 片剂	3TC/ABC(*Epzicom*)： • 1片/次,1次/d,无须与食物同服		
(3TC/EFV/TDF) *Symfi*	3TC/ABC(*Epzicom*)^d： • 3TC 300mg+ABC 600mg 片剂	3TC/EFV/TDF(*Symfi* 或 *Symfi Lo*)： • 1片/次,1次/d,空腹服用,最好在睡前 服用		
(3TC/EFV/TDF) *Symfi Lo*	3TC/EFV/TDF(*Symfi*)： • 3TC 300mg+EFV 600mg+ TDF 300mg 片剂	3TC/ABC/DTG(绥美凯)： • 1片/次,1次/d,无须与食物同服		
(3TC/TDF) *Temixys*	3TC/EFV/TDF(*Symfi Lo*)： • 3TC 300mg+EFV 400mg+ TDF 300mg 片剂	3TC/TDF(*Temixys*)： • 1片/次,1次/d,无须与食物同服		
(3TC/ABC/DTG) 绥美凯	3TC/TDF(*Temixys*)： • 3TC 300mg+TDF 300mg 片剂	3TC/ABC/ZDV(三协唯)： • 1片/次,2次/d,无须与食物同服		
(3TC/ABC/ZDV) 三协唯		妊娠期药代动力学： • PK 在妊娠期没有明显变化		

283

续表

通用名（缩写）商品名	剂型	推荐剂量	妊娠期使用	最新评审
注：通用药可用于某些复方制剂	3TC/ABC/DTG（绥美凯）： • 3TC 300mg+ABC 600mg+DTG 50mg 片剂 3TC/ABC/ZDV（三协唯）[d]： • 3TC 150mg+ABC 300mg+ZDV 300mg 片剂	妊娠期给药： • 剂量不变。 • 妊娠期使用复方制剂的指导，请参阅其他部分的具体章节（即 ABC，DOR，DTG，EFV，TDF，ZDV）		
司他夫定（d4T） 泽瑞特 注：通用药可用于某些复方制剂	d4T（泽瑞特） 胶囊： • 15mg • 20mg • 30mg • 40mg 口服溶液： • 1mg/ml 配制后 注：制造商已停止生产缓释胶囊配方（泽瑞特 XR）	成人标准剂量[e] 体重≥60kg： • 40mg/ 次，2 次 /d，无须与餐同服 体重 <60kg： • 30mg/ 次，2 次 /d，无须与餐同服 妊娠期给药： • 剂量不变 妊娠期药代动力学： • PK 在妊娠期没有明显变化	d4T 不建议孕妇使用 胎盘转运高[b] 无人类致畸性证据（可以排除整体出生缺陷增加 1.5 倍的可能性） 据报道，接受 ddI 和 d4T 治疗的孕妇可患乳酸酸中毒，有时甚至致命	2018 年 12 月 7 日

续表

通用名（缩写）商品名	剂型	推荐剂量	妊娠期使用	最新评审
丙酚替诺福韦（TAF）韦立得	TAF（韦立得）d 片剂：·25mg	成人标准剂量：TAF（韦立得）：·1片/次，1次/d，与食物同服	胎盘转运低 b；数据不足以评估人类致畸性。无大鼠致畸性的证据	2018年12月7日
（TAF/BIC/FTC）比克替拉韦	TAF/BIC/FTC（比克替拉韦）：·TAF 25mg+BIC 50mg+FTC 200mg 片剂	TAF/BIC/FTC（比克替拉韦）：·1片/次，1次/d，与或不与食物同服	因潜在肾毒性，需监测肾功能	
（TAF/FTC）达可挥	TAF/FTC（达可挥）：·TAF 25mg+FTC 200mg 片剂	TAF/FTC（达可挥）：·1片/次，1次/d，与或不与食物同服 ·相同剂量（TAF 25mg）可与食物不与药物增强剂联用		
（TAF/EVG/COBI/FTC）捷扶康	TAF/EVG/COBI/FTC（捷扶康）：·TAF 10mg+EVG 150mg+COBI 150mg+FTC 200mg 片剂	TAF/EVG/COBI/FTC（捷扶康）：·1片/次，1次/d，与食物同服		
（TAF/FTC/RPV）Odefsey	TAF/FTC/RPV（Odefsey）：·TAF 25mg+FTC 200mg+RPV 25mg 片剂	TAF/FTC/RPV（Odefsey）：·1片/次，1次/d，与食物同服		
（TAF/DRV/COBI/FTC）Symtuza	TAF/DRV/COBI/FTC（Symtuza）：·TAF 10mg+DRV 800mg+COBI 150mg+FTC 200mg 片剂	TAF/DRV/COBI/FTC（Symtuza）：·1片/次，1次/d，与食物同服 妊娠期药代动力学：·血浆 PK 在妊娠期没有明显变化		

续表

注：通用药可用于某些复方制剂

通用名（缩写）商品名	剂型	推荐剂量	妊娠期使用	最新评审
		妊娠期给药： · 剂量不变 · 妊娠期使用复方制剂的指导，请参阅其他部分的具体章节（即 BIC，COBI.DRV，EVG，FTC，RPV）		
富马酸替诺福韦二吡呋酯（TDF）韦瑞德 (TDF/EFV/FTC) Atripla (TDF/3TC) Cimduo (TDF/FTC/RPV) 康普莱 (TDF/DOR/3TC) Delstrigo	TDF（韦瑞德） 片剂[d]: · 300mg 散剂: · 40mg/1g 口服散剂 TDF/EFV/FTC (Atripla): · TDF 300mg+EFV 600mg+FTC 200mg 片剂 TDF/3TC（Cimduo）: · TDF 300mg+3TC 300mg 片剂 TDF/FTC/RPV（康普莱）: · TDF 300mg+FTC 200mg+RPV 25mg 片剂	成人标准剂量 TDF（韦瑞德）: 片剂: · TDF 300mg/次，1次/d，无须与食物同服 散剂: · TDF 8mg/kg（最高剂量 TDF 300mg）与食物同服 TDF/EFV/FTC(Atripla): · 1片/次，1次/d，睡前服用。空腹服用以减少副作用 TDF/3TC(Cimduo): · 1片/次，1次/d，无须与食物同服	胎盘转运高[b] 无人类致畸性证据（可以排除整体出生缺陷增加 1.5 倍的可能性） 对猴子的研究（剂量约为人类治疗剂量的 2 倍）表明，在开始母体治疗的 2 个月内，胎儿生长减缓；骨孔隙率降低。人体研究表明与低出生体重没有一致联系，但与婴儿后期生长结果存在潜在影响，数据相互矛盾	2018 年 12 月 7 日

续表

通用名（缩写）商品名	剂型	推荐剂量	妊娠期使用	最新评审
（TDF/EVG/COBI/FTC）Stribild	TDF/EVG/COBI/ TDF/DOR/3TC（Delstrigo）： • TDF 300mg+DOR 100mg+3TC 300mg 片剂 TDF/EVG/COBI/FTC（Stribild）： • TDF 300mg+EVG 150mg+COBI 150mg+FTC 200mg 片剂	TDF/FTC/RPV（Complera）： • 1片/次，1次/d，与食物同服 TDF/DOR/3TC（Delstrigo）： • 1片/次，1次/d，无须与食物同服 TDF/EVG/COBI/FTC（Stribild）： • 1片/次，1次/d，与食物同服	如果患者合并HBV感染，停止药物可能发生HBV感染加重；见"HIV/HBV共感染" 因为潜在肾毒性，需监测肾功能	
（TDF/EFV/3TC）Symfi	TDF/EFV/3TC（Symfi）： • TDF 300mg+EFV 600mg+3TC 300mg 片剂	TDF/EFV/3TC（Symfi or Symfi Lo）： • 1片/次，1次/d，空腹服用，最好在睡前		
（TDF/EFV/3TC）Symfi Lo	TDF/EFV/3TC（Symfi Lo）： • TDF 300mg+EFV 400mg+3TC 300mg 片剂	TDF/3TC（Temixys）： • 1片/次，1次/d，无须与食物同服		
（TDF/3TC）Temixys	TDF/3TC（Temixys）： • TDF 300mg+3TC 300mg 片剂	TDF/FTC（舒发泰）： • 1片/次，1次/d，无须与食物同服		
（TDF/FTC）舒发泰	TDF/FTC（舒发泰）： • TDF 300mg+FTC 200mg 片剂	在妊娠期： • AUC在妊娠晚期比产后低，但谷浓度足够的		
注：通用药可用于某些复方制剂				

续表

通用名 (缩写) 商品名	剂型	推荐剂量	妊娠期使用	最新评审
		妊娠期用药剂量： · 不需要改变剂量。 · 有关妊娠期联合用药的指导，请参阅其他具体章节的内容(即 3TC，COBI，DOR，EFV，EVG，FTC，PRV)		
齐多夫定 (ZDV) 立妥威 (ZDV/3TC) 双汰芝 (ZDV/ABC/3TC) 三协唯 **注：**通用药可用于某些复方制剂	ZDV(立妥威) *胶囊：* · 100mg *片剂：* · 300mg *口服溶液：* · 10mg/ml *静脉注射液：* · 10mg/ml ZDV/3TC(双汰芝)： · ZDV 300mg+3TC 150mg 片剂	成人标准剂量 *ZDV(立妥威)：* · ZDV 300mg/次，2次/d 或 ZDV 200mg/次，3次/d，无须与食物同服 *活跃期：* · ZDV 2mg/kg 静脉注射负荷剂量，随后 ZDV 1mg/kg/hour 从活跃期至分娩持续输注 *双汰芝：* · 1片/次，2次/d，无须与食物同服 *三协唯：* · 1片/次，2次/d，无须与食物同服 *妊娠期给药：* · 剂量不变	胎盘转运高[b] 无人类致畸性证据(可以排除整体出生缺陷增加 1.5 倍的可能性)	2018 年 12 月 7 日

通用名 （缩写） 商品名	剂型	推荐剂量	妊娠期使用	最新评审
	ZDV/ABC/3TC（三协唯）： ·ZDV 300mg+3TC 150mg+ ABC 300mg 片剂	妊娠期药代动力学： ·PK 在妊娠期没有明显变化 ·妊娠期使用复方制剂的指导，请参阅其他部分的具体章节（即 ABC、3TC）		
NNRTI				
建议将 NNRTI 用于含有 2 种 NRTI 药物的联合用药方案。超敏反应，包括肝毒性和皮疹，在女性中更常见；妊娠期是否增加副作用的概率并不清楚				
多拉维林 （DOR） *Pifeltro* （DOR/3TC/TDF） *Delstrigo*	DOR（*Pifeltro*）： ·100mg 片剂 DOR/3TC/TDF（*Delstrigo*）： ·DOR 100mg+3TC 300mg+ TDF 300mg 片剂	成人标准剂量 *DOR*（*Pifeltro*）： ·100mg/次，1 次 /d，与或不与食物同服 *DOR/3TC/TDF*（*Delstrigo*）： ·1 片 /次，1 次 /d，与或不与食物同服 妊娠期药代动力学： ·妊娠期尚未有 PK 研究 妊娠期给药： ·数据不足，无法提供建议 ·妊娠期使用复方制剂的指导，请参阅其他部分的具体章节（即 3TC、TDF）	目前尚无关于 DOR 胎盘转运的人类数据，但是动物研究表明 DOR 可通过胎盘传递 评估人类致畸性的数据不足，大鼠或兔子的动物试验中没有致畸性证据	2018 年 12 月 7 日

续表

通用名（缩写）商品名	剂型	推荐剂量	妊娠期使用	最新评审
依非韦伦 （EFV） *施多宁* （EFV/FTC/TDF） *Atripla* （EFV/3TC/TDF） *Symfi* （EFV/3TC/TDF） *Symfi Lo* 注：通用药可用于某些复方制剂	EFV（施多宁）[d] *胶囊：* · 50mg · 200mg *片剂：* · 600mg **EFV/FTC/TDF（Atripla）：** · EFV 600mg+FTC 200mg+ TDF 300mg 片剂 **EFV/3TC/TDF（Symfi）：** · EFV 600mg+3TC 300mg+ TDF 300mg 片剂 **EFV/3TC/TDF（Symfi Lo）：** · EFV 400mg+3TC 300mg+ TDF 300mg 片剂	**成人标准剂量** *EFV（施多宁）：* · EFV 600mg/次，1次/d，睡前服用，空腹服用以减少副作用 *EFV/FTC/TDF（Atripla）：* · 1片/次，1次/d，睡前服用，空腹服用以减少副作用 *EFV/3TC/TDF（Symfi or Symfi Lo）：* · 1片/次，1次/d，睡前服用，空腹服用以减少副作用 **妊娠期药代动力学：** · 与产后相比，妊娠晚期AUC降低，但几乎所有妊娠晚期参与者都超过了目标暴露量 **妊娠期给药：** · 剂量不变。 · 妊娠期使用复方制剂的指导，请参阅其他部分的具体章节（即3TC，FTC，TDF）	胎盘转运中[b] FDA建议女性在服用EFV时避免妊娠，并建议医疗工作者避免在孕妇妊娠的前3个月给药，因为胎儿可能会受到伤害	2018年12月7日

续表

通用名 （缩写） 商品名	剂型	推荐剂量	妊娠期使用	最新评审
			尽管有关妊娠早期 EFV 暴露的有限数据见不能排除 NTDs 等罕见结局发生率增加 2 倍或 3 倍，但来自 > 2000 例分娩受试者的荟萃分析数据表明，妊娠早期暴露于神经管缺陷的风险没有明显增加（例如，增加 10 倍，增长率 1%）。因此，目前围产期指南没有限制妊娠妇女计划或关于妊娠女性使用 EFV。这与英国 HIV 协会和世界卫生组织关于妊娠期使用抗逆转录病毒药物指导方针一致 采用 EFV 方案病毒抑制的孕妇应继续使用 EFV 方案，因为妊娠期 ARV 药物变化可能与丧失病毒控制和增加围产期传播风险有关（见"目前正在接受抗逆转录病毒治疗的 HIV 感染孕妇"）	

续表

通用名（缩写）商品名	剂型	推荐剂量	妊娠期使用	最新评审
依曲韦林（ETR） *英特莱*	ETR（英特莱） *片剂*： • 25mg • 100mg • 200mg 对于不能整片吞咽的患者，可将药片溶在一杯水中	**成人标准剂量**： *ETR（英特莱）*： • 200mg/次，2次/d，与食物同服 妊娠期药代动力学： • 妊娠期PK数据（n＝26）表明妊娠期的依非韦伦暴露增加1.2～1.6倍 妊娠期给药： • 剂量不变	胎盘转运程度可变，通常在中高之间，范围从0.19～4.25（数据来自19对母婴）[b] 数据不足以评估人类的致畸性。没有大鼠或豢兔的致畸性证据	2018年12月7日
奈韦拉平（NVP） *维乐命* *维乐命XR* （缓释） **注**：通用药可用于某些复方制剂	NVP（维乐命） *片剂*： • 200mg [d] 口服混悬剂： • 50mg/5ml 维乐命XR片剂： • 100mg [d] • 400mg [d]	**成人标准剂量**： • 200mg/次，1次/d，维乐命（立即释放）14天（导入期）；此后，200mg/次，2次/d，或400mg/次（维乐命XR片剂）1次/d，无须与食物同服。 • 如果停止治疗超过7天，需重复导入期 • 对于在导入期出现轻至中度皮疹而没有全身症状的患者，继续导入剂量直至皮疹消退，但总服用≤28天	胎盘转运高[b] 无人类致畸性证据（可以排除整体出生缺陷增加1.5倍及心血管和泌尿生殖系统缺陷增加2倍的可能性） 首次治疗时，CD4细胞计数≥250/mm³的女性患有皮疹相关和潜在致命性肝脏毒性风险增加；妊娠似乎不增加以上风险	2018年12月7日

续表

通用名（缩写）商品名	剂型	推荐剂量	妊娠期使用	最新评审
		妊娠期药代动力学： · 立即释放片剂的 PK 在妊娠期没有明显变化 · 没有妊娠期缓释片的 PK 证据 妊娠期给药： · 剂量不变	只有当受益明显大于风险时，NVP 才应在 CD4 细胞计数 ≥ 250 细胞/mm³ 孕妇中使用，因为高 CD4 细胞计数妇女可能增加危及生命的肝毒性风险。基线时转氨酶水平升高可能增加 NVP 毒性风险 无论 CD4 细胞计数如何，在服用含 NVP 治疗方案中妊娠并且能够良好耐受其治疗药物的女性可以继续治疗	
利匹韦林（RPV） 恩临 （RPV/FTC/TDF） 康普莱	RPV（恩临） 片剂： · 25mg RPV/FTC/TDF（康普莱）： · RPV 25mg+FTC 200mg+TDF 300mg 片剂	成人标准剂量 RPV（恩临）： · RPV 25mg/次，1 次/d，与食物同服 RPV/FTC/TDF（康普莱）： · 1 片/次，1 次/d，与食物同服	胎盘转运中高[b] 无人类致畸性证据（可以排除整体出生缺陷增加 2 倍的可能性）	2018 年 12 月 7 日

续表

通用名 (缩写) 商品名	剂型	推荐剂量	妊娠期使用	最新评审
(RPV/DTG) *Juluca*	RPV/DTG (Juluca)： • RPV 25mg+DTG 50mg 片剂	RPV/DTG (Juluca)： • 1 片/次,1 次/d,与食物同服	两种药物方案(例如 RPV/DTG FDC) **不推荐用于妊娠**	
(RPV/FTC/TAF) *Odefsey*	RPV/FTC/TAF (Odefsey)： • RPV 25mg+FTC 200mg+TAF 25mg 片剂	RPV/FTC/TAF(Odefsey)： • 1 片/次,1 次/d,与食物同服 妊娠期药代动力学： • RPV 的 PK 在妊娠期变化很大。妊娠期 RPV AUC 和谷浓度比产后降低 20% ～ 50%。虽然大多数孕妇曰超过目标暴露量,但具有可检测病毒载量的孕妇 RPV 波谷较低 妊娠期给药： • 虽然妊娠期 RPV 血浆浓度降低,但尚未研究高于标准剂量的 RPV 暴露。没有足够数据建议在妊娠期要改变药物剂量。使用标准剂量时,应更频繁地监测病毒载量 • 妊娠期使用复方制剂的指导,请参阅其他部分的具体章节(即 DTG,FTC,TAF,TDF)		

续表

通用名 (缩写) 商品名	剂型	推荐剂量	妊娠期使用	最新评审
PIs 推荐 PIs 与 2 种 NRTI 药物联合使用。使用 PI 后出现高血糖、糖尿病新发或加重、糖尿病酮症酸中毒；尚不清楚妊娠是否会增加患病风险。接受 PIs 治疗女性早产的争议早产数据（见"抗逆转录病毒联合用药方案和妊娠结局"）				
阿扎那韦 (ATV) 瑞塔滋 注：通用药可用于某些复方制剂 注：妊娠期 ATV 必须配合低剂量 RTV 增效剂使用 (ATV/COBI) Evotaz	ATV（瑞塔滋） *胶囊：* • 100mg（仅限通用产品） • 150mg d • 200mg d • 300mg d *口服散剂：* • 50mg/包 ATV/COBI（Evotaz）: • ATV 300mg+COBI 150mg 片剂	成人标准剂量 *ARV 初治患者* 无 RTV 增效剂： • ATV 400mg/次，1 次/d，与食物同服；；在使用 TDF、H2 受体拮抗剂、PPIs 或妊娠期，不建议使用无 RTV 增效剂的 ATV 有 RTV 增效剂： • ATV 300mg+RTV 100mg/次，1 次/d，与食物同服 • ARV 初治患者联合 EFV：ATV 400mg+RTV 100mg/次，1 次/d，与食物同服 ART 经治患者 • ATV 300mg+RTV 100mg/次，1 次/d，与食物同服 • 勿与 PPIs 或 EFV 联用	胎盘转运低 b 无人类致畸性证据（可以排除整体出生缺陷增加 1.5 倍的可能性） 妊娠期必须配合低剂量 RTV 增效剂使用 子宫内 ATV 暴露对婴儿/小儿接胆红素水平的影响尚不清楚。到目前为止，部分临床试验观察到新生儿高胆红素血症的非病理性升高	2018 年 12 月 7 日

续表

通用名 （缩写） 商品名	剂型	推荐剂量	妊娠期使用	最新评审
		如联合 H2 受体拮抗剂： ATV 300mg+RTV 100mg/次，1 次/d，与食物同服 *如联合 H2 受体拮抗剂和 TDF：* · ATV 400mg+RTV 100mg/次，1 次/d，与食物同服 *散剂：* · 口服散剂+RTV，1 次/d，与食物同时服用，建议成人剂量与胶囊相同 ATV/COBI（Evotaz）： · 1 片/次，1 次/d，与食物同服 *妊娠期药代动力学* *ATV（瑞塔滋）：* · 妊娠期 ATV 浓度降低；当与 TDF 或 H2 受体拮抗剂同时使用时进一步降低	口服散剂（不含胶囊）含有苯丙氨酸，对苯丙酮尿患者有害 ATV/COBI **不推荐**孕妇使用。对于服用 ATV/COBI 并妊娠的女性，考虑改用更有效推荐方案。如果继续采用 ATV/COBI 方案，应与食物同时服用；应经常监测病毒载量	

续表

通用名 (缩写) 商品名	剂型	推荐剂量	妊娠期使用	最新评审
		ATV/COBI (Evotaz)： • 在人类妊娠期无 PK 研究 • 妊娠期使用复方制剂的指导，请参阅其他部分的具体章节 (即 COBI) 妊娠期给药 ATV (瑞塔滋)： • 妊娠期**不建议**使用无增效剂的 ATV • 服用 TDF 和 H2 受体拮抗剂的经治孕妇，**不建议使用 ATV** • 妊娠中晚期增加剂量 (ATV 400mg + RTV 100mg/次，1次/d，与食物同服)，血浆 ATV 浓度与标准剂量下未妊娠的成年人相当。尽管一些专家建议所有女性在妊娠中晚期增加抗逆转录病毒药物的剂量，但该说明书只建议同时接受 TDF 或 H2 受体拮抗剂的妊娠中晚期经治孕妇加量增加抗逆转录病毒药物的剂量 ATV/COBI (Evotaz)： • 妊娠期推荐给药数据不足 (见**考比司他**部分)		

续表

通用名 （缩写） 商品名	剂型	推荐剂量	妊娠期使用	最新评审
地瑞那韦 （DRV） *Prezista* **注**:必须配合低剂量 RTV 或 COBI 增效剂使用 （DRV/COBI） *Prezcobix* （DRV/COBI/FTC/TAF） *Symtuza*	DRV（Prezista）: *片剂:* • 75mg • 150mg • 600mg • 800mg *口服混悬剂:* • 100mg/ml DRV/COBI（Prezcobix）: • DRV 800mg+COBI 150mg 片剂 DRV/COBI/FTC/TAF（Symtuza）: • DRV 800mg+COBI 150mg+ FTC 200mg+TAF 10mg 片剂	**成人标准剂量** ARV 初治患者: • DRV 800mg+RTV 100mg/ 次,1 次 /d,与食物同服 • DRV 800mg+COBI 150mg/ 次,1 次 /d,与食物同服 ARV 经治患者: *如果患者无 DRV 耐药突变:* • DRV 800mg+RTV 100mg/ 次,1 次 /d,与食物同服 • DRV 800mg+COBI 150mg/ 次,1 次 /d,与食物同服 *如果存在 DRV 耐药突变:* • DRV 600mg+RTV 100mg/ 次,2 次 /d,与食物同服	胎盘屏障通透性低[b] 小鼠、大鼠或家兔中无致畸的证据。无人类致畸的证据。两种药物方案（例如 RPV/DTG FDC）不推荐用于妊娠 必须用低剂量 RTV 增效剂 专家组**不建议**在妊娠期每日一次 DRV/COBI 或在妊娠期使用 DRV/COBI 如果妊娠期继续使用 DRV/c 方案,应经常监测病毒载量	2018 年 12 月 7 日

续表

通用名 (缩写) 商品名	剂型	推荐剂量	妊娠期使用	最新评审
		DRV/COBI (Prezcobix)： · 1 片 / 次，1 次 /d，与食物同服 DRV/COBI/FTC/TAF (Symtuza)： · 1 片 / 次，1 次 /d，与食物同服 妊娠期给药： · 专家组**不建议**在妊娠期每日 1 次 DRV/r 或在妊娠期使用 DRV/c。建议所有孕妇每日 2 次 DRV/r，剂量 (DRV 600mg+RTV 100mg 与食物同服)。妊娠期增加每日 2 次 DRV 剂量 (DRV 800mg+RTV 100mg 与食物同服) 不会导致地瑞那韦暴露增加，**不推荐**使用 妊娠期药代动力学： · 减少妊娠期联合 DRV/r 的药物暴露 · 妊娠期使用复方制剂的指导，请参阅其他部分的具体章节 (即 COBI，FTC，TAF)		

续表

通用名 （缩写） 商品名	剂型	推荐剂量	妊娠期**不应**使用	最新评审
福沙那韦 （FPV） *Lexiva（安普那韦* *的前药）* **注：**妊娠期必须 结合低剂量 RTV 增效剂	FPV（Lexiva） *片剂：* ・700mg *口服混悬液：* ・50mg/ml	成人标准剂量： *FPV（Lexiva）* *ARV 初治患者：* ・FPV 1400mg/ 次，2 次 /d，无须与食物同服，或 200mg/ 次，1 次 /d，无须与食物同服，或 ・FPV 700mg+RTV 100mg/ 次，2 次 /d，无须 与食物同服 *PI 经治患者：* ・**不建议**每日一次 ・FPV 700mg+RTV 100mg/ 次，2 次 /d，无须 与食物同服 *与 EFV 联用：* ・FPV 700mg+RTV 100mg/ 次，2 次 /d，无须 与食物同服，或 ・FPV 1400mg+RTV 300mg/ 次，1 次 /d，无 须与食物同服	妊娠期**不应**使用 FPV 胎盘转运低 [b] 数据不足以评估人类致畸 性。家兔的胎儿流产增加， 但不增加大鼠和家兔胎儿 缺陷率	2018 年 12 月 7 日

续表

通用名 (缩写) 商品名	剂型	推荐剂量	妊娠期使用	最新评审
		妊娠期药代动力学： · 随着 RTV 的增效,AUC 在妊娠晚期降低。 然而,妊娠晚期暴露量大,而对于没有 PI 耐药突 高比未妊娠期要大,而对于没有 PI 耐药突 变的患者来说,妊娠晚期达到的给药浓度是足 够的 妊娠期给药： · 妊娠期,**不建议**使用无增效剂的 FPV 或每 日 1 次的 FPV 同时使用 RTV 增效。每日 2 次标准增效剂量 (FPV 700mg+RTV 100mg/ 次,2 次/d,无须与食物同服) 剂量不变		
茚地那韦 (IDV) *佳息患* 注：妊娠期必须 结合低剂量 RTV 增效剂使用	IDV(佳息患) *胶囊：* · 200mg · 400mg	成人标准剂量 *无 RTV 增效剂：* · IDV 800mg/次,8h/次,餐前 1 或 2 小时服 用;可与脱脂牛奶或低脂膳食同服 *有 RTV 增效剂：* · IDV 800mg+RTV 100mg/次,2 次/d,无须 与餐同服	胎盘转运小 b	抗逆转录病毒治疗妊娠登 记处报告的病例中无人类 致畸性的证据(可以排除整 体出生缺陷增加 2 倍的可 能性)	2018 年 12 月 7 日

301

续表

通用名（缩写）商品名	剂型	推荐剂量	妊娠期使用	最新评审
		妊娠期药代动力学： · 妊娠期没有 RTV 增效剂的情况下给予 IDV 暴露显著降低。妊娠期 IDV 400mg/RTV 100mg 给药时 IDV 暴露较低；没有妊娠期可选的增效给药方案的 PK 数据 妊娠期给药： · 妊娠期**不建议**使用无增效剂的 IDV	妊娠期必须结合低剂量、RTV 增效剂使用 理论上间接胆红素水平升高的问题可能加剧新生儿的生理性高胆红素血症。 但胎盘转运小降低了这种可能 鉴于现有可选抗逆转录病毒药物，美国**不建议**将 IDV 用于治疗孕妇	
洛匹那韦/利托那韦（LPV/r） 克力芝	LPV/r（克力芝） <u>片剂（复方制剂）：</u> · LPV/r 200mg/50mg · LPV/r 100mg/25mg <u>口服溶液：</u> · LPV/r 400mg/100mg/5ml	成人标准剂量： · LPV/r 400mg/100mg，2 次 /d，或 · LPV/r 800mg/200mg，1 次 /d <u>片剂：</u> · 无须与食物同服。 <u>口服溶液：</u> · 与食物同服	胎盘转运低 [b] 无人类致畸性证据（可以排除整体出生缺陷增加 1.5 倍的可能性） 口服溶液含有 42% 的乙醇和 15% 的丙二醇，**不建议**妊娠期使用	2018 年 12 月 7 日

续表

通用名 (缩写) 商品名	剂型	推荐剂量	妊娠期使用	最新评审
		联合 EFV 或 NVP（PI 初治或经治患者）： · LPV/r 500mg/125mg 片剂，2 次 /d，无须与餐同服（使用 2 LPV 200mg+RTV 50mg 片剂和 1 LPV 100mg+RTV 25mg 片剂的组合），或 · LPV 520mg/130mg 口服溶液 (6.5ml)，每日 2 次，与餐同服 妊娠期药代动力学： · 每日 2 次给药，接受标准成人剂量的孕妇 LPV 暴露减少；将剂量增加 50% 导致暴露量等于接受标准剂量的非妊娠成人的暴露量 · 目前尚无妊娠期每日 1 次给药的 PK 数据 妊娠期给药： · 妊娠期**不建议**每日 1 次。 · 一些专家建议增加妊娠中晚期剂量（即，每日 2 次 LPV/r 600mg/150mg 无须与餐同服，或每日 2 次 LPV/r 500mg/125mg 无须与餐同服），特别是 PI 经治的孕妇，以及在妊娠期开始治疗，基线病毒载量为 > 50 拷贝 /ml 的女性	妊娠期不建议每日 1 次的 LPV/r 药物方案	

续表

通用名 (缩写) 商品名	剂型	推荐剂量	妊娠期使用	最新评审
		如果使用标准剂量,应监测剂量,应监测病毒学应答,有条伴可监测 LPV 药物浓度		
奈非那韦 (NFV) 维拉赛特	NFV (维拉赛特) 片剂: · 250mg · 625mg(药片可以在少量水中溶解) 口服混悬液: · 50mg/g	成人标准剂量: · NFV 1250mg/次/次,2次/d,或 · NFV 750mg/次,3次/d,与食物同服 妊娠期药代动力学: · 妊娠晚期,每日 2 次服用 NFV 1250mg 的女性 NFV 暴露低于产后;然而,尽管妊娠晚期的水平是可变的,妊娠期通常会达到足够的药物水平 妊娠期给药: · 妊娠期不建议每日 3 次使用 NFV 750mg 与食物同服。标准剂量不变(NFV 1250mg,每日 2 次,与食物同服)	妊娠期不应使用 NFV 胎盘转运小[b] 无人类致畸性证据,可以排除整体出生缺陷增加 1.5 倍及心血管和泌尿生殖系统缺陷增加 2 倍的可能性 含有阿斯巴甜;不应用于苯丙酮尿症患者	2018 年 12月 7 日
沙奎那韦 (SQV) 因服雷	SQV(因服雷) 片剂: · 500mg	成人标准剂量: · SQV 1000mg+RTV 100mg/次,2次/d,与食物同服或餐后 2 小时内服用	妊娠期不应使用 SQV	2018 年 12月 7 日

续表

通用名 （缩写） 商品名	剂型	推荐剂量	妊娠期使用	最新评审
注：必须配合低剂量 RTV 提高 PK	胶囊： · 200mg	妊娠期药代动力学： · 基于有限的数据，SQV 暴露在妊娠期可能减少，但这一效应不足以作为剂量改变的证据 妊娠期给药： · 剂量不变	对已有心脏传导系统疾病的患者**禁用**。由于已观察到 PR 和／或 QT 间期延长，因此在开始之前建议评估基线 ECG 胎盘转运低 b 数据不足以评估人类的致畸性。没有大鼠或家兔的致畸性证据 必须结合低剂量的 RTV 增效剂使用	
替拉那韦 （TPV） *Aptivus* 注：必须配合低剂量 RTV 提高 PK	TPV（Aptivus） 胶囊： · 250mg 口服溶液： · 100mg/ml	成人标准剂量： · TPV/r 500mg/200mg,2 次 /d 联合 RTV 片剂： · 与食物同服	妊娠期**不应**使用 TPV 1 例报道胎盘转运低 b	2018 年 12 月 7 日

续表

通用名 （缩写） 商品名	剂型	推荐剂量	妊娠期使用	最新评审
		联合 RTV 胶囊或溶液： · 无须与食物同服；然而，与食物同服用可能 有助于达到剂量耐受 妊娠期给药： · 数据不足，无法给出建议 妊娠期药代动力学： · 人类妊娠期的 PK 数据不足	数据不足以评估人类的致 畸性。没有大鼠或家兔的 致畸性证据 必须结合低剂量的 RTV 增 效剂使用	
融合抑制剂				
恩夫韦肽 （T-20） *Fuzeon*	T-20（Fuzeon） 注射剂： · 作为冻干粉提供。每个小瓶含 有 108mg 的 T-20；用 1ml 注 射用无菌水溶解，注入 SQ，约 90mg/1ml	T-20 适用于晚期 HIV 感染者，必须与患者体 内病毒敏感的其他 ARV 药物联合使用，可通 过耐药性测试确定敏感性 成人标准剂量： · T-20 90mg（1ml），2次/d，无须与餐同服 妊娠期药代动力学： · 无人类妊娠期的 PK 数据 妊娠期给药： · 数据不足，无法给出建议	胎盘转运小[b] 无人类致畸性证据	2018 年 12 月 7 日

续表

通用名 （缩写） 商品名	剂型	推荐剂量	妊娠期使用	最新评审
Ibalizumab (IBA) *Trogarzo*	IBA（Trogarzo） 溶液剂： · 溶液可用于单剂量小瓶静脉输注	<u>成人标准剂量</u> *IBA（Trogarzo）*： · IBA 2000mg 负荷剂量，随后每 2 周给予维持剂量 IBA 800mg 妊娠期给药： · 数据不足，无法给出建议 妊娠期药代动力学： · 无人类妊娠期的 PK 数据	目前尚无数据，但 IBA（一种单克隆抗体）存在胎盘转运 数据不足以评估人类致畸性	2018 年 12 月 7 日
马拉韦罗 (MVC) *Selzentry*	MVC（Selzentry） 片剂： · 150mg · 300mg	<u>成人标准剂量</u>： · MVC 300mg/ 次，2 次 /d，与或不与食物同服 · MVC 仅适用于 CCR5 嗜病毒（无 X4- 嗜病毒）患者 剂量调整： · 当与强效 CYP3A 诱导剂共用时，增加剂量至 MVC 600 mg BID：EFV、ETR 和利福平 · 当与 CYP3A 抑制剂共用时，降低剂量至 MVC 150mg BID：除 TPV/r 外的所有 PI，伊曲康唑	无大鼠或家兔的致畸性证据；数据不足以评估人类致畸性 胎盘转运中 [b]	2018 年 12 月 7 日

续表

通用名（缩写）商品名	剂型	推荐剂量	妊娠期使用	最新评审
		妊娠期药物代动力学： ·人体妊娠的 PK 研究显示 AUC 总体降低 20% ~ 30%，但谷浓度超过建议的最低浓度 50 ng/ml 妊娠期给药： ·根据联合使用的 ARV 调整成人标准剂量为合适		
整合酶抑制剂				
Bictegravir/恩曲他滨/丙酚替诺福韦（BIC/FTC/TAF）必妥维 注：BIC 不能作为单药提供	BIC/FTC/TAF（Biktarvy）： ·BIC 50mg+FTC 200mg+TAF 25mg 片剂	成人标准剂量 BIC/FTC/TAF（Biktarvy）： ·1 片/次，1 次/d，与或不与食物同服 妊娠期给药： ·数据不足，无法给出建议 妊娠期药物代动力学： ·无人类妊娠期的 PK 数据 ·妊娠期使用复方制剂的指导，请参阅其他部分的具体章节（即 FTC，TAF）	目前尚无 BIC 胎盘转运数据。 无大鼠或家兔的致畸性证据；数据不足以评估人类致畸性 为了最大限度地促进 BIC 吸收，在摄入任何含有铁或钙等矿物质（包括产前维生素）制剂后 2 小时内，不应服用 BIC	2018 年 12 月 7 日

续表

通用名（缩写）商品名	剂型	推荐剂量	妊娠期使用	最新评审
多替拉韦 (DTG) 特威凯 (DTG/RPV) Juluca (DTG/ABC/3TC) 绥美凯	_DTG（特威凯）:_ _片剂:_ · DTG 50mg 片剂 _DTG/RPV（Juluca）:_ · DTG 50mg+RPV 25mg 片剂 _DTG/ABC/3TC（绥美凯）:_ · DTG 50mg+ABC 600mg+3TC 300mg 片剂	_成人标准剂量_ ARV 初治或经治（但整合酶抑制剂初治）患者 _DTG（特威凯）:_ · 1 片/次，1 次/d，无须与食物同服 _DTG/RPV（Juluca）:_ · 1 片/次，1 次/d，与食物同服 _DTG/ABC/3TC（绥美凯）:_ · 1 片/次，1 次/d，无须与食物同服 使用 EFV、FPV/r、TPV/r，或利福平的 ARV 初治或经治（但整合酶抑制剂经治）患者；或整合酶抑制剂经治患者 _DTG（特威凯）:_ · 1 片/次，2 次/d，无须与食物同服 _妊娠期药代动力学:_ · 与产后相比，妊娠晚期 AUC 可能降低，但在妊娠晚期服药者中观察到良好的病毒抑制	胎盘转运高 [b] 在小鼠、大鼠或家兔中无致畸性证据。初步数据表明，在妊娠前开始使用 DTG 且在受孕时接受 DTG 的女性所生婴儿 NTD 风险可能增加 多替拉韦**不应**在妊娠前 3 个月开始使用 [LMP 测定胎龄小于 14 周（至 13 6/7 周）。更多信息，请见"妊娠期使用抗逆转录病毒药物的建议"中关于"妊娠期使用多替拉韦的临时指导"	2018 年 12 月 7 日

续表

通用名（缩写）商品名	剂型	推荐剂量	妊娠期使用	最新评审
		妊娠期给药： · 剂量不变 · 妊娠期使用复方制剂的指导，请参阅其他部分的具体章节（即 ABC，3TC，RPV）	为了最大限度地促进 DTG 吸收，在摄入任何含有铁或钙等矿物质（包括产前维生素）制剂后 2 小时内，不应服用 DTG	
Elvitegravir (EVG) 注：截至 2017 年 10 月，Vitekta（即 EVG 作为单体）已不再适用 (EVG/COBI/FTC/ TAF) 捷扶康 (EVG/COBI/FTC/ TDF) Stribild	EVG/COBI/FTC/TAF（捷扶康）： · EVG 150mg+COBI 150mg+ FTC 200mg+TAF 10mg 片剂 EVG/COBI/FTC/TDF（Stribild）： · EVG 150mg+COBI 150mg+ FTC 200mg+TDF 300mg 片剂	成人标准剂量（Genvoya 和 Stribild）： · 1 片 / 次，1 次 /d，与食物同服 妊娠期给药： · 数据不足，无法给建议 妊娠期药代动力学： · 在接受 EVG/c 女性中进行的 PK 研究表明，妊娠期 EVG 血浆暴露显著减少	EVG 胎盘转运高，COBI 胎盘转运低[b] 无大鼠或家兔致畸性证据；数据不足以评估人类的致畸性 EVG/COBI 不推荐孕妇使用 对于服用 EVG/c 而妊娠的女性，考虑改用更有效的推荐方案。如果继续采用 EVG/COBI 方案，则在摄入任何含铁或钙等矿物质（包括产前维生素）制剂后 2 小时内不应给药	2018 年 12 月 7 日

通用名（缩写）商品名	剂型	推荐剂量	妊娠期使用	最新评审
拉替拉韦（RAL）艾生特艾生特 HD	RAL（艾生特）薄膜包衣片剂：· 400mg嚼片剂：· 25mg· 100mgRAL（艾生特 HD）薄膜包衣片剂：· 600mg	成人标准剂量：· RAL 400mg，薄膜包衣片剂，2 次 /d，无须与食物同服· 2 片 RAL 600mg，薄膜包衣片剂（1200mg）ARV 初治患者 1 次 /d，或初始给治疗方案已经达到病毒学抑制的患者 RAL 400mg，2 次/d，无须与食物同服· 嚼片和口服混悬剂量与薄膜包衣片剂或被此不可互换使用利福平：· 2 片 RAL 400mg，薄 膜 包 衣 片（800mg），2 次 /d，无须与食物同服妊娠期药代动力学：· 妊娠晚期药物浓度下降的程度不足以作为剂量改变的证据妊娠期给药：· 剂量不变· 在获得更多信息之前，不应该给孕妇每日 1次用药（即 2 片 RAL 600mg，薄膜包衣片剂）	胎盘转运高 [b]无人类致畸性证据（可以排除整体出生缺陷增加 1.5倍的可能性）妊娠晚期使用 RAL 肝转氨酶明显升高伴 RAL 案例 1例。据报道，在非妊娠成年人中存在严重、可能危及生命致命的反应和 HSRs嚼片含有苯丙氨酸为了最大限度地促进 RAL吸收，在最后入任何含有铁镁或钙等矿物质（包括产前维生素）制剂前 2 小时内，不应服用 RAL	2018 年 12月 7 日

续表

通用名 （缩写） 商品名	剂型	推荐剂量	妊娠期使用	最新评审
药物增效剂				
考比司他 （COBI） *Tybost*	COBI（Tybost） *片剂*： · COBI 150mg	成人标准剂量： *COBI（Tybost）*： · 作为 ATV 或 DRV 的可选的 PK 增效剂： 150mg/ 次，1 次 /d，与食物同服	胎盘转运低 [b] 无大鼠或家兔的致畸性证据；数据不足以评估人类的致畸性 妊娠期**不推荐**使用 COBI 增效的 ATV、DRV 或 EVG	2018 年 12 月 7 日
（ATV/COBI） *Evotaz*	ATV/COBI（Evotaz）： · ATV/COBI 300mg/50mg 片剂	*ATV/COBI（Evotaz）*： · 1 片 / 次，1 次 /d，与食物同服		
（EVG/COBI/FTC/ TAF） *捷扶康*	EVG/COBI/FTC/TAF（捷扶康）： · EVG 150mg+COBI 150mg+ FTC 200mg+TAF 10mg 片剂	*EVG/COBI/FTC/TAF（捷扶康）*： · 1 片 / 次，1 次 /d，与食物同服		
（DRV/COBI） *普泽力*	DRV/COBI（Prezcobix）： · DRV/COBI 800mg/150mg 片剂	*DRV/COBI（Prezcobix）*： · 1 片 / 次，1 次 /d，与食物同服		
（EVG/COBI/FTC/ TDF） *Stribild*	EVG/COBI/FTC/TDF（Stribild）： · EVG 150mg+COBI 150mg+ FTC 200mg+TDF 300mg 片剂	*EVG/COBI/FTC/TDF（Stribild）*： · 1 片 / 次，1 次 /d，与食物同服 *DRV/COBI/FTC/TAF（Symtuza）*： · 1 片 / 次，1 次 /d，与食物同服		

续表

通用名 (缩写) 商品名	剂型	推荐剂量	妊娠期使用	最新评审
(DRV/COBI/FTC/TAF) Symtuza	DRV/COBI/FTC/TAF(Symtuza)： · DRV 800mg+COBI 150mg+ FTC 200mg+TAF 10mg 片剂	妊娠期药代动力学： · 基于有限数据，COBI 暴露和对 DRV 和 EVG 的药物增强作用在妊娠期显著降低 · 尚无 COBI 对 ATV 的药物增强作用的数据 · 与 COBI 联用时 TAF 暴露在妊娠和产后期间没有显著差异 妊娠期给药： · 虽然 COBI 暴露在妊娠期明显减少，但尚未研究高于标准剂量的 COBI 暴露。专家组建议将 RTV 作为妊娠期 PI 和 INSTIs 的首选药物增强剂，直到获得妊娠期 COBI 活性的更多数据 · 妊娠期使用复方制剂的指导，请参阅其他部分的具体章节(即 FTC，TAF，TDF，ATV，DRV，EVG)	胎盘转运低 b 无大鼠或家兔的致畸性证据；数据不足以评估人类致畸性	2018 年 12 月 7 日
利托那韦 (RTV) 诺韦	RTV(诺韦) 胶囊： · 100mg 片剂： · 100mg	作为其他 PI 的 PK 增效剂的成人标准剂量： · RTV 100 ~ 400mg/d，分 1 ~ 2 剂量(具体剂量参见其他 PI) 片剂： · 与食物同服用		

续表

通用名 （缩写） 商品名	剂型	推荐剂量	妊娠期使用	最新评审
	胶囊或口服溶液： · 80mg/ml 散剂： · 100mg/袋	胶囊或口服溶液： · 为提高耐受性，尽可能与食物一起服用 妊娠期给药： · 妊娠期的水平低于产后 妊娠期药物代动力学： · 使用时无需调整剂量	妊娠期不推荐使用 COBI 增效的 ATV, DRV 或 EVG	

a 肾功能不全或肝功能不全患者可能需要调整个体 ARV 药物剂量（详见"成人和青少年指南"，附录 B，表 8）。

b 胎盘屏障通透性类别由脐带血 / 产妇分娩时血浆药物平均或中位比值确定：

　高： > 0.6　　中： 0.3 ~ 0.6　　低： < 0.3

c 仅适用于成人慢性 HBV 病毒感染

d 通用剂型

e 世界卫生组织建议，无论体重多少，最大剂量为 30mg/次，2 次 /d

缩略词：3TC = 拉米夫定；ABC = 阿巴卡韦；ART = 抗逆转录病毒疗法；ARV = 抗逆转录病毒；ATV = 阿扎那韦；ATV/r = 阿扎那韦 / 利托那韦；AUC = 曲线下面积；BIC = 比克替拉韦；CD4 = CD4 T 淋巴细胞；COBI = 考比司他；d4T = 司他夫定；ddI = 去羟肌苷；DOR = 多拉韦林；DRV = 地瑞那韦；DRV/r = 地瑞那韦 / 利托那韦；DTG = 多替拉韦；EFV = 依非韦伦；ETR = 依曲韦林；EVG = 埃替拉韦；FDA = 美国食品药品管理局；FDC = 固定剂量组合；FPV = 福沙那韦；FPV/r = 福沙那韦 / 利托那韦；FTC = 恩曲他滨；HBV = 乙型肝炎病毒；HSR = 超敏反应；IBA = 艾巴利珠单抗；IDV = 印地那韦；IDV/r = 印地那韦 / 利托那韦；INSTI = 整合酶链转移抑制剂；LPV/r = 洛匹那韦 / 利托那韦；MVC = 马拉韦罗；NFV = 奈非那韦；NNRTI = 非核苷类逆转录酶抑制剂；NRTI = 核苷类逆转录酶抑制剂；NTD = 神经管缺陷；NVP = 奈韦拉平；PI = 蛋白酶抑制剂；PK = 药代动力学；PPI = 质子泵抑制剂；RAL = 拉替拉韦；RPV = 利匹韦林；RTV = 利托那韦；SQ = 皮下；SQV = 沙奎那韦；SQV/r = 沙奎那韦 / 利托那韦；T-20 = 恩夫韦肽；TAF = 丙酚替诺福韦；TDF = 富马酸替诺福韦二吡呋酯；TID = 每天 3 次；TPV = 替拉那韦；TPV/r = 替拉那韦 / 利托那韦；WTO = 世界卫生组织；ZDV = 齐多夫定

妊娠期个体抗逆转录病毒药物的安全性和毒性

术语表
致癌性：产生或倾向于产生癌症
· 某些药剂，如某些化学物质或放射形式，都具有致突变性和致裂性
· 基因突变和 / 或染色体损伤可导致癌症的形成
致裂性：导致染色体损伤或断裂
遗传毒性：破坏遗传物质，如 DNA 和染色体
致突变性：诱导或能够诱导基因突变
致畸性：干扰胎儿发育并导致先天缺陷

◆ 核苷类逆转录酶抑制剂

数据来自有关核苷类逆转录酶抑制剂（NRTIs）齐多夫定、阿巴卡韦、拉米夫定、去羟肌苷、恩曲他滨和司他夫定以及核苷酸类似物富马酸替诺福韦二吡呋酯（TDF）的人类妊娠临床试验。核苷类似物药物需要三个细胞内磷酸化步骤才能形成三磷酸核苷，即药物活性部分。TDF 是一种非环状核苷酸类似物，含有与腺嘌呤碱基连接的单磷酸酯组分。因此只需要两个磷酸化步骤即可形成活性成分。

有关核苷类似物药物的类别及其妊娠期和婴儿潜在线粒体毒性的信息，请参见"妊娠期抗逆转录病毒治疗的建议"及"暴露于抗逆转录病毒药物婴儿的长期随访"。

‖ *阿巴卡韦（赛进，ABC）*

（2018 年 12 月 7 日最新更新，2018 年 12 月 7 日最新评审）

现有的人类和动物研究数据表明，与本底相比，阿巴卡韦不会增加总体出生缺陷风险[1]。

动物研究

致癌性

阿巴卡韦在一些*体外*和*体内*试验中具有致突变性和致裂性。小鼠和大鼠长期致癌性研究中，两种动物都观察到了雄性包皮腺和雌性阴蒂腺的恶性肿瘤，并且在雌性大鼠中还观察到恶性肝脏肿瘤和非恶性肝脏、甲状腺肿瘤。

观察到肿瘤的啮齿动物用药剂量是人类治疗暴露剂量的 6 ~ 32 倍[1]。

生殖／生育

　　阿巴卡韦对雄性和雌性啮齿动物的生殖或生育能力没有影响，最高剂量为 500mg/（kg·d）（根据体表面积计算约为人类治疗剂量的 8 倍）。

致畸性／不良妊娠结局

　　大鼠的动物模型研究发现，在大鼠器官发育期间给予阿巴卡韦 1000mg/kg[基于 AUC，约为人类治疗暴露剂量的 35 倍]，阿巴卡韦与发育毒性相关（降低胎儿体重和减少顶臀长度），并增加胎儿全身水肿及骨骼畸形的发生率。妊娠啮齿动物使用阿巴卡韦 500mg/（kg·d），对发育中的胚胎和胎儿产生毒性（例如，再吸收增加和胎儿体重减少）。从胚胎着床开始到断奶结束，给予雌性大鼠的子代 500mg/kg 阿巴卡韦治疗，观察整个生命周期，发现死产和低体重的发生率增加。然而，在家兔中，没有观察到与药物发育毒性相关的证据，并且在阿巴卡韦剂量高达 700mg/kg 时也没有观察到胎儿畸形增加（约为人类治疗暴露剂量的 8.5 倍）[1]。

胎盘和母乳途径

　　阿巴卡韦穿过胎盘并分泌到哺乳期大鼠母乳中[1]。

人体妊娠研究

药代动力学

　　在孕妇中，阿巴卡韦 300mg 每日 2 次[2] 和 600mg 每日 1 次的药代动力学（PK）研究表明[3]，妊娠期 PKs 与产后观察到的 PKs 相当。一项人群 PK 研究（分析了来自 150 名孕妇共 266 份的血浆样本）发现任何协变量（包括年龄，体重，妊娠或孕龄）对阿巴卡韦 PK 均无影响[4]。因此，妊娠期不需要对阿巴卡韦进行剂量调整。

胎盘和母乳途径

　　阿巴卡韦胎盘转运高，脐带血与母体血浆浓度比值约 1.0[2, 5]。在 MmaBana 研究中[6]，产后 1 个月检测 15 名女性，阿巴卡韦的母乳与血浆中位比值为 0.85，并且母亲接受阿巴卡韦的 9 名母乳喂养婴儿中有 1 名在血浆中检测到该药物。

致畸性／不良妊娠结局

在"妊娠期抗病毒治疗登记信息系统"中，监测的妊娠期前3个月服用阿巴卡韦的孕妇人数，足够用于评价至少增加1.5倍的整体出生缺陷风险。没有观察到阿巴卡韦增加出生缺陷。"妊娠期抗病毒治疗登记信息系统"报告的妊娠早期服用阿巴卡韦的病例中，出生缺陷患病率为2.83%（1131例中有32例；95%CI，1.94%～3.97%）[7]。美国疾病预防控制中心的数据显示，这一比例与美国人群出生缺陷比例相当，后者为2.72%。SMARTT研究[校正比值比（aOR），0.94（0.53～1.65）][8]，法国围产期研究[aOR 1.01（0.73～1.41）][9]，以及西班牙2000年至2009年间897例HIV孕妇的出生病例[aOR 0.99[（0.34～2.87）]显示，妊娠早期服用阿巴卡韦与出生缺陷无相关性[10]。

安全性

严重的超敏反应与非妊娠成人阿巴卡韦治疗有关，但这些反应很少致命；症状包括发热，皮疹，疲劳和胃肠道症状，如恶心，呕吐，腹泻或腹痛。超敏反应后不应再次使用阿巴卡韦，因为在数小时内会出现更严重的症状，可能包括危及生命的低血压和死亡。HLA-B* 5701检测呈阳性的患者发生超敏反应的风险最高，不应接受阿巴卡韦治疗；HLA筛查应在服用阿巴卡韦开始前进行。两项荟萃分析证实了这种基因型与超敏反应之间的关联[11, 12]。

在PHACS/SMARTT队列中（随访中位数：2.4年），调整出生队列和其他因素后，母亲在妊娠期使用阿巴卡韦不会增加婴儿发生代谢、生长发育、心脏、神经、神经发育等方面不良事件的可能性[13]。

表10的摘录 [a]

注： 使用FDCs时，请参阅附录B和表10中的其他章节，了解有关妊娠期FDC各药物成分的剂量和安全性的信息

通用名 （缩写） 商品名	剂型	推荐剂量	妊娠期使用
阿巴卡韦 （ABC） *赛进* （ABC/3TC） *Epzicom*	ABC（赛进）[d] *片剂:* ·300mg *溶液剂:* ·20mg/ml	<u>成人标准剂量</u> *ABC（赛进）:* ·ABC 300mg/次,2次/d 或 ABC 600mg/次,1次/d,无须与食物同服	胎盘转运高[b] 无人类致畸性证据（可以排除整体出生缺陷增加1.5倍的可能性）

续表

通用名 （缩写） 商品名	剂型	推荐剂量	妊娠期使用
（ABC/DTG/3TC） *绥美凯* （ABC/3TC/ZDV） *三协维* **注：**通用药可用于某些复方制剂	ABC/3TC(Epzicom)[d]： · ABC 600mg+3TC 300mg 片剂 ABC/DTG/3TC （绥美凯）： · ABC 600mg+3TC 300mg+DTG 50mg 片剂 ABC/3TC/ZDV （三协维）[d]： · ABC 300mg+3TC 150mg+ZDV 300mg 片剂	*ABC/3TC(Epzicom)：* · 1 片 / 次，1 次 /d，无须与食物同服 *ABC/DTG/3TC* *（绥美凯）：* · 1 片 / 次，1 次 /d，无须与食物同服 *ABC/3TC/ZDV* *（三协维）：* · 1 片 / 次，2 次 /d，无须与食物同服 妊娠期给药： · 剂量不变 妊娠期药代动力学： · 在妊娠期没有明显变化 · 妊娠期使用复方制剂的指导，请参阅其他部分的具体章节（即 3TC，ZDV，DTG）	HSRs 发生在约5% ～ 8% 的非妊娠个体中。少数反应是致命的，这些致命反应通常与再次使用有关。妊娠期的反应率未知。HLA-B* 5701 的检测确定了有反应风险的患者，应该在开始 ABC 之前完成检测并确定为阴性。应对患者进行 HSR 症状宣教

[a] 肾功能不全或肝功能不全患者可能需要调整个体 ARV 药物剂量（详见"成人和青少年指南"，附录 B，表 8）

[b] 胎盘转运类别由脐带血 / 产妇分娩血浆药物平均或中位比值确定：

高： > 0.6　　**中：** 0.3 ~ 0.6　　**低：** < 0.3

[d] 通用剂型

缩略词： 3TC = 拉米夫定；ABC = 阿巴卡韦；DTG = 多替拉韦；HSR = 超敏反应；PK = 药代动力学；ZDV = 齐多夫定

◆ 参考文献

1. Abacavir [package insert]. Food and Drug Administration. 2018. Available at: https://www.accessdata.fda.gov/drugsatfda_docs/label/2018/020977s033s034,020978s036s037lbl.pdf.

2. Best BM, Mirochnick M, Capparelli EV, et al. Impact of pregnancy on abacavir pharmacokinetics. *AIDS*. 2006;20(4):553-560. Available at: http://www.ncbi.nlm.nih.gov/pubmed/16470119.

3. Schalkwijk S, Colbers A, Konopnicki D, et al. The pharmacokinetics of abacavir 600 mg once daily in HIV-1-positive pregnant women. *AIDS*. 2016;30(8):1239-1244. Available at: https://www.ncbi.nlm.nih.gov/pubmed/26836789.

4. Fauchet F, Treluyer JM, Preta LH, et al. Population pharmacokinetics of abacavir in pregnant women. *Antimicrob Agents Chemother*. 2014;58(10):6287-6289. Available at: http://www.ncbi.nlm.nih.gov/pubmed/25070097.

5. Chappuy H, Treluyer JM, Jullien V, et al. Maternal-fetal transfer and amniotic fluid accumulation of nucleoside analogue reverse transcriptase inhibitors in human immunodeficiency virus-infected pregnant women. *Antimicrob Agents Chemother*. 2004;48(11):4332-4336. Available at: http://www.ncbi.nlm.nih.gov/pubmed/15504861.

6. Shapiro RL, Rossi S, Ogwu A, et al. Therapeutic levels of lopinavir in late pregnancy and abacavir passage into breast milk in the Mma Bana Study, Botswana. *Antivir Ther*. 2013;18(4):585-590. Available at: http://www.ncbi.nlm.nih.gov/pubmed/23183881.

7. Antiretroviral Pregnancy Registry Steering Committee. Antiretroviral pregnancy registry international interim report for 1 January 1989–31 January 2018. Wilmington, NC: Registry Coordinating Center. 2018. Available at: http://www.apregistry.com/.

8. Williams PL, Crain MJ, Yildirim C, et al. Congenital anomalies and *in utero* antiretroviral exposure in human immunodeficiency virus-exposed uninfected infants. *JAMA Pediatr*. 2015;169(1):48-55. Available at: http://www.ncbi.nlm.nih.gov/pubmed/25383770.

9. Sibiude J, Le Chenadec J, Bonnet D, et al. *In utero* exposure to zidovudine and heart anomalies in the ANRS French perinatal cohort and the nested PRIMEVA randomized trial. *Clin Infect Dis*. 2015. Available at: http://www.ncbi.nlm.nih.gov/pubmed/25838291.

10. Prieto LM, Gonzalez-Tome MI, Munoz E, et al. Birth defects in a cohort of infants born to HIV-infected women in Spain, 2000-2009. *BMC Infect Dis*. 2014;14:700. Available at: http://www.ncbi.nlm.nih.gov/pubmed/25808698.

11. Sousa-Pinto B, Pinto-Ramos J, Correia C, et al. Pharmacogenetics of abacavir hypersensitivity: A systematic review and meta-analysis of the association with HLA-B*57:01. *J Allergy Clin Immunol*. 2015;136(4):1092-1094 e1093. Available at: http://www.ncbi.nlm.nih.gov/pubmed/25934581.

12. Tangamornsuksan W, Lohitnavy O, Kongkaew C, et al. Association of HLA-B*5701 genotypes and abacavir-induced hypersensitivity reaction: a systematic review and meta-analysis. *J Pharm Pharm Sci*. 2015;18(1):68-76. Available at: http://www.ncbi.nlm.nih.gov/pubmed/25877443.

13. Williams PL, Hazra R, Van Dyke RB, et al. Antiretroviral exposure during pregnancy and adverse outcomes in HIV-exposed uninfected infants and children using a trigger-based design. *AIDS*. 2016;30(1):133-144. Available at: https://www.ncbi.nlm.nih.gov/pubmed/26731758.

‖ 去羟肌苷（惠妥滋，ddI）

（2018 年 12 月 7 日最新更新，2018 年 12 月 7 日最新评审）

去羟肌苷被美国食品药品管理局归类为妊娠 B 类[1]。

由于去羟肌苷的毒性特征，**不推荐**孕妇使用。

动物研究

致癌性

去羟肌苷在一些*体外*和*体内*试验研究中显示具有致突变性和致裂性。长期动物致癌性筛查研究显示，在小鼠中给予人暴露剂量的 0.7 ~ 1.7 倍，以及在大鼠中给予人暴露剂量的 3 倍，均为阴性[1]。

生殖/生育

在约 12 倍人类暴露剂量时，去羟肌苷对哺乳期中后期的雌鼠及其幼鼠有轻微毒性。这些大鼠的食物摄入量减少，体重增加；然而，子代的生理和功能发育没有受到损害，F2 代也没有发生主要变化。

致畸性/不良妊娠结局

在分别为人类暴露剂量 12 倍和 14 倍去羟肌苷暴露剂量的大鼠和家兔研究中，去羟肌苷暴露的没有观察到致畸性或毒性的证据。

胎盘和母乳途径

对大鼠的研究表明，去羟肌苷和/或其代谢产物通过胎盘转运到胎儿。

人体妊娠研究

药代动力学

在去羟肌苷的 1 期研究（PACTG 249）中，纳入了 14 名妊娠 26 ~ 36 周的 HIV 感染孕妇，并治疗至产后 6 周[2]。孕妇和胎儿在妊娠期都能很好地耐受此药。口服给药后药代动力学（PK）参数受妊娠期影响不显著，不需要改变成人正常给药剂量。

胎盘和母乳途径

在 1/2 期安全性和 PK 研究中，去羟肌苷的胎盘转运为低 - 中度[2]。一项对 100 名接受核苷逆转录酶抑制剂（NRTIs）治疗的 HIV 孕妇的研究显示，去羟肌苷通常作为两种或三种药物联合抗逆转录病毒（ARV）方案中的一部分。分娩时，去羟肌苷的脐带 - 母血比（n = 10）为 0.38（范围 0.0 ~ 2.0）。24 份样本中有 15 份（62%）的脐带血去羟肌苷的浓度低于检测限[3]。

目前尚不清楚去羟肌苷是否通过母乳排出。

致畸性／不良妊娠结局

法国围产期队列研究报告，头颈部出生缺陷与妊娠早期接触去羟肌苷有关 [0.5%，校正比值比（aOR）3.4，95% CI 1.1 ~ 10.4，$P = 0.04$][4]。尽管 PHACS/SMARTT 队列未发现任何个体 NRTI 与出生缺陷之间存在关联，但在调整出生队列和其他因素后，去羟肌苷与司他夫定联合使用，先天性异常的总体增加[5]；应该指出的是，由于毒性风险较高，不能于 HIV 感染的孕妇（或任何 HIV 感染者）使用去羟肌苷和司他夫定的组合。在西班牙的一个队列中，897 名 HIV 感染孕妇所生的婴儿，妊娠早期暴露和妊娠中晚期暴露的出生缺陷率没有显著差异 [优势比（OR）0.61，95% CI 0.16 ~ 2.27][6]。在"妊娠期抗病毒治疗登记信息系统"中，监测的妊娠期前 3 个月服用去羟肌苷的孕妇人数，足够用于评价至少增加 2 倍的整体出生缺陷风险[7]。根据美国疾病预防控制中心数据，在"妊娠期抗病毒治疗登记信息系统"中报告的妊娠早期去羟肌苷暴露的案例中，出生缺陷患病率为 4.68%（427 名新生儿中有 20 名；95% CI 2.88% ~ 7.14%），而美国人群的这一比例为 2.72%[7]。注册中心详细审查了所有缺陷，没有发现任何类型的缺陷。将继续密切监测缺陷的发生率和类型。

安全性

联合使用去羟肌苷和司他夫定以及其他抗逆转录病毒药物的孕妇有出现乳酸酸中毒的案例，在某些情况下乳酸酸中毒是致命的[8-10]；美国食品药品管理局和百时美施贵宝公司向专业医疗人员发出警告，孕妇服用去羟肌苷和司他夫定联合使用可能会增加致命性乳酸酸中毒风险。

PHACS/SMARTT 队列研究发现，在调整出生队列和其他因素后，去羟肌苷联合司他夫定与神经发育障碍有关。然而，单独使用去羟肌苷不增加在下列代谢、生长发育、心脏、神经系统、神经发育、行为、语言和听力等方面不良事件发生的可能性[11, 12]。如上所述，因联合去羟肌苷和司他夫定的方案毒性较高，故 HIV 感染的孕妇不应使用去羟肌苷和司他夫定联合治疗的方案（或任何 HIV 感染者）。

　　法国一项围产期子宫内抗逆转录病毒暴露与 HIV 暴露的未感染婴儿癌症风险之间关系的研究，多变量分析结果显示，妊娠早期暴露于去羟肌苷的癌症发病率增加了 5.5 倍（95% CI，2.1 ~ 14.4）[13]。

表 10 的摘录 [a]

通用名 （缩写） 商品名	剂型	推荐剂量	妊娠期使用
去羟肌苷 （ddI） *惠妥滋* *惠妥滋 EC* **注：**通用药可用于某些复方制剂	ddI（惠妥滋） *缓释片剂（非 EC）：* · 不再使用 *溶液剂：* · 10mg/ml 口服溶液 **惠妥滋 EC（EC 颗粒）胶囊：** · 125mg · 200mg · 250mg · 400mg **普通缓释胶囊：** · 200mg · 250mg · 400mg	**成人标准剂量** *体重≥ 60kg：* · ddI 400mg/ 次，1 次 /d *合用 TDF：* · ddI 250mg/ 次，1 次 /d; 饭前半小时或饭后两小时服用 *体重< 60kg：* · ddI 250mg/ 次，1 次 /d *合用 TDF：* · ddI 200mg/ 次，1 次 /d; 饭前半小时或饭后两小时服用 **注：**口服溶液的最佳剂量为每日 2 次(每日总剂量分 2 次服用)。饭前半小时或饭后两小时服用 **妊娠期给药：** · 剂量不变 **妊娠期药代动力学：** · PK 在妊娠期没有明显变化	ddI **不建议**孕妇使用 胎盘转运中 - 低 [b] ddI **不应**与 d4T 联用。据报道，接受 ddI 和 d4T 治疗孕妇可患乳酸酸中毒，甚至致命

　　[a] 肾功能不全或肝功能不全患者可能需要调整个体 ARV 药物剂量（详见"成人和青少年指南"，附录 B，表 8）

　　[b] 胎盘转运类别由脐带血 / 产妇分娩血浆药物平均或中位比值确定：

　　高： > 0.6 　　**中：** 0.3 ~ 0.6 　　**低：** < 0.3

　　缩略词： ARV = 抗逆转录病毒药物；d4T = 司他夫定；ddI = 去羟肌苷；EC = 肠溶包衣；FDC = 固定剂量组合；PK = 药代动力学；TDF = 富马酸替诺福韦二吡呋酯

◆ 参考文献

1. Didanosine [package insert]. Food and Drug Administration. 2018. Available at: https://www.accessdata.fda.gov/drugsatfda_docs/label/2018/021183s028lbl.pdf.

2. Wang Y, Livingston E, Patil S, et al. Pharmacokinetics of didanosine in antepartum and postpartum human immunodeficiency virus-infected pregnant women and their neonates: an AIDS clinical trials group study. *J Infect Dis*. 1999;180(5):1536-1541. Available at: http://www.ncbi.nlm.nih.gov/entrez/query.fcgi?cmd=Retrieve&db=pubmed&dopt=Abstract&list_uids=10515813.

3. Chappuy H, Treluyer JM, Jullien V, et al. Maternal-fetal transfer and amniotic fluid accumulation of nucleoside analogue reverse transcriptase inhibitors in human immunodeficiency virus-infected pregnant women. *Antimicrob Agents Chemother*. 2004;48(11):4332-4336. Available at: http://www.ncbi.nlm.nih.gov/pubmed/15504861.

4. Sibiude J, Mandelbrot L, Blanche S, et al. Association between prenatal exposure to antiretroviral therapy and birth defects: an analysis of the French perinatal cohort study (ANRS CO1/CO11). *PLoS Med*. 2014;11(4):e1001635. Available at: http://www.ncbi.nlm.nih.gov/pubmed/24781315.

5. Williams PL, Crain M, Yildirim C, et al. Congenital anomalies and *in utero* antiretroviral exposure in HIV-exposed uninfected infants. *JAMA*. 2015. Available at: https://www.ncbi.nlm.nih.gov/pmc/articles/PMC4286442/.

6. Prieto LM, Gonzalez-Tome MI, Munoz E, et al. Birth defects in a cohort of infants born to HIV-infected women in Spain, 2000–2009. *BMC Infect Dis*. 2014;14:700. Available at: http://www.ncbi.nlm.nih.gov/pubmed/25808698.

7. Antiretroviral Pregnancy Registry Steering Committee. Antiretroviral Pregnancy Registry international interim report 1 January 1989–31 January 2018. Wilmington, NC: Registry Coordinating Center. 2018. Available at: http://www.apregistry.com/.

8. Mandelbrot L, Kermarrec N, Marcollet A, et al. Case report: nucleoside analogue-induced lactic acidosis in the third trimester of pregnancy. *AIDS*. 2003;17(2):272-273. Available at: http://www.ncbi.nlm.nih.gov/pubmed/12545093.

9. Sarner L, Fakoya A. Acute onset lactic acidosis and pancreatitis in the third trimester of pregnancy in HIV-1 positive women taking antiretroviral medication. *Sex Transm Infect*. 2002;78(1):58-59. Available at: http://www.ncbi.nlm.nih.gov/pubmed/11872862.

10. Bristol-Myers Squibb Company. Healthcare provider important drug warning letter. 2001. Available at: https://www.accessdata.fda.gov/drugsatfda_docs/appletter/2002/21183s1ltr.pdf

11. Williams PL, Hazra R, Van Dyke RB, et al. Antiretroviral exposure during pregnancy and adverse outcomes in HIV-exposed uninfected infants and children using a trigger-based design. *AIDS*. 2016;30(1):133-144. Available at: https://www.ncbi.nlm.nih.gov/pubmed/26731758.

12. Van Dyke RB, Chadwick EG, Hazra R, Williams PL, Seage GR 3rd. The PHACS SMARTT study: assessment of the safety of in utero exposure to antiretroviral drugs. *Front Immunol*. 2016;7:199. Available at: https://www.ncbi.nlm.nih.gov/pubmed/27242802.

13. Hleyhel M, Goujon S, Delteil C, et al. Risk of cancer in children exposed to didanosine *in utero*. *AIDS*. 2016;30(8):1245-1256. Available at: http://www.ncbi.nlm.nih.gov/pubmed/26854809.

恩曲他滨（Emtriva，FTC）

（2018 年 12 月 7 日最新更新，2018 年 12 月 7 日最新评审）

恩曲他滨被美国食品药品管理局归类为妊娠 B 类。

动物研究

致癌性

恩曲他滨在一系列*体外*和*体内*试验中无致突变性和致裂性。口服恩曲他滨长期致癌性研究中，接受治疗剂量的小鼠（最高为人类全身暴露剂量的 26 倍）或大鼠（最高为人类全身暴露剂量的 31 倍）均未发现与药物相关的肿瘤发生率增加[1]。

生殖/生育

在雌性和雄性小鼠暴露于全身药物暴露的剂量大约是人类推荐的治疗剂量的 60 倍，雄性小鼠暴露于全身药物暴露的剂量大约是人类推荐的治疗剂量的 140 倍的研究中，未观察到恩曲他滨对生殖或生育能力的影响 [以 AUC 衡量][1]。

致畸性/不良妊娠结局

恩曲他滨在小鼠体内的剂量未观察到胎儿的变异或畸形，其全身药物暴露量比推荐的人类剂量高出 60 倍，或在家兔体内比推荐的人类剂量高出 120 倍[1]。

胎盘和母乳途径

恩曲他滨已被证明可以穿过小鼠和家兔的胎盘；小鼠的平均胎儿/母体药物浓度为 0.4，家兔为 $0.5^{[2]}$。

人体妊娠研究

药代动力学

在 IMPAACT P1026s 研究中，恩曲他滨在妊娠晚期（几何平均值 8.0mcg*h/ml；90% CI，7.1～8.9）的暴露程度较产后低（9.7mcg*h/ml；90% CI，8.6～10.9）。58% 孕妇（26 名女性中的 15 名）与 95% 产后女性（22 名女性中的 21 名）达到了 AUC 目标（与非妊娠历史对照经典暴露比，减少 ≤ 30%）。恩曲他滨谷浓度在妊娠期 [C24 几何平均浓度（[GMT）58ng/ml；90% CI，37～63] 与产后相比（C24 GMT 85ng/ml；90% CI，70～100）也较低[3]。在 PACTG 394 研究[4]和一项欧洲研究中发现，恩曲他滨药代动力学参数在妊娠期或分娩后女性中存在类似差异[5, 6]。妊娠期恩曲他滨清除率增加与正常妊娠相关肾小球滤过率增加相关[6]。不需要因这些变化在妊娠期调整药物剂量。

胎盘和母乳途径

已证明恩曲他滨在孕妇中有高胎盘转运。一项对 15 名妊娠期服用恩曲他滨的女性研究显示，脐血与母血的平均比值为 1.2（90% CI，1.0～1.5）[3]。一项研究显示，8 名服用单剂量恩曲他滨 600mg 和富马酸替诺福韦二吡呋酯（TDF）900mg 的女性，脐带血恩曲他滨中位浓度为 717ng/ml（范围 21～1072），中位脐带血/母亲血浆比值为 0.85（范围 0.46～1.07）[4]。

恩曲他滨可分泌到人乳中。乌干达和尼日利亚接受含有恩曲他滨 200mg 的一线抗逆转录病毒治疗女性的研究显示，母乳中恩曲他滨浓度比母体血浆中恩曲他滨浓度达到峰值的时间晚（4～8 小时与 2～4 小时），是母体血浆浓度的 3 倍。恩曲他滨在 3 名婴儿中可检测到（19%）[7]。科特迪瓦一项研究显示，5 名 HIV 感染女性在刚分娩时仅母乳喂养新生儿，分别给予恩曲他滨 400mg，TDF 600mg 和奈韦拉平 200mg，然后恩曲他滨 200mg 和 TDF 300mg，每日 1 次，持续 7 天。母乳中恩曲他滨中位最低和最高浓度分别为 177ng/ml 和 679ng/ml[四分位数（IQR）分别为 105～254ng/ml 和 658～743ng/ml]，远高于 HIV-1 的恩曲他滨 IC50 估计值[8]。一项研究中，50 名未感染 HIV 女性每天口服 200mg 恩曲他滨和 300mgTDF 作为暴露前预防措施（PrEP），恩曲他滨母乳浓度中位峰值和低谷母乳浓度分别为 212.5ng/ml（IQR 140.0～405.0）和 183.0ng/ml（IQR 113.0～250.0）。49 名婴儿有 47 名可检测到恩曲他滨，中位浓度（IQR）为 13.2ng/ml（9.3～16.7），相当于估计每日婴儿摄入 31.9mcg/kg 剂量（IQR 21.0～60.8）的恩曲他滨，或治疗婴儿每日剂量的 0.5%[9]。

致畸性/不良妊娠结局

一项在 HIV PrEP 试验期间进行的妊娠研究将未感染 HIV 的参与者随机分组接受安慰剂，TDF 或 TDF 加恩曲他滨。在 TDF+ 恩曲他滨组未发现先天性异常发生率增加[10]。这项 PrEP 研究显示，TDF+ 恩曲他滨组的妊娠流产率与单独使用 TDF 组的妊娠流产率总体无差异。美国 PHACS/SMARTT 队列研究显示，恩曲他滨暴露与特定或整体出生缺陷风险的增加无关[11]。法国大型队列研究显示，妊娠早期使用恩曲他滨可降低出生缺陷风险[12]。在"妊娠期抗病毒治疗登记信息系统"中，监测的妊娠期前 3 个月服用恩曲他滨的孕妇人数，足够用于评价至少增加 1.5 倍的整体出生缺陷风险 1.5 倍，心血管和泌尿生殖系统缺陷（最常见的类别）增加了 2 倍的风险。恩曲他滨没有观察到先天缺陷风险的增加。基于美国疾病预防控制中心的数据，"妊娠期抗病毒治疗登记信息系统"中报告的妊娠早期暴露于恩曲他滨的病例中，出生缺陷的患病率为 2.44%（2785 名新生儿中有 68 名；95%CI，1.90% ~ 3.09%），而美国人群的总患病率为 2.72%[13]。

其他安全性信息

美国 PHACS/SMARTT 队列研究中，调整出生队列和其他因素后，母亲使用恩曲他滨不会增加代谢、生长发育、心脏、神经或神经发育不良结局的可能性 [14]。

表 10 的摘录 [a]

注：使用 FDCs 时，请参阅附录 B 和表 10 中的其他章节，了解妊娠期 FDC 各药物成分的剂量和安全性

通用名 （缩写） 商品名	剂型	推荐剂量	妊娠期使用
恩曲他滨 （FTC） *Emtriva* （FTC/TDF） *舒发泰* （FTC/EFV/TDF） *Atripla* （FTC/RPV/TDF） *康普莱* （FTC/EVG/ COBI/TDF） *Stribild* （FTC/TAF） *达可挥*	FTC（Emtriva） *胶囊：* ·200mg *口服溶液：* ·10mg/ml FTC/TDF（舒发泰）： ·FTC 200mg plus TDF 300mg 片剂 FTC/EFV/TDF（Atripla）： ·FTC 200mg＋EFV 600mg＋TDF 300mg 片剂 FTC/RPV/TDF（康普莱）： ·FTC 200mg＋RPV 25mg ＋TDF 300mg 片剂	成人标准剂量 *FTC（Emtriva）* *胶囊：* ·EVG 200mg/ 次，1 次 /d， 无须与食物同服 *口服溶液：* ·EVG 240mg（24ml）/ 次，1 次 /d，无须与食物同服 *FTC/TDF（舒发泰）：* ·1 片 / 次，1 次 /d，无须与 食物同服 *FTC/EFV/TDF（Atripla）：* ·1 片 / 次，1 次 /d，睡前服用 ·空腹服用以减少副作用。	胎盘转运高 [b] 无人类致畸性 证据（可以排 除整体出生缺 陷增加 1.5 倍 的可能性） 如果患者合并 HBV 感染，停 止药物可能发 生 HBV 感染 加重；见 **HIV/** **HBV 共感染**

续表

通用名 （缩写） 商品名	剂型	推荐剂量	妊娠期使用
（FTC/RPV/TAF） *Odefsey* （FTC/EVG/ COBI/TAF） *捷扶康* （FTC/BIC/TAF） *必妥维* （FTC/DRV/ COBI/TAF） *Symtuza*	FTC/EVG/COBI/TDF （Stribild）： · FTC 200mg+EVG 150mg+COBI 150mg+ TDF 300mg 片剂 FTC/TAF（达可挥）： · FTC 200mg+TAF 25mg 片剂 FTC/RPV/TAF （Odefsey）： · FTC 200mg+RPV 25mg+TAF 25mg 片剂 FTC/EVG/COBI/TAF（捷 扶康）： · FTC 200mg+EVG 150mg+COBI 150mg+ TAF 10mg 片剂 FTC/BIC/TAF （必妥维）： · FTC 200mg+BIC 50mg+TAF 25mg 片剂 FTC/DRV/COBI/TAF （Symtuza）： · FTC 200mg+DRV 800mg+COBI 150mg+ TAF 10mg 片剂	*FTC/RPV/TDF（康普莱）：* · 1 片 / 次,1 次 /d,与食物 同服 *FTC/EVG/COBI/TDF* *（Stribild）：* · 1 片 / 次,1 次 /d,与食物 同服 *FTC/TAF（达可挥）：* · 1 片 / 次,1 次 /d,与或不 与食物同服 *FTC/RPV/TAF（Odefsey）：* · 1 片 / 次,1 次 /d,与食物 同服 *FTC/EVG/COBI/TAF* *（捷扶康）：* · 1 片 / 次,1 次 /d,与食物 同服 *FTC/BIC/TAF* *（必妥维）：* · 1 片 / 次,1 次 /d,与或不 与食物同服 *FTC/DRV/COBI/TAF* *（Symtuza）：* · 1 片 / 次,1 次 /d,与食物 同服 妊娠期给药： · 剂量不变	

续表

通用名 （缩写） 商品名	剂型	推荐剂量	妊娠期使用
		妊娠期药代动力学： ·PK 在妊娠期没有明显变化 ·妊娠期使用复方制剂的指导，请参阅其他部分的具体章节（即 TDF，TAF，EFV，RPV，DRV，EVG，BIC，COBI）	

a 肾功能不全或肝功能不全患者可能需要调整个体 ARV 药物剂量（详见"成人和青少年指南"，附录 B，表 8）

b 胎盘转运类别由脐带血 / 产妇分娩血浆药物平均或中位比值确定：

高：> 0.6　　中：0.3 ~ 0.6　　低：< 0.3

缩略词：BIC = bictegravir；COBI = 考比司他；DRV = 达芦那韦；EFV = 依非韦伦；EVG = 埃维雷韦；FDC = 固定剂量组合；FTC = 恩曲他滨；HBV = 乙型肝炎病毒；PK = 药代动力学；RPV = 利匹韦林；TAF = 丙酚替诺福韦；TDF = 富马酸替诺福韦二吡呋酯

◆ 参考文献

1. Emtriva [package insert]. Food and Drug Administration. 2017. Available at: https://www.accessdata.fda.gov/drugsatfda_docs/label/2017/021500s028,021896s025lbl.pdf.

2. Szczech GM, Wang LH, Walsh JP, Rousseau FS. Reproductive toxicology profile of emtricitabine in mice and rabbits. *Reprod Toxicol*. 2003;17(1):95-108. Available at: http://www.ncbi.nlm.nih.gov/pubmed/12507664.

3. Stek AM, Best BM, Luo W, et al. Effect of pregnancy on emtricitabine pharmacokinetics. *HIV Med*. 2012;13(4):226-235. Available at: http://www.ncbi.nlm.nih.gov/pubmed/22129166.

4. Flynn PM, Mirochnick M, Shapiro DE, et al. Pharmacokinetics and safety of single-dose tenofovir disoproxil fumarate and emtricitabine in HIV-1-infected pregnant women and their infants. *Antimicrob Agents Chemother*. 2011;55(12):5914-5922. Available at: http://www.ncbi.nlm.nih.gov/pubmed/21896911.

5. Colbers AP, Hawkins DA, Gingelmaier A, et al. The pharmacokinetics, safety and efficacy of tenofovir and emtricitabine in HIV-1-infected pregnant women. *AIDS*. 2013;27(5):739-748. Available at: http://www.ncbi.nlm.nih.gov/pubmed/23169329.

6. Valade E, Treluyer JM, Dabis F, et al. Modified renal function in pregnancy: impact on emtricitabine pharmacokinetics. *Br J Clin Pharmacol*. 2014;78(6):1378-1386. Available at: http://www.ncbi.nlm.nih.gov/pubmed/24995851.

7. Waitt C, Olagunju A, Nakalema S, et al. Plasma and breast milk pharmacokinetics of emtricitabine, tenofovir and lamivudine using dried blood and breast milk spots in nursing African mother-infant pairs. *J Antimicrob Chemother*. 2018;73(4):1013-1019. Available at: https://www.ncbi.nlm.nih.gov/pubmed/29309634.

8. Benaboud S, Pruvost A, Coffie PA, et al. Concentrations of tenofovir and emtricitabine in breast milk of HIV-1-infected women in Abidjan, Cote d'Ivoire, in the ANRS 12109 TEmAA study, step 2. *Antimicrob Agents Chemother*. 2011;55(3):1315-1317. Available at: http://www.ncbi.nlm.nih.gov/pubmed/21173182.

9. Mugwanya KK, Hendrix CW, Mugo NR, et al. Pre-exposure prophylaxis use by breastfeeding HIV-uninfected women: a prospective short-term study of antiretroviral excretion in breast milk and infant absorption. *PLoS Med*. 2016;13(9):e1002132. Available at: https://www.ncbi.nlm.nih.gov/pubmed/27676257.

10. Mugo NR, Hong T, Celum C, et al. Pregnancy incidence and outcomes among women receiving preexposure prophylaxis for HIV prevention: a randomized clinical trial. *JAMA*. 2014;312(4):362-371. Available at: http://www.ncbi.nlm.nih.gov/pubmed/25038355.

11. Williams PL, Crain M, Yildirim C, et al. Congenital anomalies and in utero antiretroviral exposure in human immunodeficiency virus-exposed uninfected infants. *JAMA Pediatr*. 2015;169(1):45-55. Available at: http://www.ncbi.nlm.nih.gov/pubmed/25383770.

12. Sibiude J, Mandelbrot L, Blanche S, et al. Association between prenatal exposure to antiretroviral therapy and birth defects: an analysis of the French perinatal cohort study (ANRS CO1/CO11). *PLoS Med*. 2014;11(4):e1001635. Available at: http://www.ncbi.nlm.nih.gov/pubmed/24781315.

13. Antiretroviral Pregnancy Registry Steering Committee. Antiretroviral pregnancy registry international interim report for 1 January 1989–31 January 2018. Wilmington, NC: Registry Coordinating Center. 2018. Available at: http://www.apregistry.com/.

14. Williams PL, Hazra R, Van Dyke RB, et al. Antiretroviral exposure during pregnancy and adverse outcomes in HIV-exposed uninfected infants and children using a trigger-based design. *AIDS*. 2016;30(1):133-144. Available at: https://www.ncbi.nlm.nih.gov/pubmed/26731758.

拉米夫定（益平维，3TC）

（2018 年 12 月 7 日最新更新，2018 年 12 月 7 日最新评审）

现有证据表明孕妇使用拉米夫定与胎儿发育不良或妊娠异常结局风险增加无关。

动物研究

致癌性

拉米夫定在*体外*试验中具有较弱的诱变活性，但是在接受标准人类暴露剂量 35 ~ 45 倍的大鼠体内未获得遗传毒性证据。动物研究表明，小鼠和大鼠分别长期暴露于人类剂量的 10 倍和 58 倍时没有致癌的证据[1]。

生殖/生育

拉米夫定以高达 4000mg/（kg·d）的剂量给予大鼠，其血浆水平达到人类标准剂量的 47 ~ 70 倍，没有发现生育能力受损，也没有对断奶后的生存、生长和发育产生影响[1]。

致畸性/不良妊娠结局

给予大鼠和家兔人类血浆水平 35 倍剂量时，无拉米夫定诱导致畸性的证据。暴露于与人类治疗剂量相似的环境下，家兔早期胚胎致死率较高，但暴露于人类血浆水平 35 倍的大鼠未发现早期胚胎致死率[1]。

胎盘和母乳途径

妊娠大鼠研究中，拉米夫定可通过胎盘转运至胎儿[1]。

人体妊娠研究

药代动力学

两项独立研究报告显示妊娠对拉米夫定药代动力学参数没有显著影响[2,3]。对 114 名孕妇、123 名分娩女性和 47 名非孕妇的分析证实了这一点，所有参与者均接受标准剂量每日一次或每日两次拉米夫定[4]。孕妇的表观清除率比非孕妇和产后女性高出 22%，但清除率增加并未导致未达治疗剂量。拉米夫定在孕妇中的暴露水平虽然低于非妊娠和产妇的暴露水平，但与之前报告的非妊娠成人结果相当接近[4]。因此，妊娠期不需要调整拉米夫定剂量。

胎盘和母乳途径

拉米夫定很容易穿过人类胎盘，达到与母体血浆浓度相当的脐带血水平[3]。

123 对母婴的胎盘转运研究中，胎儿 - 母体 AUC 比率，为 0.86，拉米夫定羊水积聚，羊水 - 胎儿 AUC 比率，为 2.9[4]。其他研究还指出，拉米夫定在羊水中累积是由于胎儿将拉米夫定尿液排泄到羊水中导致[2]。

拉米夫定可经母乳分泌。肯尼亚一项研究显示，67 名接受齐多夫定、拉米夫定和奈韦拉平联合方案的哺乳期女性，母乳的拉米夫定中位浓度为 1214 ng/ml，母乳中拉米夫定浓度与血浆中拉米夫定浓度的中位比值为 2.56[5]。仅通过母乳接触拉米夫定的婴儿，血浆拉米夫定的中位浓度为 23ng/ml（拉米夫定对野生型 HIV 的 IC50 = 0.6 ~ 21ng/ml）。马拉维进行的另一项研究显示，接受拉米夫定联合富马酸替诺福韦二吡呋酯和依非韦伦并母乳喂养的女性，在分娩后 1 个月（高出 3.29 倍）和 12 个月（高出 2.35 倍）时，母乳中拉米夫定的浓度高于母亲血浆中拉米夫定的浓度。但是，6 个月和 12 个月婴儿血浆中拉米夫定中位浓度仅分别为 2.5ng/ml[四分位范围（IQR）为 2.5 ~ 7.6] 和 0ng/ml（IQR 为 0 ~ 2.5）[6]。

致畸性 / 不良妊娠结局

法国大型队列研究发现，妊娠早期拉米夫定暴露与总体出生缺陷风险增加有关（校正比值比 = 1.37；95% CI，1.06 ~ 1.73），但并没有影响占主导地位的特定的出生缺陷或器官系统缺陷[7]。然而，"妊娠期抗病毒治疗登记信息系统"中，监测的妊娠期前 3 个月服用拉米夫定的孕妇人数，足够用于评价至少增加 1.5 倍的整体出生缺陷风险和至少增加 2 倍的心血管和泌尿生殖系统缺陷风险。拉米夫定没有观察到出生缺陷风险的增加。基于美国疾病预防控制中心的监测，"妊娠期抗病毒治疗登记信息系统"中报告的妊娠早期拉米夫定暴露病例中，出生缺陷患病率为 3.0%（5008 名新生儿中有 151 名；95% CI 为 2.6% ~ 3.5%），而美国人口的总体患病率仅为 2.7%[8]。

妊娠期抗病毒治疗登记信息系统数据分析表明，与使用非拉米夫定抗逆转录病毒治疗方案相比，使用含拉米夫定治疗方案可降低自然流产、人工流产和早产风险[9]。

其他安全性信息

一项针对 HIV 感染女性所生非 HIV 感染婴儿的大型美国队列研究结果显示，妊娠期服用拉米夫定与婴儿的生长、听力、语言、神经学、神经发育、代谢、血液学 / 临床生化和血乳酸等方面不良事件风险增加无关[10]。

表 10 的摘录 [a]

注：使用 FDCs 时，请参阅附录 B 和表 10 中的其他章节，以了解妊娠期 FDC 各药物成分的剂量和安全性信息

通用名（缩写）商品名	剂型	推荐剂量	妊娠期使用
拉米夫定（3TC）盖平维 Epivir	3TC (Epivir) [d] 片剂：· 150mg · 300mg 口服溶液：· 10mg/ml	成人标准剂量 3TC (Epivir)：· 3TC 150mg/次，2次/d，或 300mg/次，1次/d，无须与食物同服	胎盘转运高 [b]；无人类致畸性证据（可以排除整体出生缺陷增加 1.5 倍的可能性）
(3TC/TDF) Cimduo	3TC/TDF (Cimduo)：· 3TC 300mg+TDF 300mg 片剂	3TC/TDF (Cimduo)：·1片/次，1次/d，无须与食物同服	如果患者合并 HBV 感染，停止药物可能发生 HBV 感染加重，见"HIV/HBV 共感染"
(3TC/ZDV) 可比韦	3TC/ZDV (可比韦) [d]：· 3TC 150mg+ZDV 300mg 片剂	3TC/ZDV (可比韦)：·1片/次，2次/d，无须与食物同服	
(3TC/DOR/TDF) Delstrigo	3TC/DOR/TDF (Delstrigo)：· 3TC 300mg+DOR 100mg+TDF 300mg 片剂	3TC/DOR/TDF (Delstrigo)：·1片/次，1次/d，无须与食物同服	
(3TC/ABC) Epzicom	3TC/ABC (Epzicom) [d]：· 3TC 300mg+ABC 600mg 片剂	3TC/ABC (Epzicom)：·1片/次，1次/d，无须与食物同服	注：专为治疗 HBV 研发的3TC产品（如 EpivirHBV）含有较低剂量 3TC，**不适**合治疗 HIV
(3TC/EFV/TDF) Symfi	3TC/EFV/TDF (Symfi)：· 3TC 300mg+EFV 600mg+TDF 300mg 片剂	3TC/EFV/TDF (Symfi or Symfi Lo)：·1片/次，1次/d，空腹服用，最好在睡前服用	
(3TC/EFV/TDF) Symfi Lo	3TC/EFV/TDF (Symfi)：· 3TC 300mg+EFV 600mg+TDF 300mg 片剂	3TC/ABC/DTG (绥美凯)：·1片/次，1次/d，无须与食物同服	

续表

通用名 （缩写） 商品名	剂型	推荐剂量	妊娠期使用
（3TC/EFV/TDF） *Temixys*	<u>3TC/EFV/TDF（Symfi Lo）</u>： • 3TC 300mg+EFV 400mg+TDF 300mg 片剂	<u>3TC/TDF（Temixys）</u>： • 1片/次,1次/d,无须与食物同服	
（3TC/ABC/DTG） 绥美凯	<u>3TC/TDF（Temixys）</u>： • 3TC 300mg+TDF 300mg 片剂	<u>3TC/ABC/ZDV（三协唯）</u>： • 1片/次,2次/d,无须与食物同服	
（3TC/ABC/ZDV） 三协唯	<u>3TC/ABC/DTG（绥美凯）</u>： • 3TC 300mg+ABC 600mg+DTG 50mg 片剂	<u>妊娠期药代动力学</u>： • PK在妊娠期没有明显变化	
注：通用药可用于某些复方制剂	<u>3TC/ABC/ZDV（三协唯）</u>[d]： • 3TC 150mg+ABC 300mg+ZDV 300mg 片剂	<u>妊娠期给药</u>： • 剂量不变	
		• 妊娠期使用复方制剂的指导,请参阅其他部分的具体章节（即 ABC,DOR,DTG,EFV,TDF,ZDV）	

[a] 肾功能不全或肝功能不全患者可能需要调整个体 ARV 药物剂量（详见"成人和青少年指南"，附录 B，表 8）

[b] 胎盘转运类别由脐带血/产妇分娩血浆血药物平均或中位值确定：

高：> 0.6　　中：0.3～0.6　　低：< 0.3

[d] 通用剂型

缩略词：3TC＝拉米夫定；ABC＝阿巴卡韦；DOR＝多拉韦林；DTG＝多替拉韦；EFV＝依非韦伦；HBV＝乙型肝炎病毒；PK＝药代动力学；TDF＝富马酸替诺福韦二吡呋酯；ZDV＝齐多夫定

◆ 参考文献

1. Lamivudine [package insert]. 2018. Food and Drug Administration. Available at: https://www.accessdata.fda.gov/drugsatfda_docs/label/2018/020564s038,020596s037lbl.pdf.

2. Mandelbrot L, Peytavin G, Firtion G, Farinotti R. Maternal-fetal transfer and amniotic fluid accumulation of lamivudine in human immunodeficiency virus-infected pregnant women. *Am J Obstet Gynecol*. 2001;184(2):153-158. Available at: http://www.ncbi.nlm.nih.gov/pubmed/11174495.

3. Moodley J, Moodley D, Pillay K, et al. Pharmacokinetics and antiretroviral activity of lamivudine alone or when coadministered with zidovudine in human immunodeficiency virus type 1-infected pregnant women and their offspring. *J Infect Dis*. 1998;178(5):1327-1333. Available at: http://www.ncbi.nlm.nih.gov/pubmed/9780252.

4. Benaboud S, Treluyer JM, Urien S, et al. Pregnancy-related effects on lamivudine pharmacokinetics in a population study with 228 women. *Antimicrob Agents Chemother*. 2012;56(2):776-782. Available at: http://www.ncbi.nlm.nih.gov/pubmed/22106227.

5. Mirochnick M, Thomas T, Capparelli E, et al. Antiretroviral concentrations in breast-feeding infants of mothers receiving highly active antiretroviral therapy. *Antimicrob Agents Chemother*. 2009;53(3):1170-1176. Available at: http://www.ncbi.nlm.nih.gov/pubmed/19114673.

6. Palombi L, Pirillo MF, Marchei E, et al. Concentrations of tenofovir, lamivudine and efavirenz in mothers and children enrolled under the option B-plus approach in Malawi. *J Antimicrob Chemother*. 2016;71(4):1027-1030. Available at: https://www.ncbi.nlm.nih.gov/pubmed/26679247.

7. Sibiude J, Mandelbrot L, Blanche S, et al. Association between prenatal exposure to antiretroviral therapy and birth defects: an analysis of the French perinatal cohort study (ANRS CO1/CO11). *PLoS Med*. 2014;11(4):e1001635. Available at: http://www.ncbi.nlm.nih.gov/pubmed/24781315.

8. Antiretroviral Pregnancy Registry Steering Committee. Antiretroviral pregnancy registry international interim report for 1 January 1989–31 January 2018. Wilmington, NC: Registry Coordinating Center. 2018. Available at: http://www.apregistry.com/.

9. Vannappagari V, Koram N, Albano J, Tilson H, Gee C. Abacavir and lamivudine exposures during pregnancy and non-defect adverse pregnancy outcomes: data from the antiretroviral pregnancy registry. *J Acquir Immune Defic Syndr*. 2015;68(3):359-364. Available at: http://www.ncbi.nlm.nih.gov/pubmed/25469525.

10. Williams PL, Hazra R, Van Dyke RB, et al. Antiretroviral exposure during pregnancy and adverse outcomes in HIV-exposed uninfected infants and children using a trigger-based design. *AIDS*. 2016;30(1):133-144. Available at: https://www.ncbi.nlm.nih.gov/pubmed/26731758.

司他夫定（赛瑞特，d4T）

（2018 年 12 月 7 日最新更新，2018 年 12 月 7 日最新评审）

司他夫定被美国食品药品管理局归类为妊娠 C 类。

司他夫定因其毒性**不推荐**用于 HIV 感染孕妇。

动物研究

致癌性

司他夫定在体外和体内试验中均具致畸变性，但在体外试验中不具有致突变性。在小鼠和大鼠的 2 年致癌性研究中，观察暴露剂量为人类推荐治疗剂量的 39 倍（小鼠）和 168 倍（大鼠）时，司他夫定为非致癌性。较高暴露水平下 [暴露于人治疗剂量的 250 倍（小鼠）和 732 倍（大鼠）]，小鼠和大鼠均出现良、恶性肝脏肿瘤，雄性小鼠出现膀胱肿瘤 [1]。

生殖 / 生育

司他夫定对啮齿动物的生殖 / 生育能力没有影响。大鼠暴露于 216 倍 C_{max} [临床剂量为 1mg/（kg·d）] 司他夫定时，未发现生殖能力受损的证据 [1]。在着床前小鼠胚胎上观察到司他夫定剂量相关的细胞毒性作用，研究显示司他夫定浓度达到 10μM 时可抑制胚泡发育，浓度达到时 100μM 可抑制胚泡形成 [2]。

致畸性 / 不良妊娠结局

大鼠和兔暴露于 1mg/（kg·d）司他夫定的剂量下，相当于人体临床剂量的 399 倍和 183 倍（基于 Cmax），未发现致畸性证据。大鼠胚胎中，尽管在 216 倍人体暴露剂量下没有观察到任何影响，但在暴露于人类剂量（标准剂量）399 倍时，常见的骨骼变异——胸骨未骨化或不完全骨化——的发生率增加。标准剂量暴露时不存在这种影响。在标准剂量 216 倍的暴露剂量下观察到轻微着床后损失，但在 135 倍剂量下没有观察到影响。早期新生大鼠子代（出生至第 4 天）存活率在人类暴露剂量 135 倍左右未受影响，但在 399 倍剂量时死亡率增加 [1]。

胎盘和母乳途径

对大鼠的研究表明，司他夫定可通过胎盘转运至胎儿。胎儿组织中浓度约为母体血浆浓度一半 [1]。在灵长类动物（猪尾猕猴）中，胎儿血浆浓度与母体血浆浓度比值约为 0.80 [3]。

司他夫定可以分泌到哺乳期大鼠的母乳中[1]。

人体妊娠研究

药代动力学

1/2 期短期安全性和药代动力学（PK）研究中，司他夫定和拉米夫定联合应用于 HIV 感染女性及其婴儿（PACTG 332），两种药物耐受性良好，孕妇的司他夫定 PK 参数与非孕妇相似[4]。

胎盘和母乳途径

司他夫定可通过人胎盘，脐血浓度 / 母体血浓度比值为 1.0 ~ 1.3[5]。司他夫定也可进入人乳，母乳浓度 / 母体血浆浓度比值为 1.0 ~ 1.76。母乳喂养的婴儿体内浓度可以忽略不计[6, 7]。

致畸性 / 不良妊娠结局

法国大型队列（具备 70% 增加比值比 1.5 的检验效能）研究中，未发现妊娠早期暴露于司他夫定与出生缺陷之间存在关联[8]。"妊娠期抗病毒治疗登记信息系统"中，监测的妊娠早期服用司他夫定的孕妇人数，足够用于评价至少增加 2 倍的整体出生缺陷风险。但司他夫定用药并未导致这种出生缺陷患病率增加。基于美国疾病预防控制中心的数据，妊娠期抗病毒治疗登记信息系统中报告的妊娠早期暴露于司他夫定的病例中，出生缺陷患病率为 2.6%（811 名新生儿中有 21 名；95% CI，1.6% ~ 3.9%），而美国人群的总体患病率为 2.7%[9]。

其他安全性数据

去羟肌苷和司他夫定联合其他抗逆转录病毒药物（ARV）的孕妇，有乳酸酸中毒的病例发生，包括一些致命病例[10-12]。美国食品药品管理局和百时美施贵宝（Bristol-Myers Squibb）向专业医疗人员发出警告，如果孕妇同时服用去羟肌苷和司他夫定，其发生致命性乳酸酸中毒的风险可能会增加（参见"妊娠期使用抗逆转录病毒药物"和"抗逆转录病毒药物暴露婴儿的长期随访建议"）。孕妇**不宜同时服用**去羟肌苷和司他夫定。

美国一项对妊娠期使用抗逆转录病毒药物安全性的队列研究中，妊娠期接受去羟肌苷联合司他夫定治疗 HIV 感染者所生的未感染 HIV 儿童与母亲在妊娠期未服用这些药物的儿童相比，发生神经发育不良 [相对风险（RR）为 12.40；95% CI 5.29 ~ 29.08] 和语言发育不良（相对危险率 4.84，95% CI

1.14 ~ 20.51）的风险均增加[13]。

司他夫定因其毒性**不推荐**用于 HIV 感染的孕妇。

表 10 的摘录[a]

通用名 (缩写) 商品名	剂型	推荐剂量	妊娠期使用
司他夫定 (d4T) *赛瑞特* **注**：通用药可用于某些复方制剂	d4T（赛瑞特） *胶囊：* · 15mg · 20mg · 30mg · 40mg *口服溶液：* · 1mg/ml 配制后 **注**：制造商已停止生产缓释胶囊配方（赛瑞特 XR）	*成人标准剂量[e]* *体重 ≥ 60kg：* · 40mg/ 次，2 次 /d，无须与餐同服 *体重 <60kg：* · 30mg/ 次，2 次 /d，无须与餐同服 *妊娠期给药：* · 剂量不变 *妊娠期药代动力学：* · PK 在妊娠期没有明显变化	d4T **不建议**孕妇使用 胎盘转运高[b] 无人类致畸性证据（可以排除整体出生缺陷增加 1.5 倍的可能性） 据报道，接受 ddI 和 d4T 治疗的孕妇可患乳酸酸中毒，有时甚至致命

[a] 肾功能不全或肝功能不全患者可能需要调整个体 ARV 药物剂量（详见"成人和青少年指南"，附录 B，表 8）

[b] 胎盘转运类别由脐带血 / 产妇分娩血浆药物平均或中位比值确定：

高： > 0.6　　**中：** 0.3 ~ 0.6　　**低：** < 0.3

[e] 世界卫生组织建议，无论体重多少，最大剂量为 30mg/ 次，2 次 /d

缩略词： ARV = 抗逆转录病毒；d4T = 司他夫定；ddI = 去羟肌苷；PK = 药代动力学；WTO= 世界卫生组织

◆ 参考文献

1. Stauvidine [package insert]. Food and Drug Administration. 2017. Available at: http://packageinserts.bms.com/pi/pi_zerit.pdf.

2. Toltzis P, Mourton T, Magnuson T. Comparative embryonic cytotoxicity of antiretroviral nucleosides. *J Infect Dis.* 1994;169(5):1100-1102. Available at: http://www.ncbi.nlm.nih.gov/pubmed/8169400.

3. Odinecs A, Nosbisch C, Keller RD, Baughman WL, Unadkat JD. In vivo maternal-fetal pharmacokinetics of stavudine (2',3'-didehydro-3'-deoxythymidine) in pigtailed macaques (Macaca nemestrina). *Antimicrob Agents Chemother.* 1996;40(1):196-202. Available at: http://www.ncbi.nlm.nih.gov/pubmed/8787905.

4. Wade NA, Unadkat JD, Huang S, et al. Pharmacokinetics and safety of stavudine in HIV-infected pregnant women and their infants: pediatric AIDS clinical trials group protocol 332. *J Infect Dis*. 2004;190(12):2167-2174. Available at: http://www.ncbi.nlm.nih.gov/pubmed/15551216.

5. McCormack SA, Best BM. Protecting the fetus against HIV infection: a systematic review of placental transfer of antiretrovirals. *Clin Pharmacokinet*. 2014;53(11):989-1004. Available at: http://www.ncbi.nlm.nih.gov/pubmed/25223699.

6. Fogel JM, Taha TE, Sun J, et al. Stavudine concentrations in women receiving postpartum antiretroviral treatment and their breastfeeding infants. *J Acquir Immune Defic Syndr*. 2012;60(5):462-465. Available at: http://www.ncbi.nlm.nih.gov/pubmed/22614899.

7. Palombi L, Pirillo MF, Andreotti M, et al. Antiretroviral prophylaxis for breastfeeding transmission in Malawi: drug concentrations, virological efficacy and safety. *Antivir Ther*. 2012;17(8):1511-1519. Available at: http://www.ncbi.nlm.nih.gov/pubmed/22910456.

8. Sibiude J, Mandelbrot L, Blanche S, et al. Association between prenatal exposure to antiretroviral therapy and birth defects: an analysis of the French perinatal cohort study (ANRS CO1/CO11). *PLoS Med*. 2014;11(4):e1001635. Available at: http://www.ncbi.nlm.nih.gov/pubmed/24781315.

9. Antiretroviral Pregnancy Registry Steering Committee. Antiretroviral pregnancy registry international interim report for 1 January 1989–31 January 2018.Wilmington, NC: Registry Coordinating Center. 2018. Available at: http://www.apregistry.com/.

10. Bristol-Myers Squibb Company. Healthcare provider important drug warning letter. 2001. Available at: http://www.fda.gov/Safety/MedWatch/SafetyInformation/SafetyAlertsforHumanMedicalProducts/ucm173947.htm.

11. Sarner L, Fakoya A. Acute onset lactic acidosis and pancreatitis in the third trimester of pregnancy in HIV-1 positive women taking antiretroviral medication. *Sex Transm Infect*. 2002;78(1):58-59. Available at: http://www.ncbi.nlm.nih.gov/pubmed/11872862.

12. Mandelbrot L, Kermarrec N, Marcollet A, et al. Case report: nucleoside analogue-induced lactic acidosis in the third trimester of pregnancy. *AIDS*. 2003;17(2):272-273. Available at: http://www.ncbi.nlm.nih.gov/pubmed/12545093.

13. Williams PL, Hazra R, Van Dyke RB, et al. Antiretroviral exposure during pregnancy and adverse outcomes in HIV-exposed uninfected infants and children using a trigger-based design. *AIDS*. 2016;30(1):133-144. Available at: https://www.ncbi.nlm.nih.gov/pubmed/26731758.

丙酚替诺福韦（韦立得，TAF）

（2018年12月7日最新更新，2018年12月7日最新评审）

丙酚替诺福韦（TAF）是替诺福韦的口服生物可吸收形式。人类妊娠人群使用丙酚替诺福韦的数据尚不足以评估其与出生缺陷或流产的风险。

动物研究

致癌性

由于TAF可迅速转化为替诺福韦，且给药后大鼠和小鼠替诺福韦暴露量低于富马酸替诺福韦二吡呋酯（tenofovirdisoproxil fumarate，TDF）给药后所能达到的浓度范围。因此，用TDF进行了致癌性研究。长期口服替诺福韦对小鼠和大鼠的致癌剂量分别为人类推荐TAF给药剂量的167倍（小鼠）和55倍（大鼠）。在雌性小鼠中，肝腺瘤增加。大鼠中未观察到致癌性证据[1, 2]。

生殖 / 生育

大鼠和家兔的生殖研究显示，在TAF暴露量为人类暴露量的53倍的条件下，未发现与TAF给药相关的生育能力或交配能力受损的证据[1-3]。

致畸性 / 不良妊娠结局

给予雄性或雌性大鼠服用相当于62倍的人类治疗剂量的TAF时，未观察到对早期胚胎发育的影响[1-3]。

胎盘和母乳途径

大鼠研究表明，给予TDF后，母乳中分泌替诺福韦；目前尚不清楚动物乳汁中是否含有TAF[1, 3]。

人体妊娠研究

药代动力学

通过31名服用TAF 25mg（不含任何增效剂）女性受试者和27名服用TAF 10mg同时服用考比司他150mg的女性受试者获得的TAF药代动力学（PKs）数据已有报道[4]。这项研究评估了孕妇和产后女性血浆中TAF暴露与非孕妇相比是否增加。服用增效TAF的孕妇和产后女性的PKs无显著差异。服用不含增效剂TAF的女性中，妊娠和产后血浆暴露的显著差异主要归因于产后暴露水平较高。

表 10 的摘录 [a]

注：使用 FDCs 时，请参阅附录 B 和表 10 中的其他章节，以了解妊娠期 FDC 各药物成分的剂量和安全性信息。

通用名 （缩写） 商品名	剂型	推荐剂量	妊娠期使用
丙酚替诺福韦 **（TAF）** 韦立得	TAF（韦立得）[d] *片剂：* • 25mg	成人标准剂量 *TAF（韦立得）：* • 1 片 / 次，1 次 / d，与食物同服	胎盘转运低 [b] 数据不足以评估人类的致畸性证据。无大鼠致畸性证据
（TAF/BIC/FTC） *必妥维*	*TAF/BIC/FTC（必妥维）：* • TAF 25mg+BIC 50mg+FTC 200mg 片剂	*TAF/BIC/FTC（必妥维）：* • 1 片 / 次，1 次 / d，与或不与食物同服	因为潜在肾毒性，需监测肾功能
（TAF/FTC） *达可挥*	*TAF/FTC（达可挥）：* • TAF 25mg+FTC 200mg 片剂	*TAF/FTC（达可挥）：* • 1 片 / 次，1 次 / d，与或不与食物同服 • 相同剂量（TAF 25mg）可与或不与药物增强剂联用	
（TAF/EVG/COBI/FTC） *捷扶康*	*TAF/EVG/COBI/FTC（捷扶康）：* • TAF 10mg+EVG 150mg+COBI 150mg+FTC 200mg 片剂	*TAF/EVG/COBI/FTC（捷扶康）：* • 1 片 / 次，1 次 / d，与食物同服	
（TAF/FTC/RPV） *Odefsey*	*TAF/FTC/RPV（Odefsey）：* • TAF 25mg+FTC 200mg+RPV 25mg 片剂	*TAF/FTC/RPV（Odefsey）：* • 1 片 / 次，1 次 / d，与食物同服	
（TAF/DRV/COBI/FTC） *Symtuza*		*TAF/DRV/COBI/FTC（Symtuza）：* • 1 片 / 次，1 次 / d，与食物同服	

续表

通用名 （缩写） 商品名	剂型	推荐剂量	妊娠期使用
注：通用药可用于某些 复方制剂	TAF/DRV/COBI/FTC（Symtuza）: · TAF 10mg+DRV 800mg+COBI 150mg+FTC 200mg 片剂	妊娠期药代动力学： · 血浆 PK 在妊娠期没有明显变化 妊娠期给药： · 剂量不变 · 妊娠期使用复方制剂的指导，请参阅其他部分的具体章节 （即 BIC,COBI:DRV,EVG,FTC,RPV）	

[a] 肾功能不全或肝功能不全患者可能需要调整个体 ARV 药物剂量（详见 "成人和青少年指南"，附录 B，表 8 ）

[b] 胎盘转运类别用脐带血 / 产妇分娩血浆药物平均或中位比值确定：

高：> 0.6　中：0.3 ~ 0.6　低：< 0.3

[d] 通用剂型

缩略词：COBI = 考比司他；BIC = bictegravir；DRV = 地瑞那韦；EVG = elvitegravir；FDC = 固定剂量组合；FTC = 恩曲他滨；PK = 药代动力学；RPV = rilpivirine；TAF = 丙酚替诺福韦

胎盘和母乳途径

15 份脐带血样本中，有 15 份 TAF 低于定量分析限值（<3.9ng/ml）。15 对样本中有 2 对可在分娩时母体血浆中检测到 TAF[4]。

致畸性 / 不良妊娠结局

"妊娠期抗病毒治疗登记信息系统"中报告的 TAF 暴露病例数量不足以得出有关出生缺陷风险的任何结论 [5]。

◆ 参考文献

1. Emtricitabine/rilpivirine/tenofovir alafenamide (Odefsey) [package insert]. Food and Drug Administration. 2016. Available at: http://www.accessdata.fda.gov/drugsatfda_docs/label/2016/208351s000lbl.pdf.

2. Elvitegravir/cobicistat/emtricitabine/tenofovir alafenamide (Genvoya) [package insert]. Food and Drug Administration. 2016. Available at: http://www.accessdata.fda.gov/drugsatfda_docs/label/2016/207561s003lbl.pdf.

3. Emtricitabine/tenofovir alafenamide (Descovy) [package insert]. Food and Drug Administration. 2016. Available at: http://www.accessdata.fda.gov/drugsatfda_docs/label/2016/208215s000lbl.pdf.

4. Momper J, Best B, Wang J, et al. Tenofovir alafenamide pharmacokinetics with and without cobicistat in pregnancy. Presented at: 22nd International AIDS Conference. 2018. Amsterdam, Netherlands.

5. Antiretroviral Pregnancy Registry Steering Committee. Antiretroviral pregnancy registry international interim report for 1 January 1989–31 January 2018. Wilmington, NC: Registry Coordinating Center. 2018. Available at: http://www.apregistry.com/.

‖ 富马酸替诺福韦二吡呋酯（韦瑞德，TDF）

（2018 年 12 月 7 日最新更新，2018 年 12 月 7 日最新评审）

富马酸替诺福韦二吡呋酯（TDF）是替诺福韦的一种口服生物利用形式，被美国食品药品管理局列为妊娠 B 类[1]。有关丙酚替诺福韦（TAF）的信息，请参阅"TAF 部分"。

动物研究

致癌性

替诺福韦在两项*体外*试验中的一项中表现出致突变性，但无致畸性证据。替诺福韦的长期口服致癌性研究采用了基于人类标准剂量 16 倍（小鼠）和 5 倍（大鼠）的暴露剂量。雌性小鼠中，接受人类治疗剂量 16 倍时，肝腺瘤增加。大鼠接受人类治疗剂量的 5 倍时，未观察到致癌性证据[1]。

生殖 / 生育

基于体表面积比较，在大鼠和家兔身上分别进行了 14 倍和 19 倍于人类标准剂量替诺福韦的生殖研究。这些研究未显示与替诺福韦有关的生育能力受损或胎儿受损的证据。在交配前 28 天给予雄性大鼠替诺福韦，交配前 15 天至妊娠 7 天给予雌性大鼠替诺福韦 [600mg/（kg·d）；按体表面积计算，相当于标准人体剂量的 10 倍]，对生育力、交配能力和早期胚胎发育均无影响。然而，给予替诺福韦 600mg/（kg·d）时，雌鼠的发情周期发生了变化[1]。

致畸性 / 不良妊娠结局

与未暴露于替诺福韦的胎猴相比，长期高水平替诺福韦暴露的胎猴 [暴露剂量相当于人类治疗剂量达到的 AUC 的 25 倍] 胎儿循环胰岛素样生长因子（IGF）-1 较低，IGF 结合蛋白 -3 水平较高，体重较轻。还观察到胎骨孔隙率略有降低。这些效应是在妊娠母体治疗 2 个月时观察到的[1]。

胎盘和母乳途径

对妊娠食蟹猴静脉注射替诺福韦后，胎儿 / 母体血浆浓度为 17%，表明替诺福韦可穿过胎盘[2]。

人体妊娠研究

药代动力学

在一项回顾性人群药代动力学研究中，46 名孕妇和 156 名非孕妇均接受包括 TDF 的联合方案，孕妇对替诺福韦的表观清除率比非孕妇高出 39%。

随着年龄增长，表观清除率略有下降，但具有统计学意义[3]。P1026s 研究中，37 名妊娠女性在妊娠 30~36 周和产后 6~12 周接受基于 TDF 的联合治疗，其中妊娠晚期替诺福韦 AUC 超过 1.99μg·h/ml（非妊娠成人第 10 百分位数）目标的比例（73%，27/37，女性）比产后（84%，27/32，女性）低。与产后相比，妊娠晚期谷浓度和 AUC 降低了 17%~20%。低于目标暴露量女性的中位体重（97.9kg）显著高于达到目标暴露量女性的中位体重（74.2kg）[4]。另一项针对 34 名在妊娠晚期和产后接受 TDF+ 恩曲他滨治疗的女性研究中，孕妇体内替诺福韦 AUC、峰值和谷值均比产后女性低 25% 左右，但暴露减少与病毒学失败无关[5]。一项对未感染 HIV 女性群体并将 TDF 作为暴露前预防措施（PrEP）一部分的研究显示，孕妇细胞内替诺福韦二磷酸（TFV-DP）浓度约为非孕妇的 70%，即使校正依从性后结果也是如此[6]。

建议妊娠期继续使用标准剂量的 TDF。

胎盘和母乳途径

长期使用 TDF 的孕妇研究显示，替诺福韦的脐带 - 母血比为 0.60~1.03，提示胎盘转运较高[4, 5, 7, 8]。分娩期间接受单剂量 TDF（含或不含恩曲他滨）的孕妇的研究显示，替诺福韦的脐血 - 母血比中位数在 0.55~0.73 之间[9, 10]。母亲单次给予 TDF 600mg 和恩曲他滨 400mg 后，所有婴儿脐带外周血单个核细胞中均检测到细胞内替诺福韦浓度，但 36 名婴儿中仅有 2 名（5.5%）检测到细胞内 TFV-DP[11]。

一项对 50 名非 HIV 感染母乳喂养女性的研究显示，接受 TDF/ 恩曲他滨（直接观察治疗 10 天）作为 PrEP，中位峰值和谷值时平均替诺福韦母乳浓度相似，分别为 3.2ng/ml，[四分位数间距（IQR）2.3~4.7] 和 3.3ng/ml（IQR 2.3~4.4）。94% 的婴儿（46/49，婴儿）血浆替诺福韦浓度无法量化（<0.31ng/ml）；三名检测到替诺福韦的婴儿中，两名婴儿的替诺福韦含量为 0.9ng/ml，一名婴儿的替诺福韦含量为 17.4ng/ml。根据该研究的结果，通过母乳摄取的中位替诺福韦剂量估计为 0.47mcg/kg，或者小于建议的每日 6mg/kg 儿童 TDF 剂量的 0.01%[12]。乌干达和尼日利亚接受 TDF/ 拉米夫定 / 依非韦伦治疗的 59 名母乳喂养女性的研究中，婴儿血浆中未检测到替诺福韦[13]。

生殖 / 生育

一项对 7275 名女性（其中 1199 名接受基于 TDF 的抗逆转录病毒方案）的回顾性分析中，使用 TDF 女性的妊娠率略低于未使用 TDF 的女性。该结果受到数据观察性质的限制，还需要进一步研究来确认 [14]。

致畸性 / 不良妊娠结局

一项对 431 名妊娠女性的研究中，这些女性来自一项 HIV PrEP 试验，在这项试验中，没有 HIV 感染的女性被随机分配接受安慰剂、TDF 或 TDF+恩曲他滨 [15]。

美国的三个大队列研究显示，HIV 感染者所生的儿童中，没有发现母亲使用 TDF 与婴儿出生缺陷发生之间的联系：PACTG 219/219C（n = 2202，214 例妊娠早期 TDF 暴露），P1025（n = 1112，138 例妊娠早期 TDF 暴露）[16, 17]，以及 PHACS（n = 2580，431 例妊娠早期 TDF 暴露）[18]。法国围产期队列研究显示，出生缺陷与 TDF 使用之间无关联，比值比为 1.5，检验效能为 70%（n = 13 124，823 名妊娠早期暴露于 TDF）[19]。乌干达和津巴布韦参加 DART 试验的 302 名女性的 382 例妊娠中，约有 2/3 女性在 > 90% 的妊娠期接受了 TDF，TDF 与出生缺陷风险无关 [20]。最后，"妊娠期抗病毒治疗登记信息系统"中，监测的妊娠早期服用替诺福韦的孕妇人数，足够用于评价至少增加 2 倍的整体出生缺陷风险心血管和泌尿生殖系统缺陷风险评价增加 2 倍。信息系统中未观察到使用 TDF 后出生缺陷增加。基于美国疾病预防控制中心的监测数据，"妊娠期抗病毒治疗登记信息系统"报告的妊娠早期暴露于 TDF 的案例中，出生缺陷患病率为 2.3%（82/3535，95%CI 1.9% ~ 2.9%），而美国人群的总体患病率为 2.7% [21]。

美国 PHACS 研究中，暴露于 HIV 但未感染的 2029 名婴儿中有 449 名（21%）在子宫内暴露于 TDF。暴露于 TDF 的婴儿和未暴露于 TDF 的婴儿相比，出生低体重（LBW），小于胎龄（SGA）和新生儿身长 - 年龄及头围 - 年龄 Z 评分（分别为 LAZ 和 HCAZ）等方面相似 [22]。另一项美国的队列研究（P1025）同样也表明，孕妇使用 TDF 与胎儿出生时体型参数的差异无关 [23]。南非的胎儿超声研究表明，孕妇 TDF 使用时间与长骨（股骨和肱骨）生长之间没有关联 [24]。同一研究小组还证明子宫内替诺福韦暴露的持续时间与出生时的婴儿身长无关 [25]。然而，荷兰一项对 74 名暴露于 HIV 的婴儿（包括宫内 TDF 暴露的 9 名婴儿）进行的一项研究显示，产妇使用 TDF 与 LBW 风险增加有关（<2500g）[26]。

非洲 PROMISE 试验中，HIV 感染但没有晚期疾病或免疫抑制的孕妇（定义为 CD4 计数 ≥ 350 个细胞 /mm³）在妊娠 ≥ 14 周（中位数 26 周）随机分组接受齐多夫定，齐多夫定／拉米夫定加利匹韦林／利托那韦（LPV/r）（基于齐多夫定的 ART），或 TDF/ 恩曲他滨加 LPV/r（基于替诺福韦的 ART）。基于替诺福韦的 ART 组和基于齐多夫定的 ART 组在 LBW 婴儿发生率（＜2500g；16.9% vs 20.4%，$P = 0.3$）或早产发生率（＜37 周分娩；18.5% vs 19.7%，$P = 0.77$）方面无显著差异。然而，基于替诺福韦的 ART 与基于齐多夫定的 ART 相比，早期分娩率（34 周前分娩；6.0% vs 2.6%，$P = 0.04$）和早期婴儿死亡（4.4% vs 0.6%，$P = 0.001$）的风险增加[27]。早期婴儿死亡的数量较多可能是由于在试验的环境中极早产儿的预后不良，但基于替诺福韦的 ART 组的早产率较高仍然无法解释。可能的解释包括基于齐多夫定的 ART 组的严重早产率低于预期或由于与 LPV/r 共同给药增加了替诺福韦的暴露（LPV/r 剂量在妊娠晚期增加）。

与 PROMISE 试验结果相反，博茨瓦纳一项大型观察性研究显示，2014 年 8 月至 2016 年 8 月期间，在妊娠期接受 ART 并且在 2014 年 8 月至 2016 年 8 月分娩的 HIV 感染女性中，出生人数超过 11 000 人，其中任何不良分娩结果的风险均较低。接受 TDF/ 恩曲他滨／依非韦伦任何出生不良事件发生的风险比接受其他方案的患者 [TDF/ 恩曲他滨加奈韦拉平，调整后相对风险（ARR），1.15；TDF/ 恩曲他滨加洛匹那韦／利托那韦，ARR 1.31；齐多夫定／拉米夫定加奈韦拉平，ARR 1.30；齐多夫定／拉米夫定加 LPV/r，ARR 1.21]。此外，与其他所有方案相比，TDF/ 恩曲他滨／依非韦伦与较低的 SGA 相关，齐多夫定／拉米夫定＋洛匹那韦／利托那韦与早产，超早产和新生儿死亡的风险相比 TDF/ 恩曲他滨／依非韦伦更高。最后，从受孕开始暴露于 ART 的婴儿中，TDF/ 恩曲他滨／依非韦伦的不良出生结局风险低于其他抗逆转录病毒药物治疗方案[28]。

PHACS 和 P1025 研究综合分析了 4646 例分娩期间的数据，接受 TDF/ 拉米夫定＋洛匹那韦／利托那韦的女性以及接受齐多夫定／拉米夫定＋洛匹那韦／利托那韦的女性在早产（定义为 <37 周的孕龄），超早产（<34 周），LBW 婴儿（<2500g）和非常低出生体重的婴儿（<1500g）等方面的风险没有显著差异[29]。

此外，一项泰国乙型肝炎患者（不是 HIV 感染）的研究，在妊娠 28 周时给予 TDF 300mg 或安慰剂，评估在妊娠期使用 TDF 而不使用其他抗病毒药物以及在母亲 HIV 感染情况下，TDF 对分娩结果的潜在影响。在这项研究中，322 次分娩共 323 例活产（包括 TDF 组中的两对双胞胎和一例死产）。

TDF 组和安慰剂组在出生体重（TDF 组的中位出生体重为 3028g，安慰剂组为 3061g）和早产率 [TDF 组：8/162（5%），< 35 周无；安慰剂组：13/160（8%），3/160（2%）在 32 ~ 34 周分娩] 方面没有发现差异[30]。

最后，加拿大一项多中心观察性研究，对母亲在妊娠期接受 ART 的 2787 对母婴进行配对分析。在早产率方面（定义为 <37 周分娩），接受含有 TDF 的 ART 母亲中显著高于 ART 不含 TDF 的母亲（19.4% vs 15.2%，$P = 0.024$）。这种差异与 ART 方案是否包括蛋白酶抑制剂，非核苷逆转录酶抑制剂或整合酶链转移抑制剂无关[31]。

总而言之，孕妇使用 TDF 与早产（LBW）之间仍可能有关，但证据不一；潜在的辅助因素和 / 或混杂因素的作用需要进一步的研究。

其他安全性数据
产妇安全性结局
英国队列研究回顾性分析了接受 TDF 的 71 名孕妇，于妊娠期和分娩后 6 周测量血清肌酐和估计肾小球滤过率（eGFR）。结果显示，妊娠期肾功能无明显下降，产后 6 周肾功能正常（> 90ml/min）（一名女性产后 eGFR 为 60ml/min）[32]。

婴儿安全性结局
美国 PHACS/ SMARTT 队列研究显示，调整出生队列和其他因素后，母亲使用 TDF 并没有增加婴儿发生代谢，生长 / 发育，心脏，神经或神经发育结局等方面不良事件的风险[33]。

上述的 DART 试验数据表明，妊娠期接受 TDF 母亲所生婴儿与接受其他 ART 药物母亲所生的婴儿，在生长率或死亡率方面没有差异[20]。美国 PHACS 研究显示，暴露于 TDF 联合药物方案的婴儿与不含 TDF 方案婴儿相比，出生时 LBW，SGA 或新生儿 LAZ 和 HCAZ 的比率方面两者没有差异。然而，1 岁时，与未接受 TDF 联合治疗的婴儿相比，接受 TDF 联合治疗婴儿校正后平均 LAZ 和 HCAZ 较低（LAZ：-0.17 vs -0.03，$P = 0.04$；HCAZ：0.17 vs 0.42，$P = 0.02$），但体重 - 年龄 Z 评分（WAZ）无差异。当将低 LAZ 或 HCAZ 定义 Z 评分 ≤ 1.5 时，1 岁时有或没有 TDF 暴露的婴儿之间没有显著差异。因此，这些稍低平均 LAZ 和 HCAZ 评分的意义并不确定[22]。美国 P1025 研究显示，孕妇使用 TDF 同样与出生时体型参数无关；

然而，随访 1496 名婴儿 6 个月后发现，与未暴露于 TDF 相比，妊娠早期 TDF 暴露与体重不足（WAZ <5%）存在相关性 [OR（95%CI）：（1.01，3.95），$P = 0.04$][23]。

肯尼亚队列研究还发现，尽管出生时体重没有差异，但产妇使用 TDF 与婴儿 6 周 WAZ 较低存在关联；婴儿 9 个月时，TDF 暴露与 WAZ 差异无关。婴儿在 6 周或 9 个月大时，也未发现 TDF 暴露与其他任何人体测量结果有关[34]。荷兰对 74 名暴露于 HIV 婴儿的研究表明，在校正出生体重和早产差异后，母亲使用 TDF 与婴儿 6 个月时较低的 HAZ 和 WAZ 有关[26]。

另一方面，南非的研究结果表明，子宫内替诺福韦暴露持续时间与婴儿出生时的身长或前 48 周线性生长无关[25]。

最后，一项泰国乙型肝炎患者（不是 HIV 感染）的研究，在妊娠 28 周时给予 TDF 300mg 或安慰剂。该项研究发现，孕妇服用 TDF 和安慰剂所生的婴儿在 6 个月时的生长结果没有差异[30]。

总之，妊娠期孕妇使用 TDF 与婴儿出生后第一年短暂、轻微生长延迟有关的证据并不一致，同样，其临床意义也不具确定性[35]。

一项对 68 名 1～6 岁暴露于 HIV（但未感染）的儿童进行横断面调查的研究显示，儿童在子宫内暴露于含 TDF（n=33）或不含 TDF（n=35）联合方案，两组定量骨超声测量和骨代谢标志物水平相似[36]。另一项研究评估了 74 名宫内 TDF 暴露时间大于 8 周和 69 名未暴露于 TDF 的婴儿，在出生后 4 周内进行的全身双能 X 射线吸收测量（DXA）扫描。暴露于 TDF 的婴儿全身骨矿物质平均含量（BMC）显著降低（6.3g，$P=0.004$），全身 - 不含头部 BMC 也显著降低（-2.6g，$P=0.056$）。这些发现的持续时间和临床意义仍需进一步纵向评估[37]。

马拉维 136 名在妊娠期服用 TDF/ 恩曲他滨 / 依非韦伦（无对照组比较）的母亲所生婴儿在 6 个月和 12 个月时血清磷酸盐和血清肌酐低度、出现了短暂异常[38]。

表 10 的摘录 [a]

注：使用 FDCs 时，请参阅附录 B 和表 10 中的其他章节，以了解妊娠期 FDC 各药物成分的剂量和安全性信息

通用名（缩写）商品名	剂型	推荐剂量	妊娠期使用
富马酸替诺福韦二吡呋酯 （TDF） 韦瑞德 （TDF/EFV/FTC） Atripla （TDF/3TC） Cimduo （TDF/FTC/RPV） 康普苯 （TDF/DOR/3TC） Delstrigo （TDF/EVG/COBI/FTC） Stribild （TDF/EFV/3TC） Symfi	TDF（韦瑞德） *片剂* [d]： • 300mg *散剂*： • 40mg/1g 口服散剂 TDF/EFV/FTC（Atripla）： • TDF 300mg+EFV 600mg+FTC 200mg 片剂 TDF/3TC（Cimduo）： • TDF 300mg+3TC 300mg 片剂 TDF/FTC/RPV（康普苯）： • TDF 300mg+FTC 200mg+RPV 25mg 片剂 TDF/DOR/3TC（Delstrigo）： • TDF 300mg+DOR 100mg+3TC 300mg 片剂 TDF/EVG/COBI/FTC（Stribild）： • TDF 300mg+EVG 150mg+COBI 150mg+FTC 200mg 片剂	成人标准剂量 *TDF（韦瑞德）* *片剂*： • TDF 300mg/次，1 次/d，无须与食物同服 *散剂*： • TDF 8mg/kg（最高剂量 TDF 300mg），与食物同服 *TDF/EFV/FTC（Atripla）*： • 1 片/次，1 次/d，睡前服用。空腹服用以减少副作用 *TDF/3TC（Cimduo）*： • 1 片/次，1 次/d，无须与食物同服 *TDF/FTC/RPV（Complera）*： • 1 片/次，1 次/d，与食物同服 *TDF/DOR/3TC（Delstrigo）*： • 1 片/次，1 次/d，无须与食物同服 *TDF/EVG/COBI/FTC（Stribild）*： • 1 片/次，1 次/d，与食物同服 *TDF/EFV/3TC（Stribild）*： • 1 片/次，1 次/d，与食物同服	胎盘转运高 [b] 无人类致畸性证据（可以排除整体出生缺陷增加 1.5 倍的可能性） 对猴子的研究（剂量约为人类治疗剂量的 2 倍）表明，在开始母体治疗的 2 个月内，胎儿生长减缓，骨孔隙率降低。人体研究表明与低出生体重有一致的联系，但母婴儿后期生长结果的潜在影响，数据却相互矛盾

续表

通用名(缩写)商品名	剂型	推荐剂量	妊娠期使用
(TDF/EFV/3TC) Symfi Lo	TDF/EFV/3TC(Symfi)： · TDF 300mg+EFV 600mg+3TC 300mg 片剂	TDF/EFV/3TC(Symfi or Symfi Lo)： · 1片/次,1次/d,空腹服用,最好在睡前	如果患者合并 HBV 感染,停止药物可能会发生 HBV 感染染重;见 HIV/HBV 共感染
(TDF/3TC) Temixys	TDF/EFV/3TC(Symfi Lo)： · TDF 300mg+EFV 400mg+3TC 300mg 片剂	TDF/3TC(Temixys)： · 1片/次,1次/d,无须与食物同服	因为潜在的肾毒性,需监测肾功能
(TDF/FTC) 舒发泰	TDF/3TC(Temixys)： · TDF 300mg+3TC 300mg 片剂	TDF/FTC 舒发泰： · T 1片/次,1次/d,无须与食物同服：	
注：通用药可用于某些复方制剂	TDF/FTC(舒发泰)： · TDF 300mg+FTC 200mg 片剂	在妊娠期： · AUC 在妊娠晚期比产后低,但谷浓度是足够的 妊娠期用药剂量： · 不需要改变剂量 有关妊娠期联合用药的指导,请参阅其他具体章节的内容(即 3TC,COBI,DOR,EFV,EVG,FTC,RPV)	

a 肾功能不全或肝功能不全患者可能需要调整个体 ARV 药物剂量（详见"成人和青少年指南"，附录 B，表 8）

b 胎盘转运类别由脐带血/产妇分娩血浆药物平均或中位比值确定：

高：＞0.6　中：0.3～0.6　低：＜0.3

d 通用剂型

缩略词：AUC=曲线下面积；3TC=拉米夫定；COBI=考比司他；EFV=依非韦伦；EVG=elvitegravir；FDC=固定剂量组合；FTC=恩曲他滨；HBV=乙型肝炎病毒；PK=药代动力学；RPV=利匹韦林；TDF=富马酸替诺福韦二吡呋酯

54

◆ 参考文献

1. Tenofovir disproxil fumarate (Viread) [package insert]. Food and Drug Administration. 2018. Available at: https://www.accessdata.fda.gov/drugsatfda_docs/label/2018/021356s056,022577s012lbl.pdf.

2. Tarantal AF, Marthas ML, Shaw JP, Cundy K, Bischofberger N. Administration of 9-[2-(R)-(phosphonomethoxy)propyl]adenine (PMPA) to gravid and infant rhesus macaques (Macaca mulatta): safety and efficacy studies. *J Acquir Immune Defic Syndr Hum Retrovirol*. 1999;20(4):323-333. Available at: http://www.ncbi.nlm.nih.gov/pubmed/10096575.

3. Benaboud S, Hirt D, Launay O, et al. Pregnancy-related effects on tenofovir pharmacokinetics: a population study with 186 women. *Antimicrob Agents Chemother*. 2012;56(2):857-862. Available at: http://www.ncbi.nlm.nih.gov/pubmed/22123690.

4. Best BM, Burchett S, Li H, et al. Pharmacokinetics of tenofovir during pregnancy and postpartum. *HIV Med*. 2015;16(8):502-511. Available at: http://www.ncbi.nlm.nih.gov/pubmed/25959631.

5. Colbers AP, Hawkins DA, Gingelmaier A, et al. The pharmacokinetics, safety and efficacy of tenofovir and emtricitabine in HIV-1-infected pregnant women. *AIDS*. 2013;27(5):739-748. Available at: http://www.ncbi.nlm.nih.gov/pubmed/23169329.

6. Prya M, Anderson PL, Mugwanya KK, et al. Concentrations of TFV-DP during pregnancy among women using PrEP. Abstract 809. Presented at: Conference on Retroviruses and Opportunistic Infections. 2018. Boston, Massachusetts. Available at: http://www.croiconference.org/sessions/concentrations-tfv-dp-during-pregnancy-among-women-using-prep.

7. Bonora S, de Requena DG, Chiesa E, et al. Transplacental passage of tenofovir and other ARVs at delivery. Presented at: 14th Conference on Retoviruses and Opportunistic Infections. 2007. Los Angeles, CA.

8. Hirt D, Urien S, Ekouevi DK, et al. Population pharmacokinetics of tenofovir in HIV-1-infected pregnant women and their neonates (ANRS 12109). *Clin Pharmacol Ther*. 2009;85(2):182-189. Available at: http://www.ncbi.nlm.nih.gov/pubmed/18987623.

9. Flynn PM, Mirochnick M, Shapiro DE, et al. Pharmacokinetics and safety of single-dose tenofovir disoproxil fumarate and emtricitabine in HIV-1-infected pregnant women and their infants. *Antimicrob Agents Chemother*. 2011;55(12):5914-5922. Available at: http://www.ncbi.nlm.nih.gov/pubmed/21896911.

10. Mirochnick M, Taha T, Kreitchmann R, et al. Pharmacokinetics and safety of tenofovir in HIV-infected women during labor and their infants during the first week of life. *J Acquir Immune Defic Syndr*. 2014;65(1):33-41. Available at: http://www.ncbi.nlm.nih.gov/pubmed/23979002.

11. Hirt D, Ekouevi DK, Pruvost A, et al. Plasma and intracellular tenofovir pharmacokinetics in the neonate (ANRS 12109 trial, step 2). *Antimicrob Agents Chemother*. 2011;55(6):2961-2967. Available at: http://www.ncbi.nlm.nih.gov/pubmed/21464249.

12. Mugwanya KK, Hendrix CW, Mugo NR, et al. Pre-exposure prophylaxis use by breastfeeding HIV-uninfected women: a prospective short-term study of antiretroviral excretion in breast milk and infant absorption. *PLoS Med*. 2016;13(9):e1002132. Available at: https://www.ncbi.nlm.nih.gov/pubmed/27676257.

13. Waitt C, Olagunju A, Nakalema S, et al. Plasma and breast milk pharmacokinetics of emtricitabine, tenofovir and lamivudine using dried blood and breast milk spots in nursing African mother-infant pairs. *J Antimicrob Chemother*. 2018. Available at: https://www.ncbi.nlm.nih.gov/pubmed/29309634.

14. Maskew M, Westreich D, Firnhaber C, Sanne I. Tenofovir use and pregnancy among women initiating HAART. *AIDS*. 2012;26(18):2393-2397. Available at: http://www.ncbi.nlm.nih.gov/pubmed/22951630.

15. Mugo NR, Hong T, Celum C, et al. Pregnancy incidence and outcomes among women receiving preexposure prophylaxis for HIV prevention: a randomized clinical trial. *JAMA*. 2014;312(4):362-371. Available at: http://www.ncbi.nlm.nih.gov/pubmed/25038355.

16. Brogly SB, Abzug MJ, Watts DH, et al. Birth defects among children born to human immunodeficiency virus-infected women: pediatric AIDS clinical trials protocols 219 and 219C. *Pediatr Infect Dis J*. 2010;29(8):721-727. Available at: http://www.ncbi.nlm.nih.gov/pubmed/20539252.

17. Knapp KM, Brogly SB, Muenz DG, et al. Prevalence of congenital anomalies in infants with *in utero* exposure to antiretrovirals. *Pediatr Infect Dis J*. 2012;31(2):164-170. Available at: http://www.ncbi.nlm.nih.gov/pubmed/21983213.

18. Williams PL, Crain M, Yildirim C, et al. Congenital anomalies and *in utero* antiretroviral exposure in human immunodeficiency virus-exposed uninfected infants. *JAMA Pediatr*. 2015;169(1):45-55. Available at: http://www.ncbi.nlm.nih.gov/pubmed/25383770.

19. Sibiude J, Mandelbrot L, Blanche S, et al. Association between prenatal exposure to antiretroviral therapy and birth defects: an analysis of the French perinatal cohort study (ANRS CO1/CO11). *PLoS Med*. 2014;11(4):e1001635. Available at: http://www.ncbi.nlm.nih.gov/pubmed/24781315.

20. Gibb DM, Kizito H, Russell EC, et al. Pregnancy and infant outcomes among HIV-infected women taking long-term ART with and without tenofovir in the DART trial. *PLoS Med*. 2012;9(5):e1001217. Available at: http://www.ncbi.nlm.nih.gov/pubmed/22615543.

21. Antiretroviral Pregnancy Registry Steering Committee. Antiretroviral pregnancy registry international interim report for 1 January 1989–31 January 2018. Wilmington, NC: Registry Coordinating Center. 2018. Available at: http://www.apregistry.com/.

22. Siberry GK, Williams PL, Mendez H, et al. Safety of tenofovir use during pregnancy: early growth outcomes in HIV-exposed uninfected infants. *AIDS*. 2012;26(9):1151-1159. Available at: http://www.ncbi.nlm.nih.gov/pubmed/22382151.

23. Ransom CE, Huo Y, Patel K, et al. Infant growth outcomes after maternal tenofovir disoproxil fumarate use during pregnancy. *J Acquir Immune Defic Syndr*. 2013;64(4):374-381. Available at: http://www.ncbi.nlm.nih.gov/pubmed/24169122.

24. Jao J, Abrams EJ, Phillips T, Petro G, Zerbe A, Myer L. *In utero* tenofovir exposure Is not associated with fetal long bone growth. *Clin Infect Dis*. 2016. Available at: http://www.ncbi.nlm.nih.gov/pubmed/27009251.

25. le Roux SM, Jao J, Brittain K, et al. Tenofovir exposure *in utero* and linear growth in HIV-exposed, uninfected infants. *AIDS*. 2017;31(1):97-104. Available at: https://www.ncbi.nlm.nih.gov/pubmed/27898591.

26. Denneman L, Cohen S, Godfried MH, et al. In-utero exposure to tenofovir is associated with impaired fetal and infant growth: need for follow-up studies in combination antiretroviral therapy/HIV-exposed infants. *AIDS*. 2016;30(13):2135-2137. Available at: https://www.ncbi.nlm.nih.gov/pubmed/27465280.

27. Fowler MG, Qin M, Fiscus SA, et al. Benefits and risks of antiretroviral therapy for perinatal HIV prevention. *N Engl J Med*. 2016;375(18):1726-1737. Available at: https://www.ncbi.nlm.nih.gov/pubmed/27806243.

28. Zash R, Jacobsen DM, Mayondi G, et al. Dolutegravir/tenofovir/emtricitabine (DTG/TDF/FTC) started in pregnancy is as safe as efavirenz/tenofovir/emtricitabine (EFV/TDF/FTC) in nationwide birth outcomes surveillance in Botswana. Presented at: 9th International AIDS Society Conference. 2017. Paris, France.

29. Rough K, Seage GR, 3rd, Williams PL, et al. Birth outcomes for pregnant women with HIV using tenofovir-emtricitabine. *N Engl J Med*. 2018;378(17):1593-1603. Available at: https://www.ncbi.nlm.nih.gov/pubmed/29694825.

30. Jourdain G, Ngo-Giang-Huong N, Harrison L, et al. Tenofovir versus placebo to prevent perinatal transmission of hepatitis B. *N Engl J Med*. 2018;378(10):911-923. Available at: https://www.ncbi.nlm.nih.gov/pubmed/29514030.

31. Brophy J, Lee T, Bitnun A, Kakkar F, et al. Is tenofovir use in pregnancy associated with preterm delivery? A Canadian perinatal HIV surveillence program analysis. Presented at: 9th IAS Conference on HIV Science. 2017. Paris, France. Available at: http://programme.ias2017.org/PAGMaterial/eposters/3898.pdf.

32. Flanagan S, Barnes L, Anderson J, Barber T. The effect of tenofovir on renal function in HIV-positive pregnant women. *J Int AIDS Soc*. 2014;17(4 Suppl 3):19694. Available at: http://www.ncbi.nlm.nih.gov/pubmed/25397444.

33. Williams PL, Hazra R, Van Dyke RB, et al. Antiretroviral exposure during pregnancy and adverse outcomes in HIV-exposed uninfected infants and children using a trigger-based design. *AIDS*. 2016;30(1):133-144. Available at: https://www.ncbi.nlm.nih.gov/pubmed/26731758.

34. Pintye J, Langat A, Singa B, et al. Maternal tenofovir disoproxil fumarate use in pregnancy and growth outcomes among HIV-exposed uninfected infants in Kenya. *Infect Dis Obstet Gynecol*. 2015;2015:276851. Available at: https://www.ncbi.nlm.nih.gov/pubmed/26823647.

35. Liotta G, Floridia M, Andreotti M, et al. Growth indices in breastfed infants pre and postnatally exposed to tenofovir compared with tenofovir-unexposed infants. *AIDS*. 2016;30(3):525-527. Available at: https://www.ncbi.nlm.nih.gov/pubmed/26765942.

36. Vigano A, Mora S, Giacomet V, et al. *In utero* exposure to tenofovir disoproxil fumarate does not impair growth and bone health in HIV-uninfected children born to HIV-infected mothers. *Antivir Ther*. 2011;16(8):1259-1266. Available at: http://www.ncbi.nlm.nih.gov/pubmed/22155907.

37. Siberry GK, Jacobson DL, Kalkwarf HJ, et al. Lower newborn bone mineral content associated with maternal use of tenofovir disoproxil fumarate during pregnancy. *Clin Infect Dis*. 2015. Available at: http://www.ncbi.nlm.nih.gov/pubmed/26060285.

38. Floridia M, Liotta G, Andreotti M, et al. Serum phosphate and creatinine levels in the first year of life in infants born to HIV-positive mothers receiving tenofovir-based combination regimens during pregnancy and prolonged breastfeeding in an option B+ program in Malawi. *J Acquir Immune Defic Syndr*. 2016;73(5):e90-e91. Available at: https://www.ncbi.nlm.nih.gov/pubmed/27559686.

‖ 齐多夫定（立妥威，AZT，ZDV）

（2018 年 12 月 7 日最新更新，2018 年 12 月 7 日最新评审）

现有证据并未表明孕妇使用齐多夫定与增加胎儿或妊娠不良结局的风险有关[1]。

动物研究

致癌性

齐多夫定在两项*体外*试验中显示为致突变性，在一项*体外*试验和两种*体内*试验中显示为致畸性，但在单剂量大鼠体内研究中无细胞形成。齐多夫定已经在小鼠和大鼠中进行了长期致癌性研究[2]。在小鼠中，给予最高剂量的动物出现 7 例迟发（超过 19 个月）的阴道肿瘤（5 例非转移性鳞状细胞癌、1 例鳞状细胞乳头状瘤和 1 例鳞状息肉）。一例迟发鳞状细胞乳头状瘤发生在给予中等剂量动物的阴道内。最低剂量时未发现阴道肿瘤。给予最高剂量的大鼠中，发生两例迟发（> 20 个月）非转移性阴道鳞状细胞癌。低、中剂量组大鼠未见阴道肿瘤。这两个物种的任何一个性别中均未观察到其他药物相关的肿瘤。小鼠和大鼠体内产生肿瘤的估计剂量 [根据 AUC 测量] 约为人类推荐治疗剂量 100mg/4h 的 3 倍（小鼠）和 24 倍（大鼠）。啮齿类动物致癌性研究结果对人类有多大的预测作用尚不清楚[1]。

在小鼠进行了两项经胎盘致癌性研究[3, 4]。一项研究从妊娠第 10 天到分娩和哺乳期间，给予 20mg/（kg·d）或 40mg/（kg·d）剂量的齐多夫定，产后持续给药 24 个月[4]。给予的药物剂量产生的齐多夫定暴露量约为人体推荐剂量的 3 倍。24 个月后，观察到阴道肿瘤的发病率增加，肝、肺或其他任何器官的肿瘤均未增加。这些结果与如前所述的小鼠口服致癌性的研究结果一致。另一项研究，在妊娠第 12 ~ 18 天期间，以最大耐受剂量 12.5mg/d 或 25mg/d（约 1000mg/kg 非妊娠体重或约 450mg/kg 足月体重）给妊娠小鼠服用齐多夫定[3]。接受高剂量齐多夫定小鼠的后代，肺、肝和女性生殖道的肿瘤数量增加。

生殖 / 生育

基于体表面积，当雄性和雌性大鼠的给药剂量达到正常成人剂量的 7 倍时，根据受孕率判断，齐多夫定对生育能力没有影响。齐多夫定已被证明对啮齿动物的生殖和生育没有影响。与剂量相关的细胞毒性作用可能发生在小鼠胚胎着床前，在齐多夫定抑制囊胚和囊胚后发育的浓度于人类治疗剂量类似[5]。

致畸性／不良妊娠结局

　　动物生殖研究发现，在交配前和整个妊娠期给予雌性大鼠口服人类临床推荐剂量的齐多夫定具有胚胎毒性，大鼠口服人类临床推荐剂量的齐多夫定产生的全身性暴露剂量为人类的 33 倍（以 AUC 表示）。然而，在器官发生过程中，给予妊娠大鼠口服约为 117 倍临床暴露剂量的齐多夫定时，未观察到胚胎毒性。在器官发生期间，给妊娠家兔口服约 108 倍临床暴露剂量的齐多夫定时，发现有胚胎毒性。暴露于比临床暴露高 23 倍的剂量下，未观察到胚胎毒性[1]。

　　在对大鼠进行的另一项畸形学研究中，剂量为 3000mg/（kg·d）（非常接近大鼠口服的中位致死剂量 3683mg/kg）导致了显著的母体毒性和胎儿畸形发生率的增加。该剂量导致齐多夫定血浆峰浓度为人血浆峰浓度的 350 倍（在该剂量水平下，大鼠的估计 AUC 值是人类每日给予 600mg/d 剂量 AUC 值的 300 倍）。在 600mg/（kg·d）或更低剂量的实验中，没有发现致畸性的证据。

人体妊娠研究

药代动力学

　　齐多夫定的药代动力学（PK）在妊娠期没有明显改变，建议成人使用标准剂量[6, 7]。妊娠期和分娩期口服和静脉注射（IV）齐多夫定后进行的人群 PK 分析发现，当前产时 IV 给药方案下，胎儿对齐多夫定的暴露很高。该模型的模拟结果表明，减少产时给予齐多夫定的剂量方案可能会降低胎儿对齐多夫定的暴露，但剂量仍然充足[8]。然而，仍然建议在分娩期间使用标准剂量的齐多夫定 IV。孕妇中，与非妊娠成人一样，在广泛的血浆齐多夫定浓度范围内，细胞内齐多夫定三磷酸盐浓度不随血浆浓度而变化[9]。

胎盘和母乳途径

　　齐多夫定能迅速穿过人类胎盘，使脐带血与母体血的比值达到约 0.80。羊水中齐多夫定与母体血浆中齐多夫定的比例为 1.5[10]。齐多夫定可分泌到人乳汁中，母乳与母体血浆齐多夫定的浓度比为 0.44 ～ 1.35。仅通过母乳喂养的婴儿血浆中未检测到齐多夫定[11-13]。

致畸性／不良妊娠结局

　　PACTG 076 研究显示，接受齐多夫定或安慰剂治疗的两组中，轻微和主要先天性异常的发生率相似，未发现具体的缺陷模式[6, 14]。同样，在大型观察组 PACTG 219/219 C 和 P 1025 入组的婴儿中未发现出生缺陷的增加[15, 16]。此前，来自母婴垂直传播研究的报告显示，接受齐多夫定治疗的母亲所生婴儿尿道下裂的风险增加了 10 倍，但这一发现未在更详细的分析中得到证实[17, 18]。PHACS/SMARTT 队列中，妊娠早期接触齐多夫定和先天性异常之间没有关联[19]。"妊娠期抗病毒治疗登记信息系统"中，监测的妊娠早期服用齐多夫定的孕妇人数，足够用于评价至少增加 2 倍的整体出生缺陷风险心血管和泌尿生殖系统缺陷风险评价增加 2 倍。齐多夫定未观察到出生缺陷增加。基于疾病控制和预防中心监测的数据，在妊娠早期使用齐多夫定的情况下，出生缺陷的患病率为 3.2%（134/4178 例，新生儿，95% CI，2.7% ~ 3.8%），而美国人群中的总患病率为 2.72%[20]。同样，2000 年至 2009 年在西班牙出生的 897 名暴露于 HIV 的婴儿中，母亲妊娠早期使用齐多夫定，其所生婴儿出生缺陷没有增加 [校正比值比（aOR）1.21，0.56 ~ 2.63][21]。将荟萃分析与医疗补助制度分析的精华数据相结合的贝叶斯分析发现，妊娠早期齐多夫定暴露与大多数先天性畸形无关[22]。

法国围产期队列研究报告，妊娠早期齐多夫定暴露与先天性心脏缺陷相关（3262 例，暴露 1.5% vs 非暴露 0.7%；aOR 2.2，95%CI，1.5 ~ 3.2）。然而，在"妊娠期抗病毒治疗登记信息系统"中（n=13703）对所有产前使用齐多夫定的婴儿的心脏缺陷进行的分析表明，在使用含齐多夫定（在妊娠早期暴露的 4000 名婴儿中有 9 名，比率为 0.23；9047 名婴儿中有 22 名为晚期暴露，比率为 0.24，P = 1.00）和不含齐多夫定（在妊娠早期暴露的 1839 名婴儿中有 2 名，比率为 0.11；538 名婴儿中有 3 名为晚期暴露，比率为 0.56，P = 0.08）方案的婴儿中，室间隔缺损和先天性心脏缺陷的患病率没有差异[23]。

PRIMEVA 试验中，母亲随机接受了齐多夫定 / 拉米夫定 / 洛匹那韦 / 利托那韦或洛匹那韦 / 利托那韦（LPV/r）的产前治疗。与单独应用 LPV/r 女性所生的婴儿相比，第一组女性所生女婴在 1 个月时左心室缩短率较高，1 年时后壁厚度增加，提示心肌重构[24]。一项对 42 例暴露于 HIV 但未感染的胎儿和 84 例未暴露于 HIV 的胎儿进行胎儿超声心动图检查的研究进行多变量分析，结果显示，与暴露或未暴露于 HIV 的婴儿相比，使用齐多夫定治疗的母亲所生婴儿的心肌壁较厚，左心室腔较小。母体齐多夫定治疗是与胎儿心脏变化显著相关的唯一因素[25]。

原 PACTG 076 研究进行的[26]前瞻性队列研究[27]，在 HIV 监测和癌症注册处之间的匹配，经过长期随访[28, 29]，发现暴露于齐多夫定的婴儿中观察到

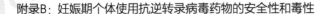

癌症的发生率并不高于其他暴露或不暴露于 HIV 的婴儿。

其他安全性信息

安慰剂对照的围产期试验 PACTG 076 显示，产后随访 4 年的，接受齐多夫定的女性与接受安慰剂的女性对比，疾病进展没有差异[30]。

6 年的随访结果显示，PACTG 076 宫内齐多夫定暴露的婴儿与接受安慰剂的婴儿，在免疫学，神经学或生长参数方面没有差异[14, 26]。

妊娠期暴露于核苷类逆转录酶抑制剂（NRTIs）的母亲和婴儿线粒体功能障碍在一些病例报告、病例系列、前瞻性队列和监测系统中有描述，但在其他病例中没有。虽然功能障碍在少数情况下致命，但通常是无症状和自限性（如白细胞减少，贫血）。目前，在这些母婴对中，NRTI 相关线粒体功能障碍的可能风险虽是公认的，但风险并不超过这些药物在围产期过程中预防 HIV 传播的明显益处。

PHAC/SmartT 队列采用"触发设计"，其中几个领域（如代谢）具有预先确定的"触发点"；满足触发点定义的儿童将进一步被调查，以确定是否满足该领域"病例"的定义。研究发现，在调整出生队列和其他因素后，齐多夫定与满足研究定义的代谢病例风险增加相关（调整后的相对风险 1.69；95%CI，1.08 ~ 2.64）[31, 32]。

表 10 的摘录 [a]

注：使用 FDCs 时，请参阅附录 B 和表 10 中的其他章节，以了解妊娠期 FDC 各药物成分的剂量和安全性信息

通用名 （缩写） 商品名	剂型	推荐剂量	妊娠期使用
齐多夫定 （ZDV） 立妥威 （7DV/3TC） 双汰芝	ZDV（立妥威） *胶囊：* ·100mg *片剂：* ·300mg	成人标准剂量 *ZDV（立妥威）:* ·ZDV 300mg/ 次,2 次 /d 或 ZDV 200mg/ 次,3 次 / d,无须与食物同服	胎盘转运高[b] 无人类致畸性 证据（可以排 除整体出生缺 陷增加 1.5 倍 的可能性）

续表

通用名 （缩写） 商品名	剂型	推荐剂量	妊娠期使用
（ZDV/ABC/3TC） 三协唯 注：通用药可用 于某些复方制剂	*口服溶液:* ·10mg/ml *静脉注射液:* ·10mg/ml ZDV/3TC（可比韦）: ·ZDV 300mg+3TC 150mg 片剂 ZDV/ABC/3TC（三协唯）: ·ZDV 300mg+3TC 150mg+ABC 300mg 片剂	*活跃期:* ·ZDV 2mg/kg 静脉注射负 荷剂量，随后 ZDV 1mg/ （kg·h）从活跃期至分娩持 续输注 *可比韦:* ·1 片 / 次, 2 次 /d, 无须与 食物同服 *三协唯:* ·1 片 / 次, 2 次 /d, 无须与 食物同服 妊娠期给药: ·剂量不变 妊娠期药代动力学: ·PK 在妊娠期没有明显 变化 ·妊娠期使用复方制剂的指 导, 请参阅其他部分的具 体章节（即 ABC, 3TC）	

[a] 肾功能不全或肝功能不全患者可能需要调整个体 ARV 药物剂量（详见"成人和青少年指南"，附录 B，表 8）

[b] 胎盘转运类别由脐带血 / 产妇分娩血浆药物平均或中位比值确定：

高: > 0.6　　**中:** 0.3 ~ 0.6　　**低:** < 0.3

[d] 通用剂型

缩略词: 3TC = 拉米夫定；ABC = 阿巴卡韦；ARV = 抗逆转录病毒药物；BID = 每日两次；FDC = 固定剂量组合；IV = 静脉注射；PK = 药代动力学；TID = 每日三次；ZDV = 齐多夫定

◆ 参考文献

1. Zidovudine [package insert]. Food and Drug Administration. 2017. Available at: http://www.accessdata.fda.gov/drugsatfda_docs/label/2017/019655s055,019910s042,019951s033lbl.pdf.

2. Ayers KM, Clive D, Tucker WE, Jr., Hajian G, de Miranda P. Nonclinical toxicology studies with zidovudine: genetic toxicity tests and carcinogenicity bioassays in mice and rats. *Fundam Appl Toxicol.* 1996;32(2):148-158. Available at: http://www.ncbi.nlm.nih.gov/pubmed/8921318.

3. Olivero OA, Anderson LM, Diwan BAea. Transplacental effects of 3'-azido-2',3'-dideoxythymidine (AZT): tumorigenicity in mice and genotoxicity in mice and monkeys. *J National Cancer Inst.* 1997;89(21):1602-1608. Available at: http://www.ncbi.nlm.nih.gov/entrez/query.fcgi?cmd=Retrieve&db=PubMed&list_uids=9362158&dopt=Abstract.

4. Ayers KM, Torrey CE, Reynolds DJ. A transplacental carcinogenicity bioassay in CD-1 mice with zidovudine. *Fundam Appl Toxicol.* 1997;38(2):195-198. Available at: http://www.ncbi.nlm.nih.gov/pubmed/9299194.

5. Toltzis P, Marx CM, Kleinman N, Levine EM, Schmidt EV. Zidovudine-associated embryonic toxicity in mice. *J Infect Dis.* 1991;163(6):1212-1218. Available at: http://www.ncbi.nlm.nih.gov/pubmed/2037787.

6. Connor EM, Sperling RS, Gelber R, et al. Reduction of maternal-infant transmission of human immunodeficiency virus type 1 with zidovudine treatment. Pediatric AIDS clinical trials group protocol 076 study group. *N Engl J Med.* 1994;331(18):1173-1180. Available at: http://www.ncbi.nlm.nih.gov/pubmed/7935654.

7. O'Sullivan MJ, Boyer PJ, Scott GBea. The pharmacokinetics and safety of zidovudine in the third trimester of pregnancy for women infected with human immunodeficiency virus and their infants: phase I acquired immunodeficiency syndrome clinical trials group study (protocol 082). Zidovudine collaborative working group. *Am J Obstet Gynecol.* 1993;168(5):1510-1516. Available at: http://www.ncbi.nlm.nih.gov/entrez/query.fcgi?cmd=Retrieve&db=pubmed&dopt=Abstract&list_uids=8098905.

8. Fauchet F, Treluyer JM, Valade E, et al. Maternal and fetal zidovudine pharmacokinetics during pregnancy and labour: too high dose infused at labour? *Br J Clin Pharmacol.* 2014;78(6):1387-1396. Available at: http://www.ncbi.nlm.nih.gov/pubmed/25040510.

9. Kinai E, Kato S, Hosokawa S, et al. High Plasma concentrations of zidovudine (AZT) do not parallel intracellular concentrations of AZT-triphosphates in infants during prevention of mother-to-child HIV-1 transmission. *J Acquir Immune Defic Syndr.* 2016;72(3):246-253. Available at: https://www.ncbi.nlm.nih.gov/pubmed/26859826.

10. Bennetto-Hood C, Bryson YJ, Stek A, King JR, Mirochnick M, Acosta EP. Zidovudine, lamivudine, and nelfinavir concentrations in amniotic fluid and maternal serum. *HIV Clin Trials.* 2009;10(1):41-47. Available at: http://www.ncbi.nlm.nih.gov/pubmed/19362995.

11. Mirochnick M, Thomas T, Capparelli E, et al. Antiretroviral concentrations in breast-feeding infants of mothers receiving highly active antiretroviral therapy. *Antimicrob Agents Chemother.* 2009;53(3):1170-1176. Available at: http://www.ncbi.nlm.nih.gov/pubmed/19114673.

12. Palombi L, Pirillo MF, Andreotti M, et al. Antiretroviral prophylaxis for breastfeeding transmission in Malawi: drug concentrations, virological efficacy and safety. *Antivir Ther.* 2012;17(8):1511-1519. Available at: http://www.ncbi.nlm.nih.gov/pubmed/22910456.

13. Corbett AH, Kayira D, White NR, et al. Antiretroviral pharmacokinetics in mothers and breastfeeding infants from 6 to 24 weeks post partum: results of the BAN study. *Antivir Ther.* 2014. Available at: http://www.ncbi.nlm.nih.gov/pubmed/24464632.

14. Sperling RS, Shapiro DE, McSherry GD, et al. Safety of the maternal-infant zidovudine regimen utilized in the pediatric AIDS clinical trial group 076 study. *AIDS.* 1998;12(14):1805-1813. Available at: http://www.ncbi.nlm.nih.gov/pubmed/9792381.

15. Brogly SB, Abzug MJ, Watts DH, et al. Birth defects among children born to human immunodeficiency virus-infected women: pediatric AIDS clinical trials protocols 219 and 219C. *Pediatr Infect Dis J.* 2010;29(8):721-727. Available at: http://www.ncbi.nlm.nih.gov/pubmed/20539252.

16. Knapp KM, Brogly SB, Muenz DG, et al. Prevalence of congenital anomalies in infants with in utero exposure to antiretrovirals. *Pediatr Infect Dis J.* 2012;31(2):164-170. Available at: http://www.ncbi.nlm.nih.gov/pubmed/21983213.

17. Watts DH, Li D, Handelsman E, et al. Assessment of birth defects according to maternal therapy among infants in the women and infants transmission study. *J Acquir Immune Defic Syndr.* 2007;44(3):299-305. Available at: http://www.ncbi.nlm.nih.gov/pubmed/17159659.

18. Vannappagari V, et al. Zidovudine exposure during pregnancy and hypospadias in infants: data from the antiretroviral pregnancy registry, 1989-2011. Abstract no. MOPE070. Presented at: 19th International AIDS Conference. 2012. Washington, DC.

19. Williams PL, Crain M, Yildirim C, et al. Congenital anomalies and in utero antiretroviral exposure in human immunodeficiency virus-exposed uninfected infants. *JAMA Pediatr.* 2015;169(1):45-55. Available at: http://www.ncbi.nlm.nih.gov/pubmed/25383770.

20. Antiretroviral Pregnancy Registry Steering Committee. Antiretroviral pregnancy registry international interim report for 1 January 1989–31 January 2018. Wilmington, NC: Registry Coordinating Center. 2018. Available at: http://www.apregistry.com.

21. Prieto LM, Gonzalez-Tome MI, Munoz E, et al. Birth defects in a cohort of infants born to HIV-infected women in Spain, 2000–2009. *BMC Infect Dis.* 2014;14:700. Available at: http://www.ncbi.nlm.nih.gov/pubmed/25808698.

22. Rough K, Sun JW, Seage GR, 3rd, et al. Zidovudine use in pregnancy and congenital malformations. *AIDS*. 2017;31(12):1733-1743. Available at: https://www.ncbi.nlm.nih.gov/pubmed/28537936.

23. Vannappagari V, Albano JD, Koram N, Tilson H, Scheuerle AE, Napier MD. Prenatal exposure to zidovudine and risk for ventricular septal defects and congenital heart defects: data from the antiretroviral pregnancy registry. *Eur J Obstet Gynecol Reprod Biol*. 2016;197:6-10. Available at: http://www.ncbi.nlm.nih.gov/pubmed/26687320.

24. Sibiude J, Le Chenadec J, Bonnet D, et al. In utero exposure to zidovudine and heart anomalies in the ANRS French perinatal cohort and the nested PRIMEVA randomized trial. *Clin Infect Dis*. 2015. Available at: http://www.ncbi.nlm.nih.gov/pubmed/25838291.

25. Garcia-Otero L, Lopez M, Gomez O, et al. Zidovudine treatment in HIV-infected pregnant women is associated with fetal cardiac remodelling. *AIDS*. 2016;30(9):1393-1401. Available at: https://www.ncbi.nlm.nih.gov/pubmed/26919731.

26. Culnane M, Fowler M, Lee SS, et al. Lack of long-term effects of in utero exposure to zidovudine among uninfected children born to HIV-infected women. Pediatric AIDS clinical trials group protocol 219/076 teams. *JAMA*. 1999;281(2):151-157. Available at: http://www.ncbi.nlm.nih.gov/pubmed/9917118.

27. Hanson IC, Antonelli TA, Sperling RS, et al. Lack of tumors in infants with perinatal HIV-1 exposure and fetal/neonatal exposure to zidovudine. *J Acquir Immune Defic Syndr Hum Retrovirol*. 1999;20(5):463-467. Available at: http://www.ncbi.nlm.nih.gov/pubmed/10225228.

28. Ivy W, 3rd, Nesheim SR, Paul SM, et al. Cancer among children with perinatal exposure to HIV and antiretroviral medications—New Jersey, 1995–2010. *J Acquir Immune Defic Syndr*. 2015;70(1):62-66. Available at: https://www.ncbi.nlm.nih.gov/pubmed/26017660.

29. Hankin C, Lyall H, Peckham C, Tookey P. Monitoring death and cancer in children born to HIV-infected women in England and Wales: use of HIV surveillance and national routine data. *AIDS*. 2007;21(7):867-869. Available at: http://www.ncbi.nlm.nih.gov/pubmed/17415042.

30. Bardeguez AD, Shapiro DE, Mofenson LM, et al. Effect of cessation of zidovudine prophylaxis to reduce vertical transmission on maternal HIV disease progression and survival. *J Acquir Immune Defic Syndr*. 2003;32(2):170-181. Available at: http://www.ncbi.nlm.nih.gov/pubmed/12571527.

31. Williams PL, Hazra R, Van Dyke RB, et al. Antiretroviral exposure during pregnancy and adverse outcomes in HIV-exposed uninfected infants and children using a trigger-based design. *AIDS*. 2016;30(1):133-144. Available at: https://www.ncbi.nlm.nih.gov/pubmed/26731758.

32. Van Dyke RB, Chadwick EG, Hazra R, Williams PL, Seage GR, 3rd. The PHACS SMARTT study: assessment of the safety of *in utero* exposure to antiretroviral drugs. *Front Immunol*. 2016;7:199. Available at: https://www.ncbi.nlm.nih.gov/pubmed/27242802.

◆ 非核苷类逆转录酶抑制剂

术语附表
致癌性:产生或倾向于产生癌症
· 某些药剂,如某些化学物质或辐射形式,都具有致突变性和致裂性
· 基因突变和/或染色体损伤可导致癌症的形成
致裂性:导致染色体损伤或断裂
遗传毒性:破坏遗传物质,如 DNA 和染色体
致突变性:诱导或能够诱导基因突变
致畸性:干扰胎儿发育并导致出生缺陷

美国食品药品管理局已批准五种非核苷类逆转录酶抑制剂（NNRTIs）：地拉夫定，依非韦伦，依曲韦林，奈韦拉平和利匹韦林。美国已明确不再使用地拉夫定，因此本节不纳入讨论。

‖ 多拉维林（Pifeltro，DOR）

（2018 年 12 月 7 日最新更新，2018 年 12 月 7 日最新评审）

目前尚无足够在妊娠期使用多拉维林的人类数据来确定出生缺陷和流产的相关药物风险。

动物研究

致癌性

多拉维林在小鼠和大鼠长期口服致癌性研究中是非致癌性的，多拉韦林的致癌性分别为接受人类推荐剂量的 6 倍（小鼠）和 7 倍（大鼠）。接受高剂量多拉维林治疗的雌性大鼠甲状腺滤泡旁细胞腺瘤和癌的发生率具有统计学意义；然而，这一发生率与同物种历史对照组中观察到的发生率相似。在*体外或体内*致突变性试验中，多拉维林没有遗传毒性[1]。

生殖/生育

大鼠中，多拉维林对生育能力、生殖能力或早期胚胎发育（以 AUC 表示）没有影响，剂量大约是接受人群推荐剂量暴露的 7 倍[1]。

致畸性/不良妊娠结局

在多拉韦林暴露（以 AUC 表示）的大鼠和家兔中未观察到不良胚胎-胎儿效应，该不良胚胎-胎儿效应（以 AUC 表示）在大鼠和家兔中分别约为接受人群推荐剂量的9倍和8倍。同样，对大鼠进行的产前/产后研究中，发现无任何不良的发育，其剂量大约是接受人群推荐剂量的9倍[1]。

胎盘和母乳途径

对大鼠和家兔的胚胎-胎儿研究表明多拉韦林可通过胎盘。妊娠第20天观察到胎儿血浆浓度，家兔高达母体浓度的40%，大鼠高达母体浓度的52%。多拉维林可分泌到哺乳大鼠的乳汁中，其浓度约为哺乳第14天给药2小时后测得母体浓度的1.5倍[1]。

人体妊娠研究

药代动力学

目前尚无关于多拉维林在孕妇体内的药代动力学研究报告。

胎盘和母乳途径

目前尚无关于多拉维林在人类胎盘转运或乳汁分泌的数据。

致畸性/不良妊娠结局

尚无数据可以说明多拉维林暴露后的出生缺陷风险。

表10的摘录[a]

注：使用FDCs时，请参阅附录B和表10中的其他章节，以了解妊娠期FDC各药物成分的剂量和安全性信息

通用名 （缩写） 商品名	剂型	推荐剂量	妊娠期使用
多拉维林 （DOR） *Pifeltro* （DOR/3TC/TDF） *Delstrigo*	DOR（Pifeltro）: · 100mg 片剂 DOR/3TC/TDF （Delstrigo）: · DOR 100mg+ 3TC 300mg+ TDF 300mg 片剂	成人标准剂量 *DOR（Pifeltro）:* · 100mg/次,1次/d,与或不与 食物同服 *DOR/3TC/TDF（Delstrigo）:* · 1片/次,1次/d,与或不与食 物同服 妊娠期药代动力学: · 妊娠期尚未有 PK 研究	目前尚无关于 DOR 胎盘转运 的人类数据,但 是动物研究表 明 DOR 可通过 胎盘传递

通用名 （缩写） 商品名	剂型	推荐剂量	妊娠期使用
		妊娠期给药： · 数据不足，无法提供建议 · 妊娠期使用复方制剂的指导，请参阅其他部分的具体章节（即 3TC，TDF）	评估人类致畸性的数据不足，大鼠或兔子的动物试验中没有致畸性证据

ª 肾功能不全或肝功能不全患者可能需要调整个体 ARV 药物剂量（详见"成人和青少年指南"，附录 B，表 8）

缩略词：3TC= 拉米夫定；ARV= 抗逆转录病毒药物；DOR= 多拉维林；FDC= 固定剂量组合；PK= 药代动力学；TDF= 富马酸替诺福韦二吡呋酯

◆ 参考文献

1. Doravirine [package insert]. Food and Drug Administration. 2018. Available at: https://www.accessdata.fda.gov/drugsatfda_docs/label/2018/210806s000lbl.pdf.

‖ *依非韦伦（施多宁，EFV）*

（2018 年 12 月 7 日最新更新，2018 年 12 月 7 日最新评审）

美国食品药品管理局警告，在妊娠前 3 个月不应该使用依非韦伦，因为存在神经管缺陷的潜在风险[1]。

然而，根据对最新证据的审查，目前围产期指南没有限制孕妇或计划妊娠的女性使用依非韦伦。这与英国 HIV 协会指南和世界卫生组织（WTO）妊娠期使用抗逆转录病毒药物指南一致。

动物研究

致癌性

在一系列体外和动物体内筛选试验中，依非韦伦既无致突变性作用，也无致畸性作用。评估依非韦伦对小鼠基因毒性的研究发现，每日给药持续 36 天后，脑细胞 DNA 受损；肝、心、外周血未见损伤[2]。长期动物致癌性研究已在小鼠和大鼠中完成。全身药物暴露比接受人群标准治疗剂量暴露高出约 1.7 倍，在雄性小鼠中未观察到高于本底的肿瘤发生率增加。雌性小鼠中，肝细胞腺瘤和癌以及肺泡 / 细支气管腺瘤的肿瘤发生率高于本底。全身暴露于依非韦伦的雄性和雌性大鼠中，肿瘤发生率未见高于本底的增加，且剂量低于接受治疗的人群剂量[1]。

生殖 / 生育

未观察到依非韦仑对啮齿动物生殖或生育能力的影响[1]。

致畸性 / 不良妊娠结局

雌性大鼠体内观察到胎儿再吸收增加，在依非韦伦剂量下，产生的峰值血浆浓度和 AUC 值小于或等于人体每天接受一次依非韦伦 600mg 推荐剂量的 AUC 值。当给予妊娠的家兔注射一定剂量的依非韦伦时，不会产生生殖毒性，其血浆浓度峰值相似，并且 AUC 值约为人类服用依非韦伦（每天 600mg）的一半[1]。

妊娠第 20～150 天期间给予 60mg/（kg·d）依非韦伦治疗的妊娠食蟹猴所生的 20 名婴儿中，观察了其中 3 名婴儿中枢神经系统畸形和腭裂。这一剂量导致血浆浓度是人类治疗全身性暴露的 1.3 倍，胎儿脐静脉药物浓度约为母体值的 0.7 倍[3]。畸形包括一个胎儿的无脑和单侧无眼，另一个胎儿的小眼畸形和第三个胎儿的腭裂[1]。

胎盘和母乳途径

依非韦仑容易穿过大鼠，家兔和灵长类动物的胎盘，产生与母体血浆浓度相似的脐带血浓度。妊娠兔和食蟹猴母体和胎儿血液浓度相当，而大鼠胎儿浓度超过母体浓度[1]。

人体妊娠研究

药代动力学/药物基因组学

妊娠晚期接受依非韦仑治疗的 25 名孕妇进行的重点抽样药代动力学（PK）研究中，与产后测得的水平相比，依非韦仑清除率略有增加，波谷水平有所降低[4]。这些差异不足以作为妊娠期剂量调整的根据。对该研究以及其他四项测量孕妇依非韦仑浓度的研究结果进行了回顾，发现依非韦仑浓度对妊娠没有显著影响，并且使用依非韦仑治疗方案实现了高比例的 HIV RNA 抑制[5]。

在药物基因组学研究中，通过血浆和头发药物水平测量，具有细胞色素 P（CYP）2B6 516 TT 基因型的非妊娠个体在短期和长期依法韦仑暴露中均增加 > 3 倍。这表明 CYP2B6 多态性可使药物水平发生显著变化[6]。该等位基因的频率因不同种族人群而异，白人患病率为 3.4%，西班牙裔为 6.7%，非裔美国人为 20%[4]。

胎盘和母乳途径

在 25 对母婴的研究中，依非韦仑脐带 - 母体血浓度比值中位数为 0.49（范围 0.37 ~ 0.74）[4]。一项对卢旺达 13 名女性的研究中，在妊娠最后 3 个月和分娩后的 6 个月内给予依非韦仑[7]。母体血浆，母乳和婴儿血浆中均测量依非韦仑浓度。与婴儿血浆相比，母体血浆中依非韦仑浓度明显高于脱脂母乳（平均母乳与母体血浆浓度之比为 0.54），脱脂母乳中依非韦仑浓度明显高于婴儿血浆（平均脱脂母乳与新生儿血浆浓度之比为 4.08）。婴儿血浆依非韦仑平均浓度为 860ng/ml，婴儿血浆依非韦仑平均浓度为母亲血浆浓度的 13.1%。所有婴儿血浆中均可检测到依非韦仑的浓度，13 名新生儿中有 8 名血浆依非韦仑浓度低于建议用于治疗 HIV 成人的最低治疗浓度 1000ng/ml。一项对尼日利亚 51 名女性进行的研究中，每天服用依非韦仑 600mg，母乳 / 母体血浆中位浓度比值为 0.82（范围 0.51 ~ 1.1），婴儿依非韦仑浓度中位数为 178 ng/ml（范围 88 ~ 340ng/ml）[8]。在 56 对母婴的研究中，母亲在妊娠期和母乳喂养期间接受依非韦仑治疗，测量了分娩时婴儿血浆药物浓度水平和 12 周龄时头发药物浓度水平，研究表明，在妊娠和母乳喂养期间，依非韦伦的子宫内转移率适中，大约 1/3 转移发生在产后（40% 的累积转移，15% 的转移发生在母乳喂养期间）[9]。所有母亲和婴儿在 0 周、8 周和 12 周时均可检测到血浆依非韦伦的水平，而婴儿 - 母亲在产后 12 周时的平均头发浓度为 0.40。目前没有关于依非韦伦在新生儿中的安全性和 PK 的数据。

致畸性 / 不良妊娠结局

2018 年 1 月在"妊娠期抗病毒治疗登记信息系统"中前瞻性报道暴露于依非韦伦基础方案的妊娠受试者中，1023 例妊娠早期暴露的活产胎儿中有 24 例出现出生缺陷（2.35%，95%CI，1.51% ~ 3.47%）[10]。尽管这些数据足够用以评估妊娠前 3 个月暴露以排除 1.5 倍或更大的整体出生缺陷的风险，神经管缺陷在一般人群中发生率较低，这意味着仍需要更多的暴露，才能明确排除该特定缺陷风险增加的可能性。妊娠早期依非韦仑暴露后"妊娠期抗病毒治疗登记信息系统"中提交的有关缺陷的前瞻性报告记录了一例神经管缺陷病例（骶骨发育不全，脊髓脊膜膨出，胎儿酒精综合征伴脑积水）和一例双侧面裂，无眼和羊膜带综合征。2014 年通过超声报道了一例未定义的脑蚓部异常；但是，在出生和随访期间，婴儿发育情况与父母一样正常，他们也拒绝进一步检测[10]。回顾性报告中，有 6 例中枢神经系统缺陷报告，其中包括 3 例在妊娠早期接受依非韦仑治疗的母亲所生婴儿的脑脊髓膜膨出[1]。回顾性报告可能偏向于报告更多不寻常和严重的病例，并且不太可能代表一般人群情况。

对 23 项研究（包括"妊娠期抗病毒治疗登记信息系统"数据）的最新荟萃分析中，有 44 名婴儿出生缺陷，其中有 2026 名活产婴儿，这些婴儿的母亲在妊娠早期接受依非韦伦治疗。总体出生缺陷率为 1.63%（95%CI，0.78% ~ 2.48%）[11]。在接受含有依非韦伦治疗方案女性和在前 3 个月接受不含依非韦伦治疗方案女性中，整体出生缺陷的比例相似 [合并相对风险（RR）0.78；95%CI，0.56 ~ 1.08]。所有出生案例中，观察到一例神经管缺陷（脊髓脊膜膨出），其发生率为 0.05%（95%CI，<0.01 ~ 0.28），在一般人群报告范围内。报告的妊娠早期依法韦伦暴露的数量仍然不足以排除低发生率出生缺陷的显著增加（美国一般人群中神经管缺陷的发生率为 0.02% ~ 0.2%）。

法国对 1994 年至 2010 年间 13 124 例活产婴儿的研究包括对在妊娠早期依法韦伦暴露后出生的 372 名婴儿的分析[12]。使用欧洲先天性异常监测

（EUROCAT）分类系统初步分析显示，与妊娠期没有依非韦伦暴露的婴儿相比，妊娠早期依非韦伦暴露婴儿出生缺陷发生率没有增加（校正比值比1.16；95%CI，0.73～1.85）。"妊娠期抗病毒治疗登记信息系统"中使用改良亚特兰大大都会先天性缺陷项目分类进行的二级分析中，发现了妊娠早期依非韦仑暴露与神经缺陷之间的关联。然而，4种缺陷（白质异常的心室扩张，胼胝体部分发育不全，室管膜下囊肿和脑回肥厚）都不是神经管缺陷，并且没有缺陷具有共同的胚胎学特征[13]。一项包括2580例活产婴儿，94例妊娠早期的依非韦伦暴露的小儿HIV/AIDS队列研究中[14]，或意大利国家队列分析中1257例妊娠，80例妊娠早期依非韦伦暴露分析中，均表明妊娠早期依非韦伦暴露与缺陷风险增加无关[15]。

尽管两项研究[小儿艾滋病临床试验组（PACTG）第219/219C号协议和PACTG第1025号协议]报告，与未暴露的婴儿相比，妊娠早期暴露于依非韦伦的婴儿出生缺陷的发生率更高，但这两项研究中暴露的数量都很小（PACTG 219/219C中暴露35次，P1025中暴露42次），并且两项研究之间缺陷案例存在重叠[16-18]。因此，需要更多数据来确定是否存在神经管缺陷的升高风险。因为可能危害胎儿，美国食品药品管理局建议女性在服用依非韦伦时避免妊娠，并建议医疗人员在妊娠前3个月避免给患者服用。

虽然有限的资料显示在妊娠早期暴露于依非韦伦兹不能排除2或3倍增加的罕见结果发生率，如神经管缺陷，从对大于2000个新生儿的荟萃分析中获得的数据表明，在妊娠早期暴露于神经管缺陷的风险没有显著增加（例如，增加10倍至1%）。因此，目前围产期指南没有限制孕妇或计划妊娠的女性使用依非韦伦；这与英国HIV协会和世界卫生组织关于妊娠期使用抗逆转录病毒药物的指导方针一致，这两项指导方针都指出，依非韦伦可在妊娠期使用[19, 20]。正在接受基于依非韦伦的病毒学抑制方案的孕妇应继续服用依非韦伦，因为妊娠期ARV药物变化可能与失去病毒控制和增加围产期传播风险有关[21]。

其他信息

据报道，依非韦伦与某些激素避孕药之间存在PK相互作用，可能导致黄体酮成分失效。这可能会影响紧急避孕药，联合口服避孕药，孕激素药和黄体酮植入物的有效性[22-25]。回顾性病例研究表明，依非韦伦可能会降低左炔诺孕酮植入物的疗效（例如，Jadelle）[26]。115名接受依非韦伦治疗并使用Jadelle的女性中有15名（12.4%）妊娠；208名接受奈韦拉平治疗的女性未发生妊娠，13 名接受洛匹那韦 / 利托那韦（LPV/r）治疗的女性未发生妊娠（*P*<0.001）（参见妊娠前咨询和保健）。在 Scarsi 等人的前瞻性临床试验中，20 名乌干达女性中有 3 名（15%）在使用左炔诺孕酮和依非韦伦的抗逆转录病毒疗法（ART）方案的 36 ~ 48 周内妊娠。与未接受过 ART 治疗的女性相比，依非韦伦治疗方案的女性左炔诺孕酮 PKs 较低[27]。

P1026s 评估了选择依托孕烯植入物用于避孕的产后女性释放依托孕烯的植入物与三种抗逆转录病毒药物方案（阿扎那韦 / 利托那韦、LPV/r、依非韦伦）之间的相互作用。植入依托孕烯后，抗逆转录病毒药物的浓度水平没有显著变化。然而，在三种抗逆转录病毒药物治疗方案中，使用依非韦伦与依托孕烯浓度大大降低有关，降低到可能影响避孕效果的水平[28]。乌干达 HIV 感染女性的非随机平行研究描述了从避孕植入物中释放的依托孕烯的 PKs。接受基于依非韦伦治疗方案或基于奈韦拉平的治疗方案的女性与 ART 初治和未接受 ART 的女性进行了比较。在 24 周时，服用依非韦伦女性的依托孕烯浓度比 ART 初治的女性低 82%。

当依托孕烯与奈韦拉平合用时，未观察到依托孕烯浓度的显著变化[29]。ACTG 研究（A5316）评估了阴道环中依托孕烯与依非韦伦或阿扎那韦 / 利托那韦（ATV/r）之间的药代动力学相互作用。与尚未开始 ART 的女性相比，依非韦伦组的女性依托孕烯水平降低 76% ~ 79%，乙炔雌二醇血浆浓度在 21 天内降低 53% ~ 57%[30]。因此，接受依非韦伦和联合口服避孕药、孕激素药丸、避孕阴道环或黄体酮植入物的女性应被告知这些避孕方法的有效性可能降低，并强烈建议同时使用屏障避孕。

同时，也可考虑同时使用依非韦伦而不降低疗效的替代避孕方案。一项评估了 17 例女性依非韦伦与长效醋酸甲羟孕酮（DMPA）之间相互作用的研究发现，依非韦伦或 DMPA 的 PK 曲线没有变化[31]。整个给药间隔期间，DMPA 水平保持高于抑制排卵所需的水平。此外，当与基于依法韦伦的方案联用时，预期宫内装置（含铜和含左炔诺孕酮的装置）可保持功效。

表 10 的摘录 [a]

注：使用 FDCs 时，请参阅附录 B 和表 10 中的其他章节，以了解妊娠期 FDC 各药物成分的剂量和安全信息

通用名（缩写）商品名	剂型	推荐剂量	妊娠期使用
依非韦伦 (EFV) *施多宁* (EFV/FTC/TDF) *Atripla* (EFV/3TC/TDF) *Symfi* (EFV/3TC/TDF) *Symfi Lo* 注：通用药可用于某些复方制剂	EFV（施多宁）f： 胶囊： · 50mg · 200mg 片剂： · 600mg EFV/FTC/TDF（Atripla）： · EFV 600mg+FTC 200mg+TDF 300mg 片剂 EFV/3TC/TDF（Symfi）： · EFV 600mg+3TC 300mg+TDF 300mg 片剂 EFV/3TC/TDF（Symfi Lo）： · EFV 400mg+3TC 300mg+TDF 300mg 片剂	成人标准剂量 EFV（施多宁）： · EFV 600mg/次，1 次/d，睡前服用，空腹服用以减少副作用 EFV/FTC/TDF（Atripla）： · 1 片/次，1 次/d，睡前服用，空腹服用以减少副作用 EFV/3TC/TDF（Symfi or Symfi Lo）： · 1 片/次，1 次/d，睡前服用，空腹服用以减少副作用 妊娠期药代动力学： · 与产后相比，妊娠晚期 AUC 降低，但几乎所有的妊娠晚期参与者都超过了目标暴露量	胎盘转运中 [b] 美国食品药品管理局建议女性在服用 EFV 时避免妊娠，并建议医疗保健人员避免在孕妇妊娠的前 3 个月给药，因为胎儿可能会受到伤害 尽管有关妊娠早期 EFV 暴露的有限数据不能排除 NTDs 等罕见的发生率增加 2 倍或 3 倍，但来自 > 2000 例分娩的荟萃分析的现有数据表明妊娠早期暴露于神经管缺陷的风险没有明显增加（例如，增加 10 倍，增长率 1%）。因此，目前的围产期指南没有限制孕妇或计划妊娠的女性使用 EFV。这与英国 HIV 协会和世界卫生组织关于妊娠期使用抗逆转录病毒药物的指导方针一致

续表

通用名 （缩写） 商品名	剂型	推荐剂量	妊娠期使用
		妊娠期给药： · 剂量不变 · 妊娠期使用复方制剂的指导，请参阅其他部分的具体章节（即 3TC，FTC，TDF）	采用 EFV 方案病毒抑制的孕妇应继续使用 EFV 方案，因为妊娠期 ARV 药物的变化可能与丧失病毒控制和围产期传播风险有关（见"目前正在接受抗逆转录病毒治疗的 HIV 感染孕产妇"）

a 肾功能不全或肝功能不全患者可能需要调整个体 ARV 药物剂量（详见"成人和青少年指南"，附录 B，表 8）

b 胎盘转运类别由脐带血 / 产妇分娩血浆药物平均或中位比值确定：

高：> 0.6　中：0.3 ~ 0.6　低：< 0.3

d 通用剂型

缩略词： 3TC = 拉米夫定；ARV= 抗逆转录病毒药物；AUC = 曲线下面积；EFV = 依非韦伦；FDA= 美国食品药品管理局；FDC= 固定剂量组合；FTC = 恩曲他滨；PK = 药代动力学；TDF= 富马酸替诺福韦二吡呋酯；WHO = 世界卫生组织

◆ 参考文献

1. Efavirenz [package insert]. Food and Drug Administration. 2017. Available at: https://www.accessdata.fda.gov/drugsatfda_docs/label/2017/021360s044,020972s056lbl.pdf.

2. de Oliveira HM, Damiani AP, Dias Rde O, Romao PR, Andrade VM. Effect of antiretroviral drugs on the DNA damage in mice. *Environ Toxicol and Pharmacol*. 2014;37(1):390-395. Available at: http://www.ncbi.nlm.nih.gov/pubmed/24441026.

3. Nightingale SL. From the food and drug administration. *JAMA*. 1998;280(17):1472. Available at: http://www.ncbi.nlm.nih.gov/pubmed/9809716.

4. Cressey TR, Stek A, Capparelli E, et al. Efavirenz pharmacokinetics during the third trimester of pregnancy and postpartum. *J Acquir Immune Defic Syndr*. 2012;59(3):245-252. Available at: http://www.ncbi.nlm.nih.gov/pubmed/22083071.

5. Hill A, Ford N, Boffito M, Pozniak A, Cressey TR. Does pregnancy affect the pharmacokinetics of efavirenz? *AIDS*. 2014;28(10):1542-1543. Available at: http://www.ncbi.nlm.nih.gov/pubmed/24896806.

6. Gandhi M, Greenblatt RM, Bacchetti P, et al. A single-nucleotide polymorphism in CYP2B6 leads to >3-fold increases in efavirenz concentrations in plasma and hair among HIV-infected women. *J Infect Dis*. 2012;206(9):1453-1461. Available at: http://www.ncbi.nlm.nih.gov/pubmed/22927450.

7. Schneider E, Whitmore S, Glynn KM, et al. Revised surveillance case definitions for HIV infection among adults, adolescents, and children aged <18 months and for HIV infection and AIDS among children aged 18 months to <13 years—United States, 2008. *MMWR Recomm Rep*. 2008;57(RR-10):1-12. Available at: http://www.ncbi.nlm.nih.gov/pubmed/19052530.

8. Olagunju A, Siccardi M, et al. Pharmacogenetics of efavirenz excretion into human breast milk and transfer To breastfed infants. Presented at: Conference on Retroviruses and Opportunistic Infections. 2014. Boston, MA.

9. Gandhi M, Mwesigwa J, Aweeka F, et al. Hair and plasma data show that lopinavir, ritonavir, and efavirenz all transfer from mother to infant in utero, but only efavirenz transfers via breastfeeding. *J Acquir Immune Defic Syndr*. 2013;63(5):578-584. Available at: http://www.ncbi.nlm.nih.gov/pubmed/24135775.

10. Antiretroviral Pregnancy Registry Steering Committee. Antiretroviral pregnancy registry international interim report for 1 January 1989–31 January 2018. Wilmington, NC: Registry Coordinating Center. 2018. Available at: http://www.apregistry.com/.

11. Ford N, Mofenson L, Shubber Z, et al. Safety of efavirenz in the first trimester of pregnancy: an updated systematic review and meta-analysis. *AIDS*. 2014;28 Suppl 2:S123-131. Available at: http://www.ncbi.nlm.nih.gov/pubmed/24849471.

12. Sibiude J, Mandelbrot L, Blanche S, et al. Association between prenatal exposure to antiretroviral therapy and birth defects: an analysis of the French perinatal cohort study (ANRS CO1/CO11). *PLoS Med*. 2014;11(4):e1001635. Available at: http://www.ncbi.nlm.nih.gov/pubmed/24781315.

13. Mofenson LM, Watts DH. Safety of pediatric HIV elimination: the growing population of HIV- and antiretroviral-exposed but uninfected infants. *PLoS Med*. 2014;11(4):e1001636. Available at: http://www.ncbi.nlm.nih.gov/pubmed/24781352.

14. Williams PL, Crain MJ, Yildirim C, et al. Congenital anomalies and in utero antiretroviral exposure in human immunodeficiency virus-exposed uninfected infants. *JAMA Pediatr*. 2015;169(1):48-55. Available at: http://www.ncbi.nlm.nih.gov/pubmed/25383770.

15. Floridia M, Mastroiacovo P, Tamburrini E, et al. Birth defects in a national cohort of pregnant women with HIV infection in Italy, 2001-2011. *BJOG*. 2013;120(12):1466-1475. Available at: http://www.ncbi.nlm.nih.gov/pubmed/23721372.

16. Knapp KM, Brogly SB, Muenz DG, et al. Prevalence of congenital anomalies in infants with in utero exposure to antiretrovirals. *Pediatr Infect Dis J*. 2012;31(2):164-170. Available at: http://www.ncbi.nlm.nih.gov/pubmed/21983213.

17. Brogly SB, Abzug MJ, Watts DH, et al. Birth defects among children born to human immunodeficiency virus-infected women: pediatric AIDS clinical trials protocols 219 and 219C. *Pediatr Infect Dis J*. 2010;29(8):721-727. Available at: http://www.ncbi.nlm.nih.gov/pubmed/20539252.

18. Ford N, Calmy A. Efavirenz is not a known teratogen. *Pediatr Infect Dis J*. 2012;31(9):999; author reply 1000. Available at: http://www.ncbi.nlm.nih.gov/pubmed/22609611.

19. de Ruiter A, Taylor GP, Clayden P, et al. British HIV Association guidelines for the management of HIV infection in pregnant women 2012 (2014 interim review). *HIV Med*. 2014;15 Suppl 4:1-77. Available at: http://www.ncbi.nlm.nih.gov/pubmed/25604045.

20. World Health Organization. Consolidated guidelines on the use of antiretroviral drugs for treating and preventin HIV infection—recommendations for a public health approach; second edition 2016. 2016; http://www.who.int/hiv/pub/arv/arv-2016/en/.

21. Floridia M, Ravizza M, Pinnetti C, et al. Treatment change in pregnancy is a significant risk factor for detectable HIV-1 RNA in plasma at end of pregnancy. *HIV Clin Trials*. 2010;11(6):303-311. Available at: http://www.ncbi.nlm.nih.gov/pubmed/21239358.

22. Tseng A, Hills-Nieminen C. Drug interactions between antiretrovirals and hormonal contraceptives. *Expert Opin Drug Metab Toxicol*. 2013. Available at: http://www.ncbi.nlm.nih.gov/pubmed/23425052.

23. Landolt NK, Phanuphak N, Ubolyam S, et al. Efavirenz, in contrast to nevirapine, is associated with unfavorable progesterone and antiretroviral levels when co-administered with combined oral contraceptives. *J Acquir Immune Defic Syndr*. 2012. Available at: http://www.ncbi.nlm.nih.gov/pubmed/23187949.

24. Leticee N, Viard JP, Yamgnane A, Karmochkine M, Benachi A. Contraceptive failure of etonogestrel implant in patients treated with antiretrovirals including efavirenz. *Contraception*. 2012;85(4):425-427. Available at: http://www.ncbi.nlm.nih.gov/pubmed/22036046.

25. Carten ML, Kiser JJ, Kwara A, Mawhinney S, Cu-Uvin S. Pharmacokinetic interactions between the hormonal emergency contraception, levonorgestrel (Plan B), and Efavirenz. *Infect Dis Obstet Gynecol*. 2012;2012:137192. Available at: http://www.ncbi.nlm.nih.gov/pubmed/22536010.

26. Perry SH, Swamy P, Preidis GA, Mwanyumba A, Motsa N, Sarero HN. Implementing the jadelle implant for women living with HIV in a resource-limited setting in sub-Saharan Africa: concerns for drug interactions leading to unintended pregnancies. *AIDS*. 2014. Available at: http://www.ncbi.nlm.nih.gov/pubmed/24401645.

27. Scarsi KK, Darin KM, Nakalema S, et al. Unintended pregnancies observed with combined use of the levonorgestrel contraceptive implant and efavirenz-based antiretroviral therapy: a three-arm pharmacokinetic evaluation over 48 weeks. *Clin Infect Dis*. 2015. Available at: http://www.ncbi.nlm.nih.gov/pubmed/26646680.

28. Kreitchmann R, Stek A, Best B, et al. Interaction between etonogestrel-releasing implant and 3 antiretroviral regimens. Presented at: Conference on Retroviruses and Opportunistic Infections. 2017. Seattle, WA.

29. Chappell CA, Lamorde M, Nakalema S, et al. Efavirenz decreases etonogestrel exposure: a pharmacokinetic evaluation of implantable contraception with antiretroviral therapy. *AIDS*. 2017;31(14):1965-1972. Available at: https://www.ncbi.nlm.nih.gov/pubmed/28692531.

30. Scarsi KK, Cramer Y, Gingrich D, et al. Vaginal contraceptive hormone exposure profoundly altered by EFV- and ATV/R-based ART. Abstract 141. Presented at: Conference on Retroviruses and Opportunistic Infections. 2018. Boston, Massachusetts. Available at: http://www.croiconference.org/sessions/vaginal-contraceptive-hormone-exposure-profoundly-altered-efv-and-atvr-based-art.

31. Cohn SE, Park JG, Watts DH, et al. Depo-medroxyprogesterone in women on antiretroviral therapy: effective contraception and lack of clinically significant interactions. *Clin Pharmacol Ther*. 2007;81(2):222-227. Available at: http://www.ncbi.nlm.nih.gov/pubmed/17192768.

依曲韦林（英特莱，ETR）

（2018年12月7日最新更新，2018年12月7日最新评审）

依曲韦林被美国食品药品管理局归类为妊娠B类。

动物研究

致癌性

一系列体外和动物体内筛选试验中，依曲韦林既没有致突变性也没有致裂性[1]。依曲韦林在小鼠和大鼠体内的致癌性评估长达104周。由于对该制剂耐受不良，与接受标准剂量的人典型AUC相比，依曲韦林的浓度-时间曲线下面积（小鼠）为0.6倍，（大鼠）为0.2～0.7倍。大鼠和雄性小鼠中没有发现显著差异。雌性小鼠中，观察到肝细胞癌和肝细胞腺瘤或合并癌的发生率增加。目前尚不清楚根据这些小鼠肝脏发现肿瘤的事实，是否可以推测人类用药后的潜在变化[1]。

生殖/生育

依曲韦林对妊娠大鼠生育能力和早期胚胎发育没有影响，妊娠大鼠接受全身药物暴露剂量相当于在接受人群推荐剂量（400mg/d）[1]。

致畸性/不良妊娠结局

大鼠和家兔中进行的动物生殖研究中，当给药剂量与接受推荐剂量依曲韦林400mg/d的人体暴露相当时，没有证据显示发现胎儿毒性或发育改变[1]。

人体妊娠研究

药代动力学

两项研究报道了孕妇依曲韦林药代动力学（PKs）结果。Ramgopal等发现依曲韦林总AUC、C_{min}和C_{max}在妊娠中期（n = 13）和晚期（n = 10）较妊娠后期（n = 10）增加约1.1～1.4倍。未结合依曲韦林浓度差异不明显，最小二乘平均比率约为0.9～1.2[2]。类似地，Mulligan等人发现，与女性产后水平（n = 8）相比，依曲韦林AUC、C_{min}和C_{max}在妊娠晚期总体水平（n = 13）增加了1.3～1.9倍[3]。这两项研究中依曲韦林耐受性均良好。

胎盘和母乳途径

7对母婴中，分娩时脐带血与母体血浆依曲韦林浓度中位数比值为0.52（范围为0.19～4.25）[3]。另一项研究中，10对母婴中脐带血与母体血浆浓度的中位数比为0.32（范围为0.19～0.63）[2]。一份关于一名生下双胞胎的女性使用依曲韦林，地瑞那韦 / 利托那韦和恩夫韦肽的报告中描述了依曲韦林的胎盘转运。双胞胎 1 的脐带血依曲韦林浓度为 414ng/ml，双胞胎 2 的脐带血依曲韦林浓度为 345ng/ml（分娩时未报告母体血浆依曲韦林浓度）[4]。

产后第 1 天开始服用依曲韦林的 8 名女性，分别在产后第 5 天和第 14 天检测血浆和母乳浓度[5]。血浆 PKs 在第 5 ~ 14 天之间相似，并且在非孕妇中与已发表的依曲韦林 PK 参数相似。母乳中的依曲韦林 AUC 0 ~ 12 小时在成熟乳中（第 14 天）高于初乳 / 过渡乳（第 5 天）：12 954 ± 10 200ng* h/ ml vs 4372 ± 3016ng* h/ ml（$P = 0.046$）。第 5 天血浆和母乳中的依曲韦林中位数浓度分别为 300ng/ml 和 241ng/ml（受试者母乳 / 血浆比为 109%）。第 14 天血浆和母乳中位浓度为 197ng/ml 和 798ng/ml（受试者母乳 / 血浆比率为 327%）。依曲韦林在母乳中的最大浓度显著高于血浆（1245 ± 1159ng/ml vs 531 ± 336ng/ml，$P = 0.04$）。两名女性尽管血浆病毒载量受到抑制，但在第 14 天母乳中检测到 HIV RNA。这些女性血浆和母乳中依曲韦林浓度与在母乳中检测不到 HIV RNA 的女性中观察到的浓度相似。依曲韦林渗透性好，可在母乳中积聚。

致畸性 / 不良妊娠结局

在报告的 8 例妊娠期使用依曲韦林的病例中，未发现母体、胎儿或新生儿的毒性[4, 6]。其中一名婴儿出生时右耳有一个小的副耳廓，但没有其他畸形，其他婴儿未报告出生缺陷[4]。"妊娠期抗病毒治疗登记信息系统"中报告的妊娠早期暴露于依曲韦林的病例中，66 例活产中有 1 例出现缺陷；由于迄今为止病例数较少，因此无法得出生缺陷的任何结论[7]。

表 10 的摘录[a]

通用名 （缩写） 商品名	剂型	推荐剂量	妊娠期使用
依曲韦林 （ETR） *英特莱*	*片剂:* ·25mg ·100mg ·200mg 对于不能整片吞咽的患者,可将药片溶在一杯水中	<u>成人标准剂量</u> ·200mg/ 次,2 次 /d,与食物同服 <u>妊娠期药代动力学:</u> ·妊娠期 PK 数据（n = 26）表明妊娠期的依非韦伦暴露增加 1.2 ~ 1.6 倍	胎盘转运程度可变,通常在中高之间,范围从 0.19 ~ 4.25（数据来自 19 对母婴）[b]

续表

通用名 （缩写） 商品名	剂型	推荐剂量	妊娠期使用
		妊娠期给药： ·剂量不变	数据不足以评估人类的致畸性。没有大鼠或家兔致畸性证据

[a] 肾功能不全或肝功能不全患者可能需要调整个体 ARV 药物剂量（详见"成人和青少年指南"，附录 B，表 8 ）

[b] 胎盘转运类别由脐带血 / 产妇分娩血浆药物平均或中位比值确定：

高：> 0.6　　中：0.3 ~ 0.6　　低：< 0.3

缩略词：ARV = 抗逆转录病毒药物；ETR = 依曲韦林；PK = 药代动力学

◆ 参考文献

1. Etravirine [package insert]. Food and Drug Administration. 2018. Available at: https://www.accessdata.fda.gov/drugsatfda_docs/label/2018/022187s024lbl.pdf.

2. Ramgopal M, Osiyemi O, Zorrilla C, et al. Pharmacokinetics of total and unbound etravirine in HIV-1-infected pregnant women. *J Acquir Immune Defic Syndr*. 2016;73(3):268-274. Available at: https://www.ncbi.nlm.nih.gov/pubmed/27159225.

3. Mulligan N, Schalkwijk S, Best BM, et al. Etravirine pharmacokinetics in HIV-infected pregnant women. *Front Pharmacol*. 2016;7:239. Available at: https://www.ncbi.nlm.nih.gov/pubmed/27540363.

4. Furco A, Gosrani B, Nicholas S, et al. Successful use of darunavir, etravirine, enfuvirtide and tenofovir/emtricitabine in pregnant woman with multiclass HIV resistance. *AIDS*. 2009;23(3):434-435. Available at: http://www.ncbi.nlm.nih.gov/pubmed/19188762.

5. Spencer L, Liu S, Wang C, Neely M, Louie S, Kovacs A. Intensive etravirine PK and HIV-1 viral load in breast milk and plasma in HIV+ women receiving HAART. Poster 891. Presented at: Conference on Retroviruses and Opportunistic Infections. 2014. Boston, MA.

6. Calcagno A, Trentini L, Marinaro L, et al. Transplacental passage of etravirine and maraviroc in a multidrug-experienced HIV-infected woman failing on darunavir-based HAART in late pregnancy. *J Antimicrob Chemother*. 2013;68(8):1938-1939. Available at: http://www.ncbi.nlm.nih.gov/pubmed/23535879.

7. Antiretroviral Pregnancy Registry Steering Committee. Antiretroviral pregnancy registry international interim report 1 January 1989–31 January 2018. Wilmington, NC. 2018. Available at: www.APRegistry.com.

‖ 奈韦拉平（维乐命，NVP）

（2018 年 12 月 7 日最新更新，2018 年 12 月 7 日最新评审）

来自"妊娠期抗病毒治疗登记信息系统"中的现有数据显示，奈韦拉平的主要出生缺陷风险与美国参考人群本底比率没有差异。

动物研究

致癌性

一系列体外和体内研究中，奈韦拉平未显示出致突变性或致裂性的证据。在所有剂量的雄性小鼠和大鼠以及较高剂量的雌性小鼠和大鼠中，肝细胞腺瘤和癌的发生率均增加。所有研究的全身暴露剂量均低于人接受治疗性奈韦拉平剂量的全身暴露。鉴于奈韦拉平缺乏遗传毒性，奈韦拉平治疗后小鼠和大鼠发生肝细胞肿瘤与人类的相关性尚不清楚[1]。

生殖 / 生育

接受奈韦拉平的雌性大鼠身上发现了生育能力受损的证据，大鼠奈韦拉平全身暴露的剂量与人类治疗暴露相当[1]。

致畸性 / 不良妊娠结局

大鼠和兔的生殖研究中，未观察到奈韦拉平在全身暴露中的致畸作用，其剂量大约相当于或超过推荐人体剂量的 50%（基于 AUC）。然而，在妊娠大鼠中，当剂量比人类治疗暴露的剂量高约 50% 时，胎儿体重显著下降[1]。

人体妊娠研究

药代动力学

奈韦拉平的药代动力学（PKs）已在妊娠期接受抗逆转录病毒治疗（ART）的孕妇中进行了评估。一项研究测定了 26 名孕妇（其中包括 7 名妊娠中期的女性和 19 名妊娠晚期的女性）以及分娩后 4 ~ 12 周孕妇的奈韦拉平 PKs，结果发现妊娠并没有改变奈韦拉平的 PK 参数[2]。相比之下，根据一项包含 12 小时取样的治疗药物监测项目奈韦拉平 PK 的数据，16 名孕妇奈韦拉平的清除率比非孕妇高 20%，AUC 比非孕妇低 28%，最大血浆浓度比非孕妇低 30%；该研究的作者还报告了血浆奈韦拉平浓度的高变异性[3]。荷兰的一项研究报告称，妊娠期奈韦拉平暴露量较低的趋势并不显著，45 名孕妇的稳态奈韦拉平浓度为 5.2mcg/ml，而 152 名非妊娠女性的稳态奈韦拉平浓度为 5.8mcg/ml（P=0.08）[4]。一项对 59 名具有基因型信息的女性进行深入的 PK 研究发现，CYP2B6 发生一到两个突变的孕妇奈韦拉平清除率与另一组有一到两个 CYP2B6 突变的产后女性更高[5]。在快速代谢者（无突变）中，孕妇与产后女性之间未见奈韦拉平暴露差异。目前不建议在妊娠期调整奈韦拉平的剂量。

胎盘和母乳途径

奈韦拉平表现出快速有效的胎盘转运，在母体和脐带血中的浓度接近相等（脐带血与母体血的比值为 0.60 ～ 1.02）[6, 7]。已证明奈韦拉平可分泌到人乳。57 名接受产后奈韦拉平治疗的马拉维女性的研究中，母乳与母亲血清的浓度比约为 0.6；在母乳喂养的婴儿中检测到奈韦拉平浓度（四分位数间距 0.54 ～ 1.06mcg/ml）[8]。在博茨瓦纳接受基于奈韦拉平治疗的 15 名母乳喂养女性的数据中，产后 1 个月母体血浆浓度中位数为 6.71mcg/ml，产妇母乳中位浓度为 1.83mcg/ml，产妇母乳与血浆的中位比值为 0.27[9]。9 名婴儿在 1 个月时测量暴露情况，所有婴儿的血液中有生物学意义的、可检测到的奈韦拉平浓度中位数为 0.37mcg/ml（范围为 0.24 ～ 1.2mcg/ml），约占母体中位数的 6%。在一项对肯尼亚 67 名接受奈韦拉平治疗女性的研究报告了类似数据；母乳中奈韦拉平平均浓度为 4.55mcg/ml，母乳喂养婴儿在产后 2、6 和 14 周的平均浓度分别为 0.99mcg/ml、1.03mcg/ml 和 0.73mcg/ml[10]。在 122 对尼日利亚母婴研究发现，母乳与血浆奈韦拉平 AUC 的中值为 0.95（范围为 0.56 ～ 1.5）。婴儿通过母乳暴露产生的血浆浓度为 660ng/ml（范围 104 ～ 3090ng/ml）[5]。

致畸性 / 不良妊娠结局

"妊娠期抗病毒治疗登记信息系统"中，监测的妊娠早期服用奈韦拉平的孕妇人数，足够用于评价至少增加 1.5 倍的总体出生缺陷风险评价，至少增加心 1.5 倍血管和泌尿生殖系统缺陷（最常见的类别）的风险评价。奈韦拉平没有观察到出生缺陷的增加。基于疾病预防和控制中心监测的报告，在"妊娠期抗病毒治疗登记信息系统"中报告的妊娠早期奈韦拉平暴露病例，出生缺陷的患病率为 2.80%（1142 例新生儿中有 32 例，95%CI，1.92% ～ 3.93%），而美国人群总体患病率为 2.72%[11]。同样，法国围产期队列报告，奈韦拉平和出生缺陷之间没有关联，增加 1.5 倍风险的检验效能为 71%[12]。

安全性

据报道，接受奈韦拉平联合其他药物治疗 HIV 感染的患者及少数接受基于奈韦拉平用于院内或性暴露后预防的个体，可出现严重的、危及生命的和（在某些情况下）致命的肝毒性——包括暴发性和胆汁淤积性肝炎、肝坏

死、肝衰竭，以及严重的、危及生命的皮肤过敏反应，包括 Stevens-Johnson
综合征[13]。总的来说，在对照临床试验中，接受奈韦拉平治疗患者无论严重
程度如何，临床肝脏不良事件发生率为 4.0%（范围为 0% ~ 11.0%），然而，
奈韦拉平相关肝衰竭或肝死亡率的风险较低，为 0.04% ~ 0.40%[1, 14]。严重皮
疹或肝脏不良事件的最大风险发生在治疗的前 6 ~ 18 周，毒性风险在此期后
仍存在，应经常性监测。

据报道，女性严重奈韦拉平相关皮疹的发病率是男性的 5.5 ~ 7.3 倍，孕
妇中也有相关报道[15-17]。其他研究发现，女性发生伴有全身症状（通常是皮
疹）的肝脏不良事件的概率是男性的 3.2 倍[14]。几项研究表明，肝毒性的风
险程度随 CD4 T 淋巴细胞计数（CD4）的变化而变化。对 17 项奈韦拉平治
疗临床试验数据的总结性分析中，CD4 细胞计数 > 250 细胞 $/mm^3$ 的女性比
CD4 细胞计数较低的女性更容易出现症状性、常伴有皮疹的奈韦拉平相关肝
毒性[14]。较高的 CD4 细胞计数也与严重奈韦拉平相关皮疹的风险增加有关[16]。
虽然并非所有的研究都报告了肝毒性和皮疹的发生率与 CD4 细胞数 > 250
细胞 $/mm^3$ 之间的联系，但在国际非妊娠女性队列中，肝毒性和皮疹的发生
率与美国的研究结果相似[18]。一项对 359 名在撒哈拉以南非洲地区随机接受
奈韦拉平治疗的非妊娠女性进行的研究结果显示，较高的奈韦拉平暴露量与
发生严重的皮肤毒性有关，基线 CD4 细胞计数 ≥ 250 细胞 $/mm^3$ 与奈韦拉平
相关肝毒性和停药有关[19]。一些研究人员提出，药物代谢多态性（如
CYP2B6 突变体）、TRAF 蛋白和免疫性人类白细胞抗原位点的遗传变异可
能与奈韦拉平相关不良事件的高风险相关，并且遗传变异与不良事件之间的
关系可能因种族而异[20-23]。已发表的文献表明，通过母乳暴露于奈韦拉平的
婴儿可出现皮疹和高胆红素血症[1]。

虽然接受基于奈韦拉平 ART 方案治疗的 HIV 孕妇有报告致命的肝功能
衰竭病例，但在接受奈韦拉平或其他抗逆转录病毒药物女性中，妊娠是否会
增加肝毒性的风险尚不确定[24]。对来自 14 个国家 3582 名孕妇的 20 项研究
进行系统回顾后发现，发生严重肝毒性事件的女性总比例为 3.6%（95%CI，
2.4% ~ 4.8%），发生严重皮疹的女性的比例为 3.3%（95%CI，2.1% ~ 4.5%)；
总的来说，6.2% 的女性因不良事件停用奈韦拉平（95%CI，4.0% ~ 8.4%）[25]。
这些结果与普通成年人群中公布的频率相当，与同一队列中未妊娠女性的频
率相当。这些数据表明，妊娠期奈韦拉平相关的不良事件发生率不高于一般
人群，这与两个多中心前瞻性队列研究的数据一致，妊娠与奈韦拉平相关肝
毒性风险增加无关[26, 27]。相比之下，英国和爱尔兰从 2000 年到 2011 年收集

的数据分析评估了 3426 名女性，其中有 1/4 妊娠，研究发现服用依非韦伦、马拉韦罗或奈韦拉平的孕妇肝脏转氨酶升高的风险增加[28]。

上述系统回顾中，CD4 细胞计数 ≥ 250 细胞 /mm^3[比值比（OR）1.4，95%CI，0.8 ~ 1.6] 与孕妇发生皮肤事件（OR 1.1；95%CI，0.8 ~ 1.6）和严重皮肤不良事件可能性的增加无显著差异[25]。对 14 项研究进行独立系统的综述，结果表明 CD4 细胞计数 ≥ 250 细胞 /mm^3 的女性在妊娠期毒性风险增加与孕妇使用奈韦拉平治疗显著相关性[29]。南非的一项小型病例对照研究（6 个案例，30 个对照）报告显示，妊娠增加了 Stevens-Johnson 综合征发病率（OR14.28，P=0.006；95%CI，1.54 ~ 131.82）[30]。仅当临床获益明显大于风险的前提下，奈韦拉平（作为联合治疗方案的一个组成部分）才使用于 CD4 细胞计数 ≥ 250/mm^3 的孕妇。CD4 细胞计数小于 250/mm^3 的女性可以接受奈韦拉平方案，而服用奈韦拉平的期间妊娠并且对方案耐受良好的女性可以不考虑 CD4 细胞计数，继续接受治疗。

一项使用博茨瓦纳 8 家政府医院收集数据的图表抽象研究显示，接受含有奈韦拉平 ART 方案的女性比接受不含奈韦拉平 ART 方案的女性更容易发生某些不良事件，包括高血压、严重高血压、妊娠高血压和早期妊娠高血压[31]。

由于妊娠本身可以出现类似肝毒性的一些早期症状（即妊娠期恶心和呕吐），因此医疗保健人员在诊疗妊娠期使用奈韦拉平治疗的女性时，应意识到这一潜在的并发症。尤其在治疗的前 18 周，应对临床症状和肝脏转氨酶 [即丙氨酸氨基转移酶（ALT）和天冬氨酸氨基转移酶（AST）] 进行频繁、仔细的监测。临床医生可在基线时，第一个月每 2 周一次，第一个 18 周每月一次，对血清转氨酶进行检测；对于有肝病病史的患者，在开始治疗时应更频繁地监测，此后应每月监测一次[32]。所有接受奈韦拉平治疗时出现皮疹的女性应检查转氨酶水平。出现提示性临床症状并伴有血清转氨酶水平升高（ALT 和 / 或 AST）或无症状但转氨酶严重升高的患者应停止使用奈韦拉平，且以后不再服用该药物。

其他信息
一项非随机平行研究显示，对于同时接受抗逆转录病毒和依托孕烯治疗的女性，与依法韦伦相比，奈韦拉平对依托孕烯水平没有影响[33]。

表 10 的摘录 [a]

通用名（缩写）商品名	剂型	推荐剂量	妊娠期使用
奈韦拉平（NVP）维乐命 维乐命 XR（缓释） 注：通用药可用于某些复方制剂	NVP（维乐命） *片剂：* · 200mg [d] *口服混悬剂：* · 50mg/5ml 维乐命 XR 片剂： · 100mg · 400mg [d]	成人标准剂量： · 200mg/ 次，1 次 /d，维乐命（立即释放）14 天（导入期）；此后，200mg/ 次，2 次 /d，或 400mg/ 次（维乐命 XR 片剂）1 次 /d，无须与食物同服 · 如果停止治疗超过 7 天，需重复导入期 · 对于在导入期出现轻度至中度皮疹而没有全身症状的患者，继续导入剂量直至皮疹消退，但总共服用 ≤ 28 天 妊娠期药代动力学： · 立即释放片剂的 PK 在妊娠期没有明显变化 · 没有妊娠期缓释片的 PK 证据。 妊娠期给药： · 剂量不变	胎盘转运高 [b] 无人类致畸性证据（可以排除整体出生缺陷增加 1.5 倍及心血管和泌尿生殖系统缺陷增加 2 倍的可能性） 首次治疗时，CD4 细胞计数 ≥ 250 细胞 /mm³ 的女性患有皮疹相关和潜在致命的肝脏毒性的风险增加；妊娠似乎不增加以上风险 只有当受益明显大于风险时，NVP 才应在 CD4 细胞计数 ≥ 250 细胞 /mm³ 的孕妇中使用，因为高 CD4 细胞计数的孕妇可能增加危及生命的肝毒性风险。基线时转氨酶水平升高可能增加 NVP 毒性的风险 无论 CD4 细胞计数如何，在服用含 NVP 的治疗方案中妊娠并且能够良好耐受其治疗方案的女性可以继续治疗

[a] 肾功能不全或肝功能不全患者可能需要调整个体 ARV 药物剂量（详见"成人和青少年指南"，附录 B，表 8）

[b] 胎盘转运类别由脐带血 / 产妇分娩血浆药物平均或中位比值确定：

高： > 0.6　　**中：** 0.3 ~ 0.6　　**低：** < 0.3

[d] 通用剂型

缩略词： ARV = 抗逆转录病毒；CD4 =CD4 T 淋巴细胞；PK = 药代动力学

◆ 参考文献

1. Nevirapine [package insert]. Food and Drug Administration. 2017. Available at: https://www.accessdata.fda.gov/drugsatfda_docs/label/2017/020636s048,020933s038lbl.pdf.

2. Capparelli EV, Aweeka F, Hitti J, et al. Chronic administration of nevirapine during pregnancy: impact of pregnancy on pharmacokinetics. *HIV Med*. 2008;9(4):214-220. Available at: http://www.ncbi.nlm.nih.gov/pubmed/18366444.

3. von Hentig N, Carlebach A, Gute P, et al. A comparison of the steady-state pharmacokinetics of nevirapine in men, nonpregnant women and women in late pregnancy. *Br J Clin Pharmacol*. 2006;62(5):552-559. Available at: http://www.ncbi.nlm.nih.gov/pubmed/17061962.

4. Nellen JF, Damming M, Godfried MH, et al. Steady-state nevirapine plasma concentrations are influenced by pregnancy. *HIV Med*. 2008;9(4):234-238. Available at: http://www.ncbi.nlm.nih.gov/pubmed/18366447.

5. Olagunju A, Bolaji O, Neary M, Back D, Khoo S, Owen A. Pregnancy affects nevirapine pharmacokinetics: evidence from a CYP2B6 genotype-guided observational study. *Pharmacogenet Genomics*. 2016;26(8):381-389. Available at: https://www.ncbi.nlm.nih.gov/pubmed/27195527.

6. Else LJ, Taylor S, Back DJ, Khoo SH. Pharmacokinetics of antiretroviral drugs in anatomical sanctuary sites: the fetal compartment (placenta and amniotic fluid). *Antivir Ther*. 2011;16(8):1139-1147. Available at: http://www.ncbi.nlm.nih.gov/pubmed/22155898.

7. Benaboud S, Ekouevi DK, Urien S, et al. Population pharmacokinetics of nevirapine in HIV-1-infected pregnant women and their neonates. *Antimicrob Agents Chemother*. 2011;55(1):331-337. Available at: http://www.ncbi.nlm.nih.gov/pubmed/20956588.

8. Palombi L, Pirillo MF, Andreotti M, et al. Antiretroviral prophylaxis for breastfeeding transmission in Malawi: drug concentrations, virological efficacy and safety. *Antivir Ther*. 2012;17(8):1511-1519. Available at: http://www.ncbi.nlm.nih.gov/pubmed/22910456.

9. Shapiro RL, Rossi S, Ogwu A, et al. Therapeutic levels of lopinavir in late pregnancy and abacavir passage into breast milk in the Mma Bana Study, Botswana. *Antivir Ther*. 2013;18(4):585-590. Available at: http://www.ncbi.nlm.nih.gov/pubmed/23183881.

10. Mirochnick M, Thomas T, Capparelli E, et al. Antiretroviral concentrations in breast-feeding infants of mothers receiving highly active antiretroviral therapy. *Antimicrob Agents Chemother*. 2009;53(3):1170-1176. Available at: http://www.ncbi.nlm.nih.gov/pubmed/19114673.

11. Antiretroviral Pregnancy Registry Steering Committee. Antiretroviral Pregnancy Registry international interim report for 1 January 1989–31 July 2018. Wilmington, NC: Registry Coordinating Center. 2018. Available at: http://www.apregistry.com/.

12. Sibiude J, Mandelbrot L, Blanche S, et al. Association between prenatal exposure to antiretroviral therapy and birth defects: an analysis of the French perinatal cohort study (ANRS CO1/CO11). *PLoS Med*. 2014;11(4):e1001635. Available at: http://www.ncbi.nlm.nih.gov/pubmed/24781315.

13. Patel SM, Johnson S, Belknap SM, Chan J, Sha BE, Bennett C. Serious adverse cutaneous and hepatic toxicities associated with nevirapine use by non-HIV-infected individuals. *J Acquir Immune Defic Syndr*. 2004;35(2):120-125. Available at: http://www.ncbi.nlm.nih.gov/pubmed/14722442.

14. Stern JO, Robinson PA, Love J, Lanes S, Imperiale MS, Mayers DL. A comprehensive hepatic safety analysis of nevirapine in different populations of HIV infected patients. *J Acquir Immune Defic Syndr*. 2003;34 Suppl 1:S21-33. Available at: http://www.ncbi.nlm.nih.gov/pubmed/14562855.

15. Mazhude C, Jones S, Murad S, Taylor C, Easterbrook P. Female sex but not ethnicity is a strong predictor of non-nucleoside reverse transcriptase inhibitor-induced rash. *AIDS*. 2002;16(11):1566-1568. Available at: http://www.ncbi.nlm.nih.gov/pubmed/12131201.

16. Bersoff-Matcha SJ, Miller WC, Aberg JA, et al. Sex differences in nevirapine rash. *Clin Infect Dis*. 2001;32(1):124-129. Available at: http://www.ncbi.nlm.nih.gov/pubmed/11118391.

17. Knudtson E, Para M, Boswell H, Fan-Havard P. Drug rash with eosinophilia and systemic symptoms syndrome and renal toxicity with a nevirapine-containing regimen in a pregnant patient with human immunodeficiency virus. *Obstet Gynecol*. 2003;101(5 Pt 2):1094-1097. Available at: http://www.ncbi.nlm.nih.gov/pubmed/12738113.

18. Peters PJ, Stringer J, McConnell MS, et al. Nevirapine-associated hepatotoxicity was not predicted by CD4 count >/=250 cells/muL among women in Zambia, Thailand and Kenya. *HIV Med*. 2010;11(10):650-660. Available at: http://www.ncbi.nlm.nih.gov/pubmed/20659176.

19. Dong BJ, Zheng Y, Hughes MD, et al. Nevirapine pharmacokinetics and risk of rash and hepatitis among HIV-infected sub-Saharan African women. *AIDS*. 2012;26(7):833-841. Available at: http://www.ncbi.nlm.nih.gov/pubmed/22301417.

20. Yuan J, Guo S, Hall D, et al. Toxicogenomics of nevirapine-associated cutaneous and hepatic adverse events among populations of African, Asian, and European descent. *AIDS*. 2011;25(10):1271-1280. Available at: http://www.ncbi.nlm.nih.gov/pubmed/21505298.

21. Carr DF, Chaponda M, Jorgensen AL, et al. Association of human leukocyte antigen alleles and nevirapine hypersensitivity in a malawian HIV-infected population. *Clin Infect Dis*. 2013;56(9):1330-1339. Available at: http://

www.ncbi.nlm.nih.gov/pubmed/23362284.

22. Ciccacci C, Rufini S, Mancinelli S, et al. A pharmacogenetics study in Mozambican patients treated with nevirapine: full resequencing of TRAF3IP2 gene shows a novel association with SJS/TEN susceptibility. *Int J Mol Sci.* 2015;16(3):5830-5838. Available at: http://www.ncbi.nlm.nih.gov/pubmed/25775161.

23. Carr DF, Chaponda M, Cornejo Castro EM, et al. CYP2B6 c.983T>C polymorphism is associated with nevirapine hypersensitivity in Malawian and Ugandan HIV populations. *J Antimicrob Chemother.* 2014;69(12):3329-3334. Available at: http://www.ncbi.nlm.nih.gov/pubmed/25147095.

24. Lyons F, Hopkins S, Kelleher B, et al. Maternal hepatotoxicity with nevirapine as part of combination antiretroviral therapy in pregnancy. *HIV Med.* 2006;7(4):255-260. Available at: http://www.ncbi.nlm.nih.gov/pubmed/16630038.

25. Ford N, Calmy A, Andrieux-Meyer I, Hargreaves S, Mills EJ, Shubber Z. Adverse events associated with nevirapine use in pregnancy: a systematic review and meta-analysis. *AIDS.* 2013. Available at: http://www.ncbi.nlm.nih.gov/pubmed/23299174.

26. Ouyang DW, Brogly SB, Lu M, et al. Lack of increased hepatotoxicity in HIV-infected pregnant women receiving nevirapine compared with other antiretrovirals. *AIDS.* 2010;24(1):109-114. Available at: http://www.ncbi.nlm.nih.gov/pubmed/19926957.

27. Ouyang DW, Shapiro DE, Lu M, et al. Increased risk of hepatotoxicity in HIV-infected pregnant women receiving antiretroviral therapy independent of nevirapine exposure. *AIDS.* 2009;23(18):2425-2430. Available at: http://www.ncbi.nlm.nih.gov/pubmed/19617813.

28. Huntington S, Thorne C, Anderson J, et al. Does pregnancy increase the risk of ART-induced hepatotoxicity among HIV-positive women? *J Int AIDS Soc.* 2014;17(4 Suppl 3):19486. Available at: http://www.ncbi.nlm.nih.gov/pubmed/25393995.

29. Bera E, Mia R. Safety of nevirapine in HIV-infected pregnant women initiating antiretroviral therapy at higher CD4 counts: a systematic review and meta-analysis. *S Afr Med J.* 2012;102(11 Pt 1):855-859. Available at: http://www.ncbi.nlm.nih.gov/pubmed/23116743.

30. Dube N, Adewusi E, Summers R. Risk of nevirapine-associated Stevens-Johnson syndrome among HIV-infected pregnant women: the Medunsa National Pharmacovigilance Centre, 2007 - 2012. *S Afr Med J.* 2013;103(5):322-325. Available at: http://www.ncbi.nlm.nih.gov/pubmed/23971123.

31. Zash R, Williams P, Jacobson D, et al. Increased risk of hypertension in pregnancy among women on nevirapine-based regimens. Poster 803. Presented at: Conference on Retroviruses and Opportunistic Infections. 2018. Boston, MA.

32. Kontorinis N, Dieterich DT. Toxicity of non-nucleoside analogue reverse transcriptase inhibitors. *Semin Liver Dis.* 2003;23(2):173-182. Available at: http://www.ncbi.nlm.nih.gov/pubmed/12800070.

33. Chappell CA, Lamorde M, Nakalema S, et al. Efavirenz decreases etonogestrel exposure: a pharmacokinetic evaluation of implantable contraception with antiretroviral therapy. *AIDS.* 2017;31(14):1965-1972. Available at: https://www.ncbi.nlm.nih.gov/pubmed/28692531.

▌利匹韦林（恩临，RPV）

（2018年12月7日最新更新，2018年12月7日最新评审）

"妊娠期抗病毒治疗登记信息系统"显示，利匹韦林总体出生缺陷风险与主要出生缺陷本底发生率没有差异，在亚特兰大大都市先天缺陷项目参考人群的发生率2.7%。[1]

动物研究

致癌性

在一系列体外和动物体内筛选试验中，利匹韦林既不致突变也不致畸变。在人体，利匹韦林推荐剂量为25mg，每日一次。当大鼠体内的药物暴露浓度高于人体推荐剂量的3倍时，依然是不会致癌。在雄性和雌性小鼠中观察到：当利匹韦林剂量是人类治疗剂量21倍时，小鼠会发生肝细胞肿瘤；在小鼠中观察到的肝细胞疾病可能是啮齿动物特有的[1]。

繁殖/生育

利匹韦林在母体大鼠体内剂量为400mg/（kg·d）时，不会影响大鼠生育能力。该剂量导致全身药物暴露量相当于人类推荐剂量的40倍[1]。

致畸形/不良妊娠结局

在妊娠和哺乳期间，未观察到利匹韦林治疗会对大鼠和兔胚胎或胎儿有毒性或影响生殖功能。利匹韦林在妊娠期和哺乳期的暴露量分别是高于人体推荐剂量暴露量（25mg，每日一次）的15倍和70倍[1]。

渗透入胎盘和乳汁的能力

对哺乳期大鼠及其后代研究表明，在大鼠乳汁中存在利匹韦林[1]。

妊娠期人体研究

药物（代谢）动力学

一项32名HIV感染孕妇在妊娠期和产后药代动力学（PK）和安全性数据的研究显示，在妊娠的第二个和第3个月，利匹韦林AUC中位数和波谷浓度比产后低20%到30%。与62次访视时检测不到HIV-1 RNA（63ng/ml）的妇女相比，14次访视时能检测到HIV-1 RNA（30ng/ml）的妇女体内利匹韦林的中位波谷浓度显著降低。90%的妇女谷浓度高于利匹韦林经蛋白质调整的EC90。在本研究中，PK暴露高度可变[2]。另一项对16名HIV感染孕妇进行的研究同样也发现，与产后相比，妊娠晚期暴露量降低了约50%，16

名孕妇中有 4 名在妊娠期谷浓度低于目标水平[3]。这些作者建议在妊娠晚期监测治疗药物浓度，并确保利匹韦林随餐服用。第三项研究比较了妊娠期和产后利匹韦林暴露情况，发现 15 名孕妇在妊娠时利匹韦林总暴露量大约降低了 30%，未结合利匹韦林量减少了 22% ~ 25%[4]。一项对 24 名在妊娠期及产后服用利匹韦林妇女进行的研究调查了宫颈阴道液中利匹韦林的浓度。该研究发现宫颈阴道液中利匹韦林稳态浓度与同一妇女血浆中的浓度相似。妊娠期利匹韦林子宫颈阴道液与血浆 AUC 比值高于产后[5]。尽管利匹韦林血浆浓度在妊娠期会降低，但尚未研究高于标准剂量时的 PK 数据。目前尚无足够数据支持改变孕妇用药剂量。使用标准剂量时，应更频繁地监测病毒载量。

渗透入胎盘和乳汁的能力

上述一项 PK 和安全性研究包括了来自 21 对母婴在分娩时利匹韦林的浓度，脐血利匹韦林血浆浓度中位数（范围）为 29.2ng/ml（<10.0 ~ 101.5ng/ml），母体分娩血浆浓度为 55.2ng/ml（<10.0 ~ 233.8ng/ml）和脐血 / 母亲血浆为 0.55（0.3 ~ 0.8）[2]。Osiyemi 等人发现 8 例妇女脐血总利匹韦林浓度 / 母体血浆总利匹韦林浓度中位比值为 0.55（范围：0.43 ~ 0.98）。[4] 同样，Schalkwijk 等人在 5 名妇女中发现脐血 / 母体血浆的中位比值（范围）为 0.5（范围 0.35 ~ 0.81）[3]。体外人类子叶灌注模型显示，利匹韦林通过胎盘向胎儿转移率在 17% 到 37% 之间[6, 7]。没有关于利匹韦林是否在母乳中存在的数据。

致畸形 / 妊娠不良结局

在 "妊娠期抗病毒治疗登记信息系统" 报告的妊娠前 3 个月暴露于利匹韦林的病例中，出生缺陷患病率为 1.01%（297 例新生儿中有 3 例，95% 可信区间为 0.21% ~ 2.92%），而根据美国疾病预防控制中心数据，美国人群总体患病率为 2.7%[8]。

表 10 的摘录 [a]

注：使用 FDCs 时，请参阅附录 B 和表 10 中的其他章节，了解妊娠期 FDC 各个药物成分的剂量和安全性

属名 （缩写） 商品名	构成	建议剂量	妊娠期使用
利匹韦林 **（RPV）** *恩临*	RPV（恩临） 药片： · 25mg	<u>标准成人剂量</u> *RPV（恩临）:* · RPV25mg、每天一次、随餐服用	中度到高度胎盘转运 到胎儿 [b] 没有人类致畸的证据 （可以排除总体出生缺 陷增加 2 倍）
（RPV/FTC/TDF） *康普莱*	RPV/FTC/TDF（康普莱） · RPV：25mg+ FTC：200mg+ TDF：300mg	*RPV/FTC/TDF（康普莱）:* · 一天一次、一片、随餐服用	两药方案（例如，RPV/ DTG FDC）不建议在 妊娠期使用
（RPV/DTG） *Juluca*	RPV/DTG（Juluca） · RPV：25mg+ DTG：50mg	*RPV/DTG（Juluca）:* · 一天一次、一次一片、随餐服用	
（RPV/FTC/TAF） *Odefsey*	RPV/FTC/TAF（Odefsey） · RPV：25mg+ FTC：200mg+ TAF：25mg	*RPV/FTC/TAF（Odefsey）:* · 一天一次、一次一片、随餐服用 <u>在孕妇中的药代：</u> · RPV-PK 在妊娠期变化很大。妊娠期 RPV AUC 和谷浓度比产后 下降 20 ～ 50%。虽然大多数孕妇超过了目标暴露量，但那些 可检测到病毒载量的孕妇的 RPV 谷浓度较低	

续表

属名 （缩写） 商品名	构成	建议剂量	妊娠期使用
		孕妇中的剂量： · 虽然 RPV 血浆浓度在妊娠期降低，但尚未研究高于标准剂量的 RPV。目前还没有足够的数据来建议孕妇改变剂量。使用标准剂量时，应更频繁地监测病毒载量 有关妊娠期使用组合产品的指导，请参阅其他部分的特定章节（如 DTG、FTC、TAF、TDF）	

[a] 对于肾或肝功能不全的患者，可能需要调整单独的抗逆转录病毒药物剂量（详细信息详见："成人和青少年指南"，附录 B，表 8）

[b] 胎盘转运类别－平均或中位脐血／产妇分娩血浆药物比率：

高：> 0.6　　中：0.3～0.6　　低：<0.3

缩略词：AUC = 曲线下面积；DTG = 多替拉韦；FDC = 固定剂量组合；FTC = 恩曲他滨；PK = 药代动力学；RPV = 利匹韦林；TAF = 丙酚替诺福韦；TDF = 富马酸替诺福韦二吡呋酯

◆ 参考文献

1. Rilpivirine [package insert]. Food and Drug Administration. 2018. Available at: https://www.accessdata.fda.gov/drugsatfda_docs/label/2018/202022s011lbl.pdf.

2. Tran AH, Best BM, Stek A, et al. Pharmacokinetics of rilpivirine in HIV-infected pregnant women. *J Acquir Immune Defic Syndr*. 2016. Available at: http://www.ncbi.nlm.nih.gov/pubmed/26918544.

3. Schalkwijk S, Colbers A, Konopnicki D, et al. Lowered rilpivirine exposure during third trimester of pregnancy in HIV-1-positive women. *Clin Infect Dis*. 2017. Available at: https://www.ncbi.nlm.nih.gov/pubmed/28595298.

4. Osiyemi O, Yasin S, Zorrilla C, et al. Pharmacokinetics, antiviral activity, and safety of rilpivirine in pregnant women with HIV-1 infection: results of a phase 3b, multicenter, open-label study. *Infect Dis Ther*. 2018;7(1):147-159. Available at: https://www.ncbi.nlm.nih.gov/pubmed/29335895.

5. Eke AC, Chakhtoura N, Kashuba A, et al. Rilpivirine plasma and cervicovaginal concentrations in women during pregnancy and postpartum. *J Acquir Immune Defic Syndr*. 2018;78(3):308-313. Available at: https://www.ncbi.nlm.nih.gov/pubmed/29528944.

6. Mandelbrot L, Duro D, Belissa E, Peytavin G. Erratum for Mandelbrot et al., placental transfer of rilpivirine in an *ex vivo* human cotyledon perfusion model. *Antimicrob Agents Chemother*. 2015;59(9):5869. Available at: http://www.ncbi.nlm.nih.gov/pubmed/26276897.

7. Mandelbrot L, Duro D, Belissa E, Peytavin G. Placental transfer of rilpivirine in an *ex vivo* human cotyledon perfusion model. Antimicrob Agents Chemother. 2015;59(5):2901-2903. Available at: http://www.ncbi.nlm.nih.gov/pubmed/25691637.

8. Antiretroviral Pregnancy Registry Steering Committee. Antiretroviral pregnancy registry international interim report for 1 January 1989–31 January 2018. Wilmington, NC: Registry Coordinating Center. 2018. Available at: http://www.apregistry.com/.

◆ 蛋白酶抑制剂

补充术语表
致癌的:导致或倾向于导致癌症的
· 某些药剂,如某些化学品或辐射形式,既具有致突变性,又具有致畸性
· 基因突变和 / 或染色体损伤可导致癌症的形成
致畸形:引起染色体中断或破损
遗传毒性:破坏遗传物质,如 DNA 和染色体
致突变性:诱导或能够诱导遗传突变
致畸性:干扰胎儿发育,导致出生缺陷

有关蛋白酶抑制剂（PI）类药物以及妊娠期和妊娠结局中潜在代谢并发症的信息，见"抗逆转录病毒药物联合用药方案与孕产妇和新生儿结局"。

▌ *阿扎那韦（锐艾妥，ATV）*

（2018 年 12 月 7 日最新更新；2018 年 12 月 7 日最新评审）

根据美国食品药品管理局的数据，现有人类和动物数据表明，与背景发生率相比，阿扎那韦不会增加主要出生缺陷的风险[1]。

动物研究

致癌性

体外和体内试验表明阿扎那韦具有致畸形，但没有致突变性。对小鼠和大鼠进行了为期两年的阿扎那韦致癌性研究。人体的推荐治疗剂量为阿扎那韦 300mg/ 利托那韦 100mg（增效剂），每日一次。当雌性小鼠中全身的暴露剂量比人体推荐暴露剂量高 2.8 ~ 2.9 倍时，良性肝细胞腺瘤的发病率会增加。在任何剂量下，雄性小鼠肿瘤发生率均没有增加；当小鼠暴露剂量高于人体推荐剂量 1.1 倍（雄性）或 3.9 倍（雌性）时，肿瘤发生率也没有显著增加[1]。

繁殖 / 生育能力

当 AUC 高于接受人体推荐治疗剂量暴露水平的 0.9 倍（雄性）或 2.3 倍（雌性）时，未观察到阿扎那韦对雄性和雌性啮齿动物的繁殖或生育能力的影响[1]。

致畸性／不良妊娠结局

在动物繁殖研究中，当动物全身阿扎那韦暴露水平（以 AUC 表示）是人体推荐治疗剂量 0.7 倍（家兔）和 1.2 倍（大鼠）时，没有证据表明阿扎那韦可导致这些动物所生的后代发生畸形。在大鼠发育毒性研究中，母体给药产生的全身阿扎那韦暴露剂量是人体推荐剂量的 1.3 倍时，会导致母体体重减轻或抑制后代的体重增加。然而，在母体剂量较低的情况下，后代不会受到影响，因为母体剂量较低的情况下产生的全身药物暴露量相当于在接受推荐治疗剂量的人身上观察到的暴露量[1]。最近的一项研究表明，母体蛋白酶抑制剂（PI）的使用（包括阿扎那韦）与较低的孕酮水平之间存在关联，而孕酮水平与小鼠出生体重较低相关[2, 3]。

渗透入胎盘和乳汁的能力

阿扎那韦在哺乳期大鼠的乳汁中存在。大鼠母体使用阿扎那韦与新生儿生长受限有关。断奶后，新生儿生长受限可逆转[1]。

妊娠期人体研究

药物（代谢）动力学

几项研究调查了妊娠期使用阿扎那韦／利托那韦（ATV/R）的药代动力学（PKs）和病毒学结果[4]。总的来说，大多数孕妇在分娩时 HIV RNA 处于检测下限[1, 5-9]。在一项回顾性研究中，对 19 名每天服用 300mg 阿扎那韦／100mg 利托那韦的孕妇（包括 14 名妊娠 3 个月的孕妇）在妊娠 30 周时对阿扎那韦谷浓度进行了测量，除两名孕妇外，所有孕妇阿扎那韦谷浓度均大于 100ng/ml[10]。在评估妊娠期每日服用阿扎那韦 300mg/ 利托那韦 100mg 的 PK 的研究中，阿扎那韦在妊娠期 AUC 低于其他研究中报告的非妊娠成人 HIV 感染者的 AUC[5, 7, 8, 11, 12]。在其中一项研究中，阿扎那韦 AUC 在妊娠期和产后没有差异，但两次的 AUC 均低于历史对照组中未妊娠 HIV 感染者[7]。其他的研究发现阿扎那韦在妊娠期 AUC 低于此患者和非妊娠对照人群产后 AUC[5, 6, 8, 11, 12]。服用 300mg 阿扎那韦 /100mg 利托那韦的妇女细胞内阿扎那韦水平在整个妊娠期趋于稳定[13]。

ATV/R 联合替诺福韦富马酸二酯（TDF）和依曲他滨为孕妇提供了一个完整、每天一次抗逆转录病毒治疗（ART）方案。然而，在妊娠晚期同时接受 TDF 治疗的孕妇阿扎那韦 AUC 比未同时接受 TDF 治疗的孕妇阿扎那韦 AUC 低 30%，这一效应类似于非妊娠的成年人[8, 11]。对于同时服用 TDF 的妇女和不同时服用 TDF 的妇女，产后阿扎那韦 AUC 的增加与妊娠晚期相似[8]。

另一方面，一项较小的 PK 研究表明，在孕晚期，合并使用 TDF 不会导致较低的阿扎那韦 AUC 或较高的谷浓度 <0.15 mg/l（治疗未成年患者的目标）的风险[14]。一项对巴黎 103 名妇女（主要是非洲妇女）进行的治疗性药物监测（TDM）的研究显示，既往合并服用过 TDF 与未合并服用过 TDF 的妇女之间，体内阿扎那韦谷浓度 <0.15 mg/L 的风险没有差异[9]。

在研究妊娠期每日一次服用 400mg 阿扎那韦 /100mg 利托那韦的研究中[5, 6]。服用增加剂量且未服用 TDF 的孕妇体内阿扎那韦 AUC 水平与历史对照组中接受标准剂量且未服用 TDF 的未妊娠的 HIV 感染者相当。服用增加剂量且服用 TDF 的孕妇体内阿扎那韦 AUC 水平与历史对照组中接受标准剂量且服用 TDF 的未妊娠的 HIV 感染者相当[5, 6]。尽管一些专家建议增加所有妇女在孕中晚期阿扎那韦的剂量，但说明书只建议有过 ARV 治疗且服用过 TDF 或 H2 受体拮抗剂的孕妇在孕中晚期增加剂量。在妊娠期进行阿扎那韦的药物监测也可能有用[15]。有关合并用药之间相互作用的其他详细信息，详见"成人和青少年指南"中的"药物 - 药物相互作用"。

目前在孕妇中还没有阿扎那韦和考比司他联合应用的相关研究；但是，在考比司他作为其他抗逆转录病毒药物增强剂的研究数据表明，妊娠期考比司他暴露量显著减少[16, 17]（见"考比司他"部分）因此，目前还没有足够数据来推荐孕妇使用阿扎那韦 / 考比司他。

渗透入胎盘和乳汁的能力

在妊娠期接受 ATV/r 联合治疗的妇女群体研究中，脐血阿扎那韦平均浓度为分娩时母亲血清水平的 13% ~ 21%[1, 7, 8]。

一项对三名妇女的研究显示，母乳阿扎那韦浓度与血浆阿扎那韦浓度中位比值为 13%[18]。

致畸形 / 妊娠不良结局

在一个多中心的美国队列中，暴露于 HIV 但未感染 HIV 的儿童，妊娠早期阿扎那韦暴露会增加先天性皮肤异常 [调整后的比值比（AOR）=5.24；*P*=0.02] 和先天性肌肉骨骼系统异常（AOR=2.55；*P*=0.007）的概率[19]。另一方面，法国的一个队列表明妊娠早期阿扎那韦暴露和出生缺陷之间没有关联，尽管本研究检测 aOR=1.5 的能力小于 50%[20]。"妊娠期抗病毒治疗登记信息系统"中，监测的妊娠早期服用阿扎那韦的孕妇人数，足够用于评价至少增加 1.5 倍的总体出生缺陷风险评价，阿扎那韦没有观察到这种出生缺陷的增加。根据美国疾病预防控制中心的数据，与美国人群中 2.7% 的总患病率相比，妊娠早期暴露于阿扎那韦的新生儿，其出生缺陷患病率为 2.2%（1279 例新生儿中的 28 例，95% 可信区间为 1.5% ~ 3.2%）[21]。

请参阅 "抗逆转录病毒药物联合用药方案与孕产妇和新生儿结局"，以讨论使用增强型 PIS 与早产之间的潜在联系。

其他安全性数据

在阿扎那韦治疗过程中，包括妊娠期，间接（未结合）胆红素升高经常发生。这可归因于阿扎那韦抑制了肝尿苷二磷酸葡萄糖醛酸转移酶（UGT）[22]。目前尚不清楚妊娠期母体间接胆红素升高是否对胎儿有影响。在妊娠期接受阿扎那韦治疗的母亲所生的婴儿中，尚未报告产后胆红素病理性升高 [1, 5, 7, 8, 10, 23-25]。一些研究发现产前暴露于阿扎那韦的新生儿，更容易发生需要光疗的胆红素升高。然而，使用光疗的决定是主观的且各国光疗指南各不相同，因此很难在一项研究和不同研究中比较患者中高胆红素血症的严重程度 [23, 24]。暴露于阿扎那韦的新生儿胆红素升高与 UGT-1 基因型无关，后者与 UGT 功能下降有关 [25]。

在对 374 名 9 ~ 15 个月的婴儿（这些婴儿暴露于 HIV，但未感染 HIV）的神经发育结果进行评估时发现，围产期暴露于阿扎那韦的婴儿，其 Bayley III 试验中语言和社会情感领域的调整后平均分数要比暴露于其他药物的婴儿低很多 [26, 27]。在一项对 792 名暴露于 HIV 但未感染 HIV 的儿童（1 ~ 2 岁）进行语言评估的研究中，与未暴露于 HIV 的儿童相比，暴露于阿扎那韦的儿童在 12 个月时出现晚期语言的风险增加（aOR=1.83；95% 可信区间，1.10 ~ 3.04），但这种关联在 24 个月时并不显著 [28]。

据报道，在 38 名阿扎那韦暴露的婴儿中，其中 3 名婴儿出现低血糖症（葡萄糖 <40 mg/dl），这不能归因于母亲的葡萄糖不耐症、分娩困难或败血症。38 名患者的血糖样本均于出生第一天采集。所有三个低血糖婴儿的血糖样本都得到了充分收集和及时处理 [1]。婴儿低血糖症发病率与先前一份报告相似，在该报告中，14 名婴儿暴露于 PIs（nelfiavir、saquinavir 和 indinavir），有两名在出生后第一天出现低血糖；两名低血糖婴儿都曾暴露于 nelfinavir[29]。

表 10 的摘录 [a]

注：使用 FDCs 时，请参阅附录 B 和表 10 中的其他章节，了解妊娠期 FDC 各个药物成分的剂量和安全性

属名（缩写）商品名	构成	建议剂量	妊娠期使用
阿扎那韦（ATV） 锐艾妥 注：对于某些基坐配方通用 注意：妊娠期 ATV 必须与低剂量增强剂 RTV 相结合	ATV（Reyataz） *胶囊：* • 100mg（仅有通用装） • 150mg [d] • 200mg [d] • 300mg [d] *口服粉剂：* • 50mg	**标准成人剂量** *初次使用 ARV 的患者：* *无 RTV 激动：* • ATV400mg，每天一次，随餐服用；当 ATV 与 TDF, H2 受体抑制剂, PPIs, 合用，或妊娠时**不推荐**不用增效剂 RTV *RTV 激动：* • ATV300mg+ RTV100mg 一天一次，随餐服用 • 初次使用 ARV 并服用 EFV 的患者： ATV400mg+ RTV100mg 一天一次，随餐服用	低胎盘转运率 [b] 没有人类致畸的证据（可以排除总体出生缺陷增加 1.5 倍） 必须在妊娠期服用低剂量 RTV 增强剂
（ATV/COBI） Evotaz	（ATV/COBI） Evotaz • ATV：300mg+ COBI：150mg	*已使用过 ARV 的患者：* • ATV300mg+ RTV100mg 一天一次，随餐服用 • 不要与 PPIs 或 EFV 同服 *如果与 H2 受体抑制剂同服：* ATV300mg+ RTV100mg 一天一次，随餐服用	宫内 ATV 暴露对婴儿间接胆红素水平的影响尚不清楚。到目前为止，在一些但不是全部的临床试验中观察到非病理性升高的新生儿高胆红素血症 口服粉剂（而不是胶囊）含有苯丙氨酸，这可能对苯丙酮尿症患者是有害的

续表

属名（缩写）商品名	构成	建议剂量	妊娠期使用
		如果与 H2 受体抑制剂及 TDF 同服： · ATV400mg+ RTV100mg 一天一次，随餐服用 粉剂成分： · 口服粉剂与 RTV 一起服用，每日一次，随餐服用，与胶囊的成人推荐剂量相同 (ATV/COBI) Evotaz · 一天一次，一次一片，随餐服用 妊娠期 PK *ATV(Reyataz)* · 妊娠期 ATV 浓度降低；与 TDF 或 H2 受体拮抗剂联用时，ATV 浓度进一步降低 *ATV/COBI (Evotaz)：* · 没有相关人类妊娠期的 PK 研究 · 有关在妊娠期使用组合药物的指导，请参阅其他成分（即 COBI）的特定章节	ATV/COBI **不建议**用于妊娠期。对于服用 ATV/COBI 的妊娠妇女，考虑更换为更有效的推荐的方案。如果继续服用 ATV/COBI 方案，应随餐服用；病毒载量应经常监测

续表

属名 (缩写) 商品名	构成	建议剂量	妊娠期使用
		妊娠期剂量 *ATV(Reyataz)*: · 在妊娠期**不建议**使用未激动的 ATV · 服用 TDF 和 H2 受体拮抗剂的已服用过 ARV 的孕妇**不建议**使用 ATV · 在孕晚期增加剂量（ATV 400mg+RTV 100mg，每日一次，随餐服用）会导致血浆 ATV 浓度与标准剂量下未妊娠的成年人相当。尽管一些专家建议增加所有妇女在妊娠中晚期的 ATV 剂量，但说明书建议仅对已服用抗逆转录病毒药物或服用 TDF 或 H2 受体拮抗剂的孕妇在妊娠中晚期增加 ATV 剂量 *ATV/COBI(Evotaz)*: · 妊娠期用药建议数据不足(见 COBI 部分)	

a 对于肝肾功能不全的患者，可能需要调整个别抗逆转录病毒药物剂量（详见"成人和青少年指南"，附录 B，表 8）

b 胎盘转运由分类由脐带血／母体分娩时血浆药物比率的平均值或中间值确定：

高：> 0.6   中等：0.3 ~ 0.6   低：<0.3

d 可用的通用配方

缩略词： ARV＝抗反转录病毒药物；ATV＝阿扎那韦；COBI＝考比司他；EFV＝依非韦伦；FDC＝固定剂量组合；PK＝药代动力学；PPI＝质子泵抑制剂 r；RTV＝利托那韦；TDF＝富马酸替诺福韦二吡呋酯

◆ 参考文献

1. Atazanavir [package insert]. 2017. Food and Drug Administration. Available at: https://www.accessdata.fda.gov/drugsatfda_docs/label/2017/021567s041,206352s006lbl.pdf.

2. Papp E, Mohammadi H, Loutfy MR, et al. HIV protease inhibitor use during pregnancy is associated with decreased progesterone levels, suggesting a potential mechanism contributing to fetal growth restriction. *J Infect Dis*. 2014. Available at: http://www.ncbi.nlm.nih.gov/pubmed/25030058.

3. Powis KM, Shapiro RL. Protease inhibitors and adverse birth outcomes: is progesterone the missing piece to the puzzle? *J Infect Dis*. 2015;211(1):4-7. Available at: http://www.ncbi.nlm.nih.gov/pubmed/25030057.

4. Eley T, Bertz R, Hardy H, Burger D. Atazanavir pharmacokinetics, efficacy and safety in pregnancy: a systematic review. *Antivir Ther*. 2013;18(3):361-375. Available at: http://www.ncbi.nlm.nih.gov/pubmed/23676668.

5. Conradie F, Zorrilla C, Josipovic D, et al. Safety and exposure of once-daily ritonavir-boosted atazanavir in HIV-infected pregnant women. *HIV Med*. 2011;12(9):570-579. Available at: http://www.ncbi.nlm.nih.gov/pubmed/21569187.

6. Kreitchmann R, Best BM, Wang J, et al. Pharmacokinetics of an increased atazanavir dose with and without tenofovir during the third trimester of pregnancy. *J Acquir Immune Defic Syndr*. 2013;63(1):59-66. Available at: http://www.ncbi.nlm.nih.gov/pubmed/23392467.

7. Ripamonti D, Cattaneo D, Maggiolo F, et al. Atazanavir plus low-dose ritonavir in pregnancy: pharmacokinetics and placental transfer. *AIDS*. 2007;21(18):2409-2415. Available at: http://www.ncbi.nlm.nih.gov/pubmed/18025877.

8. Mirochnick M, Best BM, Stek AM, et al. Atazanavir pharmacokinetics with and without tenofovir during pregnancy. *J Acquir Immune Defic Syndr*. 2011;56(5):412-419. Available at: http://www.ncbi.nlm.nih.gov/pubmed/21283017.

9. Le MP, Mandelbrot L, Descamps D, et al. Pharmacokinetics, safety and efficacy of ritonavir-boosted atazanavir (300/100 mg once daily) in HIV-1-infected pregnant women. *Antivir Ther*. 2015. Available at: http://www.ncbi.nlm.nih.gov/pubmed/25599649.

10. Natha M, Hay P, Taylor G, et al. Atazanavir use in pregnancy: a report of 33 cases. Presented at: 14th Conference on Retoviruses and Opportunistic Infections. 2007. Los Angeles, CA.

11. Taburet AM, Piketty C, Chazallon C, et al. Interactions between atazanavir-ritonavir and tenofovir in heavily pretreated human immunodeficiency virus-infected patients. *Antimicrob Agents Chemother*. 2004;48(6):2091-2096. Available at: http://www.ncbi.nlm.nih.gov/pubmed/15155205.

12. Colbers A, Molto J, Ivanovic J, et al. A comparison of the pharmacokinetics of darunavir, atazanavir and ritonavir during pregnancy and post-partum. Abstract 1013. Presented at: 19th Conference on Retroviruses and Opportunistic Infections. 2012. Seattle, WA.

13. Foca E, Calcagno A, Bonito A, et al. Atazanavir intracellular concentrations remain stable during pregnancy in HIV-infected patients. *J Antimicrob Chemother*. 2017;72(11):3163-3166. Available at: https://www.ncbi.nlm.nih.gov/pubmed/28961777.

14. Colbers A, Hawkins D, Hidalgo-Tenorio C, et al. Atazanavir exposure is effective during pregnancy regardless of tenofovir use. *Antivir Ther*. 2015;20(1):57-64. Available at: http://www.ncbi.nlm.nih.gov/pubmed/24992294.

15. Else LJ, Jackson V, Brennan M, et al. Therapeutic drug monitoring of atazanavir/ritonavir in pregnancy. *HIV Med*. 2014;15(10):604-610. Available at: http://www.ncbi.nlm.nih.gov/pubmed/24825070.

16. Best B, Caparelli E, Stek A, et al. Elvitegravir/cobicistat pharmacokinetics in pregnancy and postpartum. Presented at: Conference on Retroviruses and Opportunistic Infections. 2017. Seattle, WA.

17. Crauwels HM, Osiyemi O, Zorilla C, Bicer C, Brown K. Pharmacokinetics of total and unbound darunavir in HIV-1–infected pregnant women receiving a darunavir/cobicistat-based regimen. Presented at: 8th International Workshop on HIV & Women. 2018. Boston, Massachusetts. Available at: http://www.natap.org/2018/CROI/HIV&Women2018DRVcPKPregnancyPoster_JUV-63244_FINAL.PDF.

18. Spencer L, Neely M, Mordwinkin N, et al. Intensive pharmacokinetics of zidovudine, lamivudine, and atazanavir and HIV-1 viral load in breast milk and plasma in HIV+ women receiving HAART. Presented at: 16th Conference on Retroviruses and Opportunistic Infections. 2009. Montreal, Canada.

19. Williams PL, Crain MJ, Yildirim C, et al. Congenital anomalies and *in utero* antiretroviral exposure in human immunodeficiency virus-exposed uninfected infants. *JAMA Pediatr*. 2015;169(1):48-55. Available at: http://www.ncbi.nlm.nih.gov/pubmed/25383770.

20. Sibiude J, Mandelbrot L, Blanche S, et al. Association between prenatal exposure to antiretroviral therapy and birth defects: an analysis of the French perinatal cohort study (ANRS CO1/CO11). *PLoS Med*. 2014;11(4):e1001635. Available at: http://www.ncbi.nlm.nih.gov/pubmed/24781315.

21. Antiretroviral Pregnancy Registry Steering Committee. Antiretroviral pregnancy registry international interim report for 1 January 1989–31 January 2018. Wilmington, NC: Registry Coordinating Center. 2018. Available at: http://www.apregistry.com/.

22. Floridia M, Ravizza M, Masuelli G, et al. Atazanavir and lopinavir profile in pregnant women with HIV: tolerability, activity and pregnancy outcomes in an observational national study. *J Antimicrob Chemother*. 2014;69(5):1377-1384. Available at: http://www.ncbi.nlm.nih.gov/pubmed/24370933.

23. Mandelbrot L, Mazy F, Floch-Tudal C, et al. Atazanavir in pregnancy: impact on neonatal hyperbilirubinemia. *Eur J Obstet Gynecol Reprod Biol*. 2011;157(1):18-21. Available at: http://www.ncbi.nlm.nih.gov/pubmed/21492993.

24. Atrio JM, Sperling RS, Posada R, Rodriguez Caprio G, Chen KT. Maternal atazanavir usage in HIV-infected pregnant women and the risk of maternal and neonatal hyperbilirubinemia. *J Acquir Immune Defic Syndr*. 2013;63(5):e158-159. Available at: http://www.ncbi.nlm.nih.gov/pubmed/23970241.

25. Eley T, Huang SP, Conradie F, et al. Clinical and pharmacogenetic factors affecting neonatal bilirubinemia following atazanavir treatment of mothers during pregnancy. *AIDS Res Hum Retroviruses*. 2013;29(10):1287-1292. Available at: http://www.ncbi.nlm.nih.gov/pubmed/23782005.

26. Sirois PA, Huo Y, Williams PL, et al. Safety of perinatal exposure to antiretroviral medications: developmental outcomes in infants. *Pediatr Infect Dis J*. 2013;32(6):648-655. Available at: http://www.ncbi.nlm.nih.gov/pubmed/23340561.

27. Caniglia EC, Patel K, Huo Y, et al. Atazanavir exposure *in utero* and neurodevelopment in infants: a comparative safety study. *AIDS*. 2016;30(8):1267-1278. Available at: https://www.ncbi.nlm.nih.gov/pubmed/26867136.

28. Rice ML, Zeldow B, Siberry GK, et al. Evaluation of risk for late language emergence after *in utero* antiretroviral drug exposure in HIV-exposed uninfected infants. *Pediatr Infect Dis J*. 2013;32(10):e406-413. Available at: http://www.ncbi.nlm.nih.gov/pubmed/24067563.

29. Dinsmoor MJ, Forrest ST. Lack of an effect of protease inhibitor use on glucose tolerance during pregnancy. *Infect Dis Obstet Gynecol*. 2002;10(4):187-191. Available at: http://www.ncbi.nlm.nih.gov/pubmed/12648312.

达芦那韦（*Prezista*，DRV）

（2018年12月7日最新更新，2018年12月7日最新评审）

"妊娠期抗病毒治疗登记信息系统"中数据显示，与对照人群相比，妊娠早期达芦那韦暴露导致的总体出生缺陷率没有增加。"妊娠期抗病毒治疗登记信息系统"处监测了足够量妊娠早期暴露于达芦那韦病例，排除了出生缺陷率增加两倍以上的可能性[1]。

动物实验

致癌性

一系列体外和动物体内筛选试验表明，达芦那韦既不致突变也不致畸。在雄性和雌性小鼠和大鼠中观察到剂量相关的肝细胞腺瘤和癌的发生率增加，在雄性大鼠中还观察到甲状腺滤泡细胞腺瘤发生率增加。在啮齿类动物中观察到的肝细胞疾病与人类的相关性有限。反复给大鼠服用达芦那韦可诱导肝微粒体酶的产生并增加甲状腺激素的清除，从而使大鼠（而非人类）易患甲状腺肿瘤。达芦那韦在人体的推荐治疗剂量为600mg/100mg，每天两次或800mg/100mg，每天一次。在最高试验剂量下，达鲁那韦的全身暴露量[基于曲线下面积（AUC）]介于人体中观察到的暴露量0.4倍和0.7倍（小鼠）以及0.7倍和1倍（大鼠）之间[2]。

繁殖/生育

接受达芦那韦治疗的大鼠，其生育能力和早期胚胎发育没有受到影响[2]。

致畸性/妊娠不良结局

大鼠体内达芦那韦/利托那韦（DRV/r）剂量（基于AUC）高于人体推荐使用剂量的3倍、小鼠或家兔体内达芦那韦/利托那韦（DRV/r）的剂量（基于AUC）低于人体推荐使用剂量的1倍时，均未发现达芦那韦的致胚胎毒性或致畸性。

一项大鼠产前和产后发育的研究显示，当乳汁中存在达芦那韦或在哺乳期服用利托那韦时可阻碍幼鼠的发育生长。由于在23~26天的幼年大鼠中观察到毒性和死亡率，所以对于小于3岁的儿童患者，不建议使用DRV/r[2]。

渗透入胎盘和乳汁的能力

尚未有达芦那韦通过胎盘的相关动物研究。大鼠体内已发现达芦那韦可进入母乳[2]。

妊娠期人体研究

药物（代谢）动力学

一些关于 DRV/r 在妊娠期的药代动力学的研究已经完成[3-7]。与产后达芦那韦血浆 AUC 相比，服用 DRV/r 600mg/100mg，每日两次的剂量和 DRV/r 800mg/100mg 每日一次的剂量在妊娠晚期分别降低了 17%～26% 和 33%～39%[3-6]。与产后达芦那韦谷浓度相比，DRV/R 600mg/100mg，每日两次给药，使孕晚期谷浓度降低 8%～12%；DRV/R 800mg/100mg，每日一次给药，使孕晚期谷浓度降低 42%～58%[4-6]。三项研究测量了妊娠期达芦那韦蛋白结合情况。一项研究发现，在妊娠晚期达芦那韦蛋白结合率没有变化。其他两项研究报告称，妊娠期未结合达芦那韦浓度下降，但认为不具有临床意义[3, 5, 6]。由于每天一次给药所致谷浓度较低，因此建议在妊娠期达芦那韦每天两次给药，尤其是对已经开始抗逆转录病毒治疗的患者。美国食品药品管理局只建议以下两种情况的孕妇可每天服用一次 DRV/r，800mg/100mg：①妊娠期病毒抑制在稳定水平；②在妊娠前服用每日一次 DRV/r 方案，如果更换为每日两次 DRV/r 方案，其服药依从性或耐受性会下降[2]。根据现有的证据，治疗 HIV 感染的孕妇和预防围产期传播的专家组不建议在妊娠期每天服用一次 DRV/r。每天服用两次 800mg 达芦那韦并不会增加孕妇体内暴露量；**不建议**在妊娠期增加达芦那韦服用剂量，如一天两次[7]。

两项研究描述了妊娠期每日一次达芦那韦 / 考比司他（DRV/c），800mg/150mg 的 PK 和安全性[8, 9]。在一项对 7 名接受 DRV/c 治疗 HIV 感染孕妇的研究中，没有观察到药物相关不良事件。与产后的 PK 参数比较，妊娠中期和晚期达芦那韦总 AUC 分别降低了 56% 和 50%，谷浓度分别降低了 92% 和 89%。未结合达芦那韦浓度在妊娠期同样降低，与产后相比，妊娠中期和晚期达芦那韦 AUC 降低了 45% 和 40%，谷浓度降低了 92% 和 88%。与产后相比，妊娠期考比司他暴露水平较低，妊娠中期和晚期 AUC 分别降低了 63% 和 49%；谷浓度降低了 83% 和 83%。7 名受试者中有 6 人在妊娠期仍保持病毒抑制。通过计算药片可知病毒未被抑制的妇女是因为服药依从性不佳。研究中所有母亲所生婴儿均未感染 HIV[8]。基于这些数据，DRV/c 固定剂量组合片剂说明书中包括一条声明：不推荐孕妇使用该产品。因为妊娠期达芦那韦和考比司他的暴露量大大降低[10]。一项对 29 名服用 DRV/c 联合治疗孕妇的研究证实了这些新发现。与产后 PK 参数相比，这些妇女妊娠中期和晚期达芦那韦 AUC 降低了 33% 和 48%，谷浓度降低了 71% 和 75%[9]。

表 10 的摘录 [a]

注: 使用 FDCs 时，请参阅附录 B 和表 10 中的其他章节，了解妊娠期 FDC 各个药物成分的剂量和安全性

属名(缩写)商品名	构成	建议剂量	妊娠期使用
达芦那韦 (DRV) Prezista	DRV(Prezista) 药片: ·75mg ·150mg ·600mg ·800mg 注:必须结合低剂量 RTV 或 COBI 增强剂	标准成人剂量 初次使用 ARV 的患者 ·DRV800mg+RTV100mg，每天一次，随食物服用 ·DRV800mg+ COBI 150mg，每天一次，随食物服用 已使用过 ARV 的患者 患者未发生 DRV 耐药突变:	通过胎盘转运到胎儿的能力较低 [b] 小鼠,大鼠或家兔无致畸胎证据。无人类致畸的证据
(DRV/COBI) 普泽力	口服悬液: ·100mg/ml	·DRV800mg+RTV100mg，每天一次，随食物服用 ·DRV800mg+ COBI 150mg，每天一次，随食物服用 患者发生 DRV 耐药突变: ·DRV600mg+ RTV100mg，每天两次，随食物服用	必须与低剂量的增效 RTV 合用
(DRV/COBI/FTC/TAF) Symtuza	DRV/COBI(普泽力): ·DRV800mg+COBI 150mg DRV/COBI/FTC/TAF(Symtuza): ·DRV800mg+COBI 150mg+ FTC200mg+ TAF10mg	*DRV/COBI(普泽力)* ·1天1片，随餐同服 *DRV/COBI/FTC/TAF(Symtuza):* ·1天1片，随餐同服	专家组不建议在妊娠期每天服用一次 DRV/COBI 或在妊娠期使用 DRV/COBI。如果妊娠期继续服用 DRV/c 方案，应经常监测病毒载量

续表

属名（缩写）商品名	构成	建议剂量	妊娠期使用
		妊娠期剂量： • 专家组**不建议**在妊娠期每天服用一次 DRV/r 或在妊娠期使用 DRV/c。建议所有孕妇每日两次 DRV/r（DRV 600mg+RTV 100mg，随食物服用）。妊娠期每日两次 DRV（DRV 800mg+RTV 100mg，随食物服用）不会增加达芦那韦暴露量，因此**不建议**使用 妊娠期 PK： • 妊娠期 DRV/r 暴露量降低 • 有关妊娠期使用组合药物的指南，请参阅其他成分的特定章节（详见"成人和青少年指南"，附录 B，表 8）	

a 对于肝肾功能不全的患者，可能需要调整个别抗逆转录病毒药物的剂量：

b 胎盘转运分类由脐血/母体分娩血浆药物比率的平均值或中位值确定：

高：> 0.6　　中等：0.3 ~ 0.6　　低：<0.3

缩略词： ARV = 抗反转录病毒药物；COBI = 考比司他；DRV = 达芦那韦；DRV/c = 达芦那韦/考比司他；DRV/r = 达芦那韦/利托那韦；FDC = 固定剂量组合；FTC = 恩曲他滨；PK = 药代动力学；RTV = 利托那韦；TAF = 丙酚替诺福韦

渗透入胎盘和乳汁的能力

在离体人子叶灌注模型中，达芦那韦平均胎儿转移率为15%[11]。总结5项样本量在6到14的研究发现，脐血中达芦那韦浓度与母体分娩血浆中达芦那韦浓度中位比值在13%～24%[3-5, 8, 12]。目前还没有资料说明达芦那韦渗入人体母乳。

致畸性／妊娠不良结局

在"妊娠期抗病毒治疗登记信息系统"中报告的妊娠早期达芦那韦暴露的病例中，出生缺陷的患病率为2.4%（456例新生儿中有11例，95%可信区间为1.2%～4.3%），这些妊娠早期达芦那韦暴露量的数据足以得出结论：与对照人群相比，妊娠早期达芦那韦暴露的新生儿总体出生缺陷风险没有增加两倍[1]。

◆ 参考文献

1. Antiretroviral Pregnancy Registry Steering Committee. Antiretroviral pregnancy registry international interim report 1 January 1989–31 January 2018. Wilmington, NC: Registry Coordinating Center. 2018. Available at: http://www.apregistry.com/.

2. Darunavir [package insert]. Food and Drug Administration. 2017. Available at: https://www.accessdata.fda.gov/drugsatfda_docs/label/2017/021976s045_202895s020lbl.pdf.

3. Zorrilla CD, Wright R, Osiyemi OO, et al. Total and unbound darunavir pharmacokinetics in pregnant women infected with HIV-1: results of a study of darunavir/ritonavir 600/100 mg administered twice daily. *HIV Med*. 2014;15(1):50-56. Available at: http://www.ncbi.nlm.nih.gov/pubmed/23731450.

4. Stek A, Best BM, Wang J, et al. Pharmacokinetics of once versus twice daily darunavir In pregnant HIV-infected women. *J Acquir Immune Defic Syndr*. 2015. Available at: http://www.ncbi.nlm.nih.gov/pubmed/25950206.

5. Colbers A, Molto J, Ivanovic J, et al. Pharmacokinetics of total and unbound darunavir in HIV-1-infected pregnant women. *J Antimicrob Chemother*. 2015;70(2):534-542. Available at: http://www.ncbi.nlm.nih.gov/pubmed/25326090.

6. Crauwels HM, Kakuda TN, Ryan B, et al. Pharmacokinetics of once-daily darunavir/ritonavir in HIV-1-infected pregnant women. *HIV Med*. 2016;17(9):643-652. Available at: https://www.ncbi.nlm.nih.gov/pubmed/27187894.

7. Stek A, Best B, Capparelli E, et al. Pharmacokinetics of increased dose darunavir during late pregnancy and postpartum. Presented at: 23rd Conference on Retroviruses and Opportunistic Infections. 2016. Boston, MA.

8. Crauwels HM, Osiyemi O, Zorrilla C, Bicer C, Brown K. Pharmacokinetics of total and unbound darunavir in HIV-1-infected pregnant women receiving a darunavir/cobicistat-based regimen. Presented at: 8th International Workshop on HIV & Women. 2018. Boston, Massachusetts. Available at: http://www.natap.org/2018/CROI/HIV&Women2018DRVcPKPregnancyPoster_JUV-63244_FINAL.PDF.

9. Momper J, Best B, Wang J, et al. Pharmacokinetics of darunavir boosted with cobicistat during pregnancy and postpartum. Presented at: International AIDS Conference. 2018. Amsterdam, Netherlands.

10. Darunavir/cobicistat [package insert]. Food and Drug Administration. 2018. Available at: https://www.accessdata.fda.gov/drugsatfda_docs/label/2018/205395s009lbl.pdf.

11. Mandelbrot L, Duro D, Belissa E, Peytavin G. Placental transfer of darunavir in an *ex vivo* human cotyledon perfusion model. *Antimicrob Agents Chemother*. 2014;58(9):5617-5620. Available at: http://www.ncbi.nlm.nih.gov/pubmed/24982090.

12. Courbon E, Matheron S, et al. Efficacy, and pharmacokinetic of darunavir/ritonavir-containing regimen in pregnant HIV+ women. Presented at: 19th Conference on Retroviruses and Opportunistic Infections. 2012. Seattle, WA.

膦沙那韦（Lexiva，FPV）

（2018 年 12 月 7 日最新更新，2018 年 12 月 7 日最新评审）

美国食品药品管理局将膦沙那韦列为妊娠 C 类药物。因此膦沙那韦在妊娠期**不得**使用。

动物实验

致癌性

一系列体外和动物体内试验表明膦沙那韦和安普那韦既不致突变也不致畸。对膦沙那韦致癌性研究表明，服用任一剂量的雄性小鼠和服用最高剂量的雌性小鼠中，肝细胞腺瘤和肝细胞癌发病率都有所增加。大鼠肝细胞腺瘤和甲状腺滤泡细胞腺瘤发病率在服用任一剂量的雄性大鼠和两个最高剂量的雌性大鼠中都有所增加。对大鼠重复剂量研究发现酶激活与甲状腺肿瘤发生有关，这种酶激活主要发生在大鼠中，而不是在人类。在大鼠中，高剂量组间质细胞增生风险增加，最高剂量组子宫内膜腺癌的风险增加。与同期对照组相比，子宫内膜疾病的发生率略有增加，但在雌性大鼠参考范围内。因此，与子宫内膜腺癌发病相关性尚不确定。一些致癌性研究发现当人体膦沙那韦的用法为 1400mg，一天两次时，动物中膦沙那韦暴露量是人体推荐剂量的 0.3 ~ 0.7 倍（小鼠）和 0.7 ~ 1.4 倍（大鼠）；当人体膦沙那韦用量为 1400mg 联合 200mg 利托那韦，一天一次时，动物中膦沙那韦暴露量是人体的 0.2 ~ 0.3 倍（小鼠）和 0.3 ~ 0.7 倍（大鼠）；当人体膦沙那韦用量为 700mg 联合 100mg 利托那韦，一天两次时，动物中膦沙那韦暴露量是人体的 0.1 ~ 0.3 倍（小鼠）和 0.3 ~ 0.6 倍（大鼠）[1]。

繁殖/生育

当大鼠体内膦沙那韦暴露剂量是人体内膦沙那韦剂量的 3 ~ 4 倍，或与同时服用膦沙那韦和利托那韦的人体内暴露剂量相似时，大鼠的生育或交配能力没有受到影响。这些剂量对大鼠精子的发育和成熟没有影响。

致畸性/妊娠不良结局

妊娠大鼠和家兔给予膦沙那韦治疗，对胚胎发育无明显影响。然而，使用膦沙那韦的家兔流产发生率增加。在家兔妊娠期时给其服用安普那韦可使其流产，且增加股骨、肱骨和滑车骨因骨化不全而导致的微小骨骼变异的发生率。当妊娠大鼠服用膦沙那韦剂量是人类暴露量两倍时，可降低幼鼠的存活率和体重。与对照组相比，雌性后代成功交配时间增加，妊娠期延长，每胎子宫着床点数量减少，妊娠体重减轻。

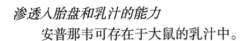

渗透入胎盘和乳汁的能力

安普那韦可存在于大鼠的乳汁中。

妊娠期人体研究

药物（代谢）动力学

孕妇使用膦沙那韦的数据有限。通过总结 26 名妇女在妊娠期和产后数据报告了膦沙那韦药代动力学（PK）参数。与历史数据相比，每天服用两次标准剂量膦沙那韦（700mg）和利托那韦（100mg）后，妊娠期膦沙那韦曲线下面积和 12 小时谷浓度略低一些，产后略高。妊娠期膦沙那韦的暴露剂量似乎足以治疗没有蛋白酶抑制剂耐药性突变的患者[2]。产后期间，应考虑潜在的 PK 与激素避孕药的相互作用（详见"妊娠前咨询和保健"中表 3）。

渗透入胎盘和乳汁的能力

在一项小规模研究中，在妊娠期接受膦沙那韦治疗的妇女，脐带血中安普那韦浓度的中位浓度为 0.27μg/ml（0.09 ~ 0.60μg/ml），脐带血中安普那韦浓度与分娩时母体血浆中安普那韦浓度比值中位数为 0.24（0.06 ~ 0.93）[2]。第二项关于妊娠的小规模研究显示，脐血中安普那韦浓度与分娩时母体血浆中安普雷那韦浓度比值平均数相似，为 0.27（95% 置信区间为 0.24 ~ 0.30）[3]。安普那韦是否在母乳中存在尚不清楚。

致畸性 / 妊娠不良结局

109 例妊娠前 3 个月暴露于膦沙那韦的活产新生儿中有 2 例出生缺陷，36 例妊娠中晚期暴露于膦沙那韦的活产新生儿中有 2 例出生缺陷，以上病例均已向抗逆转录病毒治疗妊娠登记处报告。目前，依据这些数据不足以得出有关出生缺陷风险上升的结论[4]。

表 10 的摘录[a]

属名 （缩写） 商品名	构成	建议剂量	妊娠期使用
膦沙那韦 （FPV） *Lexiva（安普那韦* *的前体药物）*	FPV（Lexiva） *药片：* · 700mg	标准成人剂量 FPV（Lexiva） *开始使用 ARV 的患者* · FPV1400mg 每天两次, 不随食物服用或	妊娠期**不应** 使用 FPV

续表

属名 （缩写） 商品名	构成	建议剂量	妊娠期使用
注： 妊娠期必须与低剂量 RTV 增强剂联合使用	*口服悬液：* · 50mg/ml	· FPV1400mg+RTV100mg 或 200mg，每天一次，不随食物服用或 · FPV700mg+RTV100mg，每天两次，不随食物服用 *已使用过 PI 的患者：* · **不推荐** 一天一次的剂量 · FPV：700mg+RTV：100mg，每天两次，不随食物服用 *与 EFV 合用* · FPV700mg+RTV100mg，每天两次，不随食物服用或 · FPV1400mg+RTV300mg，每天一次，不随食物服用 妊娠期 PK： · 有增强剂 RTV 时，妊娠晚期 AUC 会降低。然而，服用增强剂的孕妇在妊娠晚期体内的暴露量比未服用增强剂的非孕妇的暴露量高，并且在妊娠晚期达到的谷浓度对于无 PI 耐药突变的患者来说是足够的 妊娠期剂量： · **不推荐** 在妊娠期使用无增强剂的 FPV 或联合使用 FPV/RTV，每天一次的方案。标准方案是含有增强剂的 FPV，（FPV 700mg+RTV100mg，每日两次，不随餐同服）	通过胎盘转运到胎儿的能力较低 [b] 评估对人类致畸性的数据不足。家兔流产机率增加，但大鼠和家兔出生缺陷的风险没有增加

[a] 对于肝肾功能不全的患者，可能需要调整个别抗逆转录病毒药物的剂量（详见"成人和青少年指南"，附录 B，表 8）

[b] 胎盘转运分类由脐血 / 母体分娩血浆药物比率的平均值或中位值确定：

高： > 0.6　　**中等：** 0.3 ~ 0.6　　**低：** <0.3

缩略词： ARV = 抗反转录病毒药物；AUC = 曲线下面积；EFV = 依非韦伦；FPV = 福沙那韦；PI = 蛋白酶抑制剂；PK = 药代动力学；RTV = 利托那韦

◆ 参考文献

1. Fosamprenavir [package insert] Food and Drug Administration. 2017. Available at: https://www.accessdata.fda.gov/drugsatfda_docs/label/2017/021548s040lbledt.pdf.

2. Capparelli EV, Stek A, Best B, et al. Boosted fosamprenavir pharmacokinetics during pregnancy. Presented at: The 17th Conference on Retroviruses and Opportunistic Infections. 2010. San Francisco, CA.

3. Cespedes MS, Castor D, Ford SL, et al. Steady-state pharmacokinetics, cord blood concentrations, and safety of ritonavir-boosted fosamprenavir in pregnancy. *J Acquir Immune Defic Syndr*. 2013;62(5):550-554. Available at: http://www.ncbi.nlm.nih.gov/pubmed/23314414.

4. Antiretroviral Pregnancy Registry Steering Committee. Antiretroviral pregnancy registry international interim report for 1 January 1989–31 January 2018. Wilmington, NC: Registry Coordinating Center. 2018. Available at: http://www.apregistry.com/.

茚地那韦（佳息患，IDV）

（2018 年 12 月 7 日最新更新，2018 年 12 月 7 日最新评审）

美国食品药品管理局将印地那韦归类为妊娠 C 类药物。鉴于抗逆转录病毒药物（ARV）的可及性、有效性、可替代性，不建议孕妇使用印地那韦。

动物实验

致癌性

体外和体内试验表明印地那韦既不致突变也不致畸。小鼠长期研究发现印地那韦没有增加任何类型肿瘤的发病率。在大鼠中研究发现最高剂量 [640mg/（kg·d）或高于人类治疗剂量下的全身暴露水平的 1.3 倍] 时，雄性大鼠会出现甲状腺腺瘤[1]。

繁殖/生育

印地那韦对大鼠生殖能力、生育能力或胚胎存活率没有影响[1]。

致畸性/妊娠不良结局

当暴露水平与人类治疗治疗剂量的暴露水平相当或略高时，没有相关证据表明印地那韦对大鼠、家兔或狗的胚胎有致畸作用或对胎儿的存活率和体重有影响。当服用与人类相同剂量时，大鼠的发育毒性主要表现为多生肋骨和颈肋的增加。在大鼠中未观察到与治疗相关的体表或内脏的变化。在家兔（胎儿暴露受限，约为母体水平的 3%）或狗（胎儿暴露约为母体水平的 50%）中，未发现与治疗相关的体表、内脏或骨骼变化。在恒河猴妊娠晚期（每天两次，剂量高达 160mg/kg）和新生儿恒河猴（每天两次，剂量高达 160mg/kg）中服用印地那韦。新生儿服用印地那韦，印地那韦可导致其出生后短暂的生理性高胆红素血症恶化；服用印地那韦组血清胆红素值大约是对照组的 4 倍。若是妊娠晚期宫内印地那韦暴露，则新生儿没有发生类似恶化。恒河猴的研究显示，母体印地那韦给药方案为 40mg/kg、80mg/kg 或 160mg/kg，每天两次，大约在母体每天给药 1 小时后，胎儿血浆药物水平约为母体血浆药物水平的 1% ~ 2%[1]。

渗透入胎盘和乳汁的能力

大鼠和狗体内的印地那韦可通过胎盘，而家兔体内印地那韦只能部分通过胎盘。印地那韦在哺乳期大鼠的乳汁中的水平略高于母体的水平[1]。

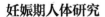

妊娠期人体研究

药物（代谢）动力学

目前还没有确定孕妇使用印地那韦的最佳给药方案。两项在妊娠期服用没有增强剂的印地那韦（800mg，每天三次）的研究表明，妊娠期印地那韦的血浆浓度明显低于产后浓度 [2, 3]。由于产前浓度明显较低，且治疗该患者群体经验有限，因此不建议在 HIV 感染孕妇中使用无增强剂的印地那韦。

一些研究已经研究了妊娠期印地那韦／利托那韦（IDV/r）的使用情况。一项集中 PK 研究表明印地那韦血浆浓度在妊娠期明显低于产后。该研究纳入 26 名泰国孕妇，她们服用 IDV/r 400mg/100mg，每天两次。印地那韦谷浓度中位数为 0.13μg/ml；24% 的受试者的谷浓度低于治疗药物监测的目标浓度 0.10μg/ml；81% 受试者在分娩时的 RNA 病毒载量小于 50 拷贝 /ml [4]。法国的一项研究纳入了服用 IDV/r 400mg/100mg，每天两次的孕妇，该研究发现印地那韦谷浓度中位数为 0.16μg/ml，18% 受试者谷浓度低于 0.12μg/ml，93% 的受试者在分娩时 HIV RNA 水平低于 200 拷贝 /ml [5]。在一项对两名服用茚地那韦／利托那韦，800mg/200mg/ 次，每天两次患者的小规模研究显示，妊娠晚期印地那韦的曲线下面积超过了非妊娠历史对照组 [6]。现有的数据不足以确定妊娠期 IDV/r 剂量。

渗透入胎盘和乳汁的能力

一项研究发现：孕妇服用不含增强剂的印地那韦，印地那韦渗透入胎盘剂量很少。泰国针对服用 IDV/r 治疗的孕妇研究显示，脐血中印地那韦浓度中位数为 0.12μg/ml，分娩时母体血浆中浓度中位数为 0.96μg/ml，脐血中印地那韦浓度与分娩时母体血浆中浓度比值中位数为 0.12 [4]。一名妇女每天服用两次茚地那韦／利托那韦，600mg/200mg/ 次，在分娩后前 5 天，母乳中印地那韦浓度为血浆浓度的 90% ~ 540% [7]。

致畸性／妊娠不良结局

尽管法国围产期队列报告了头颈部出生缺陷与印地那韦妊娠早期暴露有关（350 个妊娠早期暴露有 3 个新生儿缺陷，0.9%），但抗逆转录病毒治疗妊娠登记处没有观察到使用印地那韦会增加出生缺陷 [8, 9]。在抗逆转录病毒治疗妊娠登记处报告的妊娠早期印地那韦暴露的病例中，出生缺陷患病率为 2.4%（289 例新生儿中的 7 例，95% 可信区间为 1.0% ~ 4.9%），而根据美国疾病预防控制中心的数据，美国人群中总体出生缺陷患病率为 2.76% [9]。

表 10 的摘录 ª

属名（缩写）商品名	构成	建议剂量	妊娠期使用
印地那韦 (IDV) 佳息患 注:妊娠期必须与低剂量 RTV 增强剂联合使用	IDV (Crixivan) 药片： • 200mg • 400mg	**标准成人剂量** _无增强剂 RTV：_ • IDV800mg，每 8 小时，餐前 1 小时或餐后 2 小时服用；可与脱脂牛奶或低脂肪的食物同服 _有增强剂 RTV：_ • IDV：800mg+RTV：100mg，每天两次，不考虑饮食情况 **妊娠期 PK：** • 妊娠期，无增强剂 RTV 时，IDV 暴露明显减少。妊娠期服用 IDV 400mg/RTV 100mg 时，IDV 暴露剂量较低；没有关于妊娠期替代增强剂剂量方案的 PK 数据 **妊娠期剂量：** • **不推荐**在妊娠期使用无增强剂的 IDV 方案	通过胎盘转运到胎儿的能力极小 ᵇ 在抗逆转录病毒治疗妊娠登记处报告的病例中，没有人类致畸的证据（可以排除总体出生缺陷增加 2 倍） 妊娠期必须与低剂量 RTV 增强剂联合使用 理论上会有间接胆红素水平升高，可能加重新生儿生理性高胆红素血症的问题。但极小的胎盘渗透力缓和了这个问题 考虑到现有的抗逆转录病毒治疗替代药物的可及性，在美国**不建议**使用孕妇使用印地那韦治疗

ª 对于肝肾功能不全的患者，可能需要调整个别抗逆转录病毒药物的剂量（详见 "成人和青少年指南"，附录 B，表 8）

ᵇ 胎盘转运分类由脐血 / 母体分娩血浆药物比率的平均或中位值确定：

高：> 0.6   中等：0.3 ~ 0.6   低：<0.3

缩略词： ARV = 抗反转录病毒药物；IDV = 茚地那韦；PK = 药代动力学；RTV = 利托那韦

◆ 参考文献

1. Indinavir [package insert]. Food and Drug Administration. 2016. Available at: https://www.accessdata.fda.gov/drugsatfda_docs/label/2016/020685s078lbl.pdf.

2. Unadkat JD, Wara DW, Hughes MD, et al. Pharmacokinetics and safety of indinavir in human immunodeficiency virus-infected pregnant women. *Antimicrob Agents Chemother*. 2007;51(2):783-786. Available at: http://www.ncbi.nlm.nih.gov/pubmed/17158945.

3. Hayashi S, Beckerman K, Homma M, Kosel BW, Aweeka FT. Pharmacokinetics of indinavir in HIV-positive pregnant women. *AIDS*. 2000;14(8):1061-1062. Available at: http://www.ncbi.nlm.nih.gov/pubmed/10853990.

4. Cressey TR, Best BM, Achalapong J, et al. Reduced indinavir exposure during pregnancy. *Br J Clin Pharmacol*. 2013;76(3):475-483. Available at: http://www.ncbi.nlm.nih.gov/pubmed/23305215.

5. Ghosn J, De Montgolfier I, Cornelie C, et al. Antiretroviral therapy with a twice-daily regimen containing 400 milligrams of indinavir and 100 milligrams of ritonavir in human immunodeficiency virus type 1-infected women during pregnancy. *Antimicrob Agents Chemother*. 2008;52(4):1542-1544. Available at: http://www.ncbi.nlm.nih.gov/pubmed/18250187.

6. Kosel BW, Beckerman KP, Hayashi S, Homma M, Aweeka FT. Pharmacokinetics of nelfinavir and indinavir in HIV-1-infected pregnant women. *AIDS*. 2003;17(8):1195-1199. Available at: http://www.ncbi.nlm.nih.gov/pubmed/12819521.

7. Colebunders R, Hodossy B, Burger D, et al. The effect of highly active antiretroviral treatment on viral load and antiretroviral drug levels in breast milk. *AIDS*. 2005;19(16):1912-1915. Available at: http://www.ncbi.nlm.nih.gov/pubmed/16227801.

8. Sibiude J, Mandelbrot L, Blanche S, et al. Association between prenatal exposure to antiretroviral therapy and birth defects: an analysis of the French perinatal cohort study (ANRS CO1/CO11). *PLoS Med*. 2014;11(4):e1001635. Available at: http://www.ncbi.nlm.nih.gov/pubmed/24781315.

9. Antiretroviral Pregnancy Registry Steering Committee. Antiretroviral pregnancy registry international interim report 1 January 1989–31 January 2018. Wilmington, NC: Registry Coordinating Center. 2018. Available at: Available at: http://www. apregistry.com/.

‖ *洛匹那韦 / 利托那韦（克力芝，LPV/r）*

（2018 年 12 月 7 日最新更新，2018 年 12 月 7 日最新评审）

洛匹那韦 / 利托那韦（LPV/r）所致主要出生缺陷风险与美国一般人群主要出生缺陷的发生率相比没有差异。

动物实验

致癌性

一组体外和体内试验发现洛匹那韦和利托那韦均无致突变或致畸作用。采用口服灌胃给药，评价 LPV/r 对低于 104 周龄的小鼠和大鼠的致癌性。在人体，克力芝的推荐治疗剂量为 400mg/100mg（基于 0～24 小时的 AUC 所得）。当小鼠体内的药物浓度高于人体暴露剂量 1.6～2.2 倍或家兔体内药物浓度是人体浓度 0.5 倍时，雌雄小鼠和雄性家兔良性肝细胞腺瘤和肝癌的发生率均会上升。在小鼠或大鼠中，服用 LPV/r 不会导致其他类型良性或恶性肿瘤的发生率显著上升[1]。

繁殖 / 生育

当洛匹那韦和利托那韦的剂量之比为 2：1 时，此时服用二者对雌雄大鼠的生育能力没有影响。大鼠体内暴露量为人体推荐治疗量 0.7 倍（洛匹那韦）和 1.8 倍（利托那韦）[1]。

致畸性 / 妊娠不良结局

没有证据表明妊娠期服用克力芝会有致畸性。在大鼠中服用母体毒性剂量（LPV/r100mg/50mg/（kg·d））治疗，可影响胚胎和胎儿发育（例如，胎儿存活率降低、胎儿体重降低、骨骼变异发生率增加和骨骼骨化延迟）。妊娠大鼠中洛匹那韦的药物暴露量为人体推荐治疗量的 0.7 倍，利托那韦的药物暴露量为人体推荐治疗量 1.8 倍。大鼠围产期和产后研究显示暴露于 40mg/20mg/（kg·d）或更高剂量 LPV/r 下，幼鼠在出生至产后 21 天之间存活率下降。在家兔中，母体在毒性剂量下即洛匹那韦的药物暴露量为人体推荐治疗剂量 0.6 倍，利托那韦药物暴露量为人体推荐治疗剂量 1 倍时，未观察到胚胎或胎儿发育受到影响[1]。一项关于长期服用齐多夫定、洛匹那韦和利托那韦的妊娠大鼠的研究发现，与未服用 ARV 药物的大鼠相比，前者母体体重恢复受到影响，但未观察到胎儿发生不良事件[2]。在妊娠小鼠中，服用利托那韦、洛匹那韦和阿扎那韦的小鼠与未服用抗逆转录病毒药物的小鼠相比，前者孕酮水平显著降低，而较低的孕酮水平与胎儿低体重直接相关[3]。

渗透入胎盘和乳汁的能力

没有洛匹那韦在动物中渗透入胎盘的相关信息[1]。

妊娠期人体研究

药物（代谢）动力学

克力芝原始胶囊配方已被热稳定的片剂取代，后者生物利用度得到改进，并且不必与食物一起服用[4, 5]。药代动力学研究表明：服用胶囊或片剂以达到克力芝的成人标准剂量（400mg/100mg，每天两次），孕妇体内洛匹那韦血浆浓度较未妊娠成人体内浓度低30%[6-8]，与营养良好的历史对照组孕妇相比，乌干达营养不良的孕妇中洛匹那韦暴露量降低了33%。作者将这种降低归因于生物利用度降低[9]。将孕妇克力芝剂量增加到600mg/150mg（片剂）可使洛匹那韦的血浆浓度与接受标准剂量非妊娠成人体内剂量相当[10, 11]。

临床经验表明，大多数（但不是全部）妊娠期服用标准剂量克力芝的孕妇体内谷浓度将超过1.0mg/ml，这是初次使用ARV受试者治疗药物监测项目中常用谷浓度目标，而服用蛋白酶抑制剂（PI）的受试者的谷浓度参考值会高于此值[4, 7]。一项对154名孕妇使用克力芝的人群PK研究表明，在妊娠期服用标准剂量的克力芝，体重可影响洛匹那韦的清除率和剩余体积；体重较大（>100kg）或漏服药物妇女更可能达不到治疗剂量的谷浓度[12]。另一项人群PK研究纳入84名孕妇和595名未妊娠成人，研究发现服用生物利用度更高的药片的孕妇和服用口服胶囊制剂的非妊娠成人体内洛匹那韦浓度没有显著差异[13]。一项纳入29名妇女的研究发现洛匹那韦在妊娠期与血浆蛋白结合降低，但不能解释由此导致游离（未结合）药物的增加与妊娠有关的血浆总洛匹那韦浓度降低[14]。一项由12名妇女组成的研究发现在整个妊娠期，洛匹那韦总暴露量显著降低，但未结合AUC和C_{12}在整个妊娠期没有差异，即使增加LPV/r剂量至500mg/125mg。通过以上这些数据可知，在妊娠期服用标准剂量克力芝对敏感病毒有效[15, 16]。一项人群PK研究发现，在妊娠期，洛匹那韦总清除率增加了39%，但妊娠期测得游离洛匹那韦浓度在未妊娠成人范围内[17]。Bonafe等人研究显示，将14~33周妊娠期的孕妇随机分成两组，32名孕妇分配到标准剂量组、31名孕妇分配到600mg/150mg剂量组，两组间不良事件发生率无差异。在基线病毒载量大于50拷贝/ml妇女中，标准剂量组中45%的妇女、增加剂量组中10.5%的妇女（P=0.01）在妊娠期的最后4周血浆病毒载量大于50拷贝/ml。在基线病毒载量小于50拷贝/ml妇女中，在妊娠期最后4周，两组病毒载量结果没有差异[18]。

这些研究使一些专家支持 HIV 感染的孕妇在妊娠中晚期服用增加剂量克力芝，特别是之前服用 PI 经治妇女和在妊娠期开始治疗且基线病毒载量大于 50 拷贝 /ml 的妇女。如果在妊娠期使用标准剂量克力芝，尽可能监测病毒学反应和克力芝药物浓度。临床医师可考虑使用两片成人药片和一片儿童药片（100mg/25mg）来提供 500mg/125mg 的 LPV/R 剂量，而不是使用三片成人药片（每片 LPV/r 200mg/50mg），来增加妊娠期克力芝剂量至 600mg/150mg[15]。妊娠期**不建议**每日服用一次 LPV/r，因为目前尚无数据表明这种服药方式能达到的药物浓度是否是有效治疗浓度。

渗透入胎盘和乳汁的能力

洛匹那韦可穿过人类胎盘；在 P1026s PK 研究中，脐血中洛匹那韦浓度与分娩时母体血浆中的浓度比值为 0.20 ± 0.13。相比之下，在一项关于乌干达 51 对妊娠和哺乳期服用克力芝治疗的母婴血浆和毛发药物浓度的研究中，婴儿分娩时血浆水平和 12 周时的毛发中药物水平表明克力芝在子宫内渗透能力：41% 的婴儿在出生时能检测到血浆中洛匹那韦浓度，产后 12 周婴儿与母亲毛发洛匹那韦浓度中位数比为 0.87[19]。然而，在母乳喂养时没有观察到乳汁中有洛匹那韦，并且所有婴儿在 12 周时均不能检测到血浆洛匹那韦水平。母乳中洛匹那韦浓度非常低，无法检测到。母亲服用洛匹那韦，喂养婴儿的乳汁中洛匹那韦的浓度没有临床意义 [19-23]。

致畸性 / 妊娠不良结局

法国围产期队列研究发现，洛匹那韦或利托那韦不会使出生缺陷率增加 1.5 倍（把握度为 85%）[24]。儿童 HIV/AIDS 队列研究发现，洛匹那韦与先天性异常之间没有关联 [25]。英国和爱尔兰 10 年的监测数据显示，先天性畸形的患病率为 2.9%（4609 例妊娠期洛匹那韦暴露中有 134 名儿童），与无 HIV 感染的人群先天性畸形率相当 [26]。抗逆转录病毒治疗妊娠登记处监测的妊娠早期服用阿扎那韦的孕妇人数，足够用于评价至少增加 1.5 倍的总体出生缺陷风险，以及评价增加 2 倍心血管和生殖泌尿系统发病率。未观察到克力芝增加出生缺陷发生率。抗逆转录病毒治疗妊娠登记处报告的妊娠前 3 个月暴露于克力芝的病例中，出生缺陷患病率为 2.1%（1418 例新生儿中的 30 例，95% 可信区间为 1.4%～3.0%），而使用亚特兰大都市先天性缺陷项目（MACDP）数据时，患病率则为 2.7%，使用德克萨斯州出生缺陷登记处（TBDR）数据时，患病率为 4.2%[27]。

PROMISE 研究显示，与单独使用齐多夫定相比，克力芝与齐多夫定加拉米夫定或富马酸替诺福韦加拉米夫定治疗可降低传播率，但这些含克力芝的治疗方案也导致低出生体重发生率增加（<2500g）[28]。与单独使用齐多夫定相比，齐多夫定加拉米夫定加克力芝增加早产发生率（<37周）。PHACS SMARTT 研究也发现基于 PI 的 ARV 方案增加早产儿发生率，尽管研究中没有提到特定的药物[29]。同样，中国的一项研究发现，基于 PI 的方案比基于非核苷逆转录酶抑制剂的方案有更高的早产率[30]。在英国/爱尔兰关于 HIV 感染的孕妇和儿童的研究中，6073 名妇女中有 2368 名在妊娠期服用了克力芝；与其他增强的 PI 方案或基于 NNRTI 的方案相比，克力芝的使用与早产显著相关（调整了其他因素）[31]。关于抗逆转录病毒药物治疗方案和不良妊娠结局的更详细讨论，请参考"联合抗逆转录病毒药物治疗方案与母婴结局"。

安全性

　　克力芝口服溶液含有 42.4%（体积/体积）乙醇和 15.3%（重量/体积）丙二醇（重量/体积），不建议妊娠期服用。新生儿肝脏代谢和肾脏排泄功能降低可导致洛匹那韦以及乙醇和丙二醇积累，从而发生一些不良事件（如严重的心脏、肾脏、代谢或呼吸问题）。

　　早产儿可能面临更大风险，因为他们新陈代谢进一步降低，对洛匹那韦、丙二醇和乙醇清除也相应减少。上市后监测数据显示 10 名新生儿（小于4 周的婴儿），其中 9 名早产，接受克力芝治疗并发生了危及生命的事件[32]。一项研究比较了 50 名暴露于 HIV 并在出生后服用克力芝的新生儿与 108 名暴露于 HIV 且仅服用齐多夫定的新生儿，发现暴露于洛匹那韦的婴儿 17- 羟基孕酮和硫酸脱氢表雄酮浓度升高，与 21α- 羟化酶活性受损一致。所有足月婴儿均无症状，但八分之三早产儿出现危及生命的症状，包括低钠血症、高钾血症和心源性休克，这与肾上腺缺乏表现一致[33]。新生儿在孕妇 42 周的停经期间（母亲最后一次月经第一天至分娩时间段，加上出生后时间）内和产后 14 天内的新生儿不应使用克力芝口服液。详见"围产期 HIV 感染或暴露新生儿的抗逆转录病毒治疗"。

表 10 的摘录 [a]

属名 （缩写） 商品名	构成	建议剂量	妊娠期使用
洛匹那韦 / **利托那韦** （LPV/r） *克力芝*	LPV/r（克力芝） **药片** （混合成分）: • LPV/r 200mg/50mg • LPV/r 100mg/25mg **口服溶液:** • LPV/r 400mg/ 100mg/5ml	**标准成人剂量:** • LPV/r:400mg/100mg，每天两次，或 • LPV/r:800mg/200mg，每天一次 **药片:** • 可不随餐口服 **口服溶液:** • 随餐同服 <u>和 EFV 或 NVP 服用（初次服用 PI 或之前已服用过 PI）</u> • LPV/r:500mg/125mg，每天两次，可不随餐同服（使用 2 片 LPV/r:200mg/50mg 和 1 片 LPV/r:100mg/250mg 的片剂组合）或 • LPV/r:520mg/130mg 口服溶液（6.5ml），每天两次，随餐同服 <u>妊娠期 PK:</u> • 每天两次给药，接受标准成人剂量的孕妇 LPV 暴露量减少；将剂量增加 50% 会 导致与接受标准剂量的非妊娠成人相同的暴露量 • 妊娠期每日一次给药无相关 PK 数据 <u>妊娠期剂量:</u> • <u>**不推荐**</u>在妊娠期每天一次的剂量	通过胎盘转运到胎 儿的能力低 [b] 没有人类致畸的证 据（可以排除总体出 生缺陷增加 1.5 倍） 口服溶液含有 42% 的乙醇和 15% 的丙 二醇，不建议用于 妊娠期 妊娠期不建议使用 一天一次的剂量

续表

属名 （缩写） 商品名	构成	建议剂量	妊娠期使用
		• 一些专家建议在妊娠中晚期，尤其是之前已服用过 PI 和在妊娠前已开始治疗、基线病毒载量大于 50 拷贝 /ml 的妇女增加剂量（即 LPV/r 600mg/150mg，每天两次，可不随餐同服）或服用 LPV/r 500mg/125mg，每天两次，可不随餐同服） • 如果使用标准剂量，尽可能监测病毒学反应和 LPV 药物水平	

[a] 对于肝肾功能不全的患者，可能需要调整个别抗逆转录病毒药物的剂量（详见 "成人和青少年指南"，附录 B，表 8 ）

[b] 胎盘转运分类由脐血 / 母体分娩血浆药物比率的平均值或中位值确定：

高: ＞ 0.6　　**中等:** 0.3～0.6　　**低:** <0.3

缩略词: EFV＝依非韦伦; LPV＝洛匹那韦; LPV/r＝洛匹那韦 / 利托那韦; NVP＝奈韦拉平; PI＝蛋白酶抑制剂; PK＝药代动力学; RTV＝利托那韦

◆ 参考文献

1. Lopinavir/ritonavir (Kaletra) [package insert]. Food and Drug Administration. 2017. Available at: https://www. accessdata.fda.gov/drugsatfda_docs/label/2017/021251s055,021906s050lbl.pdf.

2. Carvalho LP, Simoes RS, Araujo JE, Oliveira Filho RM, Kulay Junior L, Nakamura MU. Highly active antiretroviral therapy during gestation: effects on a rat model of pregnancy. *J Ev Purkyne*. 2014;79(2):128-133. Available at: http:// www.ncbi.nlm.nih.gov/pubmed/24874827.

3. Papp E, Mohammadi H, Loutfy MR, et al. HIV protease inhibitor use during pregnancy is associated with decreased progesterone levels, suggesting a potential mechanism contributing to fetal growth restriction. *J Infect Dis*. 2015;211(1):10-18. Available at: http://www.ncbi.nlm.nih.gov/pubmed/25030058.

4. Khuong-Josses MA, Azerad D, Boussairi A, Ekoukou D. Comparison of lopinavir level between the two formulations (soft-gel capsule and tablet) in HIV-infected pregnant women. *HIV Clin Trials*. 2007;8(4):254-255. Available at: http:// www.ncbi.nlm.nih.gov/pubmed/17720666.

5. Else LJ, Douglas M, Dickinson L, Back DJ, Khoo SH, Taylor GP. Improved oral bioavailability of lopinavir in melt-extruded tablet formulation reduces impact of third trimester on lopinavir plasma concentrations. *Antimicrob Agents Chemother*. 2012;56(2):816-824. Available at: http://www.ncbi.nlm.nih.gov/pubmed/22106215.

6. Stek AM, Mirochnick M, Capparelli E, et al. Reduced lopinavir exposure during pregnancy. *AIDS*. 2006;20(15):1931-1939. Available at: *http://www.ncbi.nlm.nih.gov/pubmed/16988514*.

7. Bouillon-Pichault M, Jullien V, Azria E, et al. Population analysis of the pregnancy-related modifications in lopinavir pharmacokinetics and their possible consequences for dose adjustment. *J Antimicrob Chemother*. 2009;63(6):1223-1232. Available at: http://www.ncbi.nlm.nih.gov/pubmed/19389715.

8. Ramautarsing RA, van der Lugt J, Gorowara M, et al. Thai HIV-1-infected women do not require a dose increase of lopinavir/ritonavir during the third trimester of pregnancy. *AIDS*. 2011;25(10):1299-1303. Available at: *http://www.ncbi. nlm.nih.gov/pubmed/21516029*.

9. Bartelink IH, Savic RM, Mwesigwa J, et al. Pharmacokinetics of lopinavir/ritonavir and efavirenz in food insecure HIV-infected pregnant and breastfeeding women in Tororo, Uganda. *J Clin Pharmacol*. 2014;54(2):121-132. Available at: http://www.ncbi.nlm.nih.gov/pubmed/24038035.

10. Mirochnick M, Best BM, Stek AM, et al. Lopinavir exposure with an increased dose during pregnancy. *J Acquir Immune Defic Syndr*. 2008;49(5):485-491. Available at: http://www.ncbi.nlm.nih.gov/pubmed/18989231.

11. Best BM, Stek AM, Mirochnick M, et al. Lopinavir tablet pharmacokinetics with an increased dose during pregnancy. *J Acquir Immune Defic Syndr*. 2010;54(4):381-388. Available at: http://www.ncbi.nlm.nih.gov/pubmed/20632458.

12. Cressey TR, Urien S, Capparelli EV, et al. Impact of body weight and missed doses on lopinavir concentrations with standard and increased lopinavir/ritonavir doses during late pregnancy. *J Antimicrob Chemother*. 2015;70(1):217-224. Available at: http://www.ncbi.nlm.nih.gov/pubmed/25261418.

13. Salem AH, Jones AK, Santini-Oliveira M, et al. No need for lopinavir dose adjustment during pregnancy: a population pharmacokinetic and exposure-response analysis in pregnant and nonpregnant HIV-infected subjects. *Antimicrob Agents Chemother*. 2016;60(1):400-408. Available at: http://www.ncbi.nlm.nih.gov/pubmed/26525798.

14. Aweeka FT, Stek A, Best BM, et al. Lopinavir protein binding in HIV-1-infected pregnant women. *HIV Med*. 2010;11(4):232-238. Available at: http://www.ncbi.nlm.nih.gov/pubmed/20002783.

15. Patterson KB, Dumond JB, Prince HA, et al. Protein binding of lopinavir and ritonavir during 4 phases of pregnancy: implications for treatment guidelines. *J Acquir Immune Defic Syndr*. 2013;63(1):51-58. Available at: http://www.ncbi. nlm.nih.gov/pubmed/23221983.

16. Chen J, Malone S, Prince HM, Patterson KB, Dumond JB. Model-based analysis of unbound lopinavir pharmacokinetics in HIV-infected pregnant women supports standard dosing in the third trimester. *CPT Pharmacometrics Syst Pharmacol*. 2016;5(3):147-157. Available at: https://www.ncbi.nlm.nih.gov/pubmed/27069778.

17. Fauchet F, Treluyer JM, Illamola SM, et al. Population approach to analyze the pharmacokinetics of free and total lopinavir in HIV-infected pregnant women and consequences for dose adjustment. *Antimicrob Agents Chemother*. 2015;59(9):5727-5735. Available at: http://www.ncbi.nlm.nih.gov/pubmed/26149996.

18. Bonafe SM, Costa DA, Vaz MJ, et al. A randomized controlled trial to assess safety, tolerability, and antepartum viral load with increased lopinavir/ritonavir dosage in pregnancy. *AIDS Patient Care STDS*. 2013;27(11):589-595. Available at: http://www.ncbi.nlm.nih.gov/pubmed/24138537.

19. Gandhi M, Mwesigwa J, Aweeka F, et al. Hair and plasma data show that lopinavir, ritonavir, and efavirenz all transfer from mother to infant in utero, but only efavirenz transfers via breastfeeding. *J Acquir Immune Defic Syndr*. 2013;63(5):578-584. Available at: http://www.ncbi.nlm.nih.gov/pubmed/24135775.

20. Rezk NL, White N, Bridges AS, et al. Studies on antiretroviral drug concentrations in breast milk: validation of a liquid chromatography-tandem mass spectrometric method for the determination of 7 anti-human immunodeficiency virus medications. *Ther Drug Monit*. 2008;30(5):611-619. Available at: http://www.ncbi.nlm.nih.gov/pubmed/18758393.

21. Shapiro RL, Rossi S, Ogwu A, et al. Therapeutic levels of lopinavir in late pregnancy and abacavir passage into breast milk in the Mma Bana Study, Botswana. *Antivir Ther*. 2013;18(4):585-590. Available at: http://www.ncbi.nlm.nih.gov/

pubmed/23183881.

22. Palombi L, Pirillo MF, Andreotti M, et al. Antiretroviral prophylaxis for breastfeeding transmission in Malawi: drug concentrations, virological efficacy and safety. *Antivir Ther*. 2012;17(8):1511-1519. Available at: http://www.ncbi.nlm. nih.gov/pubmed/22910456.

23. Corbett AH, Kayira D, White NR, et al. Antiretroviral pharmacokinetics in mothers and breastfeeding infants from 6 to 24 weeks post-partum: results of the BAN Study. *Antivir Ther*. 2014;19(6):587-595. Available at: http://www.ncbi.nlm. nih.gov/pubmed/24464632.

24. Sibiude J, Mandelbrot L, Blanche S, et al. Association between prenatal exposure to antiretroviral therapy and birth defects: an analysis of the French perinatal cohort study (ANRS CO1/CO11). *PLoS Med*. 2014;11(4):e1001635. Available at: http://www.ncbi.nlm.nih.gov/pubmed/24781315.

25. Williams PL, Crain M, Yildirim C, et al. Congenital anomalies and in utero antiretroviral exposure in human immunodeficiency virus-exposed uninfected infants. *JAMA Pediatr*. 2015;169(1):45-55. Available at: http://www.ncbi. nlm.nih.gov/pubmed/25383770.

26. Tookey PA, Thorne C, van Wyk J, Norton M. Maternal and foetal outcomes among 4118 women with HIV infection treated with lopinavir/ritonavir during pregnancy: analysis of population-based surveillance data from the national study of HIV in pregnancy and childhood in the United Kingdom and Ireland. *BMC infectious diseases*. 2016;16:65. Available at: https://www.ncbi.nlm.nih.gov/pubmed/26847625.

27. Antiretroviral Pregnancy Registry Steering Committee. Antiretroviral pregnancy registry international interim report for 1 January 1989–31 January 2018. Wilmington, NC: Registry Coordinating Center. 2018. Available at: http://www. apregistry.com/.

28. Fowler MG, Qin M, Fiscus SA, et al. Benefits and risks of antiretroviral therapy for perinatal HIV prevention. *N Engl J Med*. 2016;375(18):1726-1737. Available at: https://www.ncbi.nlm.nih.gov/pubmed/27806243.

29. Van Dyke RB, Chadwick EG, Hazra R, Williams PL, Seage GR, 3rd. The PHACS SMARTT study: assessment of the safety of in utero exposure to antiretroviral drugs. *Front Immunol*. 2016;7:199. Available at: https://www.ncbi.nlm.nih. gov/pubmed/27242802.

30. Wang L, Zhao H, Tao J, et al. Risk factors associated with preterm and low birth weight among infants born to HIV-infected mothers in five tertiary hospitals in China, 2009-2014. *AIDS*. 2016.

31. Favarato G, Townsend CL, Bailey H, et al. Protease inhibitors and preterm delivery: another piece in the puzzle. *AIDS*. 2018;32(2):243-252. Available at: https://www.ncbi.nlm.nih.gov/pubmed/29135577.

32. Boxwell D, Cao K, Lewis L, Marcus K, Nikhar B. Neonatal toxicity of Kaletra oral solution: LPV, ethanol or prophylene glycol? Presented at: 18th Conference on Retroviruses and Opportunistic Infections. 2011. Boston, MA.

33. Simon A, Warszawski J, Kariyawasam D, et al. Association of prenatal and postnatal exposure to lopinavir-ritonavir and adrenal dysfunction among uninfected infants of HIV-infected mothers. *JAMA*. 2011;306(1):70-78. Available at: http:// www.ncbi.nlm.nih.gov/pubmed/21730243.

‖ *奈非那韦*(*Viracept*,*NFV*)

(**2018年12月7日最新更新,2018年12月7日最新评审**)

美国食品药品管理局将奈非那韦列为妊娠B类药物。因此奈非那韦在妊娠期**不应**使用。

动物实验

致癌性

一系列体外和动物体内试验发现奈非那韦无致突变或致畸作用。但当雄性大鼠服用300mg/(kg·d)或更高剂量(该剂量与人体服用标准剂量后全身的药物暴露量相当)和雌性大鼠服用1000mg/(kg·d)的剂量(该剂量高于人体服用标准剂量后全身的药物暴露量的3倍)奈非那韦时,甲状腺滤泡细胞腺瘤和癌的发生率高于基线发生率[1]。

繁殖/生育

在与人类治疗剂量相似的暴露水平下,奈非那韦对大鼠的生殖性能、生育能力或胚胎存活没有明显的影响[1]。对雌性大鼠的进一步研究表明,从妊娠中期到哺乳期,服用奈非那韦对断奶后后代的存活、生长和发育没有影响。母亲服用奈非那韦也不会影响后代的生殖能力。

致畸性/妊娠不良结局

当妊娠大鼠服用与人类暴露剂量相当的奈非那韦或家兔服用明显低于人类暴露剂量的奈非那韦,均无证据显示奈非那韦具有致畸性[1]。

妊娠期人体研究

药物(代谢)动力学

(PACTG 353)研究在1/2期调查了HIV感染的孕妇及其婴儿联合服用齐多夫定、拉米夫定和奈非那韦的安全性和药代动力学(PK)[2]。这项研究入组的前9名孕妇,每天服用3次奈非那韦,每次750mg,体内产生的药物暴露量是可变的,通常是低于非妊娠成人每天服用两次和三次奈非那韦的药物暴露量。因此,该研究修改为评估增加奈非那韦剂量的药代动力学。将奈非那韦剂量改为1250mg/次,每天两次,发现此剂量在妊娠期可达到合适的药物水平。然而,在另外两项小规模的研究中,孕妇在妊娠中晚期服用奈非那韦,1250mg/次,每天两次,但在服药期间孕妇体内的药物浓度均低于未妊娠女性[3,4]。

一项 PK 研究对 25 名妊娠 30 ~ 36 周的妇女和 12 名产后 6 ~ 12 周的妇女进行了评估，这些妇女均是服用奈非那韦的联合抗病毒治疗方案，奈非那韦剂量为 1250mg/ 次，每天两次。孕晚期奈非那韦的峰值和曲线下面积均低于产后[5]。只有 16% 的孕晚期妇女（25 例中的 4 例）和 8% 的产后妇女（12 例中的 1 例）的谷值高于建议的最低谷值 800ng/ml；然而，96% 的孕晚期妇女和 86% 的产后妇女的病毒载量小于 400 拷贝 /ml。

渗透入胎盘和乳汁的能力

在 PACTG 353 中，奈非那韦胎盘通过率最低[2]。此外，对 38 名妊娠期接受奈非那韦治疗妇女脐血的研究显示，24 名妇女（63%）脐血奈非那韦浓度低于检测下限，并且其余 14 名妇女妊娠期脐血浓度较低（中位数为 0.35μg/ml）[6]。一项荷兰的 20 对母婴队列研究显示，脐血与母体血浆奈非那韦的浓度比值为 0.14，奈韦拉平为 0.67，洛匹那韦为 0.24[7]。

奈非那韦在母乳中的浓度也较低。在肯尼亚基苏木进行的一项 PK 研究，对 26 名服用奈非那韦母亲的血浆和母乳以及 27 名婴儿出生、2 周、6 周、14 周和 24 周时采集的血浆样本进行了奈非那韦及其活性代谢物 M8 浓度测量[8]。母体血浆和母乳中奈非那韦浓度在 2 周时达峰值。奈非那韦母乳血浆比值的中位数为 0.12，其活性代谢物（如 M8）母乳血浆比中位数为 0.03。9 个婴儿从分娩到 24 周时间段内，留取了 28 个血浆干血斑，其中 20 个干血斑中奈非那韦和 M8 浓度均低于检测限。在 24 周龄的母乳喂养的婴儿中，由于母乳中奈非那韦浓度较低，因此奈非那韦暴露水平也无临床意义。

致畸性 / 妊娠不良结局

抗逆转录病毒治疗妊娠登记处监测的妊娠早期服用奈非那韦的孕妇人数，足够用于评价至少增加 1.5 倍的总体出生缺陷风险，以及评价增加 2 倍心血管和生殖泌尿系统发病率未观察到奈非那韦暴露会使出生缺陷风险增加。抗逆转录病毒治疗妊娠登记处报告的妊娠早期奈非那韦暴露病例中，出生缺陷患病率为 3.9%（1212 名新生儿中有 47 名；95% 可信区间为 2.9% ~ 5.1%），而美国疾病预防控制中心数据显示美国人群总体患病率为 2.7%[9]。

美国的 PHACS/SMARTT 队列研究显示，对出生队列和其他因素进行调整后，产妇使用奈非那韦不会增加代谢、生长 / 发育、心脏、神经发育系统不良事件的发生率[10]。

表 10 的摘录 [a]

属名 （缩写） 商品名	构成	建议剂量	妊娠期使用
奈非那韦 （NFV） *Viracept*	NFV（Viracept） 药片： · 250mg · 625mg （药片可溶于少量的水中） *口服粉剂：* · 50mg/g	标准成人剂量： · NFV：1250mg，每天两次，或 · NFV：750mg，每天三次，随餐同服 妊娠期 PK： · 每天两次给药，1250mg/ 次的孕妇，在妊娠晚期 NFV 的暴露量低于产后的暴露量；尽管妊娠晚期药物的暴露量会变化，但妊娠期体内药物暴露量是足够的 妊娠期剂量： · **不推荐** NFV 在妊娠期每天三次的剂量。标准剂量（NFV 1250mg，每日两次，随餐同服）无变化	NFV **不应**在妊娠期使用 通过胎盘转运到胎儿的能力低 [b] 没有人类致畸的证据（可以排除总体出生缺陷增加 1.5 倍，心血管和泌尿生殖器系统出生缺陷增加 2 倍） 含有阿斯巴甜；不能用于苯丙酮尿症患者

[a] 对于肝肾功能不全的患者，可能需要调整个别抗逆转录病毒药物的剂量（详见"成人和青少年指南"，附录 B，表 8）

[b] 胎盘转运分类由脐血 / 母体分娩血浆药物比率的平均值或中位值确定：

高：> 0.6　　中等：0.3 ~ 0.6　　低：<0.3

缩略词：NFV = 奈非那韦；PK = 药代动力学

◆ 参考文献

1. Nelfinavir [package insert]. 2015.Food and Drug Administration. Available at: http://www.accessdata.fda.gov/drugsatfda_docs/label/2015/020778s040,020779s061,021503s023lbl.pdf.

2. Bryson YJ, Mirochnick M, Stek A, et al. Pharmacokinetics and safety of nelfinavir when used in combination with zidovudine and lamivudine in HIV-infected pregnant women: pediatric AIDS clinical trials group (PACTG) protocol 353. *HIV Clin Trials*. 2008;9(2):115-125. Available at: http://www.ncbi.nlm.nih.gov/pubmed/18474496.

3. Villani P, Floridia M, Pirillo MF, et al. Pharmacokinetics of nelfinavir in HIV-1-infected pregnant and nonpregnant women. *Br J Clin Pharmacol*. 2006;62(3):309-315. Available at: http://www.ncbi.nlm.nih.gov/pubmed/16934047.

4. Fang A, Valluri SR, O'Sullivan MJ, et al. Safety and pharmacokinetics of nelfinavir during the second and third trimesters of pregnancy and postpartum. *HIV Clin Trials*. 2012;13(1):46-59. Available at: http://www.ncbi.nlm.nih.gov/pubmed/22306587.

5. Read JS, Best BM, Stek AM, et al. Pharmacokinetics of new 625 mg nelfinavir formulation during pregnancy and postpartum. *HIV Med*. 2008;9(10):875-882. Available at: http://www.ncbi.nlm.nih.gov/pubmed/18795962.

6. Mirochnick M, Dorenbaum A, Holland D, et al. Concentrations of protease inhibitors in cord blood after in utero exposure. *Pediatr Infect Dis J*. 2002;21(9):835-838. Available at: http://www.ncbi.nlm.nih.gov/pubmed/12352805.

7. van Hoog S, Boer K, Nellen J, Scherpbier H, Godfried MH. Transplacental passage of nevirapine, nelfinavir and lopinavir. *Neth J Med*. 2012;70(2):102-103. Available at: http://www.ncbi.nlm.nih.gov/pubmed/22418759.

8. Weidle PJ, Zeh C, Martin A, et al. Nelfinavir and its active metabolite, hydroxy-t-butylamidenelfinavir (M8), are transferred in small quantities to breast milk and do not reach biologically significant concentrations in breast-feeding infants whose mothers are taking nelfinavir. *Antimicrob Agents Chemother*. 2011;55(11):5168-5171. Available at: http://www.ncbi.nlm.nih.gov/pubmed/21876052.

9. Antiretroviral Pregnancy Registry Steering Committee. Antiretroviral pregnancy registry international interim report for 1 January 1989–31 January 2018. Wilmington, NC: Registry Coordinating Center. 2018. Available at: http://www.apregistry.com/.

10. Van Dyke RB, Chadwick EG, Hazra R, Williams PL, Seage GR, 3rd. The PHACS SMARTT study: assessment of the safety of In utero exposure to antiretroviral drugs. *Front Immunol*. 2016;7:199. Available at: https://www.ncbi.nlm.nih.gov/pubmed/27242802.

‖ *沙奎那韦（Invirase，SQV）*

（2018 年 12 月 7 日最新更新，2018 年 12 月 7 日最新评审）

美国食品药品管理局将沙奎那韦列为妊娠 B 类药物。因此沙奎那韦在妊娠期不应使用。

动物实验

致癌性

一系列体外和动物体内试验发现沙奎那韦无致突变或致畸作用。致癌性研究发现：29% 的大鼠和 65% 的小鼠暴露于人体推荐剂量利托那韦增强的沙奎那韦后，暴露时间达 2 年，均不会增加癌症发生率[1]。

繁殖/生育

沙奎那韦对大鼠的生殖性能、生育能力或胚胎存活没有明显的影响。[1] 由于沙奎那韦在动物中的生物利用度有限，大鼠血浆中最大暴露水平大约为人体服用推荐剂量的利托那韦增强的沙奎那韦后达到的全身药物暴露水平的 26%[1]。

致畸性/妊娠不良结局

在家兔或大鼠中没有发现沙奎那韦的胚胎毒性或致畸性的证据。因为在动物中沙奎那韦的生物利用度和/或剂量有限，血浆暴露量 [以曲线下面积（AUC）计算] 约为人体服用推荐剂量的利托那韦增强的沙奎那韦后达到全身药物暴露水平的 29%（大鼠）和 21%（家兔）[1]。

渗透入胎盘和乳汁的能力

沙奎那韦透过大鼠和家兔胎盘概率很小。沙奎那韦可存在于哺乳期大鼠的乳汁中[1]。

妊娠期人体研究

药物（代谢）动力学

一项采用 800～1200mg 原硬凝胶胶囊沙奎那韦和 1200mg 利托那韦调查沙奎那韦在妊娠期的药代动力学（PK）的研究显示，与未妊娠的成年人相比，妊娠的成年人中沙奎那韦暴露量减少，但大多数受试者达到了足够的最小药物浓度[2-4]。两项探讨孕妇沙奎那韦的 PK 研究显示，沙奎那韦的服用方法为：当时可得的 500mg 片剂，剂量为沙奎那韦 1000mg/ 利托那韦 100mg，每天两次[5,6]。一项研究对 HIV 感染孕妇进行了强化抽样，妊娠 20 周

（n=16）、妊娠 33 周（n=31）和产后 6 周（n=9）。发现妊娠期和产后的 PK 参数具有可比性[5]。第二项研究对 14 名妊娠 24 周、34 周和产后 6 周的孕妇进行了强化抽样。沙奎那韦 AUC 在妊娠中期与产后相近。尽管与产后相比，妊娠晚期沙奎那韦 AUC 降低了 50%，但所有受试者均得到病毒学抑制，除一名受试者外，其余受试者在妊娠晚期都保持了足够的沙奎那韦谷浓度[7]。一项观察性研究分析了 HIV 感染孕妇在妊娠晚期（n=20）和分娩时（n=5）服用片剂（沙奎那韦 / 利托那韦 1000mg/100mg）后 11 ~ 13 小时内沙奎那韦的浓度。除一名受试者外，其余受试者沙奎那韦血浆浓度平均值约为 1.15mg/L，超过了沙奎那韦通常的谷药物浓度 0.1mg/L[6]。

渗透入胎盘和乳汁的能力

针对孕妇及婴儿的 1 期研究（PACTG386）发现沙奎那韦渗透入胎盘的可能性很低[8]。另外，一项对 8 名妊娠期服用沙奎那韦的妇女进行的研究发现，所有妇女的脐血中沙奎那韦浓度均低于检测下限[9]。尚不清楚沙奎那韦是否存在于母乳中。

致畸性 / 妊娠不良结局

抗逆转录病毒治疗妊娠登记处只报告了 182 例妊娠早期暴露于沙奎那韦的病例。如没有更多的数据，则无法准确计算暴露于沙奎那韦的婴儿发生出生缺陷的患病率[10]。

其他安全性信息

一项对 42 名接受抗逆转录病毒治疗的孕妇（包括沙奎那韦 / 利托那韦）的研究显示，在治疗开始后 2 ~ 4 周内，13 名妇女（31%）的转氨酶水平异常，尽管异常程度较轻（大多数妇女的毒性等级为 1 ~ 2，一名妇女的毒性等级为 3）[11]。在一项对 62 名孕妇进行的包含沙奎那韦 / 利托那韦抗病毒治疗的研究中，发生了一例严重不良事件（母亲 3 级肝毒性）[6]。

对出生队列和其他因素进行调整后，美国的 PHACS/SMARTT 队列研究发现母亲使用沙奎那韦不增加代谢、生长 / 发育、心脏或神经系统不良结局的发生率。1 岁的婴儿暴露于沙奎那韦，可能会影响婴儿的语言能力（优势比 2.72；95% 可信区间 1.09 ~ 6.91，$P=0.03$），但在 2 岁时暴露于沙奎那韦则没有影响。其他神经发育结果无明显差异[12]。

表 10 的摘录 [a]

属名（缩写）商品名	构成	建议剂量	妊娠期使用
沙奎那韦（SQV） *Invirase* 注：必须与低剂量增强剂 RTV 联合使用	SQV（Invirase） *药片：* · 500mg *胶囊：* · 200mg	标准成人剂量： · SQV：1000mg+RTV：100mg，每天两次，随餐同服或餐后 2 小时内服用 妊娠期 PK： · 基于有限的数据，妊娠期 SQV 暴露会降低，但这种效应不足以成为改变剂量的理由 妊娠期剂量： · 无需改变剂量	SQV **不应**在妊娠期使用 **禁止**用于已有心脏传导系统疾病的患者。由于观察到 PR 和／或 QT 间期延长，建议在开始前进行基线心电图检查 通过胎盘转运到胎儿的能力低 [b] 评估人类致畸的证据不足，没有大鼠或家兔致畸的证据 必须由低剂量 RTV 增强

[a] 对于肝肾功能不全的患者，可能需要调整个别抗逆转录病毒药物的剂量（详见"成人和青少年指南"，附录 B，表 8）

[b] 胎盘转运分类由脐血／母体分娩血浆药物比率的平均值或中位值确定：

高： > 0.6　　**中等：** 0.3 ~ 0.6　　**低：** <0.3

缩略词： ECG = 心电图；PK = 药代动力学；RTV = 利托那韦；SQV = 沙奎那韦

◆ 参考文献

1. Saquinavir [package insert]. Food and Drug Administration. 2016. Available at: http://www.accessdata.fda.gov/drugsatfda_docs/label/2016/020628s041,021785s017lbl.pdf.

2. Khan W, Hawkins DA, Moyle G, et al. Pharmacokinetics (PK), safety, tolerability and efficacy of saquinavir hard-gel capsules/ritonavir (SQV/r) plus 2 nucleosides in HIV-infected pregnant women. Presented at: XV International AIDS Conference. 2004. Bangkok, Thailand.

3. Lopez-Cortes LF, Ruiz-Valderas R, Pascual R, Rodriguez M, Marin Niebla A. Once-daily saquinavir-hgc plus low-dose ritonavir (1200/100 mg) in HIV-infected pregnant women: pharmacokinetics and efficacy. *HIV Clin Trials*. 2003;4(3):227-229. Available at: http://www.ncbi.nlm.nih.gov/pubmed/12815561.

4. Lopez-Cortes LF, Ruiz-Valderas R, Rivero A, et al. Efficacy of low-dose boosted saquinavir once daily plus nucleoside reverse transcriptase inhibitors in pregnant HIV-1-infected women with a therapeutic drug monitoring strategy. *Ther Drug Monit*. 2007;29(2):171-176. Available at: http://www.ncbi.nlm.nih.gov/pubmed/17417070.

5. van der Lugt J, Colbers A, Molto J, et al. The pharmacokinetics, safety and efficacy of boosted saquinavir tablets in HIV type-1-infected pregnant women. *Antivir Ther*. 2009;14(3):443-450. Available at: http://www.ncbi.nlm.nih.gov/pubmed/19474478.

6. Brunet C, Reliquet V, Jovelin T, et al. Effectiveness and safety of saquinavir/ritonavir in HIV-infected pregnant women: INEMA cohort. *Med Mal Infect*. 2012;42(9):421-428. Available at: http://www.ncbi.nlm.nih.gov/pubmed/22938775.

7. Martinez-Rebollar M, Lonca M, Perez I, et al. Pharmacokinetic study of saquinavir 500 mg plus ritonavir (1000/100 mg

twice a day) in HIV-positive pregnant women. *Ther Drug Monit*. 2011;33(6):772-777. Available at: http://www.ncbi.nlm.nih.gov/pubmed/22105596.

8. Zorrilla CD, Van Dyke R, Bardeguez A, et al. Clinical response and tolerability to and safety of saquinavir with low-dose ritonavir in human immunodeficiency virus type 1-infected mothers and their infants. *Antimicrob Agents Chemother*. 2007;51(6):2208-2210. Available at: http://www.ncbi.nlm.nih.gov/pubmed/17420209.

9. Mirochnick M, Dorenbaum A, Holland D, et al. Concentrations of protease inhibitors in cord blood after *in utero* exposure. *Pediatr Infect Dis J*. 2002;21(9):835-838. Available at: http://www.ncbi.nlm.nih.gov/pubmed/12352805.

10. Antiretroviral Pregnancy Registry Steering Committee. Antiretroviral pregnancy registry international interim report for 1 January 1989–31 January 2018. Wilmington, NC: Registry Coordinating Center. 2018. Available at: http://www.apregistry.com/.

11. Hanlon M, O'Dea S, Clarke S, al e. Maternal hepatotoxicity with boosted saquinavir as part of combination ART in pregnancy. Presented at: 14th Conference on Retoviruses and Opportunistic Infections. 2007. Los Angeles, CA.

12. Van Dyke RB, Chadwick EG, Hazra R, Williams PL, Seage GR, 3rd. The PHACS SMARTT study: assessment of the safety of In utero exposure to antiretroviral drugs. *Front Immunol*. 2016;7:199. Available at: https://www.ncbi.nlm.nih.gov/pubmed/27242802.

▍*替拉那韦（Aptivus，TPV）*

（2018 年 12 月 7 日最新更新，2018 年 12 月 7 日最新评审）

美国食品药品管理局将替拉那韦列为妊娠 C 类药物。因此替拉那韦在妊娠期不应使用。

动物实验

致癌性

一系列体外和动物体内试验发现替拉那韦既无致突变也无致畸作用。在小鼠和大鼠中进行了替拉那韦的长期致癌性研究，给予小鼠注射替拉那韦，剂量范围为 30~300mg/（kg·d），加或不加利托那韦 [40mg/（kg·d）]；所有剂量下的全身暴露水平均低于人体推荐剂量下暴露水平。服用替拉那韦 / 利托那韦（TPV/r）治疗的雌雄小鼠良性肝细胞腺瘤、合并腺瘤 / 癌和肝细胞癌发病率均增加。小鼠体内致癌物质临床相关性尚不清楚。给予大鼠 30~300mg/（kg·d）替拉那韦，含或不含利托那韦，在雄性大鼠中未观察到与药物相关的癌变。服用最高剂量替拉那韦（大约相当于人体推荐治疗剂量下的暴露量），雌性大鼠甲状腺良性滤泡细胞腺瘤的发生率增加。这可能与人类无关，因为甲状腺滤泡细胞腺瘤被认为是一种啮齿动物特有的酶诱导效应[1]。

繁殖 / 生育

在与人体推荐治疗剂量（TPV/r 500mg/200mg，每日两次）暴露相当的暴露水平下，替拉那韦对大鼠生育能力或早期胚胎发育没有影响[1]。

致畸性 / 妊娠不良结局

妊娠大鼠体内的暴露水平为人类暴露水平 1.1 倍、妊娠家兔体内暴露水平为人类 0.1 倍时，未发现替拉那韦的致畸性。在暴露于 400mg/（kg·d）或更高剂量替拉那韦（约为人类暴露量的 0.8 倍）的大鼠中观察到胎儿毒性（骨化和体重降低）。当大鼠和家兔的暴露水平为人类的 0.2 倍或 0.1 倍时，未发现对胎儿有毒性。在大鼠中，暴露水平为 40mg/（kg·d）（约为人类暴露量的 0.2 倍）时对发育没有不良影响，但在 400mg/（kg·d）（约为人类暴露的 0.8 倍）时观察到幼鼠生长受抑和母体毒性[1]。

渗透入胎盘和乳汁的能力

目前还没有替拉那韦透过胎盘或母乳的动物研究报告。

妊娠期人体研究

药物（代谢）动力学

在孕妇和婴儿中没有已经完成的关于替拉那韦的研究。

渗透人胎盘和乳汁的能力

目前还不清楚替拉那韦是否会通过人类的胎盘或母乳。一个病例报告描述了妊娠晚期替拉脐血的那韦水平相对较高和胎盘穿透率相对较高（0.41）[2]。

致畸性/妊娠不良结局

抗逆转录病毒治疗妊娠登记处目前还在监测 5 例在妊娠早期暴露于替拉那韦病例，现有数据还不足以得出关于出生缺陷风险的结论[3]。

表 10 的摘录 [a]

属名 （缩写） 商品名	构成	建议剂量	妊娠期使用
替拉那韦 （TPV） *Aptivus* **注:**必须与增强剂 RTV 联合使用	TPV（Aptivus） *胶囊:* ·250mg *口服悬液:* ·100mg/ml	标准成人剂量: ·TPV/r 500mg/200mg,每天两次 *和 RTV 片剂服用:* ·随餐同服 *和 RTV 胶囊或悬液服用:* ·可不与食物同服;但是,与食物同服用可能有助于剂量耐受 妊娠期剂量: ·制定参考剂量的数据不充分 妊娠期 PK: ·人类妊娠期的 PK 数据有限	TPV **不应**在妊娠期使用 在 1 例患者中发现通过胎盘转运到胎儿的能力中等 [b] 评估人类致畸的证据不足,没有大鼠或家兔致畸的证据 必须由低剂量的 RTV 增强

[a] 对于肝肾功能不全的患者，可能需要调整个别抗逆转录病毒药物的剂量（详见"成人和青少年指南"，附录B，表8）

[b] 胎盘转运分类由脐血/母体分娩血浆药物比率的平均值或中位值确定:

高: > 0.6　　**中等:** 0.3 ~ 0.6　　**低:** <0.3

缩略词: PK ＝药代动力学；RTV ＝利托那韦；TPV ＝替普那韦；TPV/r ＝替普那韦/利托那韦

◆ 参考文献

1. Tipranavir [package insert]. Food and Drug Administration. 2016. Available at: https://www.accessdata.fda.gov/drugsatfda_docs/label/2016/021814s016,022292s009lbl.pdf.

2. Weizsaecker K, Kurowski M, Hoffmeister B, Schurmann D, Feiterna-Sperling C. Pharmacokinetic profile in late pregnancy and cord blood concentration of tipranavir and enfuvirtide. *Int J STD AIDS*. 2011;22(5):294-295. Available at: http://www.ncbi.nlm.nih.gov/pubmed/21571982.

3. Antiretroviral Pregnancy Registry Steering Committee. Antiretroviral pregnancy registry international interim report for 1 January 1989–31 January 2018. Wilmington, NC: Registry Coordinating Center. 2018. Available at: http://www.apregistry.com/.

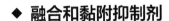

◆ 融合和黏附抑制剂

补充术语表
致癌性：导致或有导致癌症的可能性
· 有些药物，如某些化学物质或辐射，既具有致突变性，又具有致畸性
· 基因突变和/或染色体损伤可导致癌症的形成
致畸形：引起染色体中断或破损
遗传毒性：破坏遗传物质，如 DNA 和染色体
致突变性：诱导或能够诱导遗传突变
致畸性：干扰胎儿发育，导致出生缺陷

融合抑制剂类 ARV 药物抑制 HIV 进入宿主靶细胞。当病毒包膜糖蛋白（gp）120 与 CD4 受体结合时，诱导构象变化，使 gp120 能够与宿主细胞上的趋化因子受体（如 CCR5 或 CXCR4）结合。在 gp120 与辅助受体结合后，随后的构象变化暴露了病毒跨膜蛋白 gp41 融合肽。然后融合肽插入细胞膜。gp41 上称为 HR1 的螺旋区，与 gp41 上类似的螺旋区 HR2 相互作用。两条螺旋线紧挨在一起，调解细胞膜和病毒膜融合。需要皮下注射（SQ）的恩夫韦肽，是一种合成 36 氨基酸肽，该氨基酸肽序列天然存在于病毒 gp41 的 HR2 结构域内。通过药物与 HR1 区结合，阻止 HR1-HR2 的结合和 gp41 正确折叠成二级结构，从而抑制病毒细胞融合。马拉韦罗是辅助受体 CCR5 拮抗剂，在趋化因子受体水平干扰病毒进入。

Ibalizumab-uiyk 是一种重组人源化单克隆抗体，是一种抑制 HIV-1 黏附于 CD4 的抑制剂。Ibalizumab-uiyk 是通过结合到 CD4 受体的第二个胞外区来阻止 HIV 感染 CD4+T 细胞，从而干扰病毒进入所需附着通路，并阻止通过细胞-细胞融合发生病毒传播。

‖ *恩夫韦肽*（*Fuzeon，T-20*）
（2018 年 12 月 7 日最新更新，2018 年 12 月 7 日最新评审）
美国食品药品管理局将恩夫韦肽列为妊娠 B 类药物。

动物实验
致癌性
一系列体外和动物体内试验发现恩夫韦肽既无致突变也无致畸作用。恩夫韦肽在动物长期致癌性的研究尚未进行。

繁殖／生育

已经评估了恩夫韦肽对大鼠和兔的生殖毒性。皮下注射 30mg/（kg·d）（此剂量是基于体表面积人体每日最大推荐剂量的 1.6 倍）的恩夫韦肽对雄性或雌性大鼠生育能力没有不良影响。

致畸性／妊娠不良结局

大鼠和兔的研究表明，恩夫韦肽不会致畸，对生殖功能也没有影响[1]。

渗透入胎盘和乳汁的能力

研究表明，当大鼠中恩夫韦肽的剂量高达基于体表面积的人体每日剂量 27 倍时，没有对胎儿造成伤害的证据。另外一项研究也表明，当兔中恩夫韦肽剂量是基于体表面积的人体每日剂量 3.2 倍时，不会对胎儿造成伤害。对给哺乳期大鼠使用放射性标记恩福韦肽进行的研究表明，鼠奶中可检测到放射性；然而，尚不清楚鼠奶中的放射性属于重新标记的恩福韦肽或是恩福韦肽代谢物（氨基酸和肽片段）[1]。

妊娠期人体研究

药物（代谢）动力学

关于人类妊娠期使用恩夫韦肽的数据仅限于少数接受该药物治疗妇女的病例报告[2-9]。

渗透入胎盘和乳汁的能力

体外和体内研究表明，恩夫韦肽不容易穿过人类胎盘。一项纳入了 8 名围产期患者及其新生儿的研究报告了恩夫韦肽具有极小的胎盘通过率。这些新发现得到体外人胎盘子叶灌注模型数据的支持[2, 5, 10-12]。

致畸性／妊娠不良结局

在抗逆转录病毒治疗妊娠登记处和意大利的一个全国性 HIV 感染孕妇队列中，人类妊娠早期暴露于恩夫韦肽病例数还很有限，这些有限的病例正在监测以期能够确定妊娠不良结局的危险因素[13, 14]。

表 10 的摘录 [a]

属名 （缩写） 商品名	构成	建议剂量	妊娠期使用
恩夫韦肽 （T-20） *Fuzeon*	T-20（Fuzeon） *可注射的：* · 以冻干粉末提供。每一小瓶含有 108mg 的 T-20；用 1ml 无菌水重新配制，使皮下注射的浓度约为 90mg/1ml	T-20 适用于艾滋病晚期，必须与患者体内病毒敏感的其他抗逆转录病毒药物结合使用，这是由耐药检测确定的 **标准成人剂量：** · T-20：90mg（1ml），每天两次，可不随餐同服 **妊娠期 PK：** · 无人类妊娠期的相关 PK 数据 **妊娠期剂量：** · 制定参考剂量的数据不充分	通过胎盘转运到胎儿的能力极小 [b] 没有人类致畸的数据

[a] 对于肝肾功能不全的患者，可能需要调整个别抗逆转录病毒药物的剂量（详见"成人和青少年指南"，附录 B，表 8）

[b] 胎盘转运分类由脐血 / 母体分娩血浆药物比率的平均值或中位值确定：

高： > 0.6　　**中等：** 0.3～0.6　　**低：** <0.3

缩略词： ARV = 抗反转录病毒药物；PK = 药代动力学；SQ = 皮下；T-20 = 恩夫韦肽

◆ 参考文献

1. Enfuvirtide [package insert]. Food and Drug Administration. 2015. Available at: http://www.accessdata.fda.gov/drugsatfda_docs/label/2015/021481s030lbl.pdf.

2. Brennan-Benson P, Pakianathan M, Rice P, et al. Enfurvitide prevents vertical transmission of multidrug-resistant HIV-1 in pregnancy but does not cross the placenta. *AIDS*. 2006;20(2):297-299. Available at: http://www.ncbi.nlm.nih.gov/pubmed/16511429.

3. Cohan D, Feakins C, Wara D, et al. Perinatal transmission of multidrug-resistant HIV-1 despite viral suppression on an enfuvirtide-based treatment regimen. *AIDS*. 2005;19(9):989-990. Available at: http://www.ncbi.nlm.nih.gov/pubmed/15905684.

4. Meyohas MC, Lacombe K, Carbonne B, Morand-Joubert L, Girard PM. Enfuvirtide prescription at the end of pregnancy to a multi-treated HIV-infected woman with virological breakthrough. *AIDS*. 2004;18(14):1966-1968. Available at: http://www.ncbi.nlm.nih.gov/pubmed/15353987.

5. Weizsaecker K, Kurowski M, Hoffmeister B, Schurmann D, Feiterna-Sperling C. Pharmacokinetic profile in late pregnancy and cord blood concentration of tipranavir and enfuvirtide. *Int J STD AIDS*. 2011;22(5):294-295. Available at: http://www.ncbi.nlm.nih.gov/pubmed/21571982.

6. Furco A, Gosrani B, Nicholas S, et al. Successful use of darunavir, etravirine, enfuvirtide and tenofovir/emtricitabine in pregnant woman with multiclass HIV resistance. *AIDS*. 2009;23(3):434-435. Available at: http://www.ncbi.nlm.nih.gov/pubmed/19188762.

7. Sued O, Lattner J, Gun A, et al. Use of darunavir and enfuvirtide in a pregnant woman. *Int J STD AIDS*.

2008;19(12):866-867. Available at: http://www.ncbi.nlm.nih.gov/pubmed/19050223.

8. Madeddu G, Calia GM, Campus ML, et al. Successful prevention of multidrug resistant HIV mother-to-child transmission with enfuvirtide use in late pregnancy. *Int J STD AIDS*. 2008;19(9):644-645. Available at: http://www.ncbi.nlm.nih.gov/pubmed/18725561.

9. Shust GF, Jao J, Rodriguez-Caprio G, et al. Salvage regimens containing darunavir, etravirine, raltegravir, or enfuvirtide in highly treatment-experienced perinatally infected pregnant women. *J Pediatric Infect Dis Soc*. 2014;3(3):246-250. Available at: http://www.ncbi.nlm.nih.gov/pubmed/25844164.

10. Ceccaldi PF, Ferreira C, Gavard L, Gil S, Peytavin G, Mandelbrot L. Placental transfer of enfuvirtide in the *ex vivo* human placenta perfusion model. *Am J Obstet Gynecol*. 2008;198(4):433 e431-432. Available at: http://www.ncbi.nlm.nih.gov/pubmed/18241815.

11. Peters PJ, Polle N, Zeh C, et al. Nevirapine-associated hepatotoxicity and rash among HIV-infected pregnant women in Kenya. *J Int Assoc Physicians AIDS Care (Chic)*. 2012;11(2):142-149. Available at: http://www.ncbi.nlm.nih.gov/pubmed/22020069.

12. Moisan A, Desmoyer A, Bourgeois-Moine A, et al. Placental transfer of antiretroviral drugs in HIV-infected women: a retrospective study from 2002 to 2009. Abstract 1. Presented at: 11th International Workshop on Clinical Pharmacology of HIV Therapy. 2010. Sorrento, Italy.

13. Floridia M, Mastroiacovo P, Tamburrini E, et al. Birth defects in a national cohort of pregnant women with HIV infection in Italy, 2001–2011. *BJOG*. 2013;120(12):1466-1475. Available at: http://www.ncbi.nlm.nih.gov/pubmed/23721372.

14. Antiretroviral Pregnancy Registry Steering Committee. Antiretroviral Pregnancy Registry international interim report for 1 January 1989–31 January 2018. Wilmington, NC: Registry Coordinating Center. 2018. Available at: http://www.apregistry.com/.

▌ *Ibalizumab-uiyk (Trogarzo，IBA)*

（2018 年 12 月 7 日最新更新，2018 年 12 月 7 日最新评审）

目前关于妊娠期使用 Ibalizumab-uiyk 相关的出生缺陷和流产的风险，尚没有足够的人类数据。

动物实验

致癌性

Ibalizumab-uiyk 的致癌和致突变的毒理学研究尚未进行 [1]。

繁殖/生育

Ibalizumab-uiyk 的生殖毒理学研究尚未进行 [1]。

致畸性/妊娠不良结局

Ibalizumab-uiyk 对早期胚胎发育和胚胎-胎儿发育影响的研究尚未进行。

渗透入胎盘和乳汁的能力

没有可获得的 Ibalizumab-uiyk 穿过胎盘或母乳的动物数据。

妊娠期人体研究

药物（代谢）动力学

目前尚无关于 Ibalizumab-uiyk 在孕妇体内的药代动力学研究。

渗透入胎盘和乳汁的能力

关于 Ibalizumab-uiyk 在人类胎盘或母乳中的渗透力，目前尚无相关数据。然而，由于单克隆抗体在妊娠期可穿过胎盘，Ibalizumab-uiyk 有可能从母体通过胎盘进入到发育的胎儿体内。母乳中也存在人 IgG，尽管发表的数据表明母乳中的抗体不会大量进入新生儿或婴儿循环系统 [1]。

致畸性/妊娠不良结局

没有可获得的数据能评估暴露于 Ibalizumab-uiyk 后发生出生缺陷的风险。

表 10 的摘录 [a]

属名 （缩写） 商品名	构成	建议剂量	妊娠期使用
Ibalizumab- uiyk（IBA） *Trogarzo*	IBA（Trogarzo） ·静脉输液的溶液可在单剂量瓶中获得	标准成人剂量： ·IBA 2000mg 的负荷剂量，随后 800mg 的维持剂量，每两周注射一次。 妊娠期剂量： ·制定参考剂量的数据不充分 妊娠期 PK： ·无人类妊娠期的相关 PK 数据	无可获得的相关数据，但单克隆抗体 IBA 可能可以穿过胎盘 用于评估对人类致畸性的数据不充分

[a] 对于肝肾功能不全的患者，可能需要调整个别抗逆转录病毒药物的剂量（详见"成人和青少年指南"，附录 B，表 8）

缩略词：ARV＝抗逆转录病毒药物；IBA＝ibalizumab；IV＝静脉给药；PK＝药代动力学

◆ 参考文献

1. Ibalizumab-uiyk [package insert]. Food and Drug Administration. 2018. Available at: https://www.accessdata.fda.gov/drugsatfda_docs/label/2018/761065lbl.pdf.

‖ 马拉韦罗（*Selzentry，MVC*）

（2018 年 12 月 7 日最新更新，2018 年 12 月 7 日最新评审）

目前可获得关于妊娠期使用马拉韦罗的有限数据不足以用来评估潜在的药物相关的出生缺陷风险。

动物实验

致癌性

在一系列的体外和动物体内试验中，马拉韦罗既不致突变也不致畸。在大鼠进行的马拉韦罗长期致癌性的研究表明，当马拉韦罗暴露剂量是人类治疗剂量 11 倍时，没有增加药物相关的肿瘤发生率。

繁殖／生育

对大鼠和兔的生殖毒性进行了评价。马拉韦罗的人体推荐剂量为 300mg，每天两次，当雌雄大鼠体内马拉韦罗暴露量 [曲线下面积（AUC）] 高达人类推荐剂量 20 倍时，大鼠生育能力没有受到任何不良影响。

致畸性／妊娠不良结局

在动物繁殖研究中，未观察到马拉韦罗导致发育不良。在大鼠和兔的器官发生过程中，动物体内马拉韦罗的全身暴露剂量（AUC）约为人类推荐剂量（300mg，每天两次）的 20 倍（大鼠）和 5 倍（兔）。在大鼠产前和产后发育的研究中，母体马拉韦罗 AUC 大约是人类推荐剂量（300mg，每天两次）的 14 倍[1]。

渗透入胎盘和乳汁的能力

在恒河猴中的研究表明，单剂量马拉韦罗穿过胎盘能力较差且快速从幼猴血液中被清除[2]。对哺乳期大鼠的研究表明，马拉韦罗可广泛分泌到大鼠乳汁中[1]。

妊娠期人体研究

药物（代谢）动力学

一项美国／欧洲的在妊娠晚期和产后至少 2 周内密集、稳定、12 小时药代动力学研究，纳入了 18 名服用马拉韦罗作为临床治疗组成的妇女[3]。研究中 67% 的妇女同时服用马拉韦罗和蛋白酶抑制剂，马拉韦罗服用方法为：150mg/ 次，每天两次；11% 的妇女马拉韦罗的服用方法为：300mg/ 次，每天两次；22% 的妇女服用替代方案。妊娠晚期 AUC 与产后 AUC 比值、妊娠晚期体内马拉韦罗最大药物浓度与产后体内马拉韦罗最大药物浓度比值几何平均数分别为 0.72 和 0.70。尽管妊娠期马拉韦罗 AUC 下降了 30%，谷浓度下降了 15%。除一名妇女妊娠期和产后马拉韦罗谷浓度均低于 50ng/ml 外，其余受试者马拉韦罗的 AUC 均超过了 50ng/ml 的最低目标浓度。这些数据表明，在妊娠期调整同时服用其他成人标准剂量的抗病毒药物似乎具有合理性。一篇关于抗逆转录病毒药物与口服避孕药之间相互作用的综述提出马拉韦罗和口服避孕药一起服用是安全的[4]。

渗透入胎盘和乳汁的能力

体外人胎盘子叶灌注模型显示马拉韦罗的胎盘通过率很低[5]。一项人类研究纳入了 6 对母婴，该研究发现脐带血与母体血浆药物浓度比值中位数为 0.33（0.03 ~ 0.56）[3, 6]。马拉韦罗是否能分泌入人类的乳汁中尚不清楚。

致畸性／妊娠不良结局

抗逆转录病毒治疗妊娠登记处监测的 27 例妊娠早期暴露于马拉韦罗和其他可获得的妊娠早期暴露于马拉韦罗的数据不足以确定马拉韦罗是否有增加胎儿发生出生缺陷的风险[7, 8]。

其他安全性信息

一项来自英国和爱尔兰 857 名孕妇队列的回顾性研究显示，492 名妊娠期开始 ARV 治疗的妇女中，肝毒性发生率增加[9]。马拉韦罗是三种导致妊娠期肝酶升高的药物之一，其 aHR 为 4.19（1.34 ~ 13.1，$P=0.01$），另外两种是依非韦伦和奈韦拉平。在一个使用人胎盘绒毛膜癌细胞的模型中，马拉韦罗可抑制两种有机阳离子穿过胎盘，这表明马拉韦罗可能影响药物穿过胎盘并引起药物相互作用[10]。

表 10 的摘录[a]

属名 （缩写） 商品名	构成	建议剂量	妊娠期的使用
马拉韦罗 （MVC） *Selzentry*	MVC （Selzentry） 药片： · 150mg · 300mg	标准成人剂量： · MVC：300mg，每天两次，与或不与食物同服 · MVC 仅用于以 CCR5（不是 X4）为辅助受体的病毒	没有使大鼠或兔致畸的证据； 用于评估使人类致畸的数据不充分

续表

属名 （缩写） 商品名	构成	建议剂量	妊娠期的使用
		剂量调整： · 当与强效的 CYP3A 诱导剂（EFV、ETR 和利福平）联用时，增加 MVC 剂量至 600mg，每天两次 · 当与 CYP3A 抑制剂（除 TPV/R、伊曲康唑外的所有 PIS）联用时，降低 MVC 剂量至 150mg，每天两次 妊娠期 PK： · 一项在人类妊娠期进行的 PK 研究显示，AUC 总体下降了 20% ~ 30%，但谷浓度超过了推荐的最低浓度 50ng/ml 妊娠期剂量： · 调整同时服用的其他抗病毒药物的成人标准剂量似乎是合理的	马拉韦罗可部分通过胎盘[b]

[a] 对于肝肾功能不全的患者，可能需要调整个别抗逆转录病毒药物的剂量（详见"成人和青少年指南"，附录 B，表 8）

[b] 胎盘转运分类由脐血 / 母体分娩血浆药物比率的平均值或中位值确定：

高：> 0.6　　中等：0.3 ~ 0.6　　低：<0.3

缩略词：ARV = 抗反转录病毒药物；AUC = 曲线下面积；BID = 每天两次；CYP3A = 细胞色素 P450 3A4；EFV = 依非韦伦；ETR = 依曲韦林；MCV = 马拉韦罗；PI = 蛋白酶抑制剂；PK = 药代动力学；TPV/r = 替普拉韦 / 利托那韦

◆ 参考文献

1. Maraviroc [package insert]. Food and Drug Administration. 2016. Available at: https://www.accessdata.fda.gov/drugsatfda_docs/label/2016/208984_022128s017lbl.pdf.

2. Winters MA, Van Rompay KK, Kashuba AD, Shulman NS, Holodniy M. Maternal-fetal pharmacokinetics and dynamics of a single intrapartum dose of maraviroc in rhesus macaques. *Antimicrob Agents Chemother*. 2010;54(10):4059-4063. Available at: http://www.ncbi.nlm.nih.gov/pubmed/20696881.

3. Colbers A, Best B, Schalkwijk S, et al. Maraviroc pharmacokinetics in HIV-1-infected pregnant women. *Clin Infect Dis*. 2015;61(10):1582-1589. Available at: http://www.ncbi.nlm.nih.gov/pubmed/26202768.

4. Tittle V, Bull L, Boffito M, Nwokolo N. Pharmacokinetic and pharmacodynamic drug interactions between antiretrovirals and oral contraceptives. *Clin Pharmacokinet*. 2015;54(1):23-34. Available at: http://www.ncbi.nlm.nih.gov/pubmed/25331712.

5. Vinot C, Gavard L, Treluyer JM, et al. Placental transfer of maraviroc in an *ex vivo* human cotyledon perfusion model and influence of ABC transporter expression. *Antimicrob Agents Chemother*. 2013;57(3):1415-1420. Available at: http://

www.ncbi.nlm.nih.gov/pubmed/23295922.

6. Colbers A, Best B, et al. A Comparison of the pharmacokinetics of maraviroc during pregnancy and postpartum. Abstract 931. Presented at: 20th Conference on Retroviruses and Opportunistic Infections. 2013. Atlanta, GA.

7. Antiretroviral Pregnancy Registry Steering Committee. Antiretroviral pregnancy registry international interim report for 1 January 1989–31 January 2018. Wilmington, NC: Registry Coordinating Center. 2018. Available at: http://www.apregistry.com/.

8. Floridia M, Mastroiacovo P, Tamburrini E, et al. Birth defects in a national cohort of pregnant women with HIV infection in Italy, 2001–2011. *BJOG*. 2013;120(12):1466-1475. Available at: http://www.ncbi.nlm.nih.gov/pubmed/23721372.

9. Huntington S, Thorne C, Anderson J, et al. Does pregnancy increase the risk of ART-induced hepatotoxicity among HIV-positive women? *J Int AIDS Soc*. 2014;17(4 Suppl 3):19486. Available at: http://www.ncbi.nlm.nih.gov/pubmed/25393995.

10. Nabekura T, Kawasaki T, Kamiya Y, Uwai Y. Effects of antiviral drugs on organic anion transport in human placental BeWo cells. *Antimicrob Agents Chemother*. 2015;59(12):7666-7670. Available at: http://www.ncbi.nlm.nih.gov/pubmed/26416870.

◆ 整合酶抑制剂

补充术语表
致癌性:导致或有导致癌症的可能性
· 有些药物,如某些化学物质或辐射,既具有致突变性,又具有致畸性
· 基因突变和 / 或染色体损伤可导致癌症的形成
致畸形:引起染色体中断或破损
遗传毒性:破坏遗传物质,如 DNA 和染色体
致突变性:诱导或能够诱导遗传突变
致畸性:干扰胎儿发育,导致出生缺陷

这类 ARV 药物抑制整合酶,这种酶可催化 HIV DNA 插入人类细胞基因组中的两步过程。整合酶催化 HIV DNA 整合入人类细胞基因组的准备步骤和链转移。在整合酶的作用下,切除一条 HIV DNA 两端的两个核苷酸,并将病毒 DNA 插入细胞 DNA 暴露区域。整合是维持病毒基因组稳定以及病毒基因有效表达和复制所必需。整合酶也影响逆转录和病毒组装。宿主细胞缺乏整合酶。由于 HIV 整合酶是一个独特的治疗靶点,整合酶抑制剂有望维持对其他 ARV 药物耐药的 HIV 治疗活性。

‖ *Bictegravir*(*BIC*)

(2018 年 12 月 7 日最新更新,2018 年 12 月 7 日最新评审)

用于评估妊娠期使用 Bictegravir 相关的出生缺陷和流产风险的数据很有限。

动物实验

致癌性

Bictegravir 在体外不具有遗传毒性或致突变性 [1]。

繁殖／生育

当雌雄大鼠体内的暴露剂量 [曲线下面积(AUC)] 高于人体推荐剂量 29 倍时,Bictegravir 对大鼠的生育能力、生殖性能或胚胎存活率没有影响 [1]。

致畸性／妊娠不良结局

当大鼠体内 Bictegravir 暴露量(AUC)高达人体推荐剂量的 36 倍,兔体内 Bictegravir 暴露量(AUC)高达人体推荐剂量 0.6 倍时,没有观察到

Bictegravir 对胚胎 - 胎儿不良反应。妊娠家兔在毒性剂量下 [即 1000mg/（kg·d）；约为人体推荐剂量的 1.4 倍] 可观察到自然流产、临床症状增加（如粪便变化、薄体和冷触）和体重减轻[1]。

渗透入胎盘和乳汁的能力

没有关于 Bictegravir 通过胎盘的数据。对大鼠进行的一项产前 / 产后发育研究发现，在产后 10 天的哺乳期大鼠幼崽血浆中检测到了 Bictegravir，可能是因为乳汁中存在 Bictegravir[1]。

妊娠期人体研究

药物（代谢）动力学

目前没有 Bictegravir 在孕妇体内的药动学研究。

渗透入胎盘和乳汁的能力

目前没有 Bictegravir 透过人类胎盘或乳汁的数据。

致畸性 / 妊娠不良结局

没有数据可用于评估 Bictegravir 暴露与出生缺陷风险的关系。

表 10 的摘录[a]

注：使用 FDCs 时，请参阅附录 B 和表 10 中的其他章节，了解妊娠期 FDC 各个药物成分的剂量和安全性

属名 （缩写） 商品名	构成	建议剂量	妊娠期使用
Bictegravir/ Emtricitabine /Tenofovir Alafenamide （BIC/FTC/TAF） *Biktarvy* 注：BIC 不是作为 单片制剂获得	BIC/FTC/TAF （Biktarvy） 药片： ·BIC 50mg+ 　FTC 200mg+ 　TAF 25mg	标准成人剂量： ·每天一次，一片 / 次，与或 　不与食物同服 妊娠期剂量： ·能够制定参考剂量的数据 　有限 妊娠期 PK： ·目前没有人类妊娠期 PK 　的数据。	没有关于 BIC 胎盘转 运的数据 用于评估使人类致畸 的数据不充分。没有 评估使大鼠和兔致畸 的数据

续表

属名 （缩写） 商品名	构成	建议剂量	妊娠期使用
		·关于在妊娠期使用其他药物的指南，请参阅其他药物的特定章节（如 FTC，TAF）	为了最大限度地吸收 BIC，不应在摄入任何含有矿物质（如铁或钙，包括产前维生素）的制剂后 2 小时内给予 BIC

ᵃ对于肝肾功能不全的患者，可能需要调整个别抗逆转录病毒药物的剂量（详见"成人和青少年指南"，附录 B，表 8）

缩略词： ARV = 抗反转录病毒药物；BIC = 比克特拉韦；FTC = 恩曲他滨；FDC = 固定剂量组合；PK = 药代动力学；TAF = 丙酚替诺福韦

◆ 参考文献

1. Bicitegravir/emtricitabine/tenofovir alafendamide fumarate (Biktarvy) [package insert]. Food and Drug Administration. 2018. Available at: https://www.accessdata.fda.gov/drugsatfda_docs/label/2018/210251s000lbl.pdf.

‖ 多替拉韦（特威凯，DTG）

（2018年12月7日最新更新，2018年12月7日最新评审）

抗逆转录病毒治疗妊娠登记处没有足够的数据，用于评估妊娠期暴露于多替拉韦与出生缺陷和流产的风险。在博茨瓦纳进行的一项观察抗逆转录病毒治疗（ART）孕妇胎儿出生结局的初步研究发现，妇女妊娠前开始服用基于多替拉韦的治疗方案，其所生婴儿神经管缺陷（NTDs）婴儿数量增加。妊娠期开始服用多替拉韦的孕妇所生婴儿NTDs的发生率没有增加。

动物实验

致癌性

多替拉韦在体外不具有遗传毒性或致突变性。2年和长期的研究发现：当小鼠体内多替拉韦的暴露剂量达人体推荐剂量下全身暴露量的14倍时，没有发现多替拉韦有致癌性。此外，当雄性大鼠体内多替拉韦的暴露剂量达人体推荐剂量下全身暴露量的10倍或雌性大鼠体内多替拉韦的暴露剂量达人体推荐剂量下全身暴露量的15倍时，也没有发现多替拉韦致癌性[1]。

繁殖/生育

当雌雄大鼠、兔体内的暴露剂量[曲线下面积（AUC）]高于人体推荐剂量27倍时，多替拉韦对大鼠、兔的生育能力没有影响[1]。

致畸性/妊娠不良结局

在大鼠和兔中进行的研究没有显示多替拉韦的发育毒性、致畸性或对生殖功能的影响[1]。

渗透入胎盘和乳汁的能力

在大鼠中的研究表明，多替拉韦可穿过胎盘也能分泌到母乳中[1]。

妊娠期人体研究

药物（代谢）动力学

有三项研究及一些病例报告报道了多替拉韦在人类妊娠期的药代动力学（PK）[2-8]。在美国的一项对29名孕妇进行的安全性和PK的研究中，妊娠期多替拉韦的血浆浓度低于产后，妊娠期多替拉韦的AUC降低了21%。尽管与产后相比，妊娠晚期谷底浓度降低了34%，但妊娠期谷浓度远高于0.064μg/ml，这是妊娠期多替拉韦90%有效浓度。这些孕妇对多替拉韦有很好耐受性。在妊娠晚期，29名受试者中有27人HIV-1 RNA低于50拷贝/

ml，无婴儿感染 HIV。[7] 在对 5 名欧洲孕妇和 7 名非洲孕妇进行的两项小规模研究表明，多替拉韦耐受性良好，妊娠期血浆暴露量的减少与上述研究中观察到的结果相似 [6, 8]。在病例报告中，孕妇使用多替拉韦安全有效，药物血浆浓度足够 [2-5]。

渗透入胎盘和乳汁的能力

多替拉韦在体外灌注模型中胎盘渗透率较高，胎儿与母亲的比率为 60%[9]。在最大的体内 PK 研究中，脐带血多替拉韦浓度与母体多替拉韦浓度比值中位数为 1.25，几个病例报告报道了多替拉韦高胎盘渗透率 [2, 4, 5, 7]。一位服用多替拉韦治疗哺乳期母亲，其母乳中多替拉韦浓度与母体血浆中多替拉韦浓度之比为 0.2，母乳和婴儿血浆中的多替拉韦浓度为 0.10mg/l，相当于初治患者血浆多替拉韦谷浓度 [10]。

致畸性／妊娠不良结局

截至 2018 年 1 月 31 日，在抗逆转录病毒治疗妊娠登记处报告的活产婴儿中，前 3 个月暴露于多替拉韦的婴儿总体出生缺陷率为 3.1%（161 例活产儿中的 5 例婴儿）[11]。上述对孕妇进行的最大规模 PK 研究中，29 名婴儿中有 7 名出现出生缺陷：三例属于正常变异；一例完全肺静脉回流异常（妊娠 16 周开始服用多替拉韦）；一例多囊右肾（妊娠 11 周时开始服用多替拉韦）；一例是左肾囊肿（妊娠 12 周时开始服用多替拉韦）；另一例是神经过敏和颏震颤（妊娠 28 周时开始服用多替拉韦）。[7] 在对服用多替拉韦孕妇进行临床特征总结的两篇综述中，发现 81 名欧洲妇女所生 4 名婴儿、66 名美国妇女所生 2 名婴儿有出生缺陷，博茨瓦纳的 116 名妇女在妊娠前 3 个月服用过多替拉韦，她们所生婴儿中没有发生出生缺陷 [12-14]。

博茨瓦纳国立卫生研究院资助的一项关于服用 ART 药物孕妇所生婴儿出生结局的观察性监测研究表明，妊娠前服用基于多替拉韦治疗方案的妇女所生婴儿中，神经管缺陷（NTDs）婴儿数量增加 [13, 15]。HIV 感染孕妇治疗和预防围产期疾病传播专家组建议，在妊娠的前 3 个月或有意愿的妊娠妇女中不建议服用多替拉韦（详见"妊娠期使用抗逆转录病毒药物的建议"中有关"妊娠期使用多替拉韦的临时建议"）。

表 10 的摘录 ᵃ

注：使用 FDCs 时，请参阅附录 B 和表 10 中的其他章节，了解妊娠期 FDC 各个药物成分的剂量和安全性

属名（缩写）商品名	构成	建议剂量	妊娠期使用
多替拉韦（DTG）特威凯	DTG（特威凯）药片： • DTG：50mg	标准成人剂量： _初次 ART 或之前已开始 ART（但初次服用 INSTI）的患者_ DTG（特威凯）： • 每天一次，一片 / 次，可不与食物同服	穿过胎盘的能力强ᵇ。 没有证据显示能使小鼠、大鼠和兔致畸。初步结果表明，妊娠前或妊娠时开始服用基于多替拉韦的治疗方案的妇女所生的婴儿中，神经管缺陷（NTDs）婴儿的数量增加
（DTG/RPV）Juluca	• DTG50mg+RPV25mg	_DTG/RPV（Juluca）：_ • 每天一次，一片 / 次，与食物同服	
（DTG/ABC/3TC）绥美凯	DTG/ABC/3TC DTG/ABC/3TC	_DTG/ABC/3TC（绥美凯）：_ • 每天一次，一片 / 次，可不与食物同服	在妊娠的前 3 个月（<14 周（到最后一次月经前的 13.6/7 周）孕龄 1 或试图怀孕的妇女中**不应**服用多替拉韦。详见妊娠期使用多替拉韦的临时建议
绥美凯	• DTG50mg+ABC600mg+3TC300mg	_初次 ART 或之前已开始 ART（但初次服用 INSTI）现需要和 EFV，FPV/R，TPV/R，或利福平合用；或之前服用过 INSTI 的患者_ _DTG（特威凯）：_ • 每天两次，一片 / 次，可不与食物同服	妊娠期使用抗逆转录病毒药物的建议

续表

属名 （缩写） 商品名	建议剂量	妊娠期使用
	妊娠期 PK： ·与产后相比，在妊娠晚期 AUC 可能降低，但在妊娠晚期也能实现病毒抑制 妊娠期剂量： ·剂量无变化 ·妊娠期使用其他药物的指南，请参阅其他药物（如 ABC、3TC、RPV）的特定章节	为了最大限度地吸收 DTG，不应在摄入任何含有矿物质（如铁或钙，包括产前维生素）的制剂后 2 小时内给予 DTG

a 对于肝肾功能不全的患者，可能需要调整个别抗逆转录病毒药物的剂量（详见"成人和青少年指南"，附录 B，表 8）

b 胎盘转运分类由脐血/母体分娩血浆药物比率的平均值或值中位值确定：

高：> 0.6　　中等：0.3～0.6　　低：<0.3

缩略词：3TC＝拉米夫定；ABC＝阿巴卡韦；ARV＝抗反转录病毒药物；AUC＝曲线下面积；DTG＝多替拉韦；EFV＝依非韦伦；FDC＝固定剂量组合；FPV/r＝福沙那韦/利托那韦；LMP＝末次月经；NTD＝神经管缺陷；PK＝药代动力学；RPV＝利匹韦林；TPV/r＝替普那韦/利托那韦

◆ 参考文献

1. Dolutegravir [package insert]. Food and Drug Administration. 2018. Available at: https://www.accessdata.fda.gov/drugsatfda_docs/label/2018/204790s016s018lbl.pdf.

2. Pain JB, Le MP, Caseris M, et al. Pharmacokinetics of dolutegravir in a premature neonate after HIV treatment intensification during pregnancy. *Antimicrob Agents Chemother*. 2015;59(6):3660-3662. Available at: http://www.ncbi.nlm.nih.gov/pubmed/25845873.

3. Pinnetti C, Tintoni M, Ammassari A, et al. Successful prevention of HIV mother-to-child transmission with dolutegravir-based combination antiretroviral therapy in a vertically infected pregnant woman with multiclass highly drug-resistant HIV-1. *AIDS*. 2015;29(18):2534-2537. Available at: http://www.ncbi.nlm.nih.gov/pubmed/26372490.

4. Lewis JM, Railton E, Riordan A, Khoo S, Chaponda M. Early experience of dolutegravir pharmacokinetics in pregnancy: high maternal levels and significant foetal exposure with twice-daily dosing. *AIDS*. 2016;30(8):1313-1315. Available at: https://www.ncbi.nlm.nih.gov/pubmed/27128333.

5. Schalkwijk S, Feiterna-Sperling C, Weizsacker K, et al. Substantially lowered dolutegravir exposure in a treatment-experienced perinatally HIV-1-infected pregnant woman. *AIDS*. 2016;30(12):1999-2001. Available at: https://www.ncbi.nlm.nih.gov/pubmed/27428578.

6. Bollen P, Colbers A, Schalkwijk S, et al. A comparison of the pharmacokinetics of dolutegravir during pregnancy and postpartum. Presented at: 18th International Workshop on Clinical Pharmacology of Antiviral Therapy. 2017. Chicago, IL.

7. Mulligan N, Best BM, Wang J, et al. Dolutegravir pharmacokinetics in pregnant and postpartum women living with HIV. *AIDS*. 2018;32(6):729-737. Available at: https://www.ncbi.nlm.nih.gov/pubmed/29369162.

8. Waitt C, Walimbwa S, Orrell C, et al. DolPHIN-1: dolutegravir vs efavirenz when initiating treatment in late pregnancy. Presented at: Conference on Retroviruses and Opportunistic Infections. 2018. Boston, MA. Available at: http://www.croiconference.org/sessions/dolphin-1-dolutegravir-vs-efavirenz-when-initiating-treatment-late-pregnancy.

9. Schalkwijk S, Greupink R, Colbers AP, et al. Placental transfer of the HIV integrase inhibitor dolutegravir in an *ex vivo* human cotyledon perfusion model. *J Antimicrob Chemother*. 2016;71(2):480-483. Available at: https://www.ncbi.nlm.nih.gov/pubmed/26538508.

10. Kobbe R, Schalkwijk S, Dunay G, et al. Dolutegravir in breast milk and maternal and infant plasma during breastfeeding. *AIDS*. 2016;30(17):2731-2733. Available at: https://www.ncbi.nlm.nih.gov/pubmed/27782968.

11. Antiretroviral Pregnancy Registry Steering Committee. Antiretroviral Pregnancy Registry international interim report for 1 January 1989–31 July 2018. Wilmington, NC: Registry Coordinating Center. 2018. Available at: http://www.apregistry.com/.

12. Thorne C, Favarato G, Peters H, et al. Pregnancy and neonatal outcomes following prenatal exposure to dolutegravir. Presented at: International AIDS Society Conference. 2017. Paris, France.

13. Zash R, Jacobson DL, Diseko M, et al. Comparative safety of dolutegravir-based or efavirenz-based antiretroviral treatment started during pregnancy in Botswana: an observational study. *Lancet Glob Health*. 2018;6(7):e804-e810. Available at: https://www.ncbi.nlm.nih.gov/pubmed/29880310.

14. Grayhack C, Sheth A, Kirby O, et al. Evaluating outcomes of mother-infant pairs using dolutegravir for HIV treatment during pregnancy. *AIDS*. 2018;32(14):2017-2021. Available at: https://www.ncbi.nlm.nih.gov/pubmed/29944472.

15. Zash R, Makhema J, Shapiro RL. Neural-tube defects with dolutegravir treatment from the time of conception. *N Engl J Med*. 2018. Available at: https://www.ncbi.nlm.nih.gov/pubmed/30037297.

埃替拉韦（EVG）

（2018 年 12 月 7 日最新更新，2018 年 12 月 7 日最新评审）

现有人类的研究数据不足以评估妊娠期使用埃替拉韦与胎儿出生缺陷和流产的风险。

动物研究

致癌性

埃替拉韦在体外没有遗传毒性或诱变性。在长期研究中，小鼠和大鼠暴露于 14 倍人类推荐剂量，大鼠暴露于 27 倍人类推荐剂量，未发现埃替拉韦致癌性[1]。

繁殖/生育

暴露于人类标准剂量的 16 倍和 30 倍时，埃替拉韦对雄性和雌性大鼠的生育能力没有影响。这些大鼠的后代生育能力正常[1]。

致畸性/妊娠不良结局

研究发现，接受埃替拉韦治疗的大鼠和兔，没有证据表明埃替拉韦具有致畸性，也不影响大鼠和兔的生殖功能[1]。

渗透入胎盘和乳汁的能力

目前还没有关于埃替拉韦在非人灵长类胎盘渗透的数据。大鼠研究表明，埃替拉韦可存在于乳汁中[1]。

妊娠期人体研究

药物（代谢）动力学

一项已发表的药代动力学（PK）和安全性数据研究纳入 30 名服用埃替拉韦、考比司他、恩曲他滨和替诺福韦（TDF）固定剂量组合的 HIV 感染孕妇。妊娠中期埃替拉韦的浓度曲线下面积比产后低 24%，妊娠晚期比产后低 44%，然而埃替拉韦谷浓度（C_{24}）在妊娠中期低于产后的 81%，妊娠晚期低于产后的 89%。相对于产后，妊娠中期和晚期考比司他浓度曲线下面积分别降低 54%、57%，C_{24} 分别降低 72%、76%。相比于产后 12% 的女性，妊娠中期 50% 的女性，妊娠晚期 55% 的女性埃替拉韦浓度曲线下面积未能达到 23（mcg·h）/ml（非妊娠期成人为 10%）的暴露目标，25 名妇女中有 19 名（76%）在分娩时的血浆 HIV RNA 低于 50 拷贝/ml[2]。在一项较小的关于埃替拉韦和考比司他合用时药代动力学的研究中，7 名孕妇服用埃替拉韦和考比司他，研究发现与产后相比，妊娠晚期 AUC 和谷浓度分别降低了 33% 和 65%。7 名妇女中有 1 名在分娩时检测到血浆中 HIV RNA[3]。两份关于埃替拉韦和考比司他在孕妇中的药代动力学、安全性、有效性的病例报告显示，尽管两名孕妇在整个妊娠期病毒载量处于检测不到的水平，但埃替拉韦和考比司他在妊娠期暴露水平都有所降低 [4, 5]。有一份病例报告测量了未结合埃替拉韦的浓度，发现妊娠期未结合埃替拉韦的比例为 0.3%，产后 6 个月为 0.5%[5]。为最大限度的吸收埃替拉韦，该药应随餐同服，并且 2 小时内不应摄入含铁或钙等矿物质包括产前维生素在内的制剂 [6]。

渗透入胎盘和乳汁的能力

三项研究评价了埃替拉韦的胎盘渗透力。评价埃替拉韦药物（代谢）动力学和安全性最大的研究发现，埃替拉韦能顺利通过胎盘，脐带与母体血浆埃替拉韦浓度比值的中位数为 91%。新生儿中埃替拉韦消除半衰期的中位数为 7.6 小时，与未妊娠的成人相似。脐血中考比司他的浓度较低，未在任何新生儿的血浆中检测到考比司他 [2]。美国和欧洲两项小规模研究以及一些病例报告也发现了类似结果 [4, 5]。尚无关于埃替拉韦在人母乳中分泌的数据。

致畸性/不良妊娠

目前在抗逆转录病毒治疗妊娠登记处监测的人类妊娠前 3 个月暴露于埃替拉韦的病例数不足以评估埃替拉韦相关的出生风险 [7]。埃替拉韦最大的药物（代谢）动力学和安全性研究中包含了 26 名活产婴儿的数据，两名婴儿报告了先天性异常：一名婴儿患有羊膜带综合征、小头畸形和宫内生长受限，另一名婴儿患有尺骨后多指畸形 [2]。在一项关于埃替拉韦、考比司他、恩曲他滨和替诺福韦固定制剂对成年 HIV 感染者的安全性和有效性研究中，有 10 名女婴出生，没有婴儿发生出生缺陷 [8]。

表 10 的摘录 [a]

注： 使用 FDCs 时，请参阅附录 B 和表 10 中的其他章节，了解妊娠期 FDC 各个药物成分的剂量和安全性

属名 （缩写） 商品名	构成	建议剂量	妊娠期使用
埃替拉韦 （EVG） **注：** 截至 2017 年 10 月，Vitekta（如 EVG 作为单一片剂）不再可获得	EVG/COBI/FTC/TAF（捷扶康）： · EVG 150mg+ COBI 150mg+ FTC 200mg+ TAF 10mg	标准成人剂量（捷扶康和 Stribild）： · 每天一次，一次一片，随餐服用 妊娠期剂量： · 制定参考剂量的数据不足	EVG 高胎盘渗透力和 COBI 低胎盘渗透力 [b] 没有足够的数据来评估人类的致畸性。大鼠或兔无致畸的证据
（EVG/COBI/FTC/TAF）捷扶康 （EVG/COBI/FTC/TDF）Stribild	EVG/COBI/FTC/TDF（Stribild）： · EVG 150mg+ COBI 150mg+ FTC 200mg+ TDF 300mg	妊娠期 PK · 对接受 EVG/c 的妇女进行的药代研究表明，妊娠期 EVG 血浆暴露显著减少	**不建议** 在妊娠期使用 EVG/c。对于在服用 EVG/c 时妊娠的妇女，考虑改为更有效的推荐方案。如果继续使用 EVG/c 方案，2 小时内不应摄入任何含有矿物质（如铁或钙，包括产前维生素）的制剂

[a] 对于肾或肝功能不全的患者，可能需要调整单独的抗逆转录病毒药物剂量（详细信息详见："成人和青少年指南"，附录 B，表 8）

[b] 胎盘转运类别 – 平均或中位脐血 / 产妇分娩血浆药物比率：

高： > 0.6　　**中等：** 0.3～0.6　　**低：** <0.3

缩略词： COBI = 考比司他；EVG = 埃替拉韦；EVG/c = 埃替拉韦 / 考比司他；FDC = 固定剂量组合；FTC = 恩曲他滨；PK = 药代动力学；TAF = 丙酚替诺福韦；TDF = 富马酸替诺福韦二吡呋酯；TDM = 治疗性药物监测

◆ 参考文献

1. Elvitegravir/cobicistat/emtricitabine/tenofovir disoproxil fumarate (Stribild) [package insert]. Food and Drug Administration. 2017. Available at: https://www.accessdata.fda.gov/drugsatfda_docs/label/2017/203100s030lbl.pdf.

2. Momper J, Best BM, Wang J, et al. Elvitegravir/cobicistat pharmacokinetics in pregnant and postpartum women with HIV. AIDS. 2018. In Press.

3. Colbers A, Schalkwijk S, Konopnicki D, Rockstroh J, Burger D. Elvitegravir pharmacokinetics during pregnancy and postpartum. Abstract 17. Presented at: 19th International Workshop on Clinical Pharmacology of Antiviral Therapy. 2018. Baltimore, Maryland. Available at: http://www.natap.org/2018/Pharm/Pharm_11.htm.

4. Schalkwijk S, Colbers A, Konopnicki D, et al. First reported use of elvitegravir and cobicistat during pregnancy. *AIDS*. 2016;30(5):807-808. Available at: http://www.ncbi.nlm.nih.gov/pubmed/26913711.

5. Marzolini C, Decosterd L, Winterfeld U, et al. Free and total plasma concentrations of elvitegravir/cobicistat during pregnancy and postpartum: a case report. *Br J Clin Pharmacol*. 2017;83(12):2835-2838. Available at: https://www.ncbi.nlm.nih.gov/pubmed/28512794.

6. Genvoya [package insert]. Food and Drug Administration. 2017. Available at: https://www.gilead.com/~/media/files/pdfs/medicines/hiv/genvoya/genvoya_pi.pdf?la=en.

7. Antiretroviral Pregnancy Registry Steering Committee. Antiretroviral pregnancy registry international interim report for 1 January 1989–31 January 2018. Wilmington, NC: Registry Coordinating Center. 2018. Available at: http://www.apregistry.com/.

8. Squires KE, Kityo C, Hodder S, et al. The safety and efficacy of E/C/F/TDF In treatment-naïve women with HIV-1 infection (WAVES Study): week 96 results. Presented at: 7th International Workshop on HIV & Women. 2017. Seattle, WA. Available at: http://regist2.virology-education.com/2017/7hivwomen/22_Squires.pdf.

‖ 拉替拉韦（艾生特，RAL）

（2018 年 12 月 7 日最新更新，2018 年 12 月 7 日最新评审）

在有限的孕妇对拉替拉韦进行评估，可获得的人类和动物数据表明，与一般人群发生率相比，拉替拉韦不会增加主要出生缺陷的风险 [1]。

动物研究

致癌性

在一系列的体外和动物体内试验发现拉替拉韦既不致突变也不致畸变。对小鼠进行长期致癌性的研究表明，当全身暴露剂量高于人类推荐剂量下的 1.8 倍（雌性）或 1.2 倍（雄性），拉替拉韦没有任何的致癌性。在拉替拉韦 600mg/（kg·d），持续 104 周给药的雌性大鼠中观察到与治疗相关的鼻/鼻咽鳞状细胞癌。这一剂量产生的暴露量高于人类推荐剂量的 3 倍。这些肿瘤的发生可能是由于给药期间鼻/鼻咽粘膜局部沉积和/或吸入药物而引起的局部刺激和炎症。当大鼠的全身暴露高于人类推荐剂量下暴露量的 1.7 倍（雄性）或 1.4 倍（雌性）时，没有发生鼻部/鼻咽部的肿瘤 [1]。

繁殖/生育

在剂量高达 600mg/（kg·d）的情况下（该剂量产生的暴露量是人类服用推荐剂量产生暴露量的三倍），拉替拉韦对雄性或雌性大鼠的生育能力没有产生不利影响。

致畸性/妊娠不良结局

当全身暴露是人类服用推荐剂量下暴露量的三倍到四倍时，在大鼠和兔中没有观察到拉替拉韦影响胚胎/胎儿存活率或胎儿体重。在兔中，未观察到治疗相关的体表、内脏或骨骼的变化。然而，大鼠以 600mg/（kg·d）的剂量（产生的暴露量是人体每日建议剂量下暴露量的 3 倍）服用拉替拉韦时，多生肋骨的发生率增加 [1]。

渗透入胎盘和乳汁的能力

拉替拉韦均可通过大鼠和家兔的胎盘。妊娠大鼠以 600mg/（kg·d）剂量服用拉替拉韦，给药后 1 小时和 24 小时，平均胎儿血药浓度分别比母体血浆浓度高 1.5 倍到 2.5 倍。然而，在兔体内，母体给药剂量为 1000mg/（kg·d）时，给药后 1 小时和 24 小时，胎儿血浆平均药物浓度约为母体血浆平均浓度的 2% [1]。

拉替拉韦可存在于哺乳期大鼠的乳汁中。在母体剂量为 600mg/（kg·d）的情况下，乳汁中的平均药物浓度大约是母体血浆中药物浓度的三倍。拉替拉韦对大鼠后代的影响是因为母乳存在的拉替拉韦[1]。

妊娠期人体研究

药物（代谢）动力学

在 IMPAACTP1026s 研究中，对 42 名孕妇进行了拉替拉韦药代动力学（PK）评估。在这些妇女中，拉替拉韦药代动力学表现出广泛的变异性；非妊娠个体也表现出变异性。妊娠期，拉替拉韦曲线下的面积（AUC）的中位数减少了约 50%。妊娠晚期与产后谷浓度无显著性差异。92% 的妇女在分娩时血浆 HIV RNA 低于 400 拷贝/ml。考虑到非妊娠成人的高病毒学抑制率和拉替拉韦浓度与病毒学效应之间缺乏明确的关系，在妊娠期不建议改变剂量[2]。在一项对 22 名 PANNA 网络中配对妊娠晚期和产后妇女数据的研究中，妊娠晚期/产后几何平均比值分别为 $AUC_{0~12h}$ 0.71（0.53～0.96）、C_{max} 0.82（0.55～1.253）和 C_{12h} 0.64（0.34～1.22）。一名患者在妊娠晚期低于目标 C_{12hr}，没有患者低于产后临界值。根据这些数据，不建议在妊娠期改变剂量[3]。

在一个单中心的观察性研究中，纳入的孕妇将拉替拉韦作为强化 ARV 治疗方案中一部分或三联 ARV 治疗方案的一部分，该研究发现妊娠中期和晚期拉替拉韦 C_{12h} 与非妊娠人群的历史数据相似，脐血/母体血浆拉替拉韦浓度比为 1.03[4]。

在洗脱药物动力学 P1097 研究中，纳入了 21 名妊娠期持续服用拉替拉韦治疗的孕妇所生的新生儿，部分婴儿拉替拉韦的清除率变异很大，且持续时间极长（中位半衰期为 26.6 小时；范围为 9.3～184 小时）[3]。在一个病例报告中，婴儿在妊娠 30 周时出生，婴儿出生时母亲已服用拉替拉韦 3 个月，拉替拉韦在脐血中浓度为 145ng/ml；出生 2 天后外周血为 106ng/ml，1 个月时为 29ng/ml，仍高于 15ng/ml 的 IC95[5]。在一份报告中，14 名婴儿在子宫内暴露于拉替拉韦，这些婴儿没有不良反应，拉替拉韦的药物浓度在治疗范围内[6]。

建议谨慎使用拉替拉韦与阿扎那韦（一种尿苷二磷酸葡糖醛酸转移酶 UGTA1 抑制剂）联合用药。因为根据一项对健康、非妊娠成年女性的研究结果，这种联合用药会导致拉替拉韦水平升高[7]。

渗透入胎盘和乳汁的能力

一项对正常妊娠足月胎盘的活体外研究揭示了拉替拉韦在胎盘间高双向转移[8]。

人体内研究证实，拉替拉韦很容易穿过胎盘。在 IMPACT P1026S 研究中，脐血与母体血浆拉替拉韦浓度之比为 1.5[2]。在 P 1097 研究中，脐带血/分娩时母体血浆中拉替拉韦浓度中位比值为 1.48（范围为 0.32 ~ 4.33），而在 PANNA 研究中为 1.21[3, 9]。其他病例报告显示脐血/母体血液药物水平比率为 1.00 ~ 1.06[10-12]。在妊娠 29 ~ 33 周早产的 3 个病例中（其中的两个病例，在预期早产前不久将拉替拉韦添加到母体的 ARV 方案中），脐血与母体血浆比值在 0.44 ~ 1.88 之间[13]。

拉替拉韦是否能分泌入母乳中尚不清楚。

致畸性/妊娠不良结局

截至 2018 年 1 月 31 日，抗逆转录病毒治疗妊娠登记册中的 291 名妊娠早期暴露于拉替拉韦的婴儿中报告了 9 例出生缺陷，暴露婴儿出生缺陷患病率为 3.09%（95% 可信区间，1.42 ~ 5.79），而根据美国疾病预防控制中心的数据，美国一般人口的出生缺陷患病率为 2.8%[14, 15]。

在一项对 497 名法国围产期妇女进行的回顾性研究中，这些妇女在妊娠期接受了拉替拉韦治疗。早期接受拉替拉韦治疗的妇女和中期、晚期接受拉替拉韦治疗的妇女所生的婴儿出生缺陷率相似（5.7% vs 3.5%，P=0.29）。研究期间未出现出生缺陷的具体模式[15]。

安全性

在 P1026s 研究和 PANNA 研究中，拉替拉韦耐受性良好，孕妇没有出现治疗相关的严重不良事件。所有婴儿在分娩时胎龄已 ≥ 36 周[2, 3]。多个病例报告和病例分析，分别分析了 4、5 和 14 名接受治疗的孕妇，由于持续性病毒血症或处于疾病晚期，拉替拉韦与两种或三种其他抗逆转录病毒药物联合使用，患者对拉替拉韦的耐受性良好且 HIVRNA 水平迅速降低[16-22]。

然而，在一个病例报告中，服用拉替拉韦后母体转氨酶增加了 10 ~ 23 倍，停药后出现转氨酶好转[23]。拉替拉韦的血药浓度在该研究中未予测定。

据报道，一名产后妇女出现嗜酸性粒细胞增多和全身症状综合征，并伴有广泛肺部受累。停药后药物反应消失。据报道，在接受拉替拉韦治疗的非妊娠期成人中也出现了此类反应，在对妊娠期或产后服用拉替拉韦的妇女进行发热鉴别诊断时，应考虑这些反应[24]。一项对 155 名 HIV 感染（平均年龄 49.2 岁）非妊娠成人进行的研究显示，服用含有拉替拉韦的方案，23.9% 的受试者出现骨骼肌毒性，21.3% 的受试者只出现肌酸激酶（CK）升高。这些 CK 升高患者还处于一级或二级和自限阶段。不到 3% 的患者出现肌痛或肌肉无力的症状。骨骼肌毒性和 CK 升高与先前使用齐多夫定、较高的基线 CK 水平和较高的体重指数显著相关[25]。

由于拉替拉韦与白蛋白高度结合，拉替拉韦替代胆红素与白蛋白结合，可能会增加新生儿高胆红素血症的风险。在一项关于拉替拉韦影响胆红素 - 白蛋白结合的体外研究中，拉替拉韦对 5μm 和 10μm 浓度下的胆红素 - 白蛋白结合作用影响极小，在 100μm 时，未结合的胆红素水平显著增加，在 500μm 和 1000μm 时，能够引起潜在的有害性增加[26]。这些数据表明，在成人使用常规剂量达到的峰浓度时（成人标准剂量拉替拉韦 C_{max} 的几何均数为 4.5μm，中位 C_{max} 为 6.5μm，最大观测 C_{max} 为 10.2μm），拉替拉韦对新生儿胆红素结合率的影响可能不具有临床意义[26]。在 P 1097 研究中，19 名（5.3%）中的一名婴儿因高胆红素血症接受光疗治疗，但研究认为这名婴儿的高胆红素血症与母体使用拉替拉韦无关[9]。在一项回顾性研究中，将 31 名服用标准剂量拉替拉韦作为抗病毒治疗方案之一或在妊娠晚期（平均胎龄 34 周）强化治疗方案的一部分的孕妇纳入研究，结果表明 35% 新生儿发生轻度的转氨酶升高[27]。

拉替拉韦咀嚼片含有苯丙氨酸。

表 10 的摘录 [a]

属名 （缩写） 商品名	构成	建议剂量	妊娠期使用
拉替拉韦 （RAL） *艾生特* *艾生特 HD*	RAL（拉替拉韦） *胶囊药片* ·400mg *咀嚼药片* ·25mg ·100mg	标准成人剂量 ·RAL 400mg，胶囊药片，每天两次，可不随食物服用 ·两片 RAL 600mg，胶囊药片（1200mg），每天一次，用于初次 ARV 治疗的患者或病毒学已经抑制的患者每日两次 400mgRAL 可不随食物服用	穿过胎盘转运到胎儿的能力高[b] 没有人类致畸的证据（可以排除总体出生缺陷增加 1.5 倍）

续表

属名 （缩写） 商品名	构成	建议剂量	妊娠期使用
RAL（拉替拉韦 HD） *胶囊药片* ·600mg	·咀嚼和口服液剂量不能互换 *和利福平一起服用* 两片 RAL 400mg，胶囊药片(800mg)，每天两次，可不随食物服用 *在孕妇中的 PK：* ·妊娠晚期药物浓度下降的幅度不足以成为改变剂量的原因 *孕妇中的剂量：* ·无需改变剂量 ·在获得更多信息前不推荐孕妇每日一次的剂量（如两片 RAL 600mg，胶囊药片）	病例报告表明妊娠晚期使用 RAL，肝转氨酶明显升高。据报道，未妊娠的成年人有严重的、可能危及生命的、致命的皮肤和 HSR 咀嚼片含有苯丙氨酸 为了最大限度地吸收 RAL，不应在摄入任何含有矿物质（如铁或钙，包括产前维生素）的制剂后 2 小时内给予 RAL

[a] 对于肾或肝功能不全的患者，可能需要调整单独的抗逆转录病毒药物剂量（详细信息详见：成人和青少年指南，附录 B，表 8）

[b] 胎盘转运类别 – 平均或中位脐血 / 产妇分娩血浆药物比率：

高：> 0.6　　**中等**：0.3 ~ 0.6　　**低**：<0.3

缩略词：ARV = 抗反转录病毒药物；BIC = 比克特拉韦；HSR = 超敏反应；PK = 药代动力学；RAL = 拉替拉韦

◆ 参考文献

1. Raltegravir [package insert]. Food and Drug Administration. 2017. Available at: https://www.accessdata.fda.gov/drugsatfda_docs/label/2017/022145s036,203045s013,205786s004lbl.pdf.

2. Watts DH, Stek A, Best BM, et al. Raltegravir pharmacokinetics during pregnancy. *J Acquir Immune Defic Syndr*. 2014;67(4):375-381. Available at: http://www.ncbi.nlm.nih.gov/pubmed/25162818.

3. Blonk M, Colbers A, Hidalgo-Tenorio C, et al. Raltegravir in HIV-1 infected pregnant women: pharmacokinetics, safety and efficacy. *Clin Infect Dis*. 2015. Available at: http://www.ncbi.nlm.nih.gov/pubmed/25944344.

4. Belissa E, Benchikh A, Charpentier C, et al. Raltegravir plasma concentrations on HIV-1 infected pregnant women. Presented at: Conference on Retroviruses and Opportunistic Infections. 2015. Seattle, WA.

5. Clavel-Osorio C, Cazassus F, Stegmann S, Huc-Anais P, Lecam D, Peytavin G. One-month transplacental pharmacokinetics of raltegravir in a premature newborn after short-course treatment of the HIV-1-infected mother. *Antimicrob Agents Chemother*. 2013;57(12):6393-6394. Available at: http://www.ncbi.nlm.nih.gov/pubmed/24080650.

6. Trahan MJ, Lamarre V, Metras ME, Lapointe N, Kakkar F. Raltegravir for the prevention of mother-to-child transmission of HIV. Presented at: International AIDS Society. 2015. Vancouver, CA.

7. Krishna R, East L, Larson P, et al. Atazanavir increases the plasma concentrations of 1200 mg raltegravir dose. *Biopharm Drug Dispos*. 2016;37(9):533-541. Available at: https://www.ncbi.nlm.nih.gov/pubmed/27696440.

8. Vinot C, Treluyer JM, Giraud C, Gavard L, Peytavin G, Mandelbrot L. Bidirectional transfer of raltegravir in an *ex vivo* human cotyledon perfusion model. *Antimicrob Agents Chemother*. 2016;60(5):3112-3114. Available at: https://www.ncbi.nlm.nih.gov/pubmed/26833154.

9. Clarke DF, Acosta EP, Rizk ML, et al. Raltegravir pharmacokinetics in neonates following maternal dosing. *J Acquir Immune Defic Syndr*. 2014;67(3):310-315. Available at: http://www.ncbi.nlm.nih.gov/pubmed/25162819.

10. Pinnetti C, Baroncelli S, Villani P, et al. Rapid HIV-RNA decline following addition of raltegravir and tenofovir to ongoing highly active antiretroviral therapy in a woman presenting with high-level HIV viraemia at week 38 of pregnancy. *J Antimicrob Chemother*. 2010;65(9):2050-2052. Available at: http://www.ncbi.nlm.nih.gov/pubmed/20630894.

11. Croci L, Trezzi M, Allegri MP, et al. Pharmacokinetic and safety of raltegravir in pregnancy. *Eur J Clin Pharmacol*. 2012. Available at: http://www.ncbi.nlm.nih.gov/pubmed/22382989.

12. McKeown DA, Rosenvinge M, Donaghy S, et al. High neonatal concentrations of raltegravir following transplacental transfer in HIV-1 positive pregnant women. *AIDS*. 2010;24(15):2416-2418. Available at: http://www.ncbi.nlm.nih.gov/pubmed/20827058.

13. Hegazi A, Mc Keown D, Doerholt K, Donaghy S, Sadiq ST, Hay P. Raltegravir in the prevention of mother-to-child transmission of HIV-1: effective transplacental transfer and delayed plasma clearance observed in preterm neonates. *AIDS*. 2012;26(18):2421-2423. Available at: http://www.ncbi.nlm.nih.gov/pubmed/23151500.

14. Antiretroviral Pregnancy Registry Steering Committee. Antiretroviral pregnancy registry international interim report for 1 January 1989–31 January 2018. Wilmington, NC: Registry Coordinating Center. 2018. Available at: http://www.apregistry.com/.

15. Sibiude J, Warszawski J, Blanchard S, et al. Evaluation of the risk of birth defects among children exposed to raltegravir in utero in the ANRS-French perinatal cohort EPF. Presented at: International AIDS Society; 2017; Paris, France.

16. Taylor N, Touzeau V, Geit M, et al. Raltegravir in pregnancy: a case series presentation. *Int J STD AIDS*. 2011;22(6):358-360. Available at: http://www.ncbi.nlm.nih.gov/pubmed/21680678.

17. Cha A, Shaikh R, Williams S, Berkowitz LL. Rapid reduction in HIV viral load in late pregnancy with raltegravir: a case report. *J Intern Assoc Provid AIDS Care*. 2013;12(5):312-314. Available at: http://www.ncbi.nlm.nih.gov/pubmed/23695227.

18. De Hoffer L, Di Biagio A, Bruzzone B, et al. Use of raltegravir in a late presenter HIV-1 woman in advanced gestational age: case report and literature review. *J Chemother*. 2013;25(3):181-183. Available at: http://www.ncbi.nlm.nih.gov/pubmed/23783144.

19. Westling K, Pettersson K, Kaldma A, Naver L. Rapid decline in HIV viral load when introducing raltegravir-containing antiretroviral treatment late in pregnancy. *AIDS Patient Care STDS*. 2012;26(12):714-717. Available at: http://www.ncbi.nlm.nih.gov/pubmed/23101466.

20. Nobrega I, Travassos AG, Haguihara T, Amorim F, Brites C. Short communication: use of raltegravir in late-presenting HIV-infected pregnant women. *AIDS Res Hum Retroviruses*. 2013;29(11):1451-1454. Available at: http://www.ncbi.nlm.nih.gov/pubmed/23731224.

21. Adeyemo A, Wood C, Govind A. Achieving rapid reduction of HIV-1 viral load in HIV-positive pregnant women close to term - an obstetric/medical emergency: a review of three cases. *Int J STD AIDS*. 2013;24(7):591-592. Available at: http://www.ncbi.nlm.nih.gov/pubmed/23970779.

22. Maliakkal A, Walmsley S, Tseng A. Critical review: review of the efficacy, safety, and pharmacokinetics of raltegravir in pregnancy. *J Acquir Immune Defic Syndr*. 2016;72(2):153-161. Available at: https://www.ncbi.nlm.nih.gov/pubmed/27183177.

23. Renet S, Closon A, Brochet MS, Bussieres JF, Boucher M. Increase in transaminase levels following the use of raltegravir in a woman with a high HIV viral load at 35 weeks of pregnancy. *Journal Obstet Gynaecol Can*. 2013;35(1):68-72. Available at: http://www.ncbi.nlm.nih.gov/pubmed/23343800.

24. Yee BE, Nguyen NH, Lee D. Extensive pulmonary involvement with raltegravir-induced DRESS syndrome in a postpartum woman with HIV. *BMJ Case Rep*. 2014;2014. Available at: http://www.ncbi.nlm.nih.gov/pubmed/24798353.

25. Calza L, Danese I, Colangeli V, et al. Skeletal muscle toxicity in HIV-1-infected patients treated with a raltegravir-containing antiretroviral therapy: a cohort study. *AIDS Res Hum Retroviruses*. 2014;30(12):1162-1169. Available at: http://www.ncbi.nlm.nih.gov/pubmed/25369244.

26. Clarke DF, Wong RJ, Wenning L, Stephenson DK, Mirochnick M. Raltegravir in vitro effect on bilirubin binding. *Pediatr Infect Dis J*. 2013. Available at: http://www.ncbi.nlm.nih.gov/pubmed/23470680.

27. Cecchini DM, Martinez MG, Morganti LM, Rodriguez CG. Antiretroviral therapy containing raltegravir to prevent mother-to-child transmission of HIV in infected pregnant women. *Infect Dis Rep*. 2017;9(2):7017. Available at: https://www.ncbi.nlm.nih.gov/pubmed/28663779.

◆ 药物增强剂

补充术语表

致癌的： 产生或倾向于产生癌症

- 某些药剂，比如某些化学品或辐射物，既具有致突变性，又具有致畸变性
- 基因突变和／或染色体损伤可能导致癌症的形成

染色体断裂： 引起染色体分裂或断裂

基因毒性： 破坏遗传物质，如 DNA 和染色体

诱变性： 诱导或能够诱导遗传突变

致畸性： 干扰胎儿发育，导致出生缺陷

‖ *考比司他（Tybost，COBI）*

（2018 年 12 月 7 日最新更新，2018 年 12 月 7 日最新评审）

现有人类的研究数据不足以评估妊娠期使用考比司他与胎儿出生缺陷和流产的风险。

动物研究

致癌性

当考比司他暴露量是人类全身暴露量的 7 倍和 16 倍时，雄性和雌性小鼠的肿瘤发生率没有增加。当剂量高达人类暴露剂量的 2 倍时，大鼠甲状腺滤泡细胞腺瘤和／或癌的发病率增加。滤泡细胞癌被认为是大鼠特有的，与人类无关[1]。

繁殖／生育

对雄性和雌性大鼠的生育能力没有影响[1]。

致畸性／妊娠不良结局

妊娠大鼠和兔的研究未发现任何致畸的证据，即使大鼠体内考比司他比的暴露量高于人类推荐剂量下暴露量的 1.4 倍，兔体内考比司他比暴露量高于人类推荐剂量下暴露量的 3.3 倍[1]。

渗透入胎盘和乳汁的能力

没有可获得信息表明考比司他可穿过胎盘。对人鼠的研究表明，考比司他可分泌到母乳中[2]。

妊娠期人体研究

药物（代谢）动力学

妊娠期和产后服用埃替拉韦和达芦那韦妇女的研究，阐述了考比司他的药代动力学（PKs）。一项对 30 名接受埃替拉韦 / 考比司他的孕妇的研究结果显示，妊娠中期考比司他 AUC 比产后低 44%，妊娠晚期比产后低 59%。与产后相比，妊娠中期考比司他的谷浓度（给药后 24 小时）降低了 60%，而在妊娠晚期，考比司他谷浓度（给药后 24 小时）降低了 76%。65% 的妊娠中期妇女、73% 的妊娠晚期妇女、24% 产后妇女的考比司他谷浓度低于检测下限（<10ng/ml）。

妊娠影响考比司他对埃替拉韦的药物增强作用，妊娠晚期埃替拉韦的 AUC 比产后低 44%，妊娠晚期埃替拉韦的谷浓度比产后低 89%。妊娠期和产后埃替拉韦口服清除率与考比司他曲线下面积呈负相关[3]。两份会议摘要报告了孕妇服用达芦那韦和考比司他后也出现相似程度的降低[4,5]。一份摘要报道，妊娠中期考比司他的曲线下面积比产后低 63%，妊娠晚期比产后低 49%，妊娠中期和晚期考比司他的谷浓度比产后都低 83%。

妊娠也影响考比司他对达芦那韦的药物增强作用，基于达芦那韦总浓度的曲线下面积在妊娠中期和妊娠晚期分别比孕后低 56% 和 50%，基于未结合浓度的曲线下面积，妊娠中期和妊娠晚期分别比孕后低 45% 和 40%。对达芦那韦谷浓度的影响更为明显，总浓度和未结合浓度与产后相比下降了 92%（妊娠中期）和 88% ~ 89%（妊娠晚期）。在这项研究中，六名女性中的一名在妊娠晚期发生了病毒学失败，且病毒学失败一直持续到产后。[4] 由于妊娠期药物暴露量的大幅减少，因此不建议在妊娠期使用埃替拉韦 / 考比司他或达芦那韦 / 考比司他[6,7]。

新近学术会议上简单报告了一项评估丙酚替诺福韦（TAF）暴露量的研究结果，即 TAF 每日 10mg 剂量，辅以考比司他 150mg，发现妊娠期和产后，TAF 暴露量没有差异。作者得出的结论是，在妊娠期 TAF 与考比司他联合服用时，TAF 无需调整剂量[8]。然而，10mg TAF 与考比司他仅在固定剂量组合产品中可获得，该产品也不建议在妊娠期使用的埃替拉韦或达芦那韦。

渗透入胎盘和乳汁的能力

一项 10 名服用埃替拉韦 / 考比司他治疗孕妇的研究发现，脐带血与产

表 10 的摘录 [a]

注：使用 FDCs 时，请参阅附录 B 和表 10 中的其他章节，了解妊娠期 FDC 各个药物成分的剂量和安全性

属名（缩写）商品名	构成	建议剂量	妊娠期使用
考比司他 (COBI) *Tybost*	COBI (*Tybost*) 药片 · COBI 150mg	标准成人剂量 *COBI (Tybost):* · 作为 ATV 或 DRV 的另一种 PK 增效剂：每天 1 片 (150mg)，随食物服用	低度经胎盘转运到胎儿 [b] 没有足够的数据来评估的致畸性。没有导致大鼠或兔致畸的证据
(ATV/COBI) *Evotaz*	ATV/COBI (Evotaz): 药片 · ATV/COBI 300 mg/50mg	*ATV/COBI (Evotaz):* · 一天一次，一次一片，随食物服用	
(EVG/COBI/FTC/TAF) 捷扶康	EVG/COBI/FTC/TAF (捷扶康): 药片 · EVG 150mg+COBI 150mg+FTC200mg+TAF10mg	*EVG/COBI/FTC/TAF (Genvoya):* · 一天一次，一次一片，随食物服用	妊娠期不建议使用 COBI 增强的 ATV、DRV 或 EVG
(DRV/COBI) 普泽力	DRV/COBI (普泽力): 药片 · DRV/COBI 800mg/150mg	*DRV/COBI (Prezcobix):* · 一天一次，一次一片，随食物服用	
(EVG/COBI/FTC/TDF) *Stribild*		*EVG/COBI/FTC/TDF (Stribild):* · 一天一次，一次一片，随食物服用	
		DRV/COBI/FTC/TAF (Symtuza): · 一天一次，一次一片，随食物服用	

续表

属名（缩写）商品名	构成	建议剂量	妊娠期使用
（DRV/COBI/FTC/TAF）Symtuza	EVG/COBI/FTC/TDF（Stribild）：药片 ・EVG 150mg+COBI 150mg+FTC 200mg+ TDF300mg DRV/COBI/FTC/TAF（Symtuza）：药片 ・DRV 800mg+COBI 150mg+FTC 200mg+ TAF10mg	在孕妇中的PK： ・根据有限的数据，COBI 暴露量和对 DRV 和 EVG 的增强作用在妊娠期显著降低 ・没有关于 COBI 对 ATV 的药物增强作用的数据 ・当与 COBI 联合用药时，妊娠期和产后的 TAF 暴露量没有显著差异 孕妇中的剂量： ・虽然 COBI 暴露量在妊娠期明显减少，但尚未有高于标准剂量的研究。专家组建议除非获得更多的妊娠期 COBI 活性的数据，否则 RTV 是妊娠期 PIS 和 INSTI 的首选药物增强剂 ・关于妊娠期使用其他药物的指导，请参阅其他药物的特定章节（如 FTC、TAF、TDF、ATV、DRV、EVG）	

a 对于肾或肝功能不全的患者，可能需要调整单独的抗逆转录病毒药物剂量（详细信息详见："成人和青少年指南"，附录 B，表 8）

b 胎盘转运类别－平均或中位脐血／产妇分娩血浆药物比率：

高：> 0.6　　中等：0.3 ～ 0.6　　低：<0.3

缩略词：ARV = 抗反转录病毒药物；ATV = 阿扎那韦；COBI = 考比司他；DRV = 达芦那韦；EVG = 埃替拉韦；FDC = 固定剂量组合；FTC = 恩曲他滨；INSTIs = 整合酶链转移抑制剂；PIs = 蛋白酶抑制剂；PK = 药代动力学；RTV = 利托那韦；TAF = 丙酚替诺福韦；TDF = 富马酸替诺福韦二吡呋酯

妇分娩时血浆中考比司他浓度比值的中位数为 0.09。本研究还发现胎盘组织和脐血的外周血单核细胞（PBMC）中可检测到考比司他，脐带 / 母体 PBMC 比值为 0.49[9]。在另一项研究中，7 名孕妇接受埃替拉韦 / 考比司他治疗，在分娩时血浆中可检测到考比司他。脐血与产妇分娩后血浆考比司他浓度比值的中位数为 0.09。27 例接受埃替拉韦 / 考比司他的母亲所生的新生儿，产后 2 小时～9 天的所有洗脱药代动力学样品，考比司他浓度低于分析定量的下限（10ng/ml）[3]。目前还没有关于人乳汁分泌考比司他的数据。

致畸性 / 妊娠不良结局

抗逆转录病毒治疗妊娠登记处登记了 204 例妊娠早期暴露于考比司他的母亲所生的活产儿，其中有 5 例发生出生缺陷。人类妊娠早期暴露于考比司他的数据尚不足以确定考比司他是否存在出生缺陷的风险[2]。

◆ 参考文献

1. Cobicistat [package insert].Food and Drug Administration. 2017. Available at: https://www.accessdata.fda.gov/drugsatfda_docs/label/2017/203094s007lbl.pdf.

2. Antiretroviral Pregnancy Registry Steering Committee. Antiretroviral pregnancy registry international interim report for 1 January 1989–31 January 2018. Wilmington, NC: Registry Coordinating Center. 2018. Available at: http://www.apregistry.com/.

3. Momper J, Best BM, Wang J, et al. Elvitegravir/cobicistat pharmacokinetics in pregnant and postpartum women with HIV. *AIDS*. 2018;32(17):2507-2516. Available at: https://www.ncbi.nlm.nih.gov/pubmed/30134297.

4. Crauwels HM, Osiyemi O, Zorilla C, Bicer C, Brown K. Pharmacokinetics of total and unbound darunavir in HIV-1–infected pregnant women receiving a darunavir/cobicistat-based regimen. Presented at: 8th International Workshop on HIV & Women. 2018. Boston, Massachusetts. Available at: http://www.natap.org/2018/CROI/HIV&Women2018DRVcPKPregnancyPoster_JUV-63244_FINAL.PDF.

5. Momper J, Best B, Wang J, et al. Pharmacokinetics of darunavir boosted with cobicistat during pregnancy and postpartum. Presented at: International AIDS Conference. 2018. Amsterdam, Netherlands.

6. Darunavir/cobicstat (Prezcobix) [package insert]. Food and Drug Administration. 2018. Available at: https://www.accessdata.fda.gov/drugsatfda_docs/label/2018/205395s009lbl.pdf.

7. Genvoya [package insert]. Food and Drug Administration. 2018. Available at: https://www.accessdata.fda.gov/drugsatfda_docs/label/2015/207561s000lbl.pdf.

8. Momper J, Best B, Wang J, et al. Tenofovir alafenamide pharmacokinetics with and without cobicistat in pregnancy. Presented at: 22nd International AIDS Conference. 2018.Amsterdam, Netherlands.

9. Rimawi BH, Johnson E, Rajakumar A, et al. Pharmacokinetics and placental transfer of elvitegravir and dolutegravir, and other antiretrovirals during pregnancy. *Antimicrob Agents Chemother*. 2017. Available at: https://www.ncbi.nlm.nih.gov/pubmed/28348149.

‖ *利托那韦（Norvir，RTV）*

（2018年12月7日最新更新，2018年12月7日最新评审）

现有抗逆转录病毒治疗妊娠登记处的数据显示，服用孕妇服用利托那韦所生婴儿的总体出生缺陷率与美国参考人群的出生缺陷率没有差异。抗逆转录病毒治疗妊娠登记处监测了妊娠前3个月暴露于利托那韦的病例数量足以评估至少增加1.5倍总体出生缺陷的风险。但实际上没有观察到这种风险的增加。妊娠期不建议使用利托那韦口服溶液，因为该配方含有乙醇，而且目前尚无明确的妊娠期乙醇暴露安全水平标准可供参考。

动物研究

致癌性

在一系列体外和动物体内试验中，利托那韦既不致突变也不致畸变。在小鼠和大鼠中进行的致癌性研究显示，雄性小鼠给予50mg/（kg·d）、100mg/（kg·d）或200mg/（kg·d）的利托那韦水平时，雄性小鼠肝脏腺瘤和肝脏腺癌的发生率随剂量的增加而增加；根据曲线下面积，雄性小鼠最大剂量下的暴露量大约是人体推荐治疗剂量下的0.3倍。当雌性小鼠体内的暴露量是女性推荐治疗剂量下的0.6倍时，未观察到利托那韦的致癌作用。大鼠体内的暴露水平在高达人体推荐治疗剂量的6%时，未观察到利托那韦致癌作用[1]。

繁殖/生育

当暴露水平为人体推荐治疗剂量下暴露量的40%（雄性）和60%（雌性）时，利托那韦对大鼠的生殖性能或生育能力没有影响。由于啮齿动物的肝毒性，高剂量是不可行的[1]。

致畸性/妊娠不良结局

在大鼠或兔中未观察到与利托那韦相关的致畸作用。在大鼠中观察到发育毒性，包括早期再吸收、体重减轻、骨化延迟和发育变化，如波浪状肋骨和扩大的跟腱；然而，这些影响仅在母体毒性剂量下发生（相当于人类治疗暴露量的30%）。此外，大鼠暴露于相当于人类治疗剂量22%的环境中，隐睾数量略有增加。家兔的发育毒性（再吸收、产仔数减少和胎儿体重减轻）也只在母体毒性剂量下观察到（根据体表面积，是人类治疗暴露量的1.8倍）[1]。

渗透入胎盘和乳汁的能力

大鼠中可观察到利托那韦穿过胎盘，给药后24小时，妊娠中期和晚期胎儿的组织与母体血清中利托那韦比值大于 1.0。

妊娠期人体研究

药物（代谢）动力学

利托那韦 1/2 期安全性和药代动力学研究（PACTG 354）已经开展，在该研究中，利托那韦（500mg 或 600mg，每日两次）与齐多夫定和拉米夫定联合用于 HIV 感染的孕妇，发现妊娠期利托那韦的水平低于产后[2]。当服用低剂量（100mg）利托那韦来增强其他蛋白酶抑制剂时，利托那韦妊娠期浓度也会低于产后[3, 4]。

渗透入胎盘和乳汁的能力

在人胎盘灌注模型中，利托那韦的清除指数很低，在胎儿体内几乎没有积累，在胎盘组织中也没有积累[5]。在对孕妇及其婴儿进行的一期研究中（PACTG 354），利托那韦穿过胎盘的能力很低，脐血 / 分娩时母体浓度比值的均值为 5.3%。[2]一项研究采集了 6 名妊娠期服用利托那韦妇女的脐血样本，发现 5 名妇女脐血浓度低于测定下限，剩下的 1 名妇女脐血浓度仅为 0.38μg/ml[6]。相比之下，乌干达 51 对母婴在妊娠期和母乳喂养期间服用洛匹那韦 / 利托那韦为基础的治疗后，胎儿分娩时的血浆浓度和分娩后 12 周头发的浓度说明利托那韦存在子宫内的转移：2% 的婴儿在出生时的血浆中科检测利托那韦，而产后 12 周婴儿 / 母亲的毛发利托那韦浓度比为 0.47[7]。然而，在母乳喂养期间没有观察到利托那韦转移，所有婴儿在 12 周时均未在血浆中检测到利托那韦的水平。

致畸性 / 妊娠不良结局

在抗逆转录病毒治疗妊娠登记处，监测的妊娠早期服用利托那韦的孕妇人数，足够用于评价至少增加 1.5 倍的总体出生缺陷风险评价。没有发现利托那韦可使出生缺陷风险增加。在抗逆转录病毒治疗妊娠登记处报告的妊娠早期暴露于利托那韦的病例中，出生缺陷患病率为 2.2%（3155 例新生儿中的 70 例，95% 可信区间为 1.7%～2.8%），而根据美国疾病预防控制中心的报告，美国人群中出生缺陷的总患病率为 2.7%[8]。

表 10 的摘录 [a]

属名 （缩写） 商品名	构成	建议剂量	妊娠期使用
利托那韦 （RTV） 诺韦	诺韦 *胶囊* ・RTV 100mg *药片* RTV 100mg *口服溶液* ・RTV 80mg/ml *粉状* ・RTV 100mg/ 袋	作为其他蛋白酶抑制剂的增强剂时的标准成人用量： ・RTV 100 ~ 400mg/d，分 1 ~ 2 次服用（具体剂量建议参考其他蛋白酶抑制剂） *片剂:* 和食物一起服用（不要空腹） *胶囊或口服溶液:* ・为了提高耐药性，如有可能，请与食物一起服用 妊娠期 PK ・妊娠期比产后低 妊娠期给药： ・当用作增强剂时，无需调整剂量	低度胎盘转运到胎儿 [b] 没有使人类致畸的证据（可以排除总体出生缺陷增加 1.5 倍） 只能用作其他蛋白酶抑制剂的低剂量助推剂 口服溶液含有 43% 的乙醇，因此在妊娠期不推荐使用，因为在妊娠期没有已知的安全乙醇暴露水平

[a] 对于肾或肝功能不全的患者，可能需要调整单独的抗逆转录病毒药物剂量（详细信息详见："成人和青少年指南"，附录 B，表 8 ）

[b] 胎盘转运类别 – 平均或中位脐血 / 产妇分娩血浆药物比率：

高：> 0.6　　**中等**：0.3 ~ 0.6　　**低**：<0.3

缩略词：PI = 蛋白酶抑制剂；PK = 药代动力学；RTV = 利托那韦

◆ 参考文献

1. Ritonavir [package insert]. Food and Drug Administration. 2017. Available at: https://www.accessdata.fda.gov/drugsatfda_docs/label/2017/209512s002,022417s020,020659s068lbl.pdf.

2. Scott GB, Rodman JH, Scott WA, et al. Pharmacokinetic and virologic response to ritonavir (RTV) in combination with zidovudine (ZDV) and lamivudine (3TC) in HIV-10-infected pregnant women and their infants. Presented at: 9th Conference on Retroviruses and Opportunistic Infections. 2002. Seattle, WA. Available at: http://www.retroconference.org/2002/Abstract/13702.htm.

3. Best BM, Stek AM, Mirochnick M, et al. Lopinavir tablet pharmacokinetics with an increased dose during pregnancy. *J Acquir Immune Defic Syndr*. 2010;54(4):381-388. Available at: http://www.ncbi.nlm.nih.gov/pubmed/20632458.

4. Mirochnick M, Best BM, Stek AM, et al. Atazanavir pharmacokinetics with and without tenofovir during pregnancy. *J Acquir Immune Defic Syndr*. 2011;56(5):412-419. Available at: http://www.ncbi.nlm.nih.gov/pubmed/21283017.

5. Casey BM, Bawdon RE. Placental transfer of ritonavir with zidovudine in the ex vivo placental perfusion model. *Am J Obstet Gynecol*. 1998;179(3 Pt 1):758-761. Available at: http://www.ncbi.nlm.nih.gov/pubmed/9757985.

6. Mirochnick M, Dorenbaum A, Holland D, et al. Concentrations of protease inhibitors in cord blood after *in utero* exposure. *Pediatr Infect Dis J*. 2002;21(9):835-838. Available at: http://www.ncbi.nlm.nih.gov/pubmed/12352805.

7. Gandhi M, Mwesigwa J, Aweeka F, et al. Hair and plasma data show that lopinavir, ritonavir, and efavirenz all transfer from mother to infant in utero, but only efavirenz transfers via breastfeeding. *J Acquir Immune Defic Syndr*. 2013;63(5):578-584. Available at: http://www.ncbi.nlm.nih.gov/pubmed/24135775.

8. Antiretroviral Pregnancy Registry Steering Committee. Antiretroviral pregnancy registry international interim report for 1 January 1989–31 January 2018. Wilmington, NC: Registry Coordinating Center. 2018. Available at http://www.apregistry.com/.

◆ 抗逆转录病毒治疗妊娠登记

（**2014 年 3 月 28 日最新更新，2014 年 3 月 28 日最新评审**）

抗逆转录病毒治疗妊娠登记（antiretroviral pregnancy registry，APR）是一个流行病学项目，旨在收集妊娠期 ARV 药物暴露的观察性非实验数据，以评估这些药物的潜在致畸性。注册数据将用于补充动物毒理学研究，并帮助临床医生权衡个体患者的潜在风险和治疗获益。此注册研究是制药商与产科和儿科医生咨询委员会的合作项目。

强烈建议正在治疗 HIV 感染孕妇及其新生儿的医疗工作者在 4 个月前向 APR 报告产前暴露于抗逆转录病毒药物（单独或联合）的病例。登记处不使用患者姓名，登记处工作人员从报告医师处获得出生结果随访。

转介对象应指向：
Antiretroviral Pregnancy Registry
Research Park
1011 Ashes Drive
Wilmington，NC 28405
电话：1-800-258-4263
传真：1-800-800-1052
http：//www.APRegistry.com

附录 C：缩略词

（2016 年 10 月 26 日最新更新，2016 年 10 月 26 日最新评审）

缩略词	英文全称	中文全称
3TC	lamivudine	拉米夫定
ABC	abacavir	阿巴卡韦
ACOG	American College of Obstetricians and Gynecologists	美国妇产科医师协会
ALT	alanine aminotransferase	丙氨酸氨基转移酶
anti-HBc	anti-hepatitis B core antibody	乙肝核心抗体
anti-HBS	hepatitis B surface antibody	乙肝表面抗体
AOR	adjusted odds ratio	调整后的比值比
AP	antepartum	产前
ART	antiretroviral therapy	抗逆转录病毒治疗
ARV	antiretroviral	抗逆转录病毒药物
AST	aspartate aminotransferase	天门冬氨酸氨基转移酶
ATV	atazanavir	阿扎那韦
ATV/r	atazanavir/ritonavir	阿扎那韦 / 利托那韦
AUC	area under the curve	曲线下面积
AZT	zidovudine	齐多夫定
BID	twice daily	一天两次
BMI	body mass index	体质指数
CBC	complete blood count	全血细胞数
CD4	CD4 T lymphocyte	CD4 T 淋巴细胞

缩略词	英文全称	中文全称
CDC	Centers for Disease Control and Prevention	疾病预防控制中心
CI	confidence interval	置信区间
C_{max}	maximum plasma concentration	最大血浆浓度
C_{min}	minimum plasma concentration	最小血浆浓度
CNS	central nervous system	中枢神经系统
COBI	cobicistat	考比司他
CVS	chorionic villus sampling	绒毛膜样本
CYP	cytochrome P	细胞色素 P
CYP3A4	cytochrome P450 3A4	细胞色素 P450 3A4
D4T	stavudine	司他夫定
DDI	didanosine	去羟基苷
DMPA	depot medroxyprogesterone acetate	长效醋酸甲孕酮
DRV	darunavir	达芦那韦
DRV/r	darunavir/ritonavir	达芦那韦 / 利托那韦
DSMB	Data and Safety Monitoring Board	数据安全监察委员会
DTG	dolutegravir	多替拉韦
EC	enteric coated	肠溶
ECG	electrocardiogram	心电图
EFV	efavirenz	依非韦伦
EMS	ethyl methane sulfonate	乙基甲磺酸
ETR	etravirine	依曲韦林
EVG	elvitegravir	埃维雷韦

缩略词	英文全称	中文全称
FDA	Food and Drug Administration	食品药品管理局
FDC	fixed drug combination	固定药物组合
FPV	fosamprenavir	膦沙那韦
FPV/r	fosamprenavir/ritonavir	膦沙那韦 / 利托那韦
FTC	emtricitabine	恩曲他滨
gp	glycoprotein	糖蛋白
HAV	hepatitis A virus	甲肝病毒
HBIG	hepatitis B immune globulin	乙肝免疫球蛋白
HBsAg	hepatitis B surface antigen	乙肝表面抗原
HBV	hepatitis B virus	乙肝病毒
HCV	hepatitis C virus	丙肝病毒
HELLP	hemolysis, elevated liver enzymes, and low platelets	溶血, 肝酶升高, 血小板计数降低
HGC	hard gel capsule	硬凝胶胶囊
HR	hazard ratio	风险比
HRSA	Health Resources and Services Administration	健康资源和服务管理局
HSR	hypersensitivity reaction	高敏反应
IC_{50}	inhibitory concentration 50%	50% 抑菌浓度
IDV	indinavir	茚地那韦
IDV/r	indinavir/ritonavir	茚地那韦 / 利托那韦
IGF	insulin-like growth factor	胰岛素样生长因子
IgG	Immunoglobulin G	免疫球蛋白 G
IP	intrapartum	分娩期的

缩略词	英文全称	中文全称
IQR	interquartile range	四分位间距
IRIS	immune reconstitution inflammatory syndrome	免疫重建炎症综合征
IUD	intrauterine device	子宫内避孕器
IV	intravenous/intravenously	静脉注射 / 静脉注射地
LPV	lopinavir	洛匹那韦
LPV/r	lopinavir/ritonavir	洛匹那韦 / 利托那韦
MAC	*Mycobacterium* avium complex	鸟型分支杆菌
mtDNA	mitochondrial DNA	线粒体 DNA
MVC	maraviroc	马拉韦罗
NFV	nelfinavir	奈非那韦
NIH	National Institutes of Health	国立卫生研究院
NNRTI	non-nucleoside reverse transcriptase inhibitor/ non-nucleoside analogue reverse transcriptase inhibitor	非核苷类逆转录酶抑制剂
NRTI	nucleoside reverse transcriptase inhibitor/ nucleoside analogue reverse transcriptase inhibitor	核苷类逆转录酶抑制剂
NtRTI	nucleotide analogue reverse transcriptase inhibitor	核苷酸类似物逆转录酶抑制剂
NVP	nevirapine	奈韦拉平
OC	oral contraceptive	口服避孕药
OI	opportunistic infection	机会性感染
OR	odds ratio	比值比

缩略词	英文全称	中文全称
The Panel	The Panel on Treatment of HIV-Infected Pregnant Women and Prevention of Perinatal Transmission	HIV 感染孕妇治疗及围产期疾病预防专家组
PCP	*Pneumocystis* jirovecii pneumonia	肺孢子菌肺炎
PCR	polymerase chain reaction	聚合酶链反应
PI	protease inhibitor	蛋白酶抑制剂
PK	pharmacokinetic	药物代谢动力学
PO	orally	口服地
PP	postpartum	产后的
PPI	proton pump inhibitor	质子泵抑制剂
PrEP	pre-exposure prophylaxis	暴露后预防
PTD	preterm delivery	早产
RAL	raltegravir	拉替拉韦
RDS	respiratory distress syndrome	呼吸窘迫综合征
RPV	rilpivirine	利匹韦林
RR	relative risk	相对危险
RTV	ritonavir	利托那韦
SD	single dose	单剂量
SQ	subcutaneous	皮下的
SQV	saquinavir	沙奎那韦
SQV/r	saquinavir/ritonavir	沙奎那韦 / 利托那韦
STD	sexually transmitted disease	性传播疾病
T20	enfuvirtide	恩夫韦肽

续表

缩略词	英文全称	中文全称
TAF	tenofovir alafenamide	丙酚替诺福韦
TDF	tenofovir disoproxil fumarate	富马酸替诺福韦二吡呋酯
TDM	therapeutic drug monitoring	治疗药物监测
TID	three times daily	每天三次
TPV	tipranavir	替拉那韦
TPV/r	tipranavir/ritonavir	替拉那韦/利托那韦
UGT	uridine diphosphate glucuronosyltransferase	尿苷二磷酸葡萄糖醛酸转移酶
WHO	World Health Organization	世界卫生组织
ZDV	zidovudine	齐多夫定

译者简介

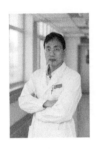

张宏伟，医学博士，副教授，首都医科大学附属北京佑安医院性病艾滋病门诊主任医师。长期从事性病、艾滋病及常见传染病的临床工作，擅长艾滋病诊治，淋病、尖锐湿疣、梅毒和生殖器疱疹等疑难病例的诊治。曾在英国牛津大学留学 3 年。

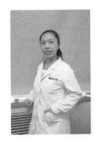

刘安，医学博士，首都医科大学附属北京佑安医院性病艾滋病门诊主任医师。毕业后一直从事皮肤病性病与艾滋病的临床诊疗、科研、教学工作。承担着首都医科大学本科生及研究生皮肤与性病学授课任务。

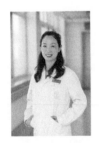

代丽丽，医学博士，首都医科大学附属北京佑安医院感染中心旅行门诊主任，首都医科大学附属北京佑安医院性病艾滋病门诊主任医师，中国性病艾滋病防治协会学术委员会专业学组青年委员，北京市医管局人才培养计划"青苗计划"资助培养对象。曾在美国纽约州立大学布法罗分校医学部免疫实验室做访问学者。

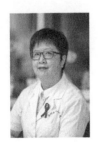

王辉，教授，主任医师。南方科技大学附属第二医院（深圳市第三人民医院）感染科主任、兼艾滋病临床研究室主任，硕士生导师。国家卫健委艾滋病临床专家组成员；中华医学会感染病学会艾滋病学组委员；中国性病艾滋病协会学术委员会委员；中国性病艾滋病协会临床治疗学组副组长，广东省艾滋病诊疗质控中心专家组副组长，深圳市艾滋病诊疗质控中心专家组组长。

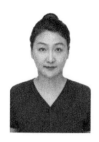

张雪，首都医科大学附属北京妇产医院北京妇幼保健院主治医师，中国性病艾滋病防治协会青年委员。毕业于复旦大学公共卫生学院，硕士研究生。2018年赴美国杜克大学访问学者。管理北京市预防艾滋病、梅毒和乙肝母婴传播项目工作近8年。

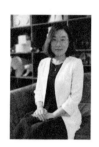

樊利春，海南省妇幼保健院党委负责人、副院长。儿童保健主任医师，儿少卫生与妇幼保健学博士，海南医学院硕士研究生导师。从事妇幼卫生工作24年。国务院妇女儿童工作委员会办公室儿童工作智库专家，中国妇幼保健协会高危儿童健康管理专业委员会副主任委员，中国卫生信息协会妇幼保健信息专业委员会副主任委员，中国医师协会儿童健康专业委员会总干事。

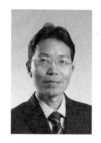

沈银忠，男，复旦大学内科学（传染病学）博士，副主任医师，副教授，硕士生导师，中华医学会热带病与寄生虫病学分会委员兼秘书长，中华医学会感染病学分会细菌与真菌学组委员，中华医学会感染病学分会艾滋病专业学组委员兼秘书，上海市医学会感染病专科分会委员兼秘书。

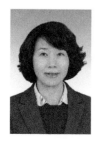

张峰，在职研究生，微生物检验副主任技师，现任新疆维吾尔自治区卫生健康委员会疾病预防控制处副处长，新疆艾滋病性病防治协会第三届理事会秘书长。从事疾病预防控制工作29年，重点从事艾滋病防治，负责国际及国内艾滋病防治项目。

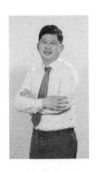

樊庆泊，中国医学科学院北京协和医院妇产科主任医师，教授，临床博士后副导师。中国妇产科学院宫颈疾病与细胞病理学分院专家委员会常务委员，中国妇科微创手术专业委员会能量学组委员，北京妇产学会理事，中华医学会计划生育学分会生育信息学组副组长，卫健委艾滋病临床专家工作组成员，全国艾滋病综合防治示范区专家工作指导组专家，预防母婴传播与女性关爱学组专家，中国疾病控制中心性病艾滋病预防控制中心艾滋病防治专家。

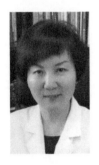

陈丹青，浙江大学医学院教授、主任医师，博士生导师。中华医学会浙江省围产医学分会委员和中华营养学会浙江省妇幼营养分会副主委员，国家卫健委/联合国儿童基金会消除艾滋病、梅毒和乙肝母婴传播专家组成员，浙江省重点学科产科学带头人。从事妇产科临床、教学和科研工作30多年。近20年负责艾滋病、梅毒和乙肝母婴传播阻断专家督导和咨询指导工作。

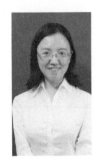

张晓辉，医学硕士，浙江大学医学院附属妇产科医院项目管理科长，副主任医师，中华预防医学会妇女保健分会青年委员，中国卫生信息学会健康统计专业委员会委员，中国性病艾滋病防治协会预防母婴传播与关爱女性学组成员。

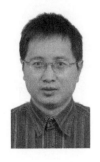

辛若雷，博士，北京市疾病预防控制中心性病艾滋病防治所副研究员。中国性病艾滋病防治协会病毒免疫专业学组成员。

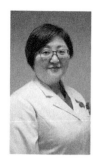

朱云霞，首都医科大学附属北京佑安医院妇幼中心副主任，主任医师，中国妇幼保健协会青年委员会委员，北京医学会计划生育学分会第一届青年委员会委员，万方医学网《临床诊疗知识库》妇产科分库专家委员会委员。

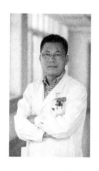

李群辉，临床医学研究生，首都医科大学附属北京佑安医院性病艾滋病门诊主任医师，艾滋病、传染感染病知名专家，北京市艾滋病性病专家鉴定委员会成员。长期从事艾滋病、性传播疾病及传染感染性疾病的临床诊断、治疗、健康教育及研究工作。

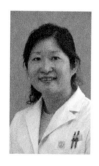

张京姬，临床医学硕士，首都医科大学附属北京佑安医院性病艾滋病门诊副主任医师，从事皮肤病、性病临床工作 20 多年，曾在日本丹羽医院皮肤科进修，对梅毒、艾滋病、尖锐湿疣、生殖器疱疹及淋病等性病的诊治，并具有丰富的基础理论知识和临床治疗经验。

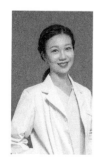

王茜，医学硕士，首都医科大学附属北京佑安医院性病艾滋病门诊住院医师。毕业后一直从事艾滋病及相关机会性感染的临床诊疗、教学工作。

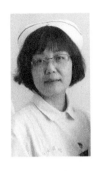

邵英，首都医科大学附属北京佑安医院感染中心性病艾滋病门诊护士长，副主任护师，北京佑安爱心家园专家成员，中国性病艾滋病防治协会全国艾滋病关怀护理与职业安全学组委员。从事传染病工作 20 余年，带领性病艾滋病门诊的护理团队协助医疗团队共同创建了"点、段、面全程管理模式"。

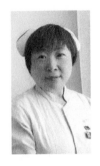

李秋云，首都医科大学附属北京佑安医院妇幼中心产科护士长，副主任护师，中国性病艾滋病防治协会母婴阻断与女性关爱学组委员、中国妇幼保健协会助产士分会母婴阻断学组常务委员兼秘书。

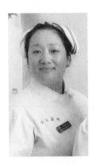

李建维，首都医科大学附属北京佑安医院感染中心门诊科研护士，主管护师，主要从事艾滋病个案督导，具有丰富的妇产临床护理经验，负责 HIV 阳性家庭生育指导，首创 HIV 与梅毒患者的母婴追踪模式。

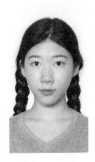

吴若君，Colgate University 在读学生。

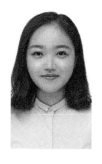

刘梦轩，首都经济贸易大学外语系在读学生。

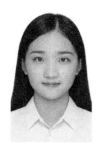

张孟馨，北京邮电大学在读学生。

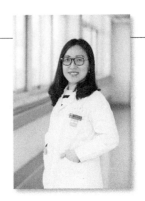

◆ 学术秘书

叶江竹，首都医科大学附属北京佑安医院性病艾滋病门诊病案管理主管技师，从事艾滋病相关工作 10 余年，主要从事艾滋病患者的病案信息管理，艾滋病数据统计及个案管理及与各疾病预防控制中心沟通协调工作。